# 李莹学术思想与临床经验集

刘新瑞　张绍轩　主编

U0200694

科学技术文献出版社
SCIENTIFIC AND TECHNICAL DOCUMENTATION PRESS
·北京·

**图书在版编目（CIP）数据**

李莹学术思想与临床经验集/刘新瑞，张绍轩主编. —北京：科学技术文献出版社，2016.5

ISBN 978-7-5189-1081-6

Ⅰ.①李… Ⅱ.①刘… ②张… Ⅲ.①中医学—临床医学—经验—中国—现代 Ⅳ.① R249.7

中国版本图书馆 CIP 数据核字（2016）第 045045 号

**李莹学术思想与临床经验集**

策划编辑：巨娟梅　　责任编辑：巨娟梅　孙苍愚　　责任校对：赵　瑗　　责任出版：张志平

| | |
|---|---|
| 出　版　者 | 科学技术文献出版社 |
| 地　　　址 | 北京市复兴路15号　邮编 100038 |
| 编　务　部 | （010）58882938，58882087（传真） |
| 发　行　部 | （010）58882868，58882874（传真） |
| 邮　购　部 | （010）58882873 |
| 官 方 网 址 | www.stdp.com.cn |
| 发　行　者 | 科学技术文献出版社发行　全国各地新华书店经销 |
| 印　刷　者 | 虎彩印艺股份有限公司 |
| 版　　　次 | 2016 年 5 月第 1 版　2016 年 5 月第 1 次印刷 |
| 开　　　本 | 787×1092　1/16 |
| 字　　　数 | 493千 |
| 印　　　张 | 27.5　彩插2面 |
| 书　　　号 | ISBN 978-7-5189-1081-6 |
| 定　　　价 | 98.00元 |

# 编 委 会

# 作者简介

刘新瑞，男，1972年3月生，1994年毕业于长春中医学院，从事肾病内科临床工作20余年。是国家、吉林省名老中医药专家李莹传承工作室项目负责人；吉林省中医药科学院肾病科副主任医师，医学博士学位，第四批全国老中医药专家学术经验继承人；中华中医药学会肾脏病分会委员；吉林省中医药学会肾病分会常务委员；吉林省中西结合学会动脉粥样硬化分会副主任委员。主持了吉林省中医管理局课题四项，获吉林省科学技术厅科技成果奖五项，参与了"芪归益肾颗粒""益肾清毒颗粒"等多个品种的临床科研观察工作。发表国家级论文10篇，省级论文6篇，均为第一作者。

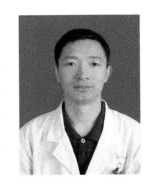

张绍轩，男，1966年生，吉林大学再生医学科学研究所副教授，1988年毕业于白求恩大学临床医学系，获医学学士学位。1991年赴日本留学，1997年于筑波大学获医学博士学位。1988年以来，一直从事科研、教学工作，先后在国内，国际期刊发表学术论文近40篇。2002年回国后任现职，主要从事中药鉴定和药理研究等工作。

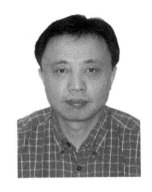

# 目 录

## 第四篇　临床经验

### 第一章　肾病临床治则治法

## 第五篇　遣方用药

第一篇　医家小传

　　李莹老师是吉林省第二批名中医，黑龙江中医药大学特聘博士研究生导师。曾任全国中医肾病学术委员会委员、东北三省中医肾病委员会委员、吉林省中医肾病分会副主任委员。吉林省农工民主党常委、省工委主任委员。享受国务院政府津贴，并于1997年被国家中医药管理局指定为全国名老中医药专家学术经验继承工作的指导教师。李莹老师勤求博采，广闻博识，长期从事中医教育、中医理论及临床的研究工作，对中医肾病的治疗有独到的见解，并重视中医养生，包括顺应四时、天人和一；节欲少贪，平和致中；陶冶性情、修德修身；节制饮食，保养脾胃；常欲小劳，强身健体。

　　李莹老师自幼受家族长辈影响，十岁时即一边读书一边在自家开设的中药店"福盛堂"学徒抓药，几年中便在师傅的带教下辨识堂内中草药，熟悉药性，读《药性赋》等书籍。长辈们看到李莹老师对中医药有着极大的兴趣和悟性，便在她19岁时送到舒兰县朝阳卫生院，跟随当地老中医李显庭先生拜师学医。此后，李莹老师从《医学三字经》《汤头歌》和《脉学》学起，平日跟师学习、临床实践中聆听老师教诲，悉心揣摩。李莹老师先生精通典籍，逐步让她学习《黄帝内经》和《伤寒论》等中医经典著作。经过几年的学习，李莹老师受益匪浅，取得明显进步，但她仍不能满足，于1958年考入长春中医学院，开始接受正规的中医教育，在这5年里，她继承先贤理法，吸取现代新知，受到吉林省名中医胡永盛等先生们的教诲，深受启迪，全面学习医理和科学方法，打下了坚实的中医理论基础。

　　李莹老师大学毕业后就在吉林省中医药研究所开始临床工作，从事六十余年的内科治疗，运用传统中医药理论和现代科学技术来研究和治疗疑难病症，尤其擅长治疗肾病工作，如急慢性肾炎、尿毒症、肾病综合征、糖尿病肾病、肾功能不全等。1991年她主持筹建吉林省中医药研究院肾病科，负责门诊、病房等全面工作。吉林省中医药研究院肾病科在国内颇有影响，四面八方患者慕名前来治疗者甚多，效果显著，受到广大患者好评。科室治疗区始终需要加床住院，所带的研究生、主治医师、住院医师及毕业实习生，在理论、临床、科研水平上均有明显提高，在工作岗位上均能独立进行科学研究及诊治临床疑难病症，且有突出成就，所以李莹老师对该学科的建设、人才培养、事业发展等诸多方面都做出了很大贡献。李莹老师在临床中非常重视脾胃，认同李中梓的"先后天根本论"和叶天士的"扶正重视先后二天，强调中下兼顾"的思想，"五脏不足调脾胃"调理脾胃就是固本，只有益助后天，才能培养先天。临证施药必须时时考虑脾胃是否胜药，胃气一败，百病难治。李莹老师常说"存得一分津液，便有一分生机"，临证舍本求标者，不惟不胜治，终亦不可治，强调求治"本源"的重要性，形成了病、证、脾胃三位一体的谱方用药体系。

李莹老师认为：脾胃居人体之中，主饮食、水谷之纳运，是供给人体生命活动所需能量的"内燃机"，是维持生命活动的重要条件。如《灵枢·五味篇》云："谷不入半日则气衰，一日则气少"即为其意。又如"中焦受气取汁，变化而赤，是谓血"，《灵枢·决气篇》："谷入于胃，以传于肺，五脏六腑皆以受气，其清者为营，浊者为卫"，《灵枢·营卫生会篇》"五脏皆禀气于胃，胃者五脏之本"等均反映了脾胃对人体饮食营养的消化、吸收、敷布的作用，亦说明脾胃是维持脏腑功能，生成气血津液而奉自养神的首要因素。故有"得谷者昌，失谷者亡"的经旨。

李莹老师重视"先后二天"的思想在治疗糖尿病肾病一症中也得到充分体现，糖尿病肾病又称糖尿肾小球硬化症，是糖尿病全身微血管合并症之一，是糖尿病患者死亡的主要原因，本病属于中医学"消渴""水肿"等范畴。盖因病家脏腑衰退、脾肾亏虚，脾气虚则血运无力，肾阴虚则精枯血燥，进而致阴阳失调、瘀血内停、水湿泛滥则出现眼睑及下肢水肿、食欲不振、乏力、腰膝酸困或疼痛等症，故此病以脾肾两虚为本，瘀血内停为标。

李莹老师治疗本病的原则为健脾胃补肾气、活血化瘀。拟"益气健脾补肾活血汤"为基本方：黄芪30g，潞党参15g，山药30g，山茱萸20g，生地20g，益母草20g，丹参20g，牛膝15g，苍术15g，黄芩10g，车前子15g，炙甘草9g。服药2个月可效显。方中黄芪、潞党参、山药健脾益气，山茱萸、生地补肾填精，五者共奏健脾补肾之功。黄芪可以部分纠正糖尿病早期的肾脏高灌注、高滤过，其可能与抑制肾脏一氧化氮合成有关。丹参、益母草、牛膝活血化瘀，通经活络为臣药，三者具有改善微循环，抑制凝血，降低血液黏稠作用。苍术、黄芩、车前子为佐药，其功能为调理脾胃，渗湿降浊，利水消肿。具有调节体内代谢紊乱，降低血肌酐及尿素氮，消除蛋白尿作用。甘草为使，调和诸药。诸药合用可有效减轻或消除早期糖尿病肾病，延缓糖尿病肾病的病程进展，以取得较好疗效。

李莹老师治慢性肾炎水肿，宗"其本在肾，其标在肺，其制在脾"之旨，施治以《医宗必读·积聚》中："初者疾病初起，正气尚强，邪气尚浅，则任受攻；中者受病渐久，邪气较深，正气较弱，任受且攻且补；末者病魔经久，邪气侵凌，正气削残，则任受补"为度。考虑病邪久恋，正气被伐，肾不藏精，而致尿蛋白（尿蛋白属精气范畴）流失，脾不统血，而血尿频见。精气血皆匮乏，属本虚，脾肾亏虚，气化失司，导致水饮痰浊稽留，出现氮质血症，属邪实。常以真武汤加党参、黄芪、薏以仁、鸡内金、杜仲、补骨脂、怀山药施治。若腹水盛，则重用苍术以助消化。全身肿而无汗，则重用苏叶、藿香，以开汗窍。即《金匮要略》所谓"大气一转，其气乃散"之旨。肿消食增后，以香砂六君子汤补后天以培养先天，此治病治人之法也。

李莹老师在带领院内肾病研究小组工作中，自拟"益肾汤"主治慢性肾炎，进行临床研究观察取得满意疗效，方组：黄芪25g，生地15g，茯苓25g，山药15g，白术25g，防己10g，白茅根25g，枸杞子25g，黄精15g，狗脊15g，川断15g，金银花15g，蒲公英15g，川楝子15g，甘草5g，水煎服，早晚各服一次。她认为脾肾阳虚为慢性肾炎的重要因素，因为该病病程迁延，邪气羁滞而导致脾肾阳虚不能摄水，使水液泛溢于肌肤，形成水肿。所以在治疗时应选用健脾利湿及益气扶正固本的药物方能奏效。临床上许多肾炎患者的发病或病情加重都与感染有关，而慢性肾炎由于上呼吸道或其他部位的感染反复发作，使本来属于阳虚或阴虚的虚证转化为热证，热毒与水湿结合表现为湿热蕴结，因此邪热内蕴已成为慢性肾炎发病过程中一个主要病理因素，宜清热解毒，利水消肿。

李莹老师强调在治疗中注意以下几点：①慢性肾炎水肿从服药到开始利尿一般约1～2周，因此，如果不是病情恶化，要守方2周，方可看出本方有无效果。反之，如果服药后病情恶化，往往当日即有不适反应和尿量明显减少。②关于宣肺利水的运用指征：既往对宣肺利水法的运用比较笼统，难以操作，李莹老师根据其经验将其归纳为三条：其一是病程短者，其二是有咳嗽等肺经症状者，其三是合并外感发热者。③扶正与利水的关系：慢性肾炎水肿为本虚标实，因虚致实之证，故应扶正为主，即"扶正即所以祛邪"，但实践证明，扶正必须与利水并重，否则水肿难消；④行气利水的运用：慢性肾炎本身可能存在肝郁气滞的病机，再则水湿亦可阻滞气机而致气滞湿阻，对于水肿见有胸闷胁痛、腹胀不舒者，仅仅利水，效果不好，应行气利水并用，李莹老师习惯用导水茯苓汤，疗效显著。⑤有的患者温阳利水最初有效，以后效果不明显，患者出现舌红苔黄或黄腻，是湿郁化热的征象，应改用清热利湿法治疗。⑥慢性肾炎病程冗长，有"久病入络"的病机存在，再则水病可以及血，致湿瘀互结，因此对慢性肾炎水肿的患者应注意其瘀血征象，如面黑唇黯、舌质黯或有瘀斑瘀点、月经不调等，并用活血化瘀可使疗效显著提高。⑦有的患者用中药消肿后，不久水肿又起，或者肿消到一定程度即不再消退，主要是血浆蛋白偏低所致，加服鲤鱼汤有助消肿。取鲤鱼 1 条 500g 左右，去鳞及内脏，加生姜 50g，葱 100g，米醋 50ml。共炖，不放盐，喝汤吃鱼，每日或隔日 1 次。⑧关于攻泻逐水：攻泻逐水法古代常用，如《千金要方》《外台秘要》《圣济总录》等多有记载，南宋以后逐渐强调健脾、温肾治疗水肿，如实脾饮、济生肾气汤等都是这一时期的代表方。朱丹溪说："水肿因脾虚不能制水，宜补中行湿，利小便，故不可下"。张景岳亦说："古法治肿，大都不用补剂，而多用去水等药，微则利水，甚则推逐……，不知随消随胀，不数日而复胀必愈甚"。但景岳并非主张弃而不用，而是主张慎用，他说："察其果系实邪，则此等治法，诚不可废，但必须审证准确，用当详慎也"。李莹老师认为本法在必要时仍有价值。一般用于病程短，正气不虚的高度水肿，或虽有正虚但尚能耐受攻下者。

慢性肾功不全为各种肾脏疾病持续发展的共同转归。中医学认为本病发病的基本病机在于正气衰惫，脾肾两虚，湿毒潴留，邪气留恋，日久形成虚实挟杂，寒热互见之错综复杂证侯。慢性肾炎伴肾功不全者，李莹老师认为多因病邪久羁，阳气被伐，阳虚而生内寒，或因余邪热毒蕴结未消，盘踞下焦，症见寒热兼夹，欲补阳者必益其阴，无阴则阳无以化，阳气得振则浊邪潜消，再佐清泄，其效尤显。选用附子、肉桂、淫羊藿、巴戟天、肉苁蓉、补骨脂、生地、山茱萸、黄柏、黄连、半枝莲、知母、泽泻等。治疗蛋白尿常喜用固摄之药，山萸肉、金樱子、芡实等；提高免疫力常用熟地、天门冬、北沙参、五味子等；降血脂常用何首乌、泽泻、山楂、丹参、银杏叶等；提高血浆白蛋白常用黄芪、当归、三七、党参、补骨脂、牛膝等；利尿消肿多用茯苓皮、猪苓、泽泻、车前草、玉米须、萹蓄、瞿麦等。治疗高血压型肾病常选四妙勇安汤加减治之。她在自拟补肾方中以鹿角胶、龟板为佳对，以补肾填精，阴阳双补，其言鹿角胶得天地之阳气最全，善通督脉，其角为胶，味咸，性微温，可补肾阳，生精血；龟板得天地之阴气最厚，善通任脉，其腹中为胶，味咸，甘，性平，能滋阴潜阳，补血。正如叶天士所强调的"肾阳自下涵蒸，而脾阳始能运筹"。

李莹老师在科学研究方面亦是硕果累累，多年来，先后在国际国内各级杂志上发表论文 60 余篇，参加编写的著作有 4 部。主持或参加各级科研课题 13 项，其中省科委课题 2 项、省卫生厅课题 3 项、省中医局课题 1 项、院级课题 7 项。主持和参加的受奖成果有：①中药"肾炎舒治疗慢性肾炎的研究"，1992 年 10 月被评为吉林省科技进步二等奖。另外还荣获吉林省中医局科技进步一等奖、吉林省优秀新产品一等奖等八项奖励。② 1995 年 10 月"粘委陵菜根鞣质化学成分的研究"被评为吉林省科技进步二等奖。1995 年"中药材粘委陵菜质量标准研究"被长春市科委评为一等奖。③ 1999 年"尿路通"被评为国家中医药管理局三等奖。④ 2001 年 11 月"清肝祛黄胶囊"被评为吉林省科技进步三等奖；⑤参加治疗癫痫病新药"治痫灵"的研究，负责临床观察工作，1984年由卫生厅批准生产；⑥治疗气管炎新药"痰喘净"的研究，由卫生厅批准公主岭红光制药厂生产。她用几十年积累的临床经验，自拟处方研制治疗慢性肾炎新药—肾炎舒，又经过五年的潜心研究完成任务，是1990年卫生部批准生产的国家级新药，第一个副本已转让给吉林市龙潭山制药厂，投产后利润颇丰，销往全国各省、市、自治区，是龙潭山制药厂的拳头产品。该产品不仅经济效益好，社会效益也很突出。该药已被《中华人民共和国药典》2010年版（一部）、2015年版（一部）收藏。由于疗效确切，无毒副作用，深受患者好评。在该产品问世的前两年中，药厂接待来信来访者超过两千多次，本院门诊患者指名开肾炎舒者络绎不绝，如北京大学一位教师黄永珍教授女儿在北京医科大学读书，患肾炎，黄教授专程到龙潭山制药厂购药，又转到长春，来门诊询问此药服法，回北京一个多月时间，来信告知病情痊愈，类似情况很多，不胜枚举。

中医药事业任重而道远，李莹老师倾注了毕生心血。半个世纪以来她笔耕不辍，厚德载物，讲学传道，度人济世，培养了一批又一批医药人才，在工作岗位上无私的贡献着。她用自己的例子为我们树立了榜样，是我们的精神支柱和力量源泉。

第二篇　学术思想

# 第一节　重视中医经典著作，借鉴现代医家成果

学习中医经典著作及古籍文献是提高中医理论水平和临床能力的重要方法。但长期以来，中医药院校对中医经典著作的教学和学习并没有十分重视。高校仍以应试教育为主，学生仍以考试过关，最终拿到一纸文凭为目的。所以，出现了经典教学弱化的趋势。学生们以中医基础理论、中药学、方剂学、中医内科学等现代教材为主要学习内容，四大经典成为选修课和业余读本。那么，究竟应该如何看待中医经典和当代医家的著作和教科书？我想，应该重视中医经典著作，借鉴现代医家成果。

中医教育实践的历史说明了中医经典著作对中医药从业者成才起到重要作用，熟读经典是中医药名家成才的共性规律之一。学好医学经典著作是学好中医的基础和关键。考诸古代医学文献，就会发现，重视《黄帝内经》《伤寒杂病论》等经典的学习和研究者，习医多有所成。新中国老一辈中医药学家的成长、成才经历也大致如此。《名老中医之路》（山东科学技术出版社出版，共三辑）一书中，对 97 位著名中医药学家对中医经典著作的态度进行了分析，结果显示：强调经典著作的学习及背诵者共计 87 人，约占 89.7%。日本废医存药多年，但汉方医一直顽强地生存，至今仍有广阔的市场。在我国经方学派也有较大的影响力，比较典型的代表人物有北京中医药大学教授、著名中医学家刘渡舟先生，他一生研究经典、运用经典，他强调《伤寒论》中六经的实质是经络，重视六经病提纲证的作用，提出《伤寒论》398 条条文之间的组织排列是一个有机的整体。刘老临床辨证善抓主证，并擅长用经方治病。中医学经典著作中，《黄帝内经》重在明理，为中医学之理论渊源，《伤寒杂病论》重在立法、处方，辨证论治成为中医学最核心内涵，适于临床实践。《神农本草经》为药物学专著。中医经典著作所确立的医学思想、医学方法以及医学理论对其后中医学的发展具有重大作用。正如哈荔田先生所云："《黄帝内经》为中医理论之渊薮，为医不读《黄帝内经》，则学无根本，基础不固。后世医家虽然在理论上多有创见，各成一家之说，但就其学术思想的继承性而言，无不发轫于《黄帝内经》，故读《黄帝内经》《难经》《神农本草经》，目的在于掌握中医理论之根本。而仲景之《伤寒论》《金匮要略》为临床医学之圭臬，辨证论治之大法，不读仲景书则临床治无法度，依无准绳，故读仲景书要在掌

握治疗之常变。"历代医著汗牛充栋，后世诸家均有阐述发展，但流出由源，不论哪种学术流派，均是以《黄帝内经》《难经》《伤寒论》《金匮要略》《神农本草经》等经典著作为基础。"经典著作作为中医学的根基，不予掌握，要把中医学好是不可能的。九层之台，起于累土。地基不牢，焉能盖起高楼大厦？

历代医家结合自身的临床实践对中医经典著作所作的理解与阐发，丰富、发展了中医经典著作所奠定的中医学理论体系。同时，又不可避免地存在着误解、曲解现象。而正确地理解中医经典，只能是研习经典原著。以目前的教材《中医基础理论》《中医诊断学》《中药学》《方剂学》《中医内科学》作为中医学的入门读物，对掌握中医理论、中医药知识起到了一定的作用，但以此替代中医经典著作的研习，则显得捉襟见肘。正如徐荣斋先生所云："《黄帝内经》理论蕴藏之富，真如一座宝山，经过古今学者的勘探和发掘，各有所得，足征'矿源'是丰富的。如何继续发掘？如何扬长避短、取精去粗地古为今用？确是摆在我们面前急需去做的实际工作。"对中医经典理解的越深入、越全面，则中医素养越高，临床实践能力越强。

经过全国性高考，初入中医高等学府的中医院校学生对未来满怀憧憬。但"阴阳""五行""虚实""气血""表里"等与高中所学的知识关系不大。而中医学涵盖了中国古代文学、传统哲学、社会学、天文学、地理学等学科，而大学生对此知之甚少，同时缺少古代文化素养，更缺乏社会经验、人生阅历，如何学习中医，如何摆脱学习的困惑。重视古文化、重视中医经典著作的学习，跟名师接触临床，或许是不二法门。很多中医师的成长均得益于自己的刻苦努力与名老中医的耳提面命。所谓读万卷书，不如行万里路；行万里路，不如名师指路。"大道无术"，正是因为中医科学的复杂性，其教育传承也就难上加难，以致中医薪火日渐衰微，真正的中医从业者日渐减少。中医学之兴衰，以普及与提高教育为关键，历史上，中医教育事业也曾起起落落，如同中国的近、现代史，一波三折。新中国成立前，丁甘仁先生为振兴中医，曾创办了首家中医学校，不但改变了中医传统的教育方式，也培养了不少中医精英，其主要成功经验就是教学非常注重临床，前五期学生都是跟随丁甘仁先生临诊的门人。在近代教育制度框架内，中医从传统的家传与师承过渡至现代大学教育，快速地培养了大量的中医院校毕业生。但中医教育也暴露了不少问题，大学前四年基本上是"纸上谈兵"，而且以应试为目的，最后一年实习往往是以西医为主，因为西医是建立在实验科学基础上，外科摸得着、看得见，内科诊断明、机理清，不但容易理解，而且也容易掌握，能够确诊者临床多容易见效，自然而然地吸引了学生的注意力，同时分散了学生学习中医的兴趣。而脱离了临床实践的中医教育，不但是抽象的，而且是枯燥乏味的，也是缺乏生机和活力的。学生毕业后面对形形色色的患者，复杂多变的临床病情，感到一脸茫然、束手无策，只有求助于西医了。现代的中医师，多是新中国培养的中医院校大学毕业生，回想大学阶段，《黄帝内经》《伤寒论》等医书对我们只是枯燥无味、死记硬背的条文，经过多年临床实践，我们才逐渐感受到它们是熠熠生辉、百炼成钢的真理。随着临床日多，我们对中医的认识才能慢慢加深，尤其在临床和科研工作中，自己亲身经历感受了一些事例，才逐渐改变了我们对中医的认识。如笔者曾遇一例气虚发热患者，体温不超过38℃，已经半年多。经大量抗生素治疗无效。诊其脉沉，舌淡，苔黄少津，辨证为气虚发热，遂予补中益气汤加味，"甘温除大热"，五剂而效，十剂则愈。有趣的是，病案管理人员对治疗方法提出质疑，称患者发热，热者寒之，为何治疗方剂中无一味寒凉药，是否病历记载有误？要求修改病案。5000余年历史的中医能经久不衰，在世界医学上独树一帜，特别是近代西医日新月异，中医药靠"草根树皮"治疗疾病却能顽强地生存下来，发挥西医学永远也不能替代的地位，靠的是什么？临床疗效！医学就是治病救人，中医能解决患者的健康问题，就有其科学性。当然，中医药学之所以具有独特的疗效，不仅是几千年来的丰富经验积累，更是由于中国医药学已经总结出一套完整的理论体系。以高血压为例，中医不但有较确切的临床疗效，更主要是有一套较系统的诊疗理论。中医根据其临床表现可以从肾论治，如某中年男性高血压患者腰痛、眩晕、下肢乏力、脉沉，仅仅服用六味地黄丸就消除了眩晕等症状，血压也降为正常。患者称补肾药能降压，中医真神奇。也可以从肝论治，认为肝主疏泄，讲究顺肝之性，苦辛酸降法即是此法的一种体现。西医认为血压一高就降，往往一药不效则数药并用，美其名曰：联合用药，而一停药就血压反跳，需患者一生不能停药，并逐渐加量。采用中药治疗高血压，不但能明显改善患者的症状，有些初起患者经中医治疗，可以停用药物。因为血压升高的原因大多是血流供求不平衡，治疗时不能消极地单纯降压，而应是改善血流供求关系，苦辛酸降法就能"疏其血气，令其调达"。朱清时院士在《哲眼看中医》一书中指出："中医药是科学，虽然当前流行的狭义的'科学'还不接受它。"因此，衡量评估中医的科学性，不能完全以西医为标准，不但要有全方位科学的标准，更要有放眼未来的远见卓识。叶天士临终之际告诫后人"医可为而不可为。必天资敏悟，读万卷书，而后可借术以济世。不然，鲜有不杀人者，是以药饵为刀刃也"。中医不但是一种技术，也是一种智慧。学中医与西医有些不一样，很多方面要靠心灵的感悟。不可能每个中医学生都天资敏悟，但敏悟是来自于执着与热爱。艺术与哲学有天才，但中医没有天才，只有汗水。要读万卷书，还要临证上万患者。"熟读王叔和，不如临证多"，谢海洲老中医曾说:"学习中医没有技巧,只要您每天坚持临证,看上5万患者就有感性认识了。"正如广东省著名中医杜少辉在其《不惑之年悟中医》一文所说,中医不但是一门仁与慧的学问,也是勤与敏的职业。确实如此。一个中医的成长,就如小溪汇成江河流向大海,越流越宽广,越走越博大,越远越精深。如果您想走人生成功捷径,想短期内名利双收,或注重安逸享乐,这就不能学中医,是中医就得扎扎实实、勤勤恳恳地耕耘才会有收获。

中医的出路究竟在哪里?应千方百计使自己的中医水准达到应有的高度,掌握治病救人的本领。作为中医,不但要掌握西医知识,而且要熟悉中药、方剂,熟读四大经典,学好辨证论治。要想成为一名合格的中医、优秀的中医,我们必须重视中医经典著作的学习,我们也必须借鉴现代医家成果。

## 第二节 整体观念,辨证论治

整体观念和辨证论治是中医古典哲学,是贯穿中医体系的基础哲学,是每个中医人在实践应用中医去诊断与治疗疾病中的必经之路与着手点。在现代医学非常发达的当下,中医辨证、西医辨病已经是不争的事实,而具体哪个手段更加优秀?仁者见仁,认为各有所长,而中医做为中华文化的传承发展的精华所在,必然有其独特的优势和特点,整体观念与辨证论治是中医认识疾病、处理疾病的"世界观"和"方法论"。

### 一、整体观念

整体观念是指中医在面对人体、自然与万事万物的基本观点就是所有事物都是统一的、完整的,具有相互联系、相互作用,尤其是人与自然的关系就是完整一体的。认为人体内部的各个脏腑及组织之间也是统一完整的,相互协调、相互作用、相互转化、互为补充。整体观念同时也是中国古代唯物论和辨证思想在中医学的体现,它贯穿于整个医学,包括有中医学对于人体的认识:生理状态、病理状态、辨别诊断疾病的方法和治疗疾病的体系等各个方面。整体统一完善的处理人体与自然的关系,人体内部各个脏器的关系。如《素问·金匮真言论》中提到的一段原文就说明了古代人与自然的统一关系。"阴中有阳,阳中有阴。平旦至日中,天之阳,阳中之阳也;日中至黄昏,天之阳,阳中之阴也;合夜至鸡鸣,天之阴,阴中之阴也;鸡鸣至平旦,天之阴,阴中之阳也。故人亦应之。"此原文中说明古人在对待自然规律时,根据其变化规律和人体阴阳消长的情况，通过人体阴阳消长变化的机制，说明了人体与自然是一个有机整体。

1. 整体观念在于人体的表现　祖国医学中对于整体观念下的人体，通常考虑人体正常生理活动的功能及脏腑组织之间的协调和相辅相成作用，只有这样才能万成平衡制约的管理和运行机体功能。而人体各个组成部分之间，在结构上是不可分割的，在生理上是相互联系、相互支持而又相互制约的，在病理上也是相互影响的。人体的这种统一性，是以五脏为中心，配以六腑，通过经络系统"内属于腑脏，外络于肢节"的作用而实现的。五脏是代表着整个人体的五个系统，人体所有器官都可以包括在这个系统之中。人体以五脏为中心，通过经络系统，把六腑、五体、五官、九窍、四肢百骸等全身组织器官联系成有机的整体，并通过精、气、血、津液的作用，完成机体统一的机能活动。如心开窍于舌，心与小肠相表里，所以可用清心热泻小肠火的方法治疗口舌糜烂。它如"从阴引阳，从阳引阴，以右治左，以左治右"（《素问·阴阳应象大论》），"病在上者下取之，病在下者高取之"（《灵枢·终始》）等，都是在整体观指导下确定的治疗原则。

2. 人与"天地"相参—说明人体与自然的整体观念　人类是自然界中的高等生物，但也不能脱离自然的束缚和约束，而自然同人类的相处中，又是互相影响、互相改变。自然界的变化又可以直接或间接地影响人体，而机体则相应地产生反应，属于生理范围内的，即是生理的适应性；超越了这个范围，即是病理性反应。故曰："人与天地相应也"（《灵枢·邪客》），"人与天地相参也，与日月相应也"（《灵枢·岁露》）。这种人与自然相统一的特点被中国古代学者称为"天人合一"。人与自然相适应，如："天暑衣厚则腠理开，故汗出……天寒则腠理闭，气湿不行，水下留于膀胱，则为溺与气"（《灵枢·五癃津液别》）。

正是由于人体本身的统一性及人与自然界之间存在着既对立又统一的关系，所以对待疾病因时、因地、因人制宜，就成为中医治疗学上的重要原则。因此在对患者作诊断和决定治疗方案时，必须注意分析和考虑外在环境与人体情况的有机联系以及人体局部病变与全身情况的有机联系，这就是中医学的重要特点—整体观念。

## 二、辨证论治

辨证论治是中医认识疾病和治疗疾病的基本原则，具有整体观和动态观，是中医治疗中的精髓，是认识疾病和处理疾病的方法，又称辨证施治。在于对待事物的"态度"包括辨证和论治两个过程。正确的应用辨证论治可以有效的解决临床中面对的问题和困难。辨证论治是针对机体各个部分及整体的主要功能状态与病理活动，给出综合性的评定和判断，并提出准确的治疗方案的方法。也就是根据每个不同的人体，给出不同的治疗方案，运用其特有的诊断方法，其中包括有四诊、八纲，并结合患者本身的病因病机，加以归纳、分析，区别证候属性、辨识疾病强弱，推测疾病的转归和预后，从而确定治疗原则与具体的治疗措施。而现代医学对于这种诊断疾病的思维方式虽然更容易被我们所接受，但其只一味地寻找致病原因，侧重于病源决定疾病的方法，并针对其病源而单独有效地给予相应治疗。因此祖国医学和现代医学对于疾病的认识就大有不同，虽然因果可分，但如果将两种思维联系并结合到一起，对于我们临床医生解决疾病所带来的痛苦，更为有效，故继承和发扬祖国医学，是我们医务工作者的巨大而光荣的任务。

## 第三节　中医药为主，辅以西医

中医学和西医学是我国现阶段同时并存的两种医学，二者孰优孰劣尚无定论，但却各有优势和劣势。"中西医结合"的提出至今已很多年，如早在20世纪30年代，被誉为北京"四大名医"的施今墨先生曾说："中国医学，古奥玄深，寿世保民，已具有数千年悠久之历史。诊断治疗之法则，善用之者，往往得心应手，获效如神，绳之以今日实验医学，则知其意义亦复近似，……，宜亟以科学方法阐明之，讲通之，整理而辑述之。若者可用，用之；若者可弃，弃之。是非得失，详慎审定，庶几医学日进。""中医改进之方法，舍借用西学之生理、病理以互相佐证，实无他途。"作为现代的中医，应在学好中医、提高中医临证水平的同时，亦需要学习和掌握坚实的西医学知识，这样在临床中方可得心应手。

然而在临床中，应注意以中医药为主、西医为辅。西医学的优势在于检验仪器先进而科学，对疾病可明确诊断，因此，面对疾病时，应首先注重审证求因、中医辨证，在此基础上，结合西医的现代检测手段，可以对疾病的性质和病位有一个全面的诊断，也加强了立方用药的针对性，提高了临床治疗效果。如以往针对慢性肾炎患者，只要腰痛、腰膝酸软、眼睑浮肿、双下肢浮肿等症状消失后即可诊断为治愈，肝炎患者只要胁肋疼痛、肝区不适、乏力、纳差食少等症状消失时即为治愈，但此时患者可能仍存在尿蛋白及管型、尿潜血、转氨酶升高、病毒定量异常等。再如慢性肾功能衰竭患者，中医诊断为"肾衰""溺毒"等，属于一种临床综合征，若无现代医学检测手段，是不可能诊断患者并发代谢性酸中毒，高钾血症、低钙血症、高磷血症等电解质紊乱的，这就给下一步的治疗工作带来了不便。另外，亦存在一些"无证可辨"的情况，如隐匿性肾小球肾炎、慢性肾小球肾炎，或同时合并高脂血症者，患者没有自觉症状，可在检测尿常规、血脂的基础上，从气阴两虚、痰浊瘀血着手进行辨证论治，往往可收到满意的治疗效果。可见西医辨病是中医之短，应将西医辨病与中医辨证相结合，但切记绝不是按照西医的诊断，抛弃中医理论而遣方用药，这属于舍本逐末，不会取得治疗效果的，而是应立足于中医学整体观念、辨证论治、审证求因的特点，借助于西医学现代检测手段进行论治。

另外，辨病与辨证相结合还体现在临床用药中，作为一名现代的中医师，既要熟谙每位中药的升降浮沉、性味归经、功效主治等，还需要掌握和了解每位中药的现代药理学知识，做到中西医结合，在临证用药时才可得心应手，提高临床效果。如治疗高血压性肾病，首先应在中医辨证论治的基础上选方用药，其次根据疾病的特点，中药的药理作用进行适当的加减取舍，如辨证为肝阳上亢者，以天麻钩藤饮治疗，同时依据中药药理研究，可选择夏枯草、决明子、白蒺藜等，可有效增强降压效果，同时有一定的降血脂作用；在治疗糖尿病肾病时，多选择天花粉、党参、白术等，均有一定的降血糖作用，亦有一定的降低尿蛋白的作用。此外，除掌握中药药理知识外，还应掌握中药的毒理学知识，因某些中药具有肾毒性，故而治疗肾脏病时应慎用或忌用，如关木通、马兜铃、斑蝥、雷公藤、川乌、草乌、苍耳子、辛夷、山豆根、千里光、益母草、胖大海、全蝎、蜈蚣、丢了棒、青木香、广防己等。

总之，李莹老师认为作为现代中医师，应全面掌握中医学与西医学两种医学知识，融会贯通，以中医药治疗为主，辅以西医，中医西结合，不断促进临床水平的提高。

## 第四节　推崇补土一派，治肾以理脾为先

金元四大家之一的李东垣，为脾胃论的创始人，对中焦脾土在治疗中的意义有独到的见解。他的学说充分地继承了其老师——易水学派张元素对脾胃的重视。他认为只读古方是不够的，必须面对新的社会现实，分析患者的饮食、生活特点来研究方药，这些也是他建立脾胃学说的社会条件。

李东垣脾胃论的核心是："脾胃内伤，百病由生。"这与《黄帝内经》中讲到的"有胃气则生，无胃气则死"的论点有异曲同工之妙，都十分强调胃气的重要性。同时，

他还将内科疾病系统地分为外感和内伤两大类，这对临床上的诊断和治疗有很强的指导意义。对于内伤疾病，他认为以脾胃内伤最为常见，其原因有三：一为饮食失节；二为劳逸过度；三为情志不遂。另外，脾胃属土居中，与其他四脏关系密切，不论哪脏受邪或劳损内伤，都会伤及脾胃。同时，各脏器的疾病也都可以通过脾胃来调和濡养、协调解决。但他绝对不主张使用温热峻补的药物，而是提倡按四时的规律，对实性的病邪采取汗、吐、下的不同治法。他还十分强调运用辨证论治的原则，强调虚者补之，实者泻之，不可犯虚虚实实的错误，这样就使得他的理论更加完善，并与张子和攻中求补，攻中兼补的方法不谋而合了。

而李莹老师，则非常推崇补土派，认为治肾必先调理脾胃，脾胃和则肾气足。李莹老师认为脾胃为后天之本，为元气之本，是人体生命活动的动力源泉。先天元气、精气依赖于后天之气血滋养。正如李东垣所说："夫元气、谷气、荣气、清气、卫气、生发诸阳上升之气，此数者，皆饮食入胃上行，胃气之异名，其实一也"。

人身体之气来源有二，一为先天，一为后天；先天受之于父母，后天来源于水谷。人出生之后，气的先天来源途径已经终止，唯有后天一途，而后天则在于脾胃。可见脾胃之气足，则生化有源，而后天元气亦有所养；脾胃虚弱则气血生化不足，后天元气亦失养而致元气亏损。故李莹老师治病强调以调理中土为主。

脾胃为人体气机升降枢纽，精气输布依赖于脾的升清、胃的降浊功能。而肾病患者常常出现恶心、呕吐，脘腹胀满，纳差，大便不调等脾胃升降失常的表现。正如李东垣在《脾胃论》中所说："或下泄而久不能生，是有秋冬而没春夏，乃生长之用陷于殒杀之气，而百病皆起，或久升而不降，亦病焉。"

脾胃功能正常则气血生化有源，只要元气充足，则百病难生。无论久病、新病，只要脾胃功能正常则元气充足，亦可使疾病相好或缩短病程。故李莹老师在治疗肾病时多以健脾丸、补中益气汤等为主方。具体选用时又根据病机、临床表现不同有所侧重，其目的都是为了保护和恢复元气，使之充盛，体现了其脾胃为气血生化之源，为元气之本，而元气又为健康之本的指导思想。

## 第五节　重视扶正，勿过攻伐

李莹老师对金元四大家之一的李东垣颇为推崇，对其脾胃学说十分认同，尤其是在各种慢性肾脏病的治疗中，更加重视脾胃的作用。她常引用李东垣的理论："元气之充足，皆由脾胃之气无所伤，而后能滋养元气。若胃气之本弱，饮食自倍，则脾胃之气既伤，而元气亦不能充，而诸病之所由生也。"再如"胃虚则五脏、六腑、十二经、十五络、四肢皆不得营运之气，而百病生焉。"李莹老师认为，慢性肾脏病，尤其是慢性肾功能衰竭的发生与发展与脾肾二脏的功能失调关系密切。因肾为先天之本，内寓肾阳、肾阴，肾阳是机体气化的原动力，而肾阴则是人体气化的物质基础，并与体内水液、精微物质的代谢和正气等的关系最为密切。肾主水，人体内水液的潴留、分布及排泄等均需要在肾的气化作用下才能正常进行，若肾气亏虚，气化功能失常，关门开阖不利，即可影响人体的水液代谢，代谢异常，导致水湿潴留，即可发为水肿，水湿稽留日久，化生痰湿、痰浊、瘀血，充斥于体内，则可发生肾衰。再者，肾主藏精，为先天之精，需要由后天之精补养，而脾胃主一身之运化，可将饮食水谷化生成为精微输布全身，并不断充养肾脏，若脾失健运，即会导致肾精之不足；反之，脾之运化功能依赖于肾阳的不断温煦，肾阳亏虚又可导致脾气运化失常，由此可见在生理上脾肾两脏是相互滋生、互相促进的关系；而在病理上，二者也是相互影响、相互为病的。而各种慢性肾脏病及慢性肾衰竭的病理特点是本虚标实，虚实夹杂之候，本虚可表现为脾肾气虚、脾肾阳虚及脾肾衰败，均可导致体内水液代谢异常，水湿泛滥肌肤而发为水肿；脾肾亏虚亦可导致精微不固，下泻膀胱而出现蛋白尿、血尿；脾肾衰败，浊毒内蕴，则可发为肾衰、关格等。因此，李莹老师认为在慢性肾脏病的治疗方法，总以扶正补虚为治疗大法，或健脾益气，或补肾滋阴，或健脾补肾、温补脾肾等，总以顾护患者的正气，恢复正气的生理功能为要。

实邪是各种慢性肾脏病发生、发展过程中的重要致病因素，具体可表现为水湿、痰湿、湿浊、痰浊、湿热、瘀血、浊毒等。既可外感，又可内伤。外感者，多由正气亏虚，卫外不固，或邪气太盛，直侵肌表。外邪（风寒、风热、湿热等）侵袭于咽喉部，循经入络，可侵袭肾脏，而引发急性肾炎、急性肾功能不全；侵袭下尿路膀胱，致膀胱气化功能失司，可引起淋证、尿血等；平素饮食不节、劳累过度、房劳过多、情志不遂，均可引起脏腑功能不足，或由于禀赋薄弱、年高体衰、久病影响，亦可使脏腑功能衰退，不能运化输布体内之水液、水谷、血液，日久化生水湿、痰湿、湿浊、痰浊、湿热、瘀血、浊毒等邪气，充斥于体内，进一步损害脏腑生理功能，而发为水肿、腰痛、肾衰、关格等病证。而外邪侵袭人体，又可引动内生实邪，内外合邪，病情更为严重。由此可见，各种实邪既可是外在致病因素，有属于病理产物，实邪的存在可影响脏腑气血功能，又可使病情加重，缠绵难愈。因此需要清除实邪，具体可有疏散风寒、疏散风热、利水渗湿、祛湿化痰、利湿化浊、化痰降浊、清利湿热、活血化瘀，降浊解毒等，总使邪去正安。

由于慢性肾脏斌的病理特点为本虚标实，以正气亏虚为主，尤以脾肾亏虚为要，而实邪则贯穿于病程的始终，故治疗时多以扶正祛邪同用，因此，在治疗时应注意把握扶正与祛邪的关系。李莹老师认为，由于慢性肾脏病患者的正虚表现明显，而脾肾又为先后天之本，更应顾护，因此在治疗时应坚持以扶正为主，祛邪为辅，祛邪时不可太过攻伐，以免更伤正气，"虚其虚"，而导致正气益虚，无力御邪，最终导致脾肾衰败而危及生命。故在用药方面，李莹老师常用的方剂多为补脾益肾之药，如四君子汤、六君子汤、术芪汤、参苓白术散、人参健脾丸、参芪地黄汤、六味地黄丸、金匮肾气丸、二至丸、六二合剂等。而在祛邪方面，李莹老师较少使用攻伐力量较强之药物，如天南星、胆南星、白附子、芫花、甘遂、寒水石、自然铜、夏天无等药物，而对于具有肾毒性的药物如马兜铃、斑蝥、马钱子、关木通等更不使用，总以祛邪不伤正、勿过攻伐为法，以防更伤正气。

## 第六节　不喜重剂，柔剂养阳

肾为脏腑之本，生命之根，精血之源头。肾以阴阳分别，有温煦、蒸化之功为元阳，有滋润、宁静之功为元阴。《灵枢·本神》有云："智者之养生也，必顺四时而适寒暑，和喜怒而安居处，节阴阳而调刚柔，如是则僻邪不至，长生久视"。元阴元阳之盛衰直接决定着肾脏功能的发挥，故补肾亦重于调节阴阳平衡，以维护生命活动之本。其中，肾阳主导精气气化功能，因凡万物之生由乎阳，万物之死亦由乎阳。肾阳蒸化肾阴而成精气，水中补火，益火之原，水火得其养，则肾气壮实。命门之火决定正气充足，"火不足"者本质上就是真阳不足，气化不利，遂有阴水不化而生积蓄之水邪，治疗大法宜遵循温补肾阳以充实命门之火，方以肾气丸为代表，"治元阳不足，或先天禀衰，或劳伤过度，以致命门火衰……以培右肾之元阳，而神气自强矣"。赵献可、张景岳等医家均力主温补，据此发展出命门学说，确立"肾本体论"，提出"欲世之养生者，治病者以命门为君主，加意于火之一字。夫既曰立命之门，火乃人身之至宝，何世之养身者，不知保养节欲，而日夜戕贼此火；既病矣，治病者，不知温养此火，而日用寒凉，以直灭此火，焉望其有生气耶"。强调了命门之火对于人体生理功能的重要性以及对疾病传变的影响。肾为至阴之脏，水受其引而归于肾，肾阳散达，入肾之水随阳气散布而出。所以，在慢性肾病发展过程中，若肾阳虚弱，气化之力无以散布阴水，则气血壅滞不行，水邪阻遏窍道。在这里，阳气虚衰不仅是疾病的成因，亦是疾病发展、加重的诱因，如何补养阳气成为能否治疗取效的关键。

《文言传》载："坤至柔而动也刚"，可见早在商周时期即已形成完整的刚柔辨证思想。《素问·阴阳别论》也提到"刚与刚，阳气破散，阴气乃消亡，淖则刚柔不和，经气乃绝"，诠释了刚柔与阴阳无异，以阴阳论刚柔，刚柔相济，阴阳乃衡。叶天士在内科杂病的治疗上推崇脾胃论治，并强调用药需细辨刚柔，认为"肝为风木之脏，因有相火内寄，体阴用阳，其性刚，主动主升，全赖肾水以涵之，血液以濡之，肺金清肃下降之令以平之，中宫敦阜之土气以培之，则刚劲之质得为柔和之体，遂其条达畅茂之"，强调以柔克刚的重要性。对于肾阳虚者，遵"进升阳法"，所选药物性味多辛温咸润之品，因"辛温咸润，乃柔剂通药，谓肾勿燥也"，常用如肉苁蓉、杜仲、沙苑、牛膝、巴戟天等，此皆柔剂阳药，通奇脉不滞，且血肉有情，可栽培身内之精血。叶氏认为桂、附之温阳之性刚愎，气质雄烈，药性刚猛而有"劫脂"之虞，故弃而不用。李莹老师重视用药细辨刚柔，针对肾阳耗损，认为五脏之伤穷必及肾，根据"形不足者，温之以气，精不足者，补之以味"的理论，宜选用益精填髓、性温阳补气的温润两顾之品以填补肾脏所亏之真阳，取其与人体之精血"声气相应"的特点，如仙灵脾、巴戟天、肉苁蓉等，直入肾经，质重味厚，温养滋补，以达到少火生气的目的，如初春之温暖。如肾气丸的立方之法，于阴药中配合少量阳品，兼顾"升少火"。相较于草木类补阳药物如附子、肉桂等，以久取效，避其峻烈之药性，损耗虚浮之阳气。

观肉苁蓉一味，乃沙漠之中小乔木梭梭根部的寄生植物，其味甘酸咸、性温，入肾、大肠经。主补肾，益精，润燥，滑肠，为滋肾补精血之要药。前人取其温肾阳之功，创立多种方剂，如《医学入门·卷八》之苁蓉散，以肉苁蓉为名，配以白术、巴戟、麦门冬、茯苓、甘草、牛膝、五味子、杜仲、车前子、干姜、生地等研为末，空腹酒调服，主治肾气虚寒，阳痿，腰脊痛，身重胫弱，语音混浊；《寿世保元·卷五》之壮肾散，以肉苁蓉、巴戟天为君，合仙灵脾、杜仲、大茴香、小茴香、远志、青盐研末为散，用猪腰切开，掺药末在内，纸裹，火烧熟，细嚼酒下。主治肾经虚损，腰腿遍身疼痛。《本草疏证》载其"酸能入肝，咸能滋肾，肾肝为阴，阴气滋长，则五脏之劳热自退，阴茎中寒热痛自愈。肾肝足，则精血日盛，精血盛则多子。妇人症瘕，病在血分，血盛则行，行则症瘕自消矣。膀胱虚，则邪客之，得补则邪气自散，腰痛自止"。李莹老师认为本药能够直入肾而温养精血、通阳气，且无燥烈之药性。当肾阳衰惫，阴水为患时，可使肾得温煦而寒水自除。

仙灵脾，又名淫羊藿，其味辛、甘，性温，入肝、肾经。主治补肾壮阳；祛风除湿；强筋键骨。主阳痿遗精；虚冷不育；尿频失楚；肾虚喘咳；腰膝酸软；风湿痹痛；半身不遂；四肢不仁。《本草经疏》称其主阴痿绝阳，益气力，强志，益肾肝而筋骨自坚。《日华子》亦首言本药入命门、补真阳。阳痿遗精；虚冷不育；尿频失楚劫阴肝肾气虚所致，年老健忘，腰膝酸软；风湿痹痛；半身不遂；四肢不仁俱是元阳衰败的征象。仙灵脾可助元气，补肾阳，使肾气得复，精气化生。李莹老师在应用仙灵脾时，颇具心得，但认为其虽可滋肾填阳，但不具备充养气血的功效，故气血虚弱诸证或风、寒、湿痹皆不可用。

巴戟天，辛甘、温；入肝、肾经。《本草汇》称其为肾经血分之药，功能补肾助阳，强筋壮骨，祛风除湿。主肾虚阳痿，遗精早泄，少腹冷痛，小便不禁，宫冷不孕，风寒湿痹，腰膝酸软，风湿肢气。邪之所凑，其气必虚，巴戟天性能补助元阳而兼散邪，故能祛风除湿，使肾气滋长，元阳益盛，诸虚为病者自可消退。前人常以苁蓉、巴戟天做药对，遵用热远热，用寒远寒之法则，但多入丸散。李莹老师巴戟天之功效入汤剂为妙，取其温而不热之性，既可补益元阳，又能填注阴水，可短期疗效显著。

慢性肾病的发生、发展过程中，因虚致实，因实而更虚，阴损及阳，阳损及阴，终致阴阳两虚，病势反复、缠绵难愈。复因脾胃亏虚，土病无以制水，水失屏障，所以水湿之邪贯穿于慢性肾炎的始终。以补阳柔剂，温补肾阳，一方面能够改善肾的气化功能，使小便得出，阴水得去；另一方面可兼顾脾主运化功能，有利于机体各系统生长发育功能。在补阳的同时，切勿忽略"阴中求阳"之妙，于温阳药中佐以养阴之品，以滋阴长阳，并防温燥伤阴，阴虚阳不易复。此外，李莹老师针对脾肾两虚的患者更应仔细参辨温阳补肾药物的选择，对于"脾胃气尚弱，不能消谷"的患者，即使存在阳虚证候，也切勿温阳心切而投峻烈之品，若兼有湿热久蓄、气阴营血暗耗者，更应避免劫阴之虞。此时，可酌情加入温补柔剂，用量较平日减半，既可避免"病热少愈，食肉则复，多食则遗"的不利，又能增强患者免疫功能，促进病情恢复。

## 验案举例

刘×，女，69岁。2013年5月初诊，腰部酸冷疼痛，弯腰不利，下肢麻木1年入院。症见头晕，纳差，形体瘦弱，精神萎顿，四肢不温，大便溏薄，小便清长，舌淡苔薄，脉沉弱。查体见胸腰段椎体呈圆背畸形，$T_9 \sim L_5$ 椎体棘突叩击痛阳性。X线检查示 $T_9 \sim L_5$ 椎体普遍骨质稀疏伴楔状改变。中医诊断：腰痛，辨证为脾肾阳虚。遵补肾益脾，强筋健骨之法，治以二仙汤加味，方用：仙茅10g，仙灵脾15g，巴戟天10g，当归10g，知母10g，黄芪15g，生龙骨30g（先煎），生牡蛎30g（先煎），补骨脂15g，鹿角胶 15g（烊化）。

　　[按语]本案患者乃脾肾阳气虚衰，肾气气化无力，精血生化无缘，导致气血亏虚，精髓不足；精血资生无助，遂为髓腔空虚，骨骼失养，久则骨痛滋生，痿软不坚。治宜温阳柔剂以助肾火复旺，方中仙茅补暖腰脚，清安五脏，强筋骨，仙灵脾益肾肝而坚筋骨，巴戟天补肾助阳，强筋壮骨；配合知母稍清肾火，兼顾养阴；黄芪、当归补气养血以助筋骨恢复；龙骨牡蛎摄纳飞越之阳气，戢敛簸摇之阴气；佐补骨脂、鹿角胶补肾阳之虚损，助气养血，缓腰腹之冷痛。用药期间加强腰背功能锻炼，配合钙质、蛋白充足饮食，忌生冷辛辣。服用 10 剂后，患者腰背部酸冷疼痛症状明显减轻，食欲提升，精神渐复，二便基本正常。在原方基础上加续断 15g，菟丝子 15g。更服 20 剂后，患者腰部酸冷疼痛、头晕、四肢不温症状基本消失，纳差恢复，查体 $T_9 \sim L_5$ 椎体棘突叩击痛转阴，随访 1 年未见复发。

## 第七节　欲速不达，守法守方

　　李莹老师临证十分重视理法方药的一致性，而"法"上以应证，下以统方，故对"法"颇为重视，她认为"法"有活法与守法两端。所谓"活法"，即法随证转，所谓"守法"，即治疗原则相对恒定，适用于病程较长，病情较稳定者。此类患者，病邪或深入脏腑，入于经络；或阴阳乖违，气血亏损。对其治疗，若频改法度，杂施妄投，必欲速不达。只有谨守病机，持续给药，俾药力渐增，病邪日挫，气血得复，阴阳获调，沉疴痼疾始可拔除。

　　"守法"，是对治疗原则的坚持，但非一成不变，甚至不排除分阶段诊治。"守法"可法同方异，而"守方"则可一方到底。方具体体现了法，因而对证更具针对性。坚持守方，意义有二：①病邪胶着，难以速图，需要持续给药。以积渐收功。②防止药品毒副作用。轻量久施，以扬药之长。如仲景用葵子茯苓散治妊娠气化受阻。冬葵子利窍，与茯苓同用可通窍利水，使阳气布散，小便通利。而该药有滑胎之弊，不可重用，只好轻量持续服用。

　　当然，李莹老师强调守法守方俱以辨证为前提，若病情已逆变而不知改弦更张，则会酿成大祸。并强调选方择药要慎之又慎，使方药与病证相对应，保持理法方药的一致性，不能随意加入与病证无关的药物。只有这样，才能取得预期的临床疗效，否则可能画蛇添足，适得其反。

# 第八节　重视五脏，类比思辨

以五脏为中心的整体观乃中医学的一大特点。五脏，代表人体的五个生理系统，人体所有的组织器官都可以包括在这五个系统之中。其具体联结的系统结构有：肝系统，心系统，脾系统，肺系统，肾系统。这五个系统相互之间并非孤立，而是通过经脉的络属沟通和气血的流贯相互联系。五脏机能的协调共济，相互为用，是维持人体生理平衡的重要保证。中医学以阴阳学说说明五脏阴阳之间既相互制约又互根互用的动态平衡关系，以五行学说阐释五脏功能之间既相互资助又相互制约的协调统一关系。五脏之中，又是以心为主导，心为五脏六腑之大主。五脏之气的虚实强弱与四时气候变化有密切关系。例如，春季肝气旺，冬季肾气旺。故春季多发肝病，冬季多发肾病。故当顺应四时，养生调摄，治疗用药，春天应有利于肝气之疏泄，冬季应有利于肾精之闭藏。另一方面，根据五行学说，五脏之间存在着生克制化关系。例如，相对而言，肺气在春季较旺，夏季较弱，长夏转强，冬季也较旺，故病情预后转归也不同，遣方用药应有所偏倚，如《素问·藏气法时论》说："病在肺，愈在冬，冬不愈，甚于夏，夏不死，持于长夏。"从地方区域而言，藏象学说按五行特性将五方与五脏类比，如东方属木，主生发，与肝气相通应；南方属火，主生长，与心气相通应等。这种类比是有一定科学内涵的，地域不同，气候、水土、饮食、居处以及生活习惯等方面有很大差异，从而使人体脏腑强弱不同，体质和发病倾向也有一定区别。如江南多湿热，人体腠理多疏松；北方多燥寒，人体腠理多致密。李莹老师在临床实践中将整体观察和类比思辨相结合，从宏观、功能、外象来把握脏腑的特点，结合季节及区域的不同，遣方用药，每奏良效。

第三篇　学术探讨

# 第一节　活血化瘀法在慢性肾脏病中的应用

## 一、概述

血是循行于脉中而富含营养的红色液体物质，是构成人体和维持生命活动的基本物质。《素问·调经论》云："人之所有者，血与气耳"。而血不循经，离经而出者，称为"离经之血"。血液在脉中运行迟涩缓滞，停积不行则成瘀血。离经之血和瘀血既是病理产物也可成为致病因素。而活血化瘀是治疗这一类病症的重要方法。血液运行于脉道，需要推行的动力，这种动力来源于气的推动和温煦作用，如《医学正传·气血》所说："血非气不运"；血液运行还需要一定的固摄，而这种固摄依赖于气的固摄，正如《金匮要略编注·下血》明言："五脏六腑之血，全赖脾气统摄。"；血液运行还需要脉道完好无损、畅通无阻。

活血化瘀法是中医治疗疾病的一种重要方法。其适应症主要用于机体有瘀血停积，即瘀血症。

瘀血的定义：瘀，积血也。瘀血是指血行不畅，表现停、溜、滞或离经之血积于体内导致各种病症，即为瘀血。中医文献中有瘀血、蓄血、干血、恶血、败血、留血、积血等称谓。一般认为，因瘀而致病的称为"血瘀"，因病致瘀的叫"瘀血"，因瘀血所致的病证则称谓瘀血证。瘀血即是病理产物也是致病因素。而且致病的病种非常广泛，肾脏病也不例外。瘀血将进一步损害肾脏，使其迁延难愈。虽然肾脏病的病因有多种，但瘀血始终贯穿病变的全过程。

慢性肾脏病是指肾脏结构或功能损害持续 3 个月以上，伴或不伴肾小球滤过率下降的一类疾病。

## 二、病因病机

外因：暑、燥、火（热）、寒湿之邪。内因：脏腑功能失调，气血不足。如《叶选医衡》指出："凡内外之邪，有血相搏，积而不行者，即为瘀血。"

1. 外因

（1）感受暑、燥、火之邪，其性皆为热，热邪侵袭人体或者过服温热药及食物，热邪迫血妄行，血不归经，离经之血不能消除而为瘀血。

（2）感受外寒或过食生冷及寒凉之药，克伐阳气，凝滞血脉，血行不畅，则为寒瘀。如《素问·离合真邪论》所述"夫邪之入于脉也，寒则血凝泣。"《素问·举痛论》亦云"寒气客，则脉不通"。

2. 内因

（1）气虚：气虚则推动血行无力，而血瘀；如《灵枢·刺节真邪论》云："宗气不下，脉中之血凝而留止"。王清任补充说："元气既虚，必不能达于血管，血管无气，必停留而瘀"。

（2）血虚：久病则脾胃虚弱，生血不足，或者久病及肾，精不化血，血生不利而致血虚血瘀。

（3）阳虚：气虚及阳，阳气温运血脉失职，而致阳虚血瘀。

（4）阴虚：热伤津耗液，津亏液耗，阴液不足，血失濡润而涩滞，血行缓慢，黏稠停滞为血瘀。

（5）气滞：情志不畅，气机郁结，血行不畅而瘀血；《灵枢·五变》指出："怒则气上逆，胸中蓄积，气血逆行，血脉不行"。

（6）饮食：过食膏粱厚味亦可致瘀血的发生。《素问·五脏生成篇》指出："多食咸，则脉凝泣而变色。"《素问·五味篇》亦云："血与咸相得则凝"。

（7）水湿：水湿停留，壅滞三焦之道，经脉受阻则气血壅滞。即"水不利则为血"。《巢氏诸病源候论》指出"肿之生也，皆由风邪，寒热毒气容于经脉，使血涩不通，瘀积而成肿也"。

（8）痰浊：痰湿随气机升降，无处不到，又可与血胶凝而致痰瘀互结。

（9）湿热：水能病血或水湿蓄积，蕴而成毒，湿毒日久，郁而成热，湿热胶结不解，络阻而瘀。

（10）叶天士大力倡导"久病入络""久病必瘀"之说。如云"初则气结在经，久则血伤入络"。犹如《叶选医衡》指出："凡内外之邪，有血相搏，积而不行者，即为瘀血"。

慢性肾脏病是一种肾脏弥漫性病理改变，其自身免疫反应和高凝状态是该病发病机理中的两个重要环节。瘀血的表现为：①疼痛：疼痛固定不移或刺痛。②紫绀：面色晦暗或黑斑，口唇暗，舌质紫暗有瘀点或瘀斑，舌底脉络迂曲，脉细涩。

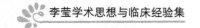

### 三、治疗原则

按照《素问·阴阳应象大论》所说："血实者宜决之"，应以活血化瘀法治疗。活血化瘀法属于八法中的消法范畴，适用于瘀血阻滞之证。瘀血的治疗应治因，而不单纯治疗瘀血，即"辨证求因""审因论治"。区别不同证型，采用不同方法；慢性持续阶段正气不足，应补虚为主，活血化瘀为辅。

活血化瘀法使用于一切瘀血阻滞之证。热瘀者，当清热活血，谨防寒凉伤胃；寒瘀者，当温散活血，谨防伤阴耗气；气虚血瘀者，当补气活血，佐以疏理之品，以防瘀滞；血虚血瘀者，当补血活血，加益气之药以促生血；阴虚血瘀者，当养阴活血，谨防滋腻碍胃；阳虚血瘀者，当温阳活血，佐以养阴，以求阴中求阳、阴阳互生；气滞血瘀者，当理气活血，但应注意顾护气阴；痰瘀互阻者，当化痰活血，应以缓攻为要。

活血化瘀药物有扩张血管、增加血流量，改善毛细血管微循环，降低血液黏度，抑制血小板聚集，预防血栓生成，以及抑制纤维组织增生，抑制抗原抗体反应，促进血管增生等作用。活血化瘀方药在治疗肾脏病时可能与以下几个方面有关：①抑制或者减低肾脏血管的变态反应，使肾小球毛细血管的通透性减低；②扩张肾脏动、静脉血管，提高肾脏血流量，改善肾脏组织的血氧供应及肾脏血管的滤过；③抑制受损肾单位的纤维化、硬化。目前活血化瘀法治疗各类肾脏病非常普遍，在使用时不仅应用单味的活血化瘀药物，也有专用的活血化瘀的方剂，但大多数均是在辨证论治的基础上配伍以活血化瘀药。但活血化瘀法毕竟是驱邪之术，有攻伐伤正之虑。即如"攻方之制功其实也"所说，使用不当可损伤人体正气，因此应用时应慎重，特别是慢性肾脏病患者，其瘀血多有久病入络、伤络所致，证多虚实夹杂，故在治疗时应随时顾护肾气，这也是我们在应用活血化瘀法时必须注意的。

## 第二节　肾衰竭湿热证用药体会

湿热证是肾衰竭常见证型之一，因湿邪黏滞缠绵，故治疗颇为棘手。笔者结合前贤经验浅谈治疗用药体会如下。

### 一、药量适当

湿热证的治疗多以燥湿、化湿、淡渗等为法，常用方有三仁汤、甘露消毒丹、平胃散加味等，应用得当皆可取效。然而有一部分病例，笔者自认为遣方用药无误，但患者却反映无效，后不断增加药量或增加药味，仍无效果，颇为疑惑。而后通过研读蒲辅周等医家经验，才明白疗效不佳恰是因为药量过大或化湿药过多所致。盖陈皮、半夏、苍术、厚朴、藿香等祛湿药皆辛散耗气，剂量过大，反伤正气，正气伤则湿邪反不化，故治疗湿热证不宜一味的增大剂量，否则病轻药重，药过病所，反致无效。前贤医家如叶天士、王孟英、蒲辅周等皆善治湿热证，但用药皆以轻灵著称，可为明证。

## 二、防止冰伏

湿热证的治疗常采用较多清热化湿类或清热利湿类药物，但不宜过用寒凉，尤其是苦寒之品，如黄连、黄芩、黄柏、秦皮、龙胆草等。过用寒凉最易冰伏湿邪，非但湿邪不去，热亦无法透发于外。盖湿为阴邪，非阳不化，祛湿重在气化，不在苦寒，故三仁汤、甘露消毒丹等方皆寒热并用，尤其加入半夏、厚朴、白蔻仁、石菖蒲等辛温宣畅气机之品，有既化湿又防止冰伏之意，诚如《温热经纬》所说："清气热不可寒滞，反使邪不外达而内闭，则病重矣。"但也不宜一味温燥，否则温燥助热，病反加重，所谓"过犹不及"也。笔者曾因过用温燥之品，导致患者口燥咽干、白腻苔转成黄腻苔，可为教训。王孟英提出湿热证当用"淡渗、苦降、微凉之剂"足资参考。

## 三、慎用淡渗

治湿热方中往往配伍大量淡渗利湿之品，意在使湿热从小便而去。吴鞠通云："治湿不利小便，非其治也。"叶天士亦云："通阳不在温，而在利小便。"

被后世医家奉之为经典。现代医家大量临床经验也证实淡渗利湿确为治湿热良法，但笔者发现临床上部分湿热证患者伴有腰痛、夜尿频等脾肾亏虚之症，若此时再用淡渗之品，则小便更加频数，肾功能亦常因此逐渐恶化，甚至出现血肌酐迅速升高的情况，笔者考虑此是过用淡渗而犯了"虚虚"之戒有关。李用萃曰："治湿当利小便虽为常法，然执此一说以治虚证往往多死，盖脾气虚败，愈下愈虚，虽劫效目前而正气阴损。"说明正气已虚者过用淡渗必使正气更虚，导致病情加重。因此淡渗之品必须辨证而用，伴脾肾亏虚者虽有湿热亦必须慎用或少用。笔者认为，此时当以芳香化湿或清热燥湿为主，如配伍藿香、佩兰、石菖蒲、竹茹、黄连、黄芩等，常可取效。

## 四、注意扶正

许多湿热证同时伴脾虚或肾虚之象，此时当酌加补肾健脾之品。因脾主运化水湿，脾气足自可化湿；肾为气之根，肾气足则化气行湿。故补肾健脾，湿浊自化。单纯化湿、燥湿，非但效果不好，且正气更伤，湿邪反不化。前人对积聚治疗总结出"养正积自除"的经验，对湿热证伴正虚者同样适用，即所谓"养正湿自化"。但要恰当安排扶正和祛湿药的比例，既要防止过于祛湿而伤正，又要防止过用补益而助湿。

### 五、防止壅滞

湿热为主，未见虚证者，应慎用补药。气机流动则湿热自化，乱用补药，最易壅滞气机，致使湿邪愈黏滞不去，所谓"闭门留寇"。盖有是证用是药，无是证不宜乱用，不可执"健脾才能化湿"之理，妄用人参、白术等补药，盖此类药有虚则扶正，无虚者必然助邪。对湿热证的补法应平补、缓补为主，少用峻补，熟地黄、阿胶等滋腻之品更应慎用。笔者常选桑寄生、杜仲、川续断、狗脊、巴戟天等药性温和之品，可使补而不滞。

### 六、饮食守忌

治疗期间必须遵守饮食禁忌，否则即使方药对证，效果也不会好。湿热证应以清淡饮食为主，肥甘、甜腻、酸涩等助湿助热之品应少用或不用。笔者体会香瓜、西瓜、黄瓜最易助湿，服后常有脘痞胀满或泄泻，应禁用，否则易致前功尽弃。另外应嘱患者戒酒，酒是辛热助湿之品，对许多患者而言，饮酒无异于饮鸩止渴。

## 第三节　中药剂量问题探讨

近年来，扶阳学派在中医界刮起了一股旋风，他们认为多数患者以阳虚为主，主张大剂量用药回阳，其代表人物为山西名老中医李可，常常用附子、干姜 50 ～ 200g 治疗心力衰竭。也有很多专家、学者、医生赞同此观点，并取得了良好的临床效果。如北京中医药大学全小林教授，以黄连 60g，石膏 60g 有效降糖。京城名医汪承柏用 300g 赤芍治疗重症胆汁淤积。国医大师邓铁涛曾用 250g 黄芪治疗重症肌无力。天津中医药大学第一附属医院治小儿病同成人药量，屡屡显效。他们都因重剂起沉疴而名闻天下。"用药如用兵"，中医处方的疗效与剂量息息相关。中医的不传之秘在于药量，我们究竟该如何认识中药剂量问题，如何有效使用中药呢？

笔者认为：①"药少而精、效专力宏"的经方原旨仍然要遵从。虽然大剂可以起沉疴，但临床中多数医生接触的仍是常见病、多发病，《药典》《中药学》仍是我们用药的主要依据。中医人仍应该走常规路线，不能刻意标新立异、沽名钓誉。《药典》是中医师用药的法律依据和准绳，超过药典规定用量造成患者致死致残，医生要负法律责任。《药典》不是儿戏，生命不能漠视。尤其是年轻的医生用药经验少，常规剂量都没有很好的掌握，滥用大剂量药物是很容易出问题的。如附子中毒量为 30 ～ 60g，有报道煎煮连渣服用 9g 即引起严重中毒。中毒表现为：口麻、流涎、恶心、呕吐、肢体麻木、头昏、乏力、呼吸困难，较重者心率减慢、传导阻滞、室性早搏、心室纤维性颤动、瞳孔散大、甚则死亡。虽然发生严重不良反应的概率不是很大，但一旦出现，后果是患者和医生很难承受的。②正如有识之士所指出的，大剂用药浪费大量而有限的中药资源，破坏生态环境。野生的中药资源对保护生态环境起到积极的作用，且中药资源十分有限，目前越来越少。过量应用势必造成浪费，小剂量能够解决的问题为何非得大剂量。经方治大病，以小搏大，平凡中见奇效，同样让人叹为观止。中医传承了 2000 年，经方始终是中流砥柱。③中医最核心的思想是辨证论治，药贵中的。我们知道，辨证准确，即使药量小，疗效仍佳。尤其是慢性患者，只要方向正确，疾病就会逐渐好转，量变到质变，最终痊愈。伤寒学者聂惠民强调"不能光说量，剂量间的配比关系更重要"。临床要取效，关键是辨证准确，用药剂量要随着地区、季节、人群灵活掌握，绝不是药量越大，效果越好。此外，现代人和东汉时期人的体质有很大不同，无论体力还是对寒暑的调节耐受能力都有所减弱，古人可能适用大剂量，但今天城市人的体质恐怕难以承受。④小剂量用药更安全，不良反应小、少。即使辨证有误无疗效，仍可以调整处方，继续治疗。因药量较小，通常不会出现大的不良反应或人体伤害。全小林教授虽然主张重病大剂，但也同时强调"小病小调理，这无可厚非。"

有些中药用量较大但符合药典、教科书，这类药物无毒，可以放胆用之。如黄芪，传统处方补阳还五汤中主张大剂量应用，教科书用量可用至 120g。京城名医张炳厚，曾用黄芪 100g 治疗眼睑下垂。笔者也曾用过该药 200g，治疗贫血患者。治疗慢性肾脏病气虚患者，常用 50g。黄芪补气，但也需认证准确，否则也有不良反应。

有些药物有毒副作用，超过药典规定用量，但临床经验、临床实践证明大剂量有效。如清末的"火神派"重用附子、干姜上百克治疗大量危重急症。北京中医医院老专家张炳厚有 30 多年临床经验，他临床用药，常围绕主症，加大经方的君药剂量，即使是麻黄、细辛等中药。他认为大剂量是对付疑难重病的"利刃"。老中医李可曾说过："《伤寒论》就像一位勇猛的将军，但是现在这个将军没有了刀和剑。剂量就是《伤寒论》的刀剑。"因为把握了这看似超越常规、实则准确的方剂用量，李可拾起"被缴的武器"，屡建奇功，治愈了大量的顽症、重症。仝小林教授在临床中发现，在治疗糖尿病酮症酸中毒时，黄连每日30g的常规剂量，根本是"泥牛入海"。他创新性地加大黄连的用药，有的甚至加大到每日120g，则可迅速降低血糖，改善症状。从有效成分分析，如青蒿素治疗疟疾需口服1g有效，按0.5%的含量分析需用药材200g，远超过药典规定的9g，此外很多中医师的大剂量用药成功经验，都证明"加大中药用量可能是提高中医药临床疗效的重大举措"。

总之，我们治疗疾病应该以常规剂量为主，但面对重症、顽症，需要加大剂量才能取得疗效时，我们也要放胆用之，但需要注意用药安全、掌握用药方法。

# 第四节　阴虚肝郁治法

阴虚，指津液或精血亏损的病理现象。因津液和精血都属阴，故二者不足均可称为阴虚，多见于久病劳损或热病之后而致阴液内耗的患者。阴虚主症为五心烦热或午后潮热、口燥咽干、颧红、盗汗、消瘦，小便短黄，大便干结，舌红少苔，脉细数等。

阴虚可见于多个脏器的病变，如肺阴虚、心阴虚、胃阴虚、肝阴虚、肾阴虚等，但慢性肾脏病之阴虚常责之于肝肾。因肝藏血，肾藏精；肝主疏泄，肾主闭藏。肝与肾的关系主要表现在精与血之间相互滋生和相互转化的关系，故称之为肝肾同源，又称乙癸同源，肝肾精血不足的病理状态称肝肾阴虚。肝与肾二脏之间：

1. **阴液互养**　肝在五行属木，肾在五行属水，水能生木。肝主疏泄和藏血，体阴用阳。肾阴能涵养肝阴，使肝阳不至上亢，肝阴又可资助肾阴的生成。在肝阴和肾阴之间，肾阴是主要的，只有肾阴充足，才能维持肝阴与肝阳之间的动态平衡。就五行学说而言，水为母，木为子，这种母子相生关系，称为水能涵木。

2. **精血互生**　肝藏血，肾藏精，精血相互滋生。在正常生理状态下，肝血依赖于肾精的滋养。肾精又依赖肝血的不断补充，肝血与肾精相互资生相互转化。精与血都化源于脾胃消化吸收的水谷精微，故称"精血同源"。

3. **同具相火**　相火是与心之君火相对而言的。一般认为，相火源于命门，寄于肝、肾、胆和三焦等。故曰："相火寄于肝肾两部，肝属木而肾属水也。但胆为肝之府，膀胱者肾之府。"（《格致余论·相火论》）。由于肝肾同具相火，所以称"肝肾同源"。

4. **藏泄互用**　肝主疏泄，肾主闭藏，二者之间存在着相互为用、相互制约、相互调节的关系。肝之疏泄与肾之闭藏是相反相成的。肝气疏泄可使肾气闭藏开合有度，肾气闭藏又可制约肝之疏泄太过，也可助其疏泄不及。这种关系主要表现在女子月经和男子排精功能方面。总之，因为肝肾的阴液、精血之间相互资生，其生理功能皆以精血为物质基础，而精血又同源于水谷精微，且又同具相火，所以肝肾之间的关系称为肝肾同源、精血同源。又因脏腑配合天干，以甲乙属木，属肝，壬癸属水，属肾，所以肝肾同源又称"乙癸同源"。因此，肝与肾之间的病理影响，主要体现于阴阳失调、精血失调和藏泄失司等方面。临床上，肝或肾不足，或相火过旺，常常肝肾同治，或用滋水涵木，或补肝养肾，或泻肝肾之火的方法，就是以肝肾同源理论为依据的。此外，肝肾同源又与肝肾之虚实补泻有关。故有《医宗必读·乙癸同源论》"东方之木，无虚不可补，补肾即所以补肝；北方之水，无实不可泻，泻肝即所以泻肾"之说。

　　肝郁证是肝郁气滞证的简称，指由于肝的疏泄功能异常，疏泄不及而致气机郁滞所表现的证候，又称肝气郁结证。多因情志不遂，或突然受到精神刺激，或病邪侵扰，阻遏肝脉，致使肝气失于疏泄、条达所致。本证主症为情志抑郁，胸胁或少腹胀满、窜痛，善太息，或见咽部异物感、瘿瘤、瘰疬、胁下肿块，妇女可见乳房肿胀疼痛，痛经，月经不调，甚则闭经，舌苔薄白，脉弦或涩。病情轻重与情志变化关系较为密切。中医基础理论认为肝脏生理特性如下：

　　1. 肝为刚脏，其气易亢易逆　刚，这里指刚强、躁急之意。古人把肝喻为将军之官，在志为怒，肝又为风木之脏，体阴而用阳，其气主升、主动。所谓"体阴"，一是指肝为五脏之一，与肾同位于人体下焦，故属阴，二是肝为藏阴血之脏。所谓"用阳"，是说肝为风木之脏，外应春生之气，其气主升、主动。因为在生理上肝主升、主动，所以在病理上，肝气易逆，肝阳易亢。肝病在临床上常可见到眩晕，头胀、头痛，甚至抽搐的肝气亢逆之象。因为肝气容易亢逆，故前人有"肝无虚证"之说，虽有些失之偏颇，却也反映了肝的生理、病理特性。

　　2. 肝性喜条达而恶抑郁　肝属木，应自然界春生之气，宜保持柔和、舒畅、升发、条达，既不抑郁也不亢奋的冲和之象，才能维持正常的疏泄功能，所以暴怒及思虑不解等情志刺激，最易影响肝的疏泄功能。肝在志为怒，暴怒可致肝气亢奋，出现面红目赤，头胀头痛，心烦易怒等症，思虑过度可导致肝气郁结，出现郁郁寡欢，多疑善虑，甚或悲伤欲哭等。

　　3. 肝与春气相应　人与天地相参，五脏与自然界四时阴阳相通应，则肝应春气，春季万物复苏、欣欣向荣，有利于肝气的升发、调畅。但如自然界春季风气太盛，而可对肝产生不利影响。肝主疏泄即肝气宜泄，肝气是指肝的功能。古人以木气的冲和条达之象来类比肝的疏泄功能，故在五行中将其归属于木，故《素问·灵兰秘典论》说："肝者，将军之官，谋虑出焉"《素问·六节脏象论》说："肝者，罢极之本，魂之居也"。肝主疏泄的功能主要表现在调节精神情志，促进消化吸收，以及维持气、血、津液的运行三方面。疏泄是"疏通""舒畅""条达"之意，也就是说，在正常生理状态下，肝气具有疏通、条达的特性，这一功能主要体现在以下几个方面：

1. 疏通气机　"气机即气的升降出入运动。机体的脏腑、经络、器官等活动，全赖于气的升降出入运动。而肝的生理特点又是主升，主动的，所以，这对于气机的疏通、畅达、升发无疑是一个重要的因素。因此，肝的疏泄功能是否正常，对于气的升降出入之间的平衡协调起着调节的作用。肝的疏泄功能正常，则气机调畅，升降适宜，气血和调，经络通利，脏腑器官功能正常。如果肝的疏泄功能异常，则可出现两个方面的病理现象：一是肝的疏泄功能减退，即肝失疏泄，则气机不畅，肝气郁结，出现胸胁、两乳或少腹等某些局部的胀痛不适。肝属木，脾属土，若"木不疏土"或肝气横逆，木旺克土还可出现肝胃（脾）不和等症。病机为情志不遂、郁怒伤肝，肝气郁滞、肝失调达、疏泄不畅，横乘脾土，脾弱失于健运，或饮食不节、劳倦太过，损伤脾气，脾失健运，湿壅木郁。可见食欲不振，脘腹痞满，疼痛，嗳气吞酸，大便异常等脾胃功能失常之症状。因气行则血行，气滞则血瘀，肝郁日久出现癥积、痞块，在妇女则可出现经行不畅、痛经、闭经等。此外，气机郁结，还会导致津液输布代谢的障碍，产生水湿停留或痰浊内阻，出现鼓胀或痰核等。二是升发太过，气的下降不及，则肝气上逆，出现头目胀痛，面红目赤，烦躁易怒等。若气升太过，则血随气逆，可导致吐血，咯血等血从上溢的症状。甚则可出现卒然昏不知人的"气厥"症候。

2. 对情志的影响，调节精神情志　肝性如木，喜条达舒畅，恶抑郁，忌精神刺激，《素问·举痛篇》所说的"百病生于气也。"就是对情志所伤影响气机的调畅而言的。故肝疏泄正常则气机调畅，气血和调，人的精神愉快心情舒畅，若肝失疏泄则肝脏不舒，气机不畅，精神抑郁，出现郁闷不乐，抑郁难解或开泄太过，阳气升腾而上，则出现心烦易怒等，反之对过度的精神刺激，又常常是导致肝失疏泄的重要原因。所以有"怒伤肝"及"肝喜条达而恶抑郁"的论述。中医认为，人的精神活动除由心所主外，还与肝的疏泄功能有关。肝的这一功能正常，人体就能较好地协调自身的精神、情志活动，表现为精神愉快、心情舒畅、理智灵敏；疏泄不及，则表现为精神抑郁、多愁善虑、沉闷欲哭、嗳气太息、胸胁胀闷等；疏泄太过，则表现为兴奋状态，如烦躁易怒、头晕胀痛、失眠多梦等。

3. 疏泄胆汁、促进消化吸收 肝与胆相表里，有经络联系，所以肝的疏泄功能也表现于胆汁的分泌和排泄上，若肝失疏泄，胆道不利，则影响胆汁的正常分泌与排泄，出现胁痛、食少、口苦、呕吐黄水或黄疸等症。肝的疏泄功能有助于脾胃的升降和胆汁的分泌，以保持正常的消化、吸收功能。如肝失疏泄，可影响脾胃的升降和胆汁的排泄，从而出现消化功能异常的症状，如食欲不振、消化不良、嗳气泛酸，或腹胀、腹泻等，中医称为"肝胃不和"或"肝脾不调"。

4. 肝的疏泄功能还有疏利三焦、通调水道的作用 故肝失疏泄，有时还可出现腹水、水肿等。

5. 通调排精与排卵 女性月经的来潮和周期、经量等正常与否，以及男子的排精等，均与肝的疏泄功能关系密切。肝气畅达，血脉流通，则月经通调，表现为周期、经量均正常。男子精液的贮藏与施泄，以及女子的按时排卵，是肝肾闭藏与疏泄等作用相互协调的结果。由于妇女月经及生育与肝的功能关系密切，所以古人有"女子以肝为先天"的说法。肝主疏泄，其用属阳，又主藏血，其体属阴，故有"肝体阴而用阳"之说。

单纯肝肾阴虚患者可用六味地黄丸滋补肝肾。但人的体质、疾病有时表现十分复杂，常常不是单一性质的病性，往往寒热错杂、虚实夹杂。患者阴虚日久由于阴虚不能制火，可出现阴虚内热火旺，火炽则灼伤阴液而更虚，两者常互相影响。阴虚内热证主症为口渴，口干，手足心热，性情急躁易怒等，可以服用丹栀逍遥丸，解郁疏肝健脾兼清内热。而肝郁日久出现肝郁脾虚，主要的症状是胸胁胀痛、嗳气太息，寒热往来，食少纳呆、腹胀、腹痛绵绵、喜温喜按、四肢不温或虚浮、面白不华、口淡不渴、便溏、四肢倦怠、肠鸣失气、大便稀溏等症状。治宜健脾疏肝，根据病情，或以健脾为主，或以疏肝为主。健脾常用参苓白术散加味。若是存在便溏的症状可以应用痛泻要方。存在血虚的临床表现，可以服用逍遥丸，方中茯苓、白术利水渗湿健脾益气，白芍、当归养肝生血，甘草补中益气、调和诸药，五药共用可以健脾利湿、养血柔肝。柴胡疏肝散为疏肝理气之代表方剂。功能疏肝解郁，行气止痛，方药组成：柴胡三钱，白芍三钱，枳实三钱，白术四钱，甘草二钱，绵茵陈四钱，郁金四钱，香附三钱，栀子三钱。每日一付，煎药不可超过一小时。若肝肾阴虚兼有肝郁现象：腰酸腿软，骨蒸潮热，失眠多梦，胸胁胀满，嗳腐泛酸，食欲减退，舌红少津。治疗滋阴补肾，疏肝解郁，一贯煎加减：沙参 10g，麦冬 10g，当归 10g，枸杞 10g，川楝子15g。头晕、头痛加石决明，有热象加青蒿、知母各 10g 即可。饮食方面尽量不要饮酒，不要吃刺激性的食物，如辛辣，生冷的食物。

阴虚肝郁证可见于肝病、神志病、眼病、肾病、性功能障碍等多种疾病，现代医家对此有一定的认识，如梁惠卿、陈少东曾采用滋阴疏肝法以治疗抑郁症，疗效满意。潘虹观察百乐眠胶囊治疗肝郁阴虚型不寐的临床疗效，实验组优于对照组，匹兹堡睡眠质量指数总分的变化有显著差异。肖文峥等认为肝郁阴虚为干眼症的主要病因病机，运用疏肝养阴法治疗干眼症取得较好的疗效。王峰运用加味酸枣仁汤治疗乙肝后肝硬化伴失眠 24 例，临床观察表明加味酸枣仁汤可以显著改善肝郁阴虚的代偿期、乙肝后肝硬化患者的失眠症状及肝功能指标。丁禹占等对女性性功能障碍从肝郁阴虚辨治，疗效满意。彭清华对球后视神经炎分为肝郁气滞、肝郁血瘀和肝郁阴虚三型，分别选用逍遥散、血府逐瘀汤和舒肝解郁益阴汤加减，治疗 45 例 73 眼，总有效率为89.04%。蒋本尤曾以肝郁为主证治疗乙型肝炎 418 例，疗效较好。张山村曾按肝郁阴虚辨证，治愈胁痛一例。

## 第五节　慢性肾衰竭痰湿证的治疗心得

慢性肾功能衰竭是指发生在各种慢性肾脏疾病基础上缓慢出现的慢性肾功能减退直至衰竭的一种临床综合征。慢性肾功能衰竭的主要临床表现为多种代谢障碍及由于代谢产物潴留所产生的各系统症状。李莹老师认为慢性肾功能衰竭的发病原因有内外两个方面，其中内因为肾气不足，外因为外感六邪、肾毒性药物等，侵犯肾脏，肾病久远，失治误治，最终导致肾阳亏虚，真阴亏耗，肾体失养，气血阴阳衰败，心肝脾为之受损。痰湿证，又可以称为痰饮证，是指人体因脾运化水湿功能失调后，导致痰湿之邪在体内作祟、泛滥。因痰湿之邪具有重浊黏腻等特性，因此当痰湿之邪困扰人体时，是最不容易迅速治疗的证候。李莹老师认为，慢性肾脏病的中后期，人体由于体弱久病，导致脾肾两脏虚弱明显，脾脏不能运化水湿之邪，而肾脏不能温煦脾脏，助气温化寒湿，故两种病邪相互胶着，互相影响，故难速去，也是临床中的常见病型。李莹老师又提到，由于肾病及脾，或脾肾同病，导致脾肾阳衰，气机运化失司，升清降浊功能失调，不能及时输布水液及毒素，因而加重了患者临床症状，使之虚实夹杂。

痰湿的具体意义，在于"痰"的狭义和广义之分，"痰"最早出现在《金匮要略》，在后来的中医学发展中，痰湿学说不断丰富完善。"痰"有狭义和广义之分，狭义之痰，是指呼吸道的分泌物，肉眼视之能见；广义之痰，泛指脏腑功能失调，或疾病过程中由于水液代谢障碍而产生的病理产物，能阻滞气血，流窜经络，妨碍脏腑功能，影响整体气化，进而致病多端，可随其侵犯的部位不同，出现不同的见证。李莹老师提出的痰湿属于"痰"的后者，即广义的痰。"湿"邪有外感和内生之分，我们所论述的湿为内生之湿，即"内湿"，湿邪内生是由于脏腑调节水液代谢功能失调，导致津液输布、排泄障碍而水湿痰浊停聚的病理变化，属无形之邪，其特点是呈弥漫、渗透状态，易停滞于脾、胃、肠、胸腹腔，流注于肌肉、关节、阴窍，阻碍气机。痰、湿俱为阴邪，湿为形成痰邪的基本条件，痰乃湿邪的凝聚状态，二者同源异形，症状类似，既可相互转化，又可结合致病，不易划分，故习惯常以"痰湿"并称。痰湿产生主要由于人体脏腑功能的失调，如薛已在《医宗摘要·各项证症》中指出："痰证有因脾气不足者，有因脾气郁滞者，有因脾肺之气亏损者，有因肾气虚不能摄水泛而似痰者，有因脾气虚不能摄涎上溢而似痰者，有因热而生痰者，有因痰而生热者，有因风、寒、暑、湿而得者，有因酒而得者，有因食积而得者，有脾虚不能运化而生者，有胸中痰郁而似鬼附者，……"亦如李用粹在《证治汇补·内因门·痰证》中所著："人之气道，贵乎清顺，则津液流通，何痰之有？若外为风、暑、燥、湿之侵，内为惊、恐、忧、思之扰，饮食、劳倦、酒色无节，荣卫不清，气血败浊，熏蒸津液，痰乃生焉。""湿从内生者，由水不化气，阴不由阳而然也，悉由脾肾之亏败"（《景岳全书·湿证》）。其临床症候亦复杂多变，大多表现为四肢倦怠，形体日趋肥胖，肢沉懒动，肌肉松弛，动则喘息，不耐劳作，胸闷气短，腹胀食滞，脘痞呕恶，头晕、头痛或头重如裹，心悸失眠或困顿嗜睡，面色晦暗或光亮如油，口黏、口腻，口干不欲饮，舌胖苔腻，脉多沉滑弦缓等。而痰湿之邪一个非常重要的临床特点就是与其他病邪相夹杂，互为因果，共同致病痰湿既为病理产物又为致病因素，很少单独为患，易与他邪夹杂，既可互为因果，亦常兼夹并见，形成多种兼病症候。何梦瑶在《医碥·痰证》中云："苟气失其清肃而过于热，则津液受火煎熬，转为稠浊……渐至凝结，斯痰成矣。"

李莹老师关于分析慢性肾衰竭痰湿证时，常常提出求得病因，探索病因，力求辨证准确，其引用《黄帝内经》中原文"正气存内，邪不可干。邪之所凑，其气必虚"。向我们说明了任何疾病的发生均与机体正气不足关系密切。李莹老师认为慢性肾脏病患者的根本病因是脾肾亏虚，其中以肾虚为主，而在整个病变过程中，要把握住疾病的发展方向，时刻掌握病情，并根据病情的需要做出准确的判定和及时纠正治疗方法，可以有效的改善病情，从而达到标本兼治的目的。

# 第六节　补肾不可滥用

目前社会上常说的"肾虚"，实际上是狭义的肾虚，如遗精、阳痿、早泄、性冷淡、不育、不孕等。但肾虚可细分为阴虚、阳虚、气虚、肾精亏虚。

"中医补肾须弄清是肾阴虚还是肾阳虚是关键。阴虚者头晕耳鸣，失眠多梦，健忘，腰膝酸软，性欲亢奋，遗精，女子经少或闭经，或崩漏，形体消瘦，咽干口燥，潮热，五心烦热，盗汗，颧红，舌红少苔或无苔，脉细数。阳虚者则畏寒怕冷，四肢不温，面色苍白。"气虚者面色苍白、呼吸短促、四肢乏力、头晕、动则汗出、语声低微；肾精亏虚主要表现为生长、发育与生殖的障碍或早衰等症。中老年人则主要表现为较同龄人早老，或患有严重的体虚衰羸等，症见齿摇松动、耳鸣耳聋、健忘痴呆、骨质疏松。人到中年后，生理功能由盛转衰，不少人出现腰酸背痛、耳鸣、眩晕眼花、健忘少寐、容易疲倦、性欲减退、夜尿增多、头发花白、牙齿松动等衰老征象，即中医所说的肾亏表现。因此肾虚也要对症服药。

例如，补肾的常用药——六味地黄丸。六味地黄丸是北宋著名医家钱乙依据汉代医圣张仲景《金匮要略》中肾气丸减去桂枝、附子化裁而成，最初是为"肾主虚"的小儿而设，记载于钱乙所著的《小儿药证直诀》。由于其制方精妙，三补三泻，补中寓通，适宜长期服用，也被后世广泛用于治疗成人病证，主要治疗肾阴虚所引起的腰膝酸软，头晕目眩，盗汗，遗精，消渴，骨蒸潮热，手足心热，小便淋漓等症。

六味地黄丸在民间素有"补肾经方"美称，常用于治疗肾阴虚等症，如果临床辨证精准，运用得当，六味地黄丸在治疗很多疾病方面都有着非凡的疗效。原方功效"三补三泻"，以补为主，并补肝脾肾三阴，尤以肾阴为主。虽然药仅六味，一旦灵活加减，滋阴的效果就会发生变化。如治疗神经性耳聋患者，若临床症状表现为耳鸣如蝉，昼夜不止，听力逐渐下降，头昏眼花，虚烦失眠，舌红苔黄，脉细弱等，用六味地黄丸原方加知母、黄柏、覆盆子等治疗，疗效确切。另外，对于耳鼻喉门诊常见的因劳伤过度、熬夜上火诱发的慢性咽炎患者，如伴有咽部干燥，灼热疼痛不适，午后加重，干咳少痰，黏稠，手足心热等症状，也可选用六味地黄丸原方加麦冬、五味子、芦根等治疗，均能取得较好效果。

六味地黄丸药虽平和，但本方偏于补益肾阴，如果阳虚、气虚及内热偏盛的人服药后，因药不对证，反而加重病情。

另外，虽然有部分患者表现出了肾虚的症状，如性功能减弱、腰酸腿痛等，但可能是因为工作劳累，缺乏运动和作息不规律等生活方式上出了问题，只要调整过来，可以不用吃药。

腰酸背疼不一定就是肾虚，比如有的腰痛患者，腰痛是由于湿热引起的，有个别医生也会不加辨别，就迎合患者的心理而妄投补肾壮阳的药物，结果使得患者症状加重。同样，夜尿频多的话，年轻人有可能是前列腺炎，而中老年男性则有可能是前列腺肥大。这些疾病与肾虚的症状可能有些相似，但治疗方法却完全不同，所以最好先到医院检查一下，准确诊断治疗。

阳痿必有"肾虚"的看法未必正确，由于传统习惯的影响，男性一旦得了阳痿，就被认为肾亏，以致不少患者滥用"壮阳"药。青壮年时期是肾气最为充盛的年龄，处于这一时期的阳痿患者，肾亏并不多见。中医认为引起阳痿的原因还有很多，如肝气不疏、气血瘀滞、气血不足等，肾阳亏虚只是其中的一种。很多阳痿患者在大量服用了壮阳药后，不仅病症不见好转，而且反而引发了口舌生疮、牙龈出血、口干舌燥等不良反应。若长期大量应用壮阳药，还可抑制男性下丘脑—垂体—睾丸轴的兴奋，另一个危险是可使男性前列腺肥大或前列腺癌加重。所以补肾之品，不可乱用，否则药不对症，适得其反。

## 第七节　经方与时方

自古及今皆有经方之争。持经方者认为只有经方才能代表圣人的法度，才是中医的精华所在，且古今皆有经方名家出现，临床疗效卓著，关于经方书籍也浩如烟海，是整个中医体系不可缺少的组成部分。尤其《伤寒论》《金匮要略》作为四大经典，学中医者无人不知，更抬高了经方的地位。近代及当代的医家刘渡舟、胡希恕、李可、聂惠民等皆以经方成名，且影响巨大，近些年的经方热及火神派的盛行更大大提高了经方的影响力，大量中医学子转而研习经方，不懂伤寒金匮就不足以显示自己有层次。而实际上走时方路线者也为数众多，而且以时方为主的名家较经方名家人数似乎更多，如焦树德、祝谌予、何炎燊、施今墨、汪逢春、孔伯华、张伯臾、董建华等大量中医名家皆时方为主，或经方、时方并用不悖，在临床实践中也疗效突出。这二者各持己见难分高下，持时方者认为古方难为今用，经方传于几千年前，而疾病谱随时代环境而不断变化，古方治不了今病，故必借时方以疗病。但大量临床实践证明经方时方皆可治病，唯在于运用之人，因此更多医家采用古今结合之法，不分经方时方，能治病之方皆兼收并蓄，况且经方也是张仲景经验总结所得，时方也是众多医家经验所得，皆是在前人基础上的个人经验总结，从疗效而言实无古今之分。张仲景医圣经验已表明勤求古训，博采众方，今人又何必狭隘其心，故步自封，逞古今之争。如脾气亏虚之证，小建中汤应用得当可取卓越之效，但有人采用四君子汤加减效果亦佳，更有人采用补中益气汤也可获良效，可见临床效果在于运用之人，与经方时方实无太大关系。所谓运用之妙，存乎其人。即便经方大家刘渡舟先生也常用古今接轨之法，以经方和时方结合以治疗诸多疑难病，如小柴胡汤合四物汤，小柴胡汤合藿香正气散、小柴胡合平胃散，小柴胡汤合越鞠丸、桂枝汤合桃红四物汤、麻黄汤合苍耳散等都是经方与时方的结合，可见经方时方之争实无必要。

就肾病科而言经方真武汤、防己黄芪汤、越婢汤附子汤皆为常用方，但六君子汤、左归丸、右归丸、地黄饮子、参苓白术散、五味消毒饮等时方也被大量应用，也都有大量验案可证明。笔者根据多年经验自拟众多方剂也皆属时方，在临床上都有较好的疗效，也说明经方时方可并用。

# 第八节　师承与自悟

师承是传统学习中医的主要途径，也是有效的途径，因为学生直接接受老师的言传身教，直接观察患者身上的疗效及疾病变化，可以迅速总结经验，减少弯路。有了各种疑难也都可以请教老师得到答案，古今许多中医大家皆师出名门，就说明师承的重要性。

但也有很多人随名师经年求学，却没能取得多大成就，尤其还有许多名家后人皆远不如前辈造诣高深，说明并非有师承就能有成就的，与个人领悟及勤奋皆有关系。师傅领进门，修行在个人，就说明师承只是领进门，以后造诣高低还得靠自己修行，靠自己下功夫学习领悟，所谓"学而不思则罔"。现实当中的确有很多高明中医是靠自学成才的。如何炎燊、李可，李克少，说明自悟确实可以掌握中医，但依靠自悟成才的人必有坚韧不拔的意志，持之以恒的决心毅力，因中医相对西医而言更强调个人的修为，其水平高度绝对取决于个人，而不决定于其所在的医疗部门，所以有人说"西医认门，中医认人"，很有道理，而且中医的特点也决定了要想学好中医必须有一个长期的积累过程，绝非一蹴而就，更不能速成，这也要求学者必须有恒心毅力，加之不断思考领悟才能成功。因此即使有师承也绝对离不开自悟。自悟可成中医人才，师承加自悟也可成明医。但单纯有师承而无决心自悟者则难以成才。孔子门下弟子三千，成才者七十二贤而已。何炎燊老中医自学中医的经历对我们极有借鉴意义，何先生12岁开始自学中医，没有医书就自己买或借医书看，甚至从收破烂的人哪里买旧医书看，因没有师承遇到疑难问题，他就制作卡片，将疑难问题记到卡片上，翻阅书籍，反复思考，对比寻找答案，就这样成为一代医学名家，是自悟成才的典范，非常值得我们的年轻人借鉴学习。当代的名老中医李可也是自学的榜样，他基本是自己搜集书籍，自己在临床上总结经验，刻苦钻研，博览群书，最终形成了独树一帜的学术风格。李克绍老中医也是基本自学，强调个人的主观努力，强调"师傅领进门，修行在个人""大匠能与人规矩，不能与人巧"，他讲述自己的学医经历："在自学之中，难题常常是一个接着一个，以致废寝忘食，苦思冥索，往往还是得不到解释。但是一旦有悟，却又非常牢固，这比只听人讲，不下功夫，深透多了。所以我对于医学中的某一些问题，常常有不同于其他人的一些看法。这并非为了标奇立异，可能是由于没有深受旧框框的影响，破旧就比较容易些的缘故吧，所以我有时这样想：凡事都要一分为二，缺乏良师益友，迫使我主观努力，坏事也带来好事。"举李克绍老中医的例子并非排斥良师，而是说明只要努力学习，肯下功夫，自学也能有成就。

# 第九节　纯中医可行否?

近年，某中医药大学博士生导师、教授，将其多年临床经验、从医心得尽传于他的没有受过中医高等教育的、但一心一意追随老先生的门生，而不是他的硕士、博士弟子。同时，老先生以拳拳之心提出了"纯中医"的发展思路，培养"铁杆中医"的教育目标。他的思想反映了很多中医界老前辈对中医现状的不满，对中医院的西化倾向、中医特色不突出现象的忧虑。师承方式作为很多名老中医成材的必由之路，被再度重视和采用。笔者现就这一问题发表自己的一点看法。

众所周知，传统医学，是一种宏观医学、经验医学，经验很重要，实践性很强。经验在掌握这种医学方法上具有重要的价值，传统师承方式的最大特点是因材施教、个性化培养。这对于培养中医临床高手，中医界精英肯定是大有裨益的。但是中医大学作为现代高等教育的一部分，它不可能违背现代教育方式、管理模式。现代课堂教学具有传播知识的信息量大，传授知识的标准统一、规范，受教育的普及率高等特点。它的优势在于标准化、系统化、数量多、规模大。师承方式所精心培育出的名医名家的数量满足不了广大人民群众的健康需求。故师承方式只能作为中医精英培养的重要方法，而不能作为高等中医教育的基本形式。

对于中医的培养，有学者提出了这样的思路是否可以借鉴。即前期的基础教育实行课堂教育，并采用各种先进的教学手段培养宽口径、厚基础、强能力、高素质的人才；后期的临床课实行导师制，实行个体化教育，培养中医的专才。导师制应尊重师徒双方的意愿，学校做必要的规定和要求。师承、纯中医可作为高等中医药教育现代多类型人才培养其中的一个目标。北京中医药大学还进行了 7 年制教改探索，目的是保证学习时间，不仅完成人文、自然科学基础教育，而且完成医学专业教育。还有学者提出了文科招生，先学中医、后学西医、中医为主的方针。一些院校已经开始文理科同时招生。山东中医药大学甚至开设了少年中医班，从小培养专业思想牢固的中医继承人。关于教学内容，除了加强经典著作的学习、临床实践工作外，还有学者提出了加强德育、美育教育、现代科技哲学的学习。香港大学李致重教授提出："现代科学方法论的思想、方法、概念，应移植、渗透到中医理论中来，必有助于中医学的研究和发展。现代科学方法论，如控制论、信息论、系统论、模糊数学等，应作为中医教育中的主要基础课之一，以便于学生建立起符合中医特点的更为理想的认识观念和思维方式。"

中医科研人才应作为中医界精英的一部分加以培养。因为中医药走向世界必须按照国际标准操作，也是中医药产业化不可或缺的。个人的精力、能力毕竟是有限的。一个中医团队如果能研发一种造福全中国、甚至全世界人民的新药，将既能创造良好的社会效益，又能创造可观的经济效益。这项工作是必不可少的。当然，也不是所有的中医都要进行此项工作，中医临床才是重中之重。纯中医与现代化的关系应如何处理？据统计，中医证明性研究占 70% 左右。正如一些老中医所言，一些中医方药已经过了两千多年的临床实践，还有多大必要再进行实验室研究、小白鼠实验来证明它的有效性呢？中医的科研应该怎样搞？我想至少要考虑中医学自身的特点，不能完全按照研究西药的路子。废医存药也是错误的。因中医好比皮，中药好比毛。皮之不存，毛将焉附？不能否认，有些中药单体就是治病良方，可以开发成新药。但中医更多的是通过"组方"，将普通的药草放在一起煎煮，化腐朽为神奇，产生不可思议的疗效。故中医科研更应该重视复方的研究。中医大学的中药专业学生必须清楚这一点：中药的研究与中医是分不开的，中药学不同于现代药学院的植物化学、药理专业。

随着我国社会快速发展，人民对医生的要求越来越高。不论西医师，还是中医师，都必需是高素质的。因为医者健康所系，生命所托。当代的中医师应该是更高层次的医师，他们应该侧重于中医又谙熟西医，他们应用中医而不排斥西医，他们接受了最现代的知识却始终能把握传统中医的精髓。现在的问题是：很多水平不高的中医，接触了西医后，变成了不中不西，既中又西，而二者都不精，成了两个"半桶水"。更糟糕的是：由于西医学容易理解、掌握、运用，中医学学起来高度抽象、枯燥难懂、不易把握，很多中医因而演变成了西医。中医学院的学士、硕士，甚至博士改投西医门下。这令许多老中医痛心疾首。我想部分原因在于高等中医药教育。有些中医学子接受了大量的知识、信息、现代科研方法，做了大量的实验，却没有真正掌握中医看病的本领，临床实践无所适从。中医基础理论方面因为目前"中医核心概念仍缺乏必要的科学论证，科学上完全认识中医还有待时日。"有些人在前行的道路上，感觉越走越累越迷惘，甚至在阴阳五行中迷失了自我。

"纯中医"思想主要反映了当代老中医对目前"中医西化、中医师诊疗水平低"问题的忧虑。近代，随着西医学的涌入、普及，传统意义的纯中医已不复存在。清末就已出现了衷中参西、中西汇通派，这说明传统中医不能有效的解决所有的医疗问题。要不然，我们没有必要引进西医。试想今天，一名连尿常规都看不懂的中医，如何与接受现代教育的当代人交流。再者，按照中医标准治愈的水肿、腰痛患者，他的肾脏疾病真的好了吗？没有，我们只是缓解了患者的症状。对于西医药轻而易举就能解决的问题，中医没有必要排斥西医。在医药行业市场化的今天，患者在打两个点滴或吃几回药片就能治病的情况下，是不会选择喝汤药的。当然，西医也不能解决所有的医疗问题，要不然，欧美发达国家也没必要学习包括针灸在内的传统中医。中西医是两种半整体医学，分别揭示了人类生命过程中的一部分规律。中西互补，二者并存，中西医互相尊重，互相学习，立足实践，提高疗效才是正道。广东中医药大学附属医院不就是这样吗？他们既有最先进的现代化仪器设备、诊疗手段，也拥有为数众多的名老中医。各种疾病在那里都能得到很好的解决，患者当然多了。大医院，搞综合。小医院，搞特色，中医在许多疾病，尤其是慢性病的治疗方面是有长处的。这是很多中医药大学毕业生的就业方向。目前，很多中医院效益不好，甚至倒闭的原因在于既无综合实力，又缺乏中医特色。这个问题不清楚，读书期间就会对未来迷惘，就会觉得前途黯淡。

当前的中西医结合，似乎非常时髦，患者乐于接受，因就业容易，学生也乐于选择。但运用不当往往有中西药混用之嫌，既缺乏科学性，又增加患者的经济负担。有很多中医，处方用药时，深受西医诊疗思路的影响，不能按照辨证论治的精神进行。比如搞机械的方病相对论，即某病用某方。遇到感染类疾病，便加入金银花、连翘、蒲公英等（药理证实具有抗感染作用的中药）。中西医结合需要更好地研究、规范，搞不好，也可能会西化。防止中医西化、中西医结合西化的关键是提高中医诊疗水平。临床实践中，如果中医师有把握用中医药解决问题，而西医方法又不确切或不良反应较大时，他又怎么会用西药。这些中医临床中容易出现的问题，高校教学应进一步研究。

"纯中医"思想提醒我们中医工作者、高校师生要加强中医的学习、运用。纯中医不可行，我们要懂西医，更要精通中医。

## 第十节　治疗肾性血尿可以活血吗？

正常人的尿液中是可以极少量的含有红细胞的，未经离心的尿液在显微镜下每个高倍镜视野中可以见 0 ～ 2 个红细胞，如果超过这个数字，就可以说是血尿。血尿又分为镜下血尿和肉眼血尿。李莹老师认为血尿的病情复杂，既有病位的不同，又有邪实区别。因此在临床中应该首先辨别外感、内伤及虚实。外感的因素就包括有风热袭肾、膀胱湿热、火毒迫血；内伤的因素又包括有心肝火热、阴虚内热、脾肾亏虚、瘀血内阻等。其中外感的因素多以实证居多，而内伤的因素多以虚证为主。

血尿作为中医的一种病证，应属于中医内科血证的范畴，而其中单纯指尿液中混有血液，或伴有血块夹杂而下，一般伴随疼痛症状多为淋。而不痛者，多为尿血。肾性血尿，突出病位在肾脏，但血证的发生多与心、肝、脾脏关系密切。李莹老师在诊断和治疗肾性血尿中，有以下体会：首先，由于引起肾性血尿的原因不同，故临床表现各异，体现的中医证型也较为复杂，所以临床中的辨证多与辨病相结合，应用现代医学对于肾性血尿的检查和诊断优势，查清病因，明确诊断后，再应用中医学的辨证体系，可以有效地提高治疗效果。其次，当下对于肾小球性疾病的检查和诊断已非常精细化，对于尿常规和尿红细胞形态上的改变已经很准确，因此对于血尿的诊断以及预后转归的判断和分析就变得尤为重要，李莹老师认为肾性血尿中的"血"，多为"离经之血"，而根据其"瘀血不去，新血不生"的观念，此部分的"瘀血"应尽量祛之，故明确提出活血止血治疗肾性血尿的方案。最后，李莹老师对于肾性血尿的辨证分型也有着独到的见解，其认为应从补虚和祛邪的大原则下手，体虚多以肾阴亏虚、脾肾两虚为主，而实邪多以湿热蕴结，瘀血阻络较为多见，而具体在临床中常常几种证型相互夹杂，或者不同时期相继出现，故辨证应以具体患者症状为主，灵活掌握。

李莹老师认为，人体内的血液运行正常，有赖于脏腑、气血功能的运转正常，如心主血，肝藏血，脾统血……都是依靠这些脏腑的功能协调和周转，才能使血液正常运行于脉中。当各种外在或内在的因素导致脏腑功能失调，则血液不能正常运行脉中，而散溢于脉络之外，经由膀胱排出时，则出现血尿。而以往我们认识血尿多为肉眼血尿，由于检查条件的限制，而现在我们可以清晰看见哪些隐匿的血尿。李莹老师根据自己多年治疗肾性血尿的经验，告诫我们，肾性血尿的病情复杂，病性和病位均有所不同，在临床中应首先辨别虚实、阴阳、气血、脏腑，并根据患者不同的临床表现，给出相应的治疗方案，不能在治疗疾病中看见出血，就盲目止血，而使邪实未去而稽留体内，应适宜辨证与辨病相结合，做到真正的审因度事，才能治疗有效。

李莹老师常用的治疗肾性血尿的方法有：清热利湿，凉血止血；滋阴降火，养血止血；健脾补肾，益气止血。不是说就用以上三法治疗肾性血尿，而是通过李莹老师多年的经验，分析和总结出，上述三法可以贯穿肾性血尿的病因病机变化和病位与病情的不同，从而适当调整，就可以将各个时期和证型的肾性血尿包括其中。如清热利湿，凉血止血法，是最为常用的治疗方法，多适用于湿热下注膀胱证，属于邪实证型。临床表现中除了血尿外，还应具备不同程度的尿频、尿急、尿痛、排尿感异常等，属于西医的泌尿系非特异性感染、部分肾结石或膀胱结石及肾损伤等病。而李莹老师常用的方剂为八正散加减，其中会尤为突出的使用大小蓟、地榆炭、白茅根、益母草等药物，其中各种中药的用量可根据患者病情而适当加减。而如滋阴降火，养血止血法适用于肝肾阴虚者，临床表现中可见咽干口苦、潮热盗汗、神疲乏力、腰膝酸软等症状。而相当于西医学中的泌尿系结核、部分泌尿系肿瘤等疾病。李莹老师的常用方剂是知柏地黄丸加减，若阴虚症状明显会适当加入鳖甲、麦冬等药物，若虚热症状明显，会适当加入玄参、代赭石等药物，但仙鹤草、三七、地龙等药物亦不可少，因活血可以将瘀血祛除，故新血得生。健脾补肾，益气止血法适用于脾肾两虚，见血尿的患者，而还应具备面色无华、食谷不纳、神疲乏力等症状，此部分患者多与现代医学中的多囊肾、泌尿系肿瘤相关，而李莹老师选用的方剂为补中益气汤加减，多以蒲黄、金银花、白茅根等为其祛邪要药。

综上所述，根据李莹老师对于肾性血尿的认识和阐述，活血化瘀法是贯穿治疗肾性血尿整个体系中必要一步，也是非常重要的手段，因此活血化瘀法可以有效改善肾性血尿中血尿的形成和消散，利于疾病的康复，建议临床医生根据患者病因病机，准确辨证，审因论治，方能奏效。

# 第十一节 祛风药应用经验

"风为百病之长也。"肾病的发生、发展也与风邪密切相关，并贯穿于整个疾病过程中。在疾病的初、中期以外风为主，后期以内风为主，故肾病在辨证用药的过程中加入祛风药能起到事半功倍的效果，肾病治风理论越来越多地受到医者重视和应用。

《黄帝内经》最早记载风为"六淫之首""肾汗出逢于风，内不得入于脏腑，外不得越于皮肤，客于玄府，行于皮里，传为浮肿，本之于肾，名曰风水。"《素问·奇病论》"肾风之状，多汗恶风，面庞然浮肿。"《金匮要略·水气病脉证并治第十四》"脉浮而洪，浮则为风，洪则为气……风气相击，身体洪肿，此为风水。"《素问·风论》"肾风之状，多汗恶风，面庞然浮肿，脊痛，不能正立，其色炲，隐曲不利，诊在肌上，其色黑。"《素问·水热穴论篇》"勇而劳甚，则肾汗出，肾汗出逢于风，内不得入于脏腑，外不得越于皮肤，客于玄府，行于皮里，传为腑肿，本之于肾，名曰风水。"肺卫主表、为人体之藩篱，肾主水、主一身阴阳之气、主司二便开合。风邪袭表，卫阳被遏，循经脉入里，损伤肾气，开合失司，水湿泛滥，发为水肿、蛋白尿、血尿。肾脏病在急性发病或慢性期的反复及急性发作阶段常表现为风水证，临床表现为眼睑及头面浮肿，继则四肢及全身浮肿，风邪入里，肾络受伤，风性开泄，精微不固，可以形成蛋白尿。此外，寒、湿、热等邪气常依附于风邪侵犯人体，损伤肾脏而致病。风寒伤肾：风寒之邪困遏脾，失于运化，肾阳不足，精微不化，肾脉痹阻，导致肾病；风湿伤肾：风为阳邪，耗散肾阴，灼伤肾络发为肾病；风热伤肾：《灵枢》"肾足少阴之脉，从肾上贯肝膈，入肺中，循喉咙，挟舌本。"风热之邪上受，搏结咽喉，肺气失于宣降，循经脉内伤肾体，气化不利，发为肾病。

风邪导致的肾脏疾病常为新近发病或病情反复。肾病新近发病、病情反复发作，久治不愈，为风邪伤肾特点。新近发病、病情加重常有外风；病情顽固难愈或反复常有内风或内外合风。肾病病情隐匿，许多情况即使有感染、外风侵袭，患者外感症状不一定明显，只要整体病情加重、蛋白尿增多均应考虑风邪伤肾，或兼热、或兼寒、或兼湿等。具体表现为面部浮肿，来势快，水肿明显且上肢居多。肺主皮毛与风气同气相求，风气侵袭人体，由于风邪开泄，卫表不固，肺气失宣，即见鼻塞、咽痛、咳嗽、流涕等肺气失宣、风邪犯肺的外干症状。可伴疼痛、肢体沉重等风湿症状。泡沫尿，风邪开泄，精微外泄，兼风邪时尿的泡沫明显增多，故泡沫尿是风邪的一个指针。眩晕、目赤、头痛、抽搐、肢体不自觉颤抖、眼花、皮肤瘙痒、脱屑等肝风症候。时节性发病，冬春之际时肾脏疾病的发病率高或者肾脏疾病加重，冬季风寒之气较重，人体阳气潜藏，易感风寒之邪；春季为生发季节，肝木偏旺，同气相求，风邪易袭，故病发于冬春是受风邪感病的一个特征。出现斑疹、痛疽、疔疖、痘疮及瘙痒等皮肤症状。"风善行数变""风胜则动"，风邪致病，由表传里，发展迅速，而致一系列反应。因此来说风邪是肾病发病的一个重要诱因，也是肾病迁延不愈的重要因素。

风药之名源于李东垣，《脾胃论》中有"阳本根于阴，惟泻阴中之火，味薄风药，升发以伸阳气，则阴气不病，阳气生矣"。东垣所论风药为狭义风药。广义者是指具祛风解表、平肝息风、祛风湿之效的中药及其他药类中兼有治风作用的一些药物。风药有开玄府、胜湿、活血、升阳等多种药理作用。李东垣曰："味之薄者，诸风药是也，此助春夏之升浮者也。"传统意义上的风药，多指用以祛风的药物，包括防风、羌活、独活、荆芥、苏叶、菊花、白芷、薄荷、藿香、柴胡、葛根、川芎、蔓荆子、藁本、辛夷、蝉蜕、苍耳子、蒺藜、僵蚕、细辛、威灵仙等，其中以防风、羌活、荆芥、藿香、柴胡、葛根为代表。肾病从风论治亦有重要机制，一是驱邪宣肺，肾病初期，辛散祛风药物能畅达肺气，宣畅气机，振奋三焦气化功能而驱邪外出。二是助脾化湿，芳香祛风药物，可斡旋中气，调畅气机，助脾运化水湿，即"湿过极，则反兼风化制之"。三是调气活血，肾病属慢性疾患，水液代谢失常。"久病入络""水能病血"。因此瘀血在肾病中亦为常见。祛风药物性味多辛温，辛能发散，温能宣通，可"疏其气血，令其条达"，温通经络而活血。四是激发正气，肾病之变多本虚标实之证。辛散祛风药物有升、散、行、举等多种特性，举者可激发正气，益气升阳、振奋鼓动的功能，能通肺、醒脾、畅肝，鼓舞肾间动气，激越其蒸发作用。五是抑制免疫反应，据现代药理研究，诸多祛风药物有抗组织胺、抗过敏、抗变态反应、降血压、消除蛋白质、抑制抗体或清除抗原的作用。"水湿""水气"是肾病发展变化的主要致病因素，亦是慢性肾病的主要病理产物，肾病诸多临床症状皆可因湿而起，湿邪缠绵难去，以风药能胜湿，助湿浊化解，故以风药治之。其具体治疗方法有：

1. 扶正祛风，补益脾肾　脾为后天之本，气血生化之源，肾为先天之本，具有精藏固摄的功能。补益脾肾,有后天水谷精微化生气血的充养,以及先天肾中元阳的温煦蒸腾作用,达到"正气存内,邪不可干"的治疗目的。通过健脾益气,实卫固表,达到抵御或祛除外来邪风,通过补益脾胃,益气滋阴,达到预防或消除内生风邪。

2. 疏风宣肺,祛邪于外　所谓"风水其脉自浮,外证骨节痛疼,恶风"以及"太阳病……身体反重而酸……此为风水"。均说明了风水是与肺卫受风,属与太阳表邪相关的一类疾病。肺为娇脏,为水之上源,风邪犯肺、肺失宣肃。通过祛风,宣肃气机,使肺通调水道,推动津液的升降出入,维持津液代谢正常。《素问·汤液醪醴论篇》指出"平治于权衡,去菀陈,……开鬼门,洁净腑"即为发汗,利小便治法,与"提壶揭盖法"相似,临床上多通过祛风宣肺"清上治下"达到肺肾同治。疾病之初,邪在肺卫,疏风宣肺,祛邪外出,防止肾病进一步进展恶化。

3. 祛风胜湿,宣畅气机　风、湿两邪最易合而发病,是肾病迁延不愈的重要原因,风湿之邪入络,阻碍气机,进一步生成痰、瘀及毒邪。同时两者可在人体内积热化火,生成湿热进一步导致水道不利,加重气机的壅塞。另外生成的湿热之邪,使脾肾受累,影响血液的生化以及肾阳的蒸腾气化,使阴阳错乱,开合失常,气机闭塞,清浊蒙混。临床上患者常表现为头重,四肢困乏,腹胀纳差及病情反复而作,病势绵绵,迁延不愈。

4. 祛风理血,行气活血　慢性肾脏病迁延日久,则有"病久留瘀"之虞。风、湿、热毒之邪扰于内,阻滞气血,气血运行不畅;或水肿日久,水气停滞于经脉,可使肾络痹阻,瘀血内生,瘀血阻滞,肾失开阖,精气不能畅流,壅而外溢,故而可见精微下泄而成蛋白尿。临床可见面色黧黑或晦黯,水肿久不消退,唇甲紫黯,肌肤甲错,小便不利或见血尿,腰痛如针刺,固定不移,神疲乏力,皮肤瘀点瘀斑,舌质紫胖或有瘀点,脉沉细或迟涩等血瘀症。有些慢性肾病患者虽未出现典型的瘀血征象,但病史已久,多年不愈者,也必然有不同程度的瘀血存在。而在肾衰阶段,水湿浊毒壅塞三焦气机,瘀滞则更加明显。气行则血行,祛风药更利血行,缓解血液瘀滞。

5. 引经报使,孤立水势　金元医家张元素《洁古老人珍珠囊》所列引经药,风药占其大半,几乎涵盖了手足三阴三阳。李东垣提出将风药应用于治疗慢性肾炎的理论依据是"肾肝之病同一治,以俱在下焦,非风药引经不可。"他悟透祛风药的这些特性而创"升阳除湿"和"升阳散火"之法,每集大队风药于处方之中,乃是灵活运用祛风药的典范。在治少阴肾经之病证时多加用羌活、独活等祛风药以助其效。《黄帝内经》提出"风能胜湿",因风药多燥,燥能胜湿,治疗肾性水肿在分利湿热的基础上配用风药，借用风药辛香轻扬，走窜发散，祛风胜湿，引领诸药入络，开通肾络，疗效显著。

在遣方用药方面，风邪导致的肾病，非祛风药不能缓解病情，临床宜根据风寒、风热、风湿或者风毒不同随症加减治疗。对于反复感受风邪或风邪久羁内伏肾络的肾病常经久难治，通常的祛风散邪草木之品很难凑效，属病深药浅，选用善于搜风剔邪、熄风化痰、活血通络的虫类药物，方能将潜伏足少阴肾之络脉的风邪引出逐外，常用药物有：全蝎、地龙、蝉蜕、蜈蚣、水蛭等。虫类药物可将潜伏于内的风痰瘀血之邪，深搜细剔，逐出于外，特别是风邪与水湿痰浊瘀血相挟为患，形成恶性循环则使肾病蛋白尿患者病机更趋复杂，治疗更加棘手，使病情缠绵，反复发作。

## 验案举例

吴××，男，45 岁，2012 年 4 月 8 日初诊。患慢性肾炎 4 年。常因上呼吸道感染而诱发血尿及蛋白尿。上周高热咽痛，曾用中西药物治疗，高热已转为低热，咽喉仍有红肿疼痛。尿检：红细胞（4+），蛋白（3+）。面色萎黄，眼睑虚肿，神疲乏力，小溲赤浊频数，舌质淡、苔薄黄，脉浮而数。此系正虚风邪外客，热毒扰动肾络。拟益气清解，透泄肾络。处方：黄芪、党参各 20 g，白术 15 g，防风、银花、连翘、僵蚕、蝉蜕各 10g，玉米须、地丁各 15g，白茅根 30g。7 付，每日 1 剂，水煎服。二诊：服药后咽痛低热已除。尿检：红细胞少量，蛋白（+），上方去金银花、连翘，续进 7 付。三诊：复查尿常规正常，蛋白消失，余恙亦除。又服 15 付后停药，随访半年未复发。

［按语］此病组方之妙，在于扶正祛邪，透泄肾络。金银花、连翘与防风、僵蚕、蝉衣 3 味祛风药相配，能外达表邪；与玉米须、地丁草、白茅根相配，能增强清热解毒药对于肾络热毒的透析作用。祛风药轻扬剔透，还有缓解变态反应的作用；清热解毒宣泄，能抑制病灶的感染，引申治疗慢性肾炎，是一条有效的途径。

此外，祛风药与许多药物配伍还能达到协同增效的作用，如增效健脾益气，与健脾药配伍可以增强健脾益气补虚之力。《脾胃论》中常用祛风药与健脾益气药相伍，原因有三：第一，祛风药既能助脾气上升，又能疏达肝气，资助清阳之气升腾。第二，祛风药性燥，有以风胜湿、振奋脾运的功能。当脾运气馁、湿浊中阻时，在健运脾胃药中，加入适量祛风药，可以鼓动中阳，苏醒脾气，加强健脾药的功效。第三，风药引经，能引领甘温益气之品上行布散，更好地发挥其补益肺脾、充养营卫之功。此外，祛风药流动之性还能防止补气之品甘壅滞运；增效清热泻火，在火热壅盛病证中，火热盛则气机郁遏，气机郁遏又反过来促使火热更盛，从而形成恶性循环。所以单凭寒凉药效果不佳，适当配伍祛风药但见其利，未见其弊；增效活血化瘀，风药气味轻薄，开泄宣通，不仅能祛邪外出，还善于畅达阳气，通利血脉，疏通血络，正是因为这一原因，骨伤科治疗损伤血瘀的方剂多配伍风药，注重驱逐风邪。长期大量的临床实践证明，祛风药的功用远不限于治风或解表，或治疗肾性水肿等病，它们在调节人体脏腑经络、畅达气血津液等方面均具有重要的意义，应用范围相当广泛，值得广大医者进一步学习总结研究。

## 第十二节　专与博

学习中医博与专应该怎么掌握是每一个学中医的人都要经历的事情，有人认为应先博后精，有人认为应专精的基础上再拓展知识面，有人认为精通一方面即可，不必涉及太广。笔者认为二者缺一不可。并且要有机的结合。

首先说博，学中医不能只学几本书，或只学几本与本专业有关的书，那样见识难以广博，思路必然狭窄，局限性也就大，更不能将知识融会贯通获得质的提高。前人做学问皆有一定体会，王充云："不览古今，论事不实"。鲁迅说："读书应博览"。杜甫说："读书破万卷，下笔如有神"。这些名家的治学经验都说明必须要博，学中医道理也并无不同，中医祖师张仲景的学医经验更是"勤求古训，博采众方"。近代名家岳美中体会是："读书多些有益于专，知识博些源头更活。"有的医家博览群书，如任继学、刘炳凡等，被称作中医界"活字典"，这都是博的表现。

再说专，学贵专精，没有精就不可能深入，不深入进去就不可能掌握中医的精髓所在。书读百遍，其意自现就是这个道理，泛泛而读，终无所得。薛瑄说："读书必专精不二，方见义理"。

但专与博又不可截然分开，必须有机结合才能真正掌握中医，没有博则无法开阔思路，没有精则终无所得，更难以在临床上应用，我们许多人在临床中都有这样的情况，某些疑问当时未能解决，过后发现答案就在曾经看过的书里，就是学习未能精专所致，导致学习过了实践中却用不上或用时想不起来。名老中医罗元恺谈及学习体会："开始学习面和临床面都要广，特别要有内科作为基础，到一定时期，便应精专于某一科。学问固然要以多学科作为底子，进而应专于某一门，即所谓"由博返约"。以便深入下去，才易出成果。这种治学经验对我们都是良好的借鉴。

总而言之，厚积薄发，由博返约是每一个学习中医成才者必经途径。具体到中医的学习就是各个方面的书都要看一看，在此基础上择其重点进行专攻，四大经典要专学，其他古今名家论述验案选择一部分重点学习，如一些名家擅长经方治病，有的善用李东垣脾胃论指导临床，善用补气升阳，有的善用张介宾的学术思想作为指导，有的走叶氏轻灵一派，有的走火神一派善用温补，等等皆是由博而专的表现。

# 第十三节 谈谈冷淋

淋证（西医称尿路感染），临床中较为常见，其表现以小便频数、短涩、淋沥刺痛，少腹弦急隐痛，或痛引于脐为主。中医学对"淋证"的研究极早，早在《黄帝内经》中即有此方面的论述，历代医家代有发展，其分类有数种，如气淋、血淋、石淋、膏淋（肉淋）、劳淋、痰淋、虚淋、实淋、热淋、冷淋（寒淋）等。冷淋，始见于《华佗中藏经》："诸淋与小便不利者，皆由五脏不通，六腑不和……状候变异，名亦不同，则有冷、热、气、劳、膏、砂、虚、实之八种耳！"至清代，诸位医家对冷淋较为重视，阐发颇多，完善了冷淋的证、因、脉、治。然而，由于种种原因，后世医家多主"五淋（气、血、石、膏、劳）"之说，发展至今似乎已无"冷淋（寒淋）"之说，于冷淋则涉及较少，如建国后各版中医内科学教材中均未涉及冷淋，以致医生在临床中不知有冷淋，更不能谈及正确辨证、治疗，甚至给予截然相反的治疗，导致患者病情长期不愈。而目前所见的中成药，功效中均有"清热"，包括治疗热淋、血淋、石淋、膏淋者，但无治疗冷淋之药物；西药之抗菌素，在中医学中应属于"寒性"药物，以寒凉之药治疗冷淋，可谓北辙南辕！现将历代学者对冷淋认识和经验介绍如下。

有关冷淋的病因病机，历代医家认为主要是因外感风寒，或饮水过多，或肾气虚弱等，致冷气客于下焦，与正气交争而发病。如吴谦云："寒淋者，皆因风寒乘入膀胱，致下焦受冷，遂成寒淋。"李用粹言："膀胱为津液之府，气化则出。今寒邪客于胞中，则气不化而成淋，必先寒栗，而后溲便涩数，窍中肿痛，盖冷气入胞，与正气相争，寒气胜，则战寒而作淋。正气胜，则战寒而得便。"罗美谓："冷淋，是肾虚"，潘楫亦认为肾气虚弱为冷淋的主要原因，如其在《医灯续焰》中言："寒淋者，其病状先寒战，然后尿是也。由肾气虚弱，下焦受冷气，入胞与正气交争，寒气胜，则战寒而成淋。"可见肾气虚弱为本，外感风寒或直中寒邪为标也。

有关冷淋的治疗，历代医家也创制了一些有效方剂，现总结如下：宋·郑惠卿《编集诸家婴儿病证幼幼方论》中载："龙骨散治寒淋，小便不禁，疼痛。龙骨半两，鸡肠草一两，白茯苓、牡蛎三分，麦门冬半两（去心焙），桑螵蛸半两。每服一钱，水半盏，枣一枚，煎至三分，食前去滓服。"宋陈无择《三因极一病证方论》中有生附散、补脬汤："小便不通，涩痛，憎寒凛凛，饮水多所致。生附散：生附（去皮脐）、滑石各二钱，瞿麦一钱五分，半夏、木通各一钱半。为末，灯心汤调蜜服"；"冷淋小便闭涩，数起不通，窍中苦痛，憎寒凛凛，或因烦渴饮水过多，水积胞中不行，生附散、补脬汤：治膀胱虚冷，骄矜急，腹痛引腰背，不可屈伸，耳聋，坐欲倒，小便数，遗白，面黑如炭。黄芪、白茯苓各一两半，杜仲（去皮剉，姜汁淹，炒断丝）三两，磁石（煅碎）、五味子各三两，白术、白石英（捶碎）各二两半。上为剉散。每服四钱，水半盏，煎七分，去滓，空心温服。"宋·郭坦《十便良方》："冷淋病源《太平圣惠方》夫冷淋者，由脏腑虚冷，其状先寒颤，然后是尿也。此皆肾气虚弱，下焦受于冷气，入脬与正气交争，寒气胜则寒颤而成淋，正气胜则寒颤解，故得小便也。"葵子散《太平圣惠方》："治冷淋，小便数、怛不利。葵子、赤茯苓、白术、当归、泽泻各一两，木香半两。上药捣筛为散。每服三钱，以水一中盏煎至六分，去滓。每于食前温服。若小便淋涩少痛，宜食青头鸭羹。青头鸭一只（全用肉，细切），冬瓜四两（细切），萝卜四两（细剉），葱白四两（细切）。上如常法作羹，着盐、醋、五味。空腹食之。"明·戴原礼《秘传证治要诀及类方》："若的是冷淋，及下元虚冷，血色瘀者，并宜汉椒根剉碎，不以多少，白水煎，候冷服。"明·武之望《济阳纲目》："槟榔散治冷淋，腹胁胀痛，小便急痛。槟榔、木香（不见火）、当归（炒）各半两，母丁香、桂心各二钱半，猪苓一两（去黑皮），龙脑一钱（另研）。上为细末，每服一钱，生姜葱煎汤调服，不拘时。"泽泻散治冷淋，小便涩痛胀满。泽泻、鸡苏、石韦、赤茯苓、蒲黄当归、琥珀（另研）、槟榔各一两，枳壳（去穰，麸炒）、桑螵蛸（炒）各半两，官桂（去粗皮）七钱半。上为细末，每服二钱，亦不拘时，用冬葵子煎汤调服，或木通煎汤调亦可。清·江涵暾《笔花医镜》："膀胱之寒，左尺必沉迟，其症为冷淋。冷淋者，寒气坚闭水道，肢冷喜热也，金匮肾气丸主之。金匮肾气丸即六味丸加附子、桂枝、车前、牛膝。大熟地八两，山药四两，山萸肉、丹皮、泽泻、车前子、牛膝各二两，茯苓六两，肉桂一两，附子一两，如水肿用五加皮八两煮水，炼蜜为丸。"

尿路感染临床常见，但因反复发作，治疗多用西药抗生素及清热解毒中药，以致正气亏虚，肾阳不足，某些复发性尿路感染、难治性尿路感染缠绵难愈，故从"冷淋"着手，注意温阳通淋、顾护阳气，或可提高复发性尿路感染、难治性尿路感染的治疗效果。

# 第十四节　慢性肾脏病合并抑郁焦虑障碍

慢性肾脏病是各种慢性肾脏疾病的统称，主要以肾结构或肾功能异常为特点，且病程在 3 个月以上。慢性肾脏病病程长，难以治愈，病程中易于出现多种并发症，后期可发展至慢性肾衰竭，故需要坚持长期的治疗，且肾病终末期不得不行肾脏替代疗法，如血液透析、腹膜透析、肾脏移植等。上述原因均可导致患者出现一定的心理障碍，如紧张、恐惧、焦虑、抑郁、孤独、悲观等，其中最突出的是抑郁障碍和焦虑障碍。据有关研究报道，在正常人群中抑郁焦虑的发生率在 20% 左右，而慢性肾脏病抑郁焦虑障碍的发生率则超过 60%，明显高于普通人群。抑郁焦虑障碍的存在既可导致原有慢性肾脏病的加重，同时又可导致患者生活质量的进一步下降，因此需要给予积极的干预和治疗。

中医学认为慢性肾脏病抑郁焦虑障碍可归属于"肾衰""水肿""腰痛""郁证""郁病""脏燥""百合病"等病证范畴，其发生与多脏腑均有密切的关系，如肝主疏泄、藏血、调节情志等，若肝气郁结，疏泄功能失常可引起气机逆乱，或肝藏血不足，又"血为气之母"，则血虚可引起气机异常而发为郁证。心主血脉、藏神，为"五脏六腑之大主"，主宰人的意识、情感、思维、性格等，若情志过极或情志不遂，均可累及于心而引起情绪失常，发为焦虑、抑郁。脾主运化、统血、升清、调节气机，若脾气受损而亏虚，不能调节人体气机，致气机不畅，升降失常，气郁化火，烁津为痰，上扰清空，影响元神而发为情志病。肾主生髓、滋养脑髓，脑为髓之海，藏人之元神，慢性肾脏病病程日久，可耗伤人体气血津液，致肾气、肾精的不足，进而引起脑髓化生不足，元神失养，神机不用，脑府功能异常而发生焦虑、抑郁。

基于慢性肾脏病抑郁焦虑障碍的特点和病因病机，其可分为 4 型论治：①肝气郁结证：以精神抑郁、郁郁寡欢、情绪不宁、善思易虑、胁肋胀闷、疼痛、善太息、烦躁易怒等为主要表现，治以疏肝理气解郁，方以柴胡舒肝散加减。②心神失养证：以心悸、心慌、心神不宁、夜寐差、多疑善哭为主要表现，治以养心安神解郁，方以甘麦大枣汤加味。③脾气不足证：以多思善疑、恶心、口苦、情绪低落、倦怠乏力、饮食无味、大便溏薄等为主要临床表现，治以健脾益气，解郁安神，方以补中益气汤加减。④肾精亏虚证：以情绪不宁、兴趣索然、记忆力下降、失眠多梦、腰膝酸软、性欲减退等为主要表现，治以益肾填精安神，方以六味地黄丸加味。

总之，慢性肾脏病合并抑郁焦虑障碍的发病率较高，给患者的身心健康带来严重的影响，需要给予积极有效的治疗，本病中医药治疗效果较好，临床医生首先应给予本病以足够的重视，同时依据中医学"辨证论治""整体观念""治未病"等经典理论，对本病进行积极的治疗，可收到较好的效果，提高慢性肾脏病患者的生活质量。

## 第十五节　中医治未病学术源流

"未病"一词最早出现于《黄帝内经》。《素问·四气调神论》"是故圣人不治已病治未病，不治已乱治未乱，此之谓也"，首次提出"未病"一词；《素问·刺热》说："肝热病者，左颊先赤；心热病者，颜先赤；脾热病者，鼻先赤；肺热病者，右颊先赤；肾热病者，颐先赤。病虽未发，见赤色者刺之，名曰治未病。""未发"表示已有即将产生疾病的先兆出现，任由其发展则会生病。在"未发"时便及时发现治疗，将疾病扼杀在摇篮里，体现了"治未病"的另一层含义，即"见微知著"。《灵枢·逆顺》说"上工刺其未生者也；其次，刺其未盛者也；其次刺其已衰者也，……故曰，上工治未病，不治已病，此之谓也"阐明医者要在疾病的"未病"态的便着手治疗。总结《黄帝内经》思想，可以概括为三种"未病"状态，即健康未病态、潜病未病态、前病未病态。

《难经》在此基础上提出了新的见解，《难经·七十七难》"所谓治未病者，见肝之病，则知肝当传之于脾，故先实其脾气，无令得受肝之邪，故曰治未病焉。中工者，见肝之病，不晓相传，但一心治肝，故曰治已病也。"从疾病的传变方面考虑提早实施"治未病"的方法，切断疾病的导火线。

东汉"医圣"张仲景，对"治未病"有着独到的研究。张仲景总结《黄帝内经》《难经》精华，加之自己的思想予以发展，将未病学思想形成了一个系统的理论体系，将"治未病"理论研究推向了高峰。主要理论见于《伤寒杂病论》一书。他的"治未病"思想主要体现在"未病先防"，健康时防患于未然，一是"虚邪贼风，避之有时"，要充分认识风寒暑湿燥火六淫致病的特点；二是"房室勿令竭乏"，作息规律，勿纵欲过度，饮食有节，要保持良好的精神和心理状态，还要保持"五脏元真通畅"，通过锻炼调畅身心，"正气存内，邪不可干"，使病邪"无由入其腠理"。在"既病防变"也有所体现。也是其未病思想的关键点：首先，要早发现早治疗。通过一些微小的外在表现，在将病未病之时，积极采取措施治疗，扼杀疾病于摇篮。其次，防病传变。脏象理论表明，脏腑经络在人体这个整体中相互联系，也就为疾病的传变提供了依据。由此仲景重视病理状态下固护相联系的脏腑，《金匮要略》"见肝之病，知肝传脾，当先实脾"。最后，慎治防变。张仲景总结了临床上的一些由于治疗失误导致的不良后果，如"淋家，不可发汗，复汗必便血"等以告诫后世医师。另外治疗时勿忘兼顾脾胃，"勿犯胃气及上二焦"，是"治未病"时的一个关键环节。

清代名医叶天士对于"治未病"的既病防变研究颇深，在《温热论》中指出："务在先安未受邪之地。"这阐明了"治未病"的另一层涵义，即在疾病已发生时要积极采取措施，防止其传至他脏，控制病势发展。叶天士是温病学派创始人，因温热病证即是热盛，多汗，津液耗伤，固其预防传变主要采用是固护津液，滋阴润燥之法。

# 第十六节　伏邪琐谈

伏邪，又有"伏气"之称谓，顾名思义，是指隐藏或潜伏于体内的邪气。其理论渊源可追溯至《黄帝内经》，书中多有论述，如《素问·阴阳应象大论》中言："冬伤于寒，春必温病；春伤于风，夏生飧泄；夏伤于暑，秋必痎疟；秋伤于湿，冬生咳嗽。"《素问·标本病传论》："人有客气，有同气。"《素问·痹论》："（邪气）内舍于五脏六腑，其入脏者死，其留连筋骨者痛久。"《灵枢·邪气脏腑病形篇》中亦云："正邪之中人也微，先见于色，不知于身，若有若无，若亡若存，有形无形，莫知其情。"《黄帝内经》以后，至汉代《伤寒杂病论》，书中亦未提出"伏邪"或"伏气"之称谓，但书中所言之"蓄水、蓄血、留饮、伏饮、里水、瘀热在里、宿有癥病、心下有水气"等，均已寓伏邪之意。待至晋人王叔和，始提出"伏邪"之概念，其云："中而即病者，名曰伤寒；不即病者，寒毒藏于肌肤，至春变为温病，至夏变为暑病。暑病者，热极，重于温也。"又云："从霜降以后，至春分以前，凡有触冒霜露，体中寒即病者，谓之伤寒也。从立春节之后，其中无暴大寒，又不冰雪，而有人壮热为病者，此属春时阳气，发于冬时伏寒，变为温病。"此后历代医家对伏邪的认识不断丰富，形成了完整的伏邪学说。

目前伏邪的范围已从最初的伏寒、伏暑，扩展至更广阔的范围，如瘀血、痰浊、水湿、六淫、疠气、食积、滞气，乃至寄生虫、结石、肿瘤、细菌、病毒、原虫等，以及现代医学检验检测出的人体内的代谢产物及废物，均可视为"伏邪"。那么，这些伏邪伏于体内之何处呢？最受古今广大学者所接受的是吴又可的"邪伏膜原"，另外，亦有认为伏于肌肤者，如王叔和；伏于少阴者，如庞安时、叶天士等；伏于上焦、少阳、肺卫者，如叶天士、王孟英等温病学派学者。总之，伏邪之范畴广泛，故其所伏之处亦十分广泛，如五脏六腑、经络皮肤及至虚之处等。

# 第十七节　诸家论医案

医案在中医学中占有重要的地位，既可帮助临床医生提高诊治水平，又可启发学者的思路，故而被历代医家所重视。现收集十五位古今医家、学者谈医案的言论如下：

李延罡：医之有案，如奕者之谱，可按而覆也。

余震：闻之名医能审一病之变与数病之变，而曲折以赴之，操纵于规矩之中，神明于规矩之外，靡不随手而应，始信法有尽，而用法者之巧无尽也。成案甚多，医之法在是，法之巧亦在是，尽可揣摩。

王燕昌：名医立案，各有心得，流传既久，嘉惠无穷。盖临证多则阅理精，练事深则处方稳，此前贤医案所以可贵也。

徐灵胎：故治病之法，必宜先立医案。

方耕霞：然余谓医之有方案，犹名法家之有例案，文章家之有试牍。对病书方，因题立义，相对斯须，人之性命系焉，己之得失亦系焉。虽不足为根柢之学，而病者之情形，医者之学识心思，尽在于是。苟能溯其脉证，观其变化，奚啻与病者医者一堂共语，不大可触发手眼哉！

王达士：医者立方，当先立案。

周学海：每家医案中必有一生最得力处，细心遍读，是能萃众家之所长矣！

刘杈之：医案之作，谓与《灵枢》《素问》并传可也。

何廉臣：案者，断也，方者，法也，惟能断而有法，乃可称方案。

张山雷：医书论证，但纪其常，而兼证之纷淆，病源之递嬗，则万不能条分缕析，反致杂乱无章。惟医案则恒随见症为迁移，活泼无方，具有万变无穷之妙，俨如患者在侧，馨咳亲闻。所以多读医案，绝胜于随侍名医，直不啻聚古今之良医，而相与晤对一堂，从上下其议论，何快如之？

余听鸿：医书虽众，不出二义。经文、本草、经方，为学术规矩之宗，经验、方案、笔记，为灵悟变通之用，二者皆并传不朽。

夏绍庭：医何尚乎有案，案何尚乎有方。方者，效也；案者，断也。案有理有法，穷其因，详其证，而断以治。方有君有臣，有正有反，有奇有偶，因其过，去其偏，而持乎平，平即治，治即愈矣……博以求约，信而有征，则医案是尚。盖医案之作，因证求因，以因求治，因治制方，以方观效。其效也，如鼓应桴；其不效也，如日月之食，非可以空言搪塞，敷语维持也。后之学者，按图以索，亦步亦趋，损益成法，错综新意，因规矩以成方圆，举一隅而得三反，其用宏，其效著矣。

章太炎：中医之成绩，医案最著。欲求前人之经验心得，医案最有线索可寻，循此钻研，事半功倍。

姜春华：我学习每家医案能收到或多或少的养料，如王孟英的养阴疗法、薛立斋的平谈疗法、吴鞠通的用药剧重，在临床上各有用处。

何绍奇：大量的医案是作者本人或其学生记录下来，供人学习的，或总结其平生经验和心得，或载录疑难重病的治疗经过，学术价值更大……医案不仅是初涉临床者的良师，即对于已经成名的医生，借以学习他人的经验，也很必要，以"学无止境"也。

## 第十八节　紫癜性肾炎与卫气营血辨证

紫癜性肾炎是指过敏性紫癜引起的肾损害，临床表现除有皮肤紫癜、关节肿痛、腹痛、便血外，还表现为血尿和蛋白尿，多发生在皮肤紫癜后一个月内，有的可同时并见皮肤紫癜、腹痛，有的仅为无症状性尿异常，亦可表现为肾病综合征，急进性肾炎。部分病例可导致急、慢性肾衰。

紫癜属于中医的斑疹范畴，常由外感或过敏引起。中医认为其病机为：素有血热内蕴，外感风邪或食物有动风之品，风与热相互搏结，灼伤血络，络破血溢，妄行内外。在皮肤则为紫癜；在胃肠则腹痛、便血、黑便；在肾则尿血。或湿毒化热，阻于经络，气血循行不畅，返血妄行，出现紫癜、尿血。

风邪搏结是紫癜肾初起时最常见的证型。可有发热，微恶风寒、咽痛、口渴、心烦，舌红苔黄，脉浮数。此相当于风温病邪伤及肺卫。"温邪上受，首先犯肺"。风热病邪侵袭肺卫，卫气被郁，开合失司，可见发热，微恶风寒，无汗或少汗。头为诸阳之气，卫气郁阻，经脉不利，可致头痛。肺主气属卫，卫气被郁，肺气失宣则咳嗽。风热之邪易伤津液，但病初起，津伤不甚，故口微渴。

风热袭表型。舌红，苔黄，脉浮数。风热较甚，络破血溢，可发斑疹。治疗以银翘散为主方加味，辛凉解表，宜肺泄热。药物组成：金银花、连翘、桔梗、竹叶、生甘草、荆芥穗、淡豆豉、牛蒡子、鲜芦根、薄荷。恶寒已解，可去荆芥；风热灼津、口渴，可加石斛、花粉；热势较高，可加青蒿、虎杖；夹温毒而颈肿咽痛，可加马勃、玄参解毒消肿；咳嗽者，加杏仁、川贝、瓜蒌，宜肺利气，化痰止咳；肺热咳痰稠浓者，加黄芩、鱼腥草清肺化痰；血尿可重用白茅根、大小蓟；热盛津伤，小便短少，宜加栀子、黄芩苦寒清热与麦冬、生地甘寒养阴清热。咳嗽为主要表现者，宜辛凉轻剂桑菊饮。热入气分而气粗似喘者，加生石膏、知母清气分之热。腹痛者，可加白芍、生地榆。

热盛伤络型。此型以大量紫癜为主要表现。热毒炽盛，迫血妄行，损伤血络，出血较重，可出现肉眼血尿，烦躁不安，口干喜凉饮，舌红绛。治宜清热解毒，凉血散瘀。方用犀角地黄汤加银花、连翘、玄参、茜草、白茅根、紫草、藕节等。此型为"营分受热，血液受劫，心神不安，斑点隐隐"。治疗应"撤去气药，急重透斑"为要。目前犀角在药材市场很难见到，多用水牛角粉或羚羊丝代之。

湿热内阻型。湿热阻滞络脉，返血妄行而表现紫癜和血尿，兼见口苦口黏，口干不欲饮水，胸闷痞满，舌苔黄腻。治宜清热利湿，活血化瘀。治以三仁汤加丹参、泽兰、赤芍、三七等。水肿者，可加泽泻、牛膝、车前子等。

此病还有肝肾阴虚，脾气虚损等型，在此不多加论述。

紫癜肾临床表现以风邪搏结、热盛伤络型为多，温病大师叶天士卫气营血辨治方法在其中有很好的体现。"大凡看法，卫之后方言气，营之后，方言血。在卫汗之可也，到气才可清气；入营犹可透热转气，如犀角、元参、羚羊角等物；入血就恐耗血动血，真须凉血散血，加生地、丹皮、阿胶、赤芍等物……"这些论述至今仍对临床治疗有重大的指导意义。

# 第十九节　国学素养与中医

儒医，是古代中医的一种称谓，也说明了古代医家重视国学学习，具有雄厚的文学素养和功底，体现了中医学"博大精深"的特点。然而自新文化运动以来，我国国学，包括古典文学、古文字、中医学、儒家、道家等均受到了极大的冲击，被一些激进学者认为是糟粕，被边缘化，甚至提出废止。自此而将，复经历"文化大革命"、西方封锁和全面学习前苏联，国学的地位日趋低落，传统国学的学习几近终止。至目前中医药院校多以理科生为主，同时极少开设传统文化课或国学课，使得目前中医药人员的国学素养十分低下，影响了中医水平的提升，正如香港浸会大学中医药学院李致重教授所言：近代中医史上最大的失误，是人们对国学的冷漠，甚至背叛。

也许有人提出，在现代化程度极高、科技发展迅猛的今天，国学对于中医学创新、发展是否还有作用呢？本人认为，中医学的从诞生至目前，始终于国学交织在一起，具有科学与人文并重之特点，故现今中医学人仍有学习传统文化和国学、提高国学素养的必要，这对于提高中医学人对中医学深入理解、提高中医学人自身素质是十分重要的。

# 第二十节　中西医理论结合与统一的哲学浅析

1956年，毛泽东主席倡导开展中西医结合研究，提出"把中医中药的知识和西医西药的知识结合起来，创造中国统一的新医学新药学"。"中西医结合"这一概念开始往中国医疗界生根发芽。中西医结合的主体是两种理论体系的结合与统一，从哲学角度讲这种统一是必然的，由科学认识活动的客观规律决定着，即对于同一对象的认识最后要服从和统一于一元化的客观真理。

## 一、基本真理统一于客观真理

理论是科学认识的结晶，是对客观规律的正确反映，具有客观真理性。对于同一条客观规律，真理性认识只有一种，这就是科学真理的一元性。科学认识的真理性和科学真理的一元性决定着科学理论的一元性，这是学派争鸣最后一定要统一于一元化真理的客观规律。随着科学的发展，在认识过程还没有最终完成的情况下，不同的人可能从不同的角度认识同一规律的不同方面，形成不同的认识，这些认识可能分别包含着真理的颗粒，但都不是关于该规律的完全的真理性认识，随着对该规律认识过程的完成，最终必定会统一于唯一的一种真理性认识，形成一元化的理论。

中医学与西医学的理论差异正是认识不充分、不完备的产物，要么分别研究了人的健康与疾病的不同规律，形成不同的理论；要么分别研究了同一规律下的不同理论。追求真理是科学研究的原动力，服从真理、统一于真理是建立和发展科学理论的必由之路。中医学与西医学的进一步发展，在理论上必将服从于真理、统一于真理，这是不以人的主观意志为转移的客观规律，具有客观必然性。认识并遵循这种客观规律性，积极地开展中西医结合研究，促进中西医的基本理论统一于客观真理，这是中

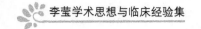

西医结合研究的必由之路。

## 二、单项理论统一于一元化真理

中医学与西医学在理论上的统一包括微观和宏观两个层次，所谓微观层次是指单项理论的统一。每一项科学理论都专一地反映着一条特定的客观规律，对同一规律的真理性认识是一元的，在研究过程中形成的不同认识最终都要统一到这种一元化的真理中，这是中医学与西医学单项理论相统一的客观必然性。

中医学与西医学的许多差异是对于同一规律的不同认识，即分别研究和认识了同一规律的不同方面，形成了关于同一规律的不同理论，往往各自包含着真理成分，在生理学、病理学、治疗学等领域的许多差异属于这种情况。

中西医在理论上的统一，首先是单项理论的统一，即对于同一规律的不同认识统一于一元化的真理。其统一的方式应该是以现有的认识为基础，发展新的研究，充实新的认识，在更高的新水平上统一于更完备的真理性认识。有的理论可能中医学和西医学都掌握了相当多的真理成分，但都还不够充分；有的理论可能中医掌握的真理成分多一些，有的理论可能西医学掌握的真理成分多一些，具体情况是多样的，但统一的基本途径是相同的，就是要大力发展新的研究，把对于统一规律的认识提高到充分、完备的程度，真正达到了这一程度，也就逼近了真理，原来的一两种理论也就统一于新的一元化理论。

## 三、多项理论统一于一元化体系

中医学与西医学的理论在宏观层次上的统一，是指多项理论统一于一个一元化的理论体系。科学的每一个学科都有自己的理论体系，这个理论体系全面的反映着该学科的研究对象的所有规律。同一个学科研究对象包含着多条规律，一条规律由一项理论来反映，多条不同的规律由多项不同的理论来反映，有多少条客观规律，就有多少项理论来反映，由多项理论形成该学科的理论体系。

由于一个学科的研究对象是一元的，对于该对象的每一条规律的的真理性认识是一元的，所以，一个学科的理论体系必然是一元的。就是说，关于同一研究对象的各种规律的真理性认识统一为唯一的理论体系，不可能同时存在两个或多个理论体系，而每一个理论体系都包含了关于该研究对象的各种规律的所有真理性认识。

中医学与西医学的理论差异更多地存在于宏观层次上，即在理论体系上的差异。也就是说，中医学与西医学虽然研究对象是统一的，但各自从不同的层次和方面认识了不同的规律，由此形成了不同的理论和理论体系。中医学和西医学的两个不同的理论体系又都是不完备的，只是分别反映了不同的规律，两个理论体系间相当大的部分是不重叠的，有些规律中医学认识了而西医学没有认识，有些规律西医学认识了而中医学没有认识，都没有全面的反映人的健康与疾病的所有规律，这种差异是理论体系的差异。

中医学在朴素的系统论思维的引导下，较多的认识了这种思维方式的视野之内的一些规律，这些规律在还原论的视野之外，所以西医学没有研究、没有认识。例如，阴阳学说、经络学说、藏象学说等，以此为主体形成的理论体系，真实反映着健康与疾病的一系列基本规律，指导临床治疗。这些理论是中医学特有的，西医学没有相关的理论能够与之直接相统一。西医学在还原论思维的引导下，较多的认识了这种思维方式的视野之内的一些规律，而这些规律在中医学朴素系统论思维的视野之外，所以中医学没有研究与认识。例如，病理学、生理学、细胞学、分子生物学等，这些理论是西医学所特有的，中医学没有相关的理论能够与之直接相统一。

中医学与西医学的理论体系统一，关键是要解决两个理论体系之间的"不重叠"问题，这不可能有两个不完备的理论体系直接"相加""合并"来解决。两个理论体系之间的"不重叠"部分，也就是中西医之间的学术"差异带"，只有大力发展在"差异带"上的研究，才能使中西医真正的统一起来。

# 第二十一节  补气药心得体会

补气药为临床最常用的一类药，主要包括人参、党参、白术、黄芪、白扁豆、山药、甘草、莲子肉、太子参、黄精等。虽同为补气药，但特点各不相同，所以适应范围也不相同，人参、白术、黄芪三药补气力量最强，其中又以人参第一，可大补元气，回阳救逆，用于急症，如参附汤，独参汤，此时人参用量多在30g或以上。而白术、黄芪皆没有回阳救逆这个作用，一般不用于急救。也有老中医的经验在过去没有人参或一时不能获取人参的情况下，可用白术、黄芪或党参大剂量用于病情较急的情况，但终究无法代替人参。人参还能补气生津，用于热病口渴，如白虎加人参汤，此时人参仍体现的是补气作用，气足自能化生津液，并不是人参本身生津。白术也为补气健脾要药，并且在补气健脾基础上又有燥湿作用，用于脾虚有湿的情况，如治疗水肿病或痰饮病等，且补气药中只有白术既补气又祛湿，其他药无此作用，这是白术的优点。黄芪补气作用也较强，有补气升阳的作用，用于清阳下陷，并固表止汗，但止汗需用生黄芪才能固表，又有托疮生肌的作用，用于外科疮疡，发挥扶正托邪的作用。党参，补气作用远逊人参，但药性相对温和，不易助热，价格也低，对年老之人较适合。白扁豆，健脾为主，多炒用，药性温和，补气不助热是最大优点，人参、白术、黄芪补气虽强，但易助热，而白扁豆无此缺点，但补气作用也弱，白扁豆又可用于解暑，解暑时生用。山药，药性温和，气阴双补，平补肺脾肾，也有补气不助热的优点，可大剂量使用，但补气力量也弱得多。另外山药既补气又滋阴，补气炒用，滋阴用生山药。甘草，号称国老，除补气健脾外更多用于调和诸药，缓和药性，应用极为广泛，用量多较小，但在有些情况下也用大量，如清热解毒等，用量常在30g以上。甘草还有一个重要作用，解药物毒性，古人谓解百药毒，包括各种药物及食物中毒，例如解附子、乌头毒，常用甘草黑豆汤，此时甘草用量应大，至少30g。黄精，平补肺脾肾，药性温和，短期难以取效，需要长期服用。

这些补气药在肾病科皆有着广泛的应用，笔者对脾虚为主的证候，党参、白术黄芪为必备之药，黄芪、白术皆有利水燥湿作用，对于脾虚引起的腹胀、浮肿疗效卓著，党参为补气佳品，善补肺脾之气，气足则水湿自化；黄芪有减少尿蛋白的作用，有人采用大量黄芪降尿蛋白，实践证明确有一定作用，但必须是脾虚证，其他证候则疗效不显。

# 第二十二节　化瘀药应用

活血化瘀药，善于走窜通行，而有活血化瘀的作用，并通过活血化瘀作用，而产生止痛、调经、破血消癥、消肿、活血消痈等作用。瘀血既是病理产物，又是多种疾病的致病因素。所以本类药物主治范围很广，遍及内、妇、儿、外、伤各科。化瘀药为临床最常用一类药之一，药物较多，但功用有所区别，下面简要叙述一下常用活血药的区别。

1. *活血止痛药*　川芎，延胡索，郁金，姜黄，乳香，没药，五灵脂。此类药活血止痛效果明显，如川芎为头痛要药，元胡治疗一身疼痛，姜黄治风湿痹痛，尤其上肢疼痛，乳香、没药善治跌打损伤肿痛。

2. *活血调经药*　丹参，红花，桃仁，益母草，牛膝，鸡血藤等。此类药主要应用于瘀血所致月经不调，坤草为调经要药。红花，桃仁活血作用较强。鸡血藤则活血兼补血，药性温和，应用广泛。慢性肾脏病常伴月经异常，如有瘀血证可酌情加入此类药以活血调经。

3.活血疗伤药　土鳖虫，苏木，骨补碎，血竭。此类药作用较强且多有毒性，多用于外伤，骨碎补有补肾作用，肾虚兼血瘀者可加入此药增强疗效。

4.活血逐瘀药　莪术，三棱，水蛭，芒虫。此类为破血药，作用峻猛，用于症瘕积聚，应用不当易出问题，笔者一般不用。

临床上除根据各类药物的不同特点选择应用外，还应根据形成瘀血的不同病因，随证配伍，以标本兼顾。如寒凝血瘀者，配温里散寒药，代表方剂如少腹逐瘀汤、生化汤等。热搏血分，热瘀互结者，配清热凉血，泻火，解毒药，代表方剂如桃核承气汤、大黄牡丹皮汤等；风湿痹阻，经脉不通者，配祛风湿药，代表方剂如身痛逐瘀汤等。癥瘕积聚，配软坚散结药；久瘀体虚或因虚而瘀者配伍扶正药等，代表方如补阳还五汤等。

慢性肾脏病多为久病，久病则入络，故瘀血证在各种慢性肾脏病中也很常见，但又不是单纯活血的问题，因肾病日久往往脾肾两虚为主，瘀血不一定是主要因素，常常是气虚不能运血，从而导致了瘀血发生，故瘀血往往是疾病日久导致的结果，用药时要分清主次，少量加化瘀药，而以扶正为主，主次不可颠倒。


# 第二十三节　温病的学习

温病学是学习中医必修的基础课程之一，温病是急性外感热病，是临床上的常见病和多发病，一般认为温病大多具有传染性和流行性的特点。因此，温病理论对防止一些传染病有极重要意义上，但实际上温病为临床上一大类疾病，并非单纯的传染病，那太狭隘了，临床上许多内科病都属温病范畴，许多内科疾病都可用温病理论指导治疗，如临床上许多名家用药风格都走轻灵一派，实际就是受温病学说影响，如蒲辅周、高辉远等。

学习温病首先学习温病经典理论，主要是温病四大家的理论，叶天士，王孟英，吴鞠通，薛生白，最重要的是叶天士的温病理论，这是温病基础和经典，后世医家如王孟英、吴鞠通等往往受叶天士影响，才最终成为温病大家，如吴鞠通系统学习研究了叶氏的温病理论并结合自身临床经验撰写了著名的《温病条辨》，因此对叶天士的温病理论应重点研究，然后学习王孟英《温热经纬》，吴鞠通《温病条辨》及薛生白的《湿热病篇》，对这些经典的温病理论应熟读精思，温故知新，并与伤寒理论对照，互相鉴别，这样才能深入理解温病，同时不断在临床上加深理解，并在实践中得以应用。

# 第二十四节　虚与实

中医临床首辨八纲，谓之：阴阳、寒热、表里、虚实。八纲中最难辨的是虚实。典型的虚证或实证好辨，不典型的或常在疑似之间的虚、实证难辨。如苔腻脉滑，乏力倦怠，乍看为痰湿，属实证，但以化痰祛湿之法常无效，甚至多次调方皆无效，增加剂量也无效，有时还加重了或出现倦怠乏力等表现，后来有了经验，对此类病证，改为健脾化湿为法，就有了效果，据此可知，此类病证虽有痰湿，但却为脾虚生湿所致，并非单纯痰湿证，所以加入补气健脾药，或以健脾为主，就起效了，其间虽有实邪，却挟虚证在其间，扶正有效，祛邪却无功，这说明虚实有时并不容易辨。再如一个较常见的症状，腹胀或心下痞，一般用药以理气除胀为主，常选厚朴、槟榔、陈皮等药，很多情况下用了这些药有效，有时无效，有时反越来越胀了，一些有经验的中医师采用补气方法，服之立刻起效。李克绍老中医对此就有丰富经验，他曾治疗一例痞满证，胃脘胀满甚重，甚至吃一口饭也胀的难受，前医以理气消导之品叠用，愈来愈重了，李莹老师中医则辨为气虚证，用白术、肉桂等药健脾补气为主，数剂症消，可见这是一个虚证，所谓"至虚有盛候"，虚至极反表现为实证，如果不理解这个道理或没有类似经验，多数会用理气药以除胀，如此则犯"虚虚"之戒了，加重病情，还会使一些医生认为此证没法治疗。《伤寒论》中有一段描述的就是这种病症："伤寒中风，医反下之，其人下利，日数十行，谷不化，腹中雷鸣，心下痞硬而满，干呕，心烦不得安，医见心下痞，谓病不尽，复下之，其痞益甚，此非结热，但胃中虚，客气上逆，故使硬也。甘草泻心汤主之"。理解了这段话就会对虚痞、虚胀这种病症有清晰的理解。

前人还有一个说法，"祛邪即是扶正"，比较含糊，确实邪气盛的才能祛邪，正虚明显的必须扶正，即使有邪气也不能胡乱攻邪，否则邪气不去正气更伤，病情很容易加重，此时说什么"祛邪即是扶正"就是谬论。

还有一句叫，"正足自能祛邪"，邪气很盛了，还去扶正，以为正足自能祛邪，结果通常助长了邪气，此时应祛邪为主。可见有些说法要正确理解，不能望文生义。

在肾病科，虚实的问题更需要重视，笔者治疗各种肾病以健脾补肾为常法，但肾病多病程漫长，久病之后往往虚实错杂，如脾虚生湿生痰，久病入络，又伴瘀血等，常形成较为复杂的虚实、寒热并见的证候，此时就应在健脾补肾基础上加化湿利水、活血化瘀等药。笔者的经验方健脾补肾汤中除熟地、杜仲、补骨脂、白术、仙灵脾、黄芪、党参等健脾补肾药，还配伍半夏、黄连以化湿浊，丹参以活血，正是因为临床病情的复杂性所决定的。

## 第二十五节　重组人红细胞生成素致单纯红细胞再生障碍性贫血分析

使用重组人类促红细胞生成素（rhEPO）后诱导机体产生抗促红生成素抗体，导致抗促红细胞生成素抗体介导的单纯红细胞再生障碍性贫血临床并不多见，并且尚目前缺乏理想的治疗方法。我们曾用中医药治疗重组人红细胞生成素致单纯红细胞再生障碍性贫血1例，疗效较好。现将治疗得失及相关问题与大家一起探讨。

### 一、病例报告

李××，女，49岁，长春市郊区农民。2006年12月24日，患者因腰痛、水肿、恶心入院，20年前曾患肾炎。查肾功能：Crea 274μmol/L，BUN 13.26mmol/L，$CO_2CP$ 20mmol/L。血常规：HB 82g/L，RBC $2.4 \times 10^{12}$mmol/L。尿常规：PRO（±），RBC（8～10）/HP。予叶酸、多糖铁复合物胶囊常规口服，维生素$B_{12}$常规肌内注射，重组人促红素注射液3000U，每周一、周四皮下注射。后病情稳定，化验血常规最好时：HB 112g/L。2007年3月14日复查，肾功能示：Crea 271μmol/L，BUN 13.26mmol/L，$CO_2CP$ 20mmol/L。血常规：HB 92g/L，RBC $2.9 \times 10^{12}$mmol/L。尿常规：PRO（±），RBC（10～13）/HP。2007年3月22日，患者出现胸闷、气短、心悸、疲乏、无力、恶心。复查血常规：HB 34g/L，RBC $1.1 \times 10^{12}$mmol/L。肾功能示：Crea 235μmol/L，BUN 12.16mmol/L，$CO_2CP$ 21mmol/L。开始考虑铁剂不足，予静脉铁剂右旋糖酐铁注射液100毫克/次，稀释后周一、周三、周五静脉滴注，并加大重组人促红素注射液剂量至6000U，周一、周四皮下注射。4月5日复查血常规：HB 36g/L，RBC $1.1 \times 10^{12}$mmol/L，病情无好转。经吉林省人民医院血液科行骨髓穿刺术诊断为单纯红细胞再生障碍性贫血，停用重组人促红素注射液，4月10日，输红细胞悬浆200ml，病情无明显改善。4月13日改为用重组人促红素β注射液6000U，周一、周四皮下注射。4月29日，病情无好转，遂前往吉林大学二院肾内科会诊，考虑为重组人红细胞生成素导致单纯红细胞再生障碍性贫血。按照会诊意见停用重组人促红素 β 注射液，仅输血治疗。家属因经济原因，未采纳到北京进一步检查的建议。返回我院后输红细胞悬浆 400ml，患者症状缓解。后每 7～10 天输红细胞悬浆 400ml，予营养支持，对症治疗，前后共输红细胞悬浆 2000ml。2007 年 6 月 14 日输红细胞悬浆后复查，肾功能示：Crea 235 μ mol/L，BUN 12.16mmol/L，$CO_2CP$ 21mmol/L。血常规：HB 47g/L，RBC $1.6×10^{12}$mmol/L。仍为重度贫血。后接受中药汤剂治疗。处方如下：黄芪、当归、干姜、陈皮、莱菔子、女贞子、杜仲、党参、仙灵脾、鳖甲、白术、薏米、大蓟、丹参、鹿茸粉、枸杞、菟丝子。每日 200ml，分 2 次口服，症状逐渐缓解，停止输血治疗。8 月 15 日复查，肾功能示：Crea 235 μ mol/L，BUN 12.16mmol/L，$CO_2CP$ 21mmol/L。血常规：HB 97g/L，RBC $3.6×10^{12}$mmol/L。2008 年 2 月 14 日随访，肾功能示：Crea 274 μ mol/L，BUN 13.26mmol/L，$CO_2CP$ 20mmol/L。血常规：HB 92g/L，RBC $3.4×10^{12}$mmol/L，病情稳定。

## 二、相关资料

1. 病因和发病机制　现在认为，rhEPO 抗原性改变是诱导抗 -EPO 抗体产生主要原因，但其发生的确切机制尚不完全清楚，可能与下列因素有关：①稳定剂成分：治疗需要的 rhEPO 量很少，为了便于给药，必须增加药物的容积，同时为了方便运输、贮存，还需要稳定剂。在 1998 年以前，应用人血白蛋白做为稳定剂，但此后，为了防止可能的疾病传播，有些剂型（如 EpreX 重组人促红素 β 注射液等）使用聚山梨醇酯做为稳定剂之一以替代人血白蛋白。由于 1998 年以后 EPO（重组人红细胞生成素）相关的 PRCA（单纯红细胞再生障碍性贫血）发生率突然大幅度增加，因此推测，EpreX 抗原性的增加可能与聚山梨醇酯 80 有关，尤其贮存不当时，如在高温环境放置时间过长，会导致 rhEPO 分子聚积，从而诱导抗体的产生。②药品包装：rhEPO 相关的 PRCA 主要发生在使用带有无涂层橡皮塞的预充型 Eprex。现在认为无涂层橡皮塞中的某种有机化合物被聚山梨醇酯 80 萃取出来后，做为一种辅剂增加了 Eprex 的抗原性。③给药途径：与静脉给药相比，皮下给药可以增加药物的抗原性。

基于以上可能的因素，生产厂家将预充型 Eprex 的橡皮塞改为氟涂层，并且只用于静脉注射。此后 rhEPO 相关的发病率迅速降至原先水平。国内学者将正确保存药物作为预防措施之一。

2. 流行病学　rhEPO 相关的 PRCA 十分少见，皮下注射的发生率为每年 1.60/10.00 万，静脉注射的发生率仅为每年 0.02/10.00 万。儿童少见，男性约占 70%。大部分的病理报告出现在 2001—2003 年，超过 200 例，自 2004 年起，随着有涂层橡皮塞的预充型

Eprex 的使用并且欧洲肾性贫血治疗指南建议 rhEPO-a 治疗肾性贫血时采用静脉给药方式，rhEPO 相关性 PRCA 的发生率下降了 80%。

3. 临床表现　EPO 相关性 PRCA 一般发生在 rhEPO 治疗 4 周以后，平均发生在治疗 7 ～ 11 个月时，多见于皮下注射。表现为在 rhEPO 剂量增加时血红蛋白出现突然，快速下降 5 ～ 10g/（L W），或每周需要输入 1 ～ 2 个单位的红细胞才能维持血红蛋白水平，网织红细胞计数可有轻度下降，但仍然在正常范围。部分患者在注射部位可见过敏性皮疹。

4. 诊断依据　EPO 相关的 PRCA 的诊断主要依据为临床表现及实验检查。主要表现：EPO 治疗至少三周；Hb 下降达每天 1g/L 或每周输血 1U 才能达到稳定的血红蛋白水平；网织红细胞少于 1000/$mm^3$；没有明显白细胞和血小板下降。次要表现：皮肤或全身过敏反应。肯定的证据：骨髓涂片示白细胞和血小板正常，有核红细胞小于 5% 或红细胞成熟障碍证据；血清存在抗 EPO 抗体，并有证据证实其有结合 EPO 的能力。概括地说诊断 EPO 相关的 PRCA 必须满足下列两条：①骨髓检查证实 PRCA；②患者血清中有 EPO 抗体存在。

5. 西医治疗　抗 EPO 抗体介导的 PRCA 一经诊断，应立即停止所有种类的 rhEPO 治疗，并对于严重贫血患者进行输血治疗。更换 rhEPO 种类只能使贫血更为严重。未经治疗的抗 EPO 抗体介导的 PRCA 不能自动缓解，免疫抑制治疗或肾移植疗效肯定。目前推荐的首选治疗方案为强的松 [1mg/（kg·d）]+ 口服环磷酰胺（50 ～ 100mg/d），其次为环孢霉素（100mg，2 次 / 天）。前者恢复时间为 3 个月，后者为 1 个月。单纯激素治疗恢复时间为 4 个月。以上治疗 4 个月无缓解，可以考虑其他治疗方案，条件允许可以选择肾移植，肾移植后恢复时间不到 1 个月。免疫抑制剂治疗的疗程尚不清楚，一般认为治疗应持续至抗体转阴，网织红细胞计数大于 $20 \times 10^9$/L。当抗 EPO 抗体转阴后，可以考虑重新开始 rhEPO 治疗，但应避免皮下注射，因此应密切监测网织红细胞和抗 EPO 抗体水平。

6. 中医治疗　按中医理论，此病属虚劳范畴。根据"气为血之帅，补气即所以生血，气之根在肾，精血同源，肾藏精"的理论，确定其治疗原则为"补气生血，填精益髓"。

### 三、病例分析

本病例 EPO 相关性 PRCA 发生在 rhEPO 治疗 12 周左右，EPO 使用方法为皮下注射。注射部位未见过敏性皮疹。使用过程中血红蛋白出现突然下降，每周需要输

400ml 的红细胞才能维持基本生活。从发病过程、临床表现、骨穿结果，该患者基本可以确诊为 EPO 相关性 PRCA，唯一遗憾的是缺少 EPO 抗体检测。初期静脉补充铁剂、增加重组人红细胞生成素剂量、更换重组人红细胞生成素种类，均无效果。后以输血治疗为主改善症状，终以中药为主治疗这一疑难病例，疗效满意。

### 四、展望

临床报道重组人红细胞生成素致单纯红细胞再生障碍性贫血逐年增多，并有上升趋势，探讨其发病机制及诊断治疗有重要意义。但目前 EPO 抗体的检测还不规范，存在假阳性问题，流行病学特征也不明确，最佳治疗方案还未达成共识。中医药对此病具有一定的疗效，并具有疗程短，费用低，毒不良反应少等优点。作为一名中医工作者，希望中、西医合作，共同解决这一疑难问题。

## 第二十六节　温肾利湿法治疗劳淋

李莹老师擅于各种肾脏疾病的治疗，尤其在辨证施治老年女性尿路感染方面积累了丰富的临床经验。

### 一、病因病机

尿路感染归属于中医淋证范畴，老年女性慢性尿路感染，具有反复发作的特点，属于中医淋证中的劳淋范畴，巢元方《诸病源候论·诸淋候》："诸淋者，由肾虚膀胱热故也。"他提出了肾虚为本，膀胱热为标的病机特点，为后世医家辨证治疗慢性反复尿路感染奠定了理论基础。清代尤怡在《金匮翼》中也指出"诸淋者，由肾虚而膀胱热也。肾气通于阴，阴，津液下流之道也。膀胱与肾为表里，为津液之府，肾虚则小便数，膀胱热则水下涩，数而且涩，则淋沥不宣，故谓之淋。"而张景岳在《景岳全书·淋浊》说："然淋之初病，则无不由乎热剧，无容辨矣。但有久服寒凉而不愈者，又有淋久不止及痛涩皆去，而膏液不已，淋如白浊者，此惟中气下陷及命门不固之证也。"张景岳不仅指出了淋证的病因及淋证初发多为实证，反复发作由实变虚的病变过程，他这段话把老年人反复发作的尿路感染形成全过程做了充分的描述：大部患者尿路感染初起多因于热，但患者初病多会选西医抗感染治疗，抗生素之药性均为寒凉，与中药之清热解毒类似，也有些患者选择中医治疗也多投以寒凉之品，病久及反复过用寒药使病情由实转虚，他所提出的"中气下陷及命门不固"，即为脾肾之阳气不足。肾司二便，肾为水脏，脾主运化水湿，水液的代谢、小便的正常有赖于肾的正常气化功能，同时因土能制水，肾阳气化、开合有度要依赖于脾气及脾阳的协助，而脾阳能够健运要依赖于肾气的蒸化及肾阳的温煦。

## 二、辨证立法组方

在此理论基础上李莹老师结合多年临床经验提出：老年人反复发作的尿路感染当以补肾温脾为主以治其本，而以利湿以治其标。据其辨证再佐以清热、理气、化瘀等法。从而确立了以"温肾利湿法"治疗劳淋的学术思想，尤其老年女性慢性尿路感染中医诊为劳淋，辨证为肾气（阳）虚夹湿者，给予温肾利湿方：益智仁、菟丝子、桑螵蛸、山茱萸、车前子、白茅根、芦根、怀牛膝。随证加减。

该方以益智仁、菟丝子为君，益智仁性味辛、温，归肾脾经，有温肾助阳、固精缩尿、温脾摄唾之功，《本草纲目》："益智，行阳退阴之药也。三焦、命门气弱者宜之。"《本草经疏》："益智子仁，以其敛摄，故治遗精虚漏，及小便余沥，此皆肾气不固之证也。肾主纳气，虚则不能纳矣。又主五液，涎乃脾之所统，脾肾气虚，二脏失职，是肾不能纳，脾不能摄，故主气逆上浮，涎秽泛滥而上溢也，敛摄脾肾之气，则逆气归元，涎秽下行。"菟丝子，性味辛甘、温，归肝、肾经，有补肾固精、养肝明目之功，《本草逢原》："菟丝子，祛风明目，肝肾气分也。其性味辛温质黏，与杜仲之壮筋暖腰膝无异。其功专于益精髓，坚筋骨，止遗泄，主茎寒精出，溺有余沥，去膝胫酸软，老人肝肾气虚，腰痛膝冷，合补骨脂、杜仲用之，诸筋膜皆属于肝也。气虚瞳子无神者，以麦门冬佐之，蜜丸服，效。凡阳强不痿，大便燥结，小水赤涩者勿用，以其性偏助阳也。"《本草汇言》："菟丝子，补肾养肝，温脾助胃之药也。但补而不峻，温而不燥，故入肾经，虚可以补，实可以利，寒可以温，热可以凉，湿可以燥，燥可以润。非若黄柏、知母，苦寒而不温，有泻肾经之气；非若肉桂、益智，辛热而不凉，有动肾经之燥；非若苁蓉、锁阳，甘咸而滞气，有生肾经之湿者比也。如《神农本草》称为续绝伤，益气力，明目精，皆由补肾养肝，温理脾胃之征验也。"二药合而为君药，以温肾固精缩尿之功。以山茱萸、桑螵蛸为臣，山茱萸，性味酸、微温，归肝肾经，有补益肝肾、收敛固涩之功，《汤液本草》："滑则气脱，涩剂所以收之，山茱萸止小便利，秘精气，取其味酸涩以收滑也。"《药性论》："止月水不定，补肾气，兴阳道，添精髓，疗耳鸣，……止老人尿不节。"《医学衷中参西录》："山茱萸，大能收敛元气，振作精神，固涩滑脱，收涩之中兼具条畅之性，故又通利九窍，流通血脉，治肝虚自汗，肝虚内风萌动，且敛正气而不敛邪气，与其他酸敛之药不同，是以《本经》谓其逐寒湿痹也。"桑螵蛸，性味甘、咸、平，归肝肾经，有补肾助阳、固精缩尿之功，《神农本草经》："主伤中，疝瘕，阴痿，益精生子。女子血闭腰痛，通五淋，利小便水道。"《本草逢原》："桑螵蛸，肝肾命门药也。功专收涩，故男子虚损，肾虚阳痿，梦中失精，遗溺白浊方多用之。"二药共为臣药，以助君药补肾助阳、固精缩尿。佐以车前子、白茅根、芦根，三药均性味甘、寒，分归肾、膀胱、肝、肺、胃经，车前子既能渗湿利尿通淋，又能清肝明目、清肺化痰，白茅根有凉血止血、清热利尿通淋之功，芦根能清热利尿，生津止呕。三药共为佐药以利湿浊而祛邪实，且反佐以防温补之药过燥而化热。使药为牛膝，性味苦、酸、甘、平，入肝肾经，为引经药，引药入下焦肝肾，既补肝肾、利尿通淋、引血（火）下行，又有活血祛瘀之功，以达补而不滞之效，同时又契合"久病夹瘀"之理。

综上所述，温肾利湿方八药组合，各司君、臣、佐、使之职，以达温而不热、补而不滞之功，使肾气来复、湿邪自除。

### 三、随证加减

若兼热盛加双花、连翘、栀子、竹叶；若兼气滞加香附、乌药、陈皮、枳壳；若兼血瘀加益母草、泽兰；若兼阳虚便秘加肉苁蓉、锁阳；若兼肾阴虚加熟地、桑葚；若兼脾气虚加党参、白术、茯苓、甘草；若兼痰湿加半夏、瓜蒌。

### 四、临床验案

肖×，女，69岁，2012年12月11日初诊。患者十五年前曾患尿频、尿急、尿痛，腰痛，某医院疑为"急性肾盂肾炎"，经静脉滴注氨苄西林，口服抗菌素等治疗后痊愈。此后尿路感染经常反复发作，并经常口服复方新诺敏、呋喃坦叮、诺氟沙星、头孢氨苄、罗红霉素等药，甚则静点三代头孢等抗生素，初期效果尚好。但近二年来尿路感染发作越来越频，一个月发作1～2次，尿检有大量脓细胞，尿培养为大肠杆菌，反复应用西药后效果不明显，而来寻求中医治疗。现症见排尿轻度不适，尿频量少，腰酸痛，体倦乏力，畏寒肢冷，尤其以腰以下怕冷，脚踝略浮肿，夜尿6～8次，纳呆，大便溏，每日2～3次，舌质隐青，舌体胖大，边有齿痕，苔白腻，脉沉滑尺弱。尿检：白细胞（3+），红细胞（2+），镜检：白细胞2～3/HP，红细胞1～2/HP。中医辨证属脾肾两虚兼湿浊。给予温肾利湿健脾化浊，处方：益智仁25g，菟丝子25g，桑螵蛸20g，山茱萸20g，车前子20g，白茅根20g，芦根20g，怀牛膝15g，党参15g，炒白术 15g，法半夏 10g，陈皮 10g，7 付水煎服。服后症状尿频、腰痛、乏力、畏寒明显好转，浮肿消失，夜尿 3～4 次，食欲好转，大便正常。舌质暗，齿痕减轻，苔白，脉滑尺沉。上方减半夏、陈皮，继服 7 付，症状明显好转，仅有腰酸、夜尿 1～2 次，舌淡，苔白，尺脉沉。上方减党参、白术，继服 7 付，不适症状基本消失，舌脉正常，尿检、镜检均正常，继服温肾利湿方：益智仁 25g，菟丝子 25g，桑螵蛸 20g，山茱萸 20g，车前子 20g，白茅根 20g，芦根 20g，怀牛膝 15g。巩固治疗 21 付，随访半年尿路感染未复发。

# 附：自拟温肾利湿方治疗老年女性慢性尿路感染 30 例临床观察

尿路感染在感染性疾病中仅次于呼吸道感染而居第 2 位，而 60 岁以上女性尿感的发病率高达 10%～20%。在西医治疗方面仍以抗生素为主，短期效果明显，但病情易反复，迁延难愈，容易变生他病。而长期应用抗生素又容易产生耐药性和很多不良反应。中药的治疗，临床上常着眼于"炎症"，多用清热利湿之法，即使补肾也多滋补肾阴，忽略了肾阳的重要性，日久损伤肾阳。而老年女性慢性反复发作的尿路感染多为虚实错杂，市场上的中成药要么针对其实，要么针对其虚，往往不能虚实兼顾。李莹老师在临床治疗老年女性慢性反复发作的尿路感染方面，从整体出发，温肾阳兼以祛湿邪，以"温肾利湿"为治疗大法，不仅减少了抗菌素所带来的不良反应，而且提高机体的免疫力，减少其复发，收到很好疗效。临床观察结果如下：

## 一、资料与方法

### （一）研究对象

自 2013 年 11 月至 2014 年 10 月共观察 60 例 60～80 岁老年女性慢性尿路感染的患者，均来自吉林省中医院门诊及疗区、吉林省中医药科学院门诊及疗区。西医诊断标准：参照 1985 年第二届全国肾脏病学术会议讨论通过的尿路感染诊断标准；中医诊断标准参照普通高等教育"十一五"国家级规划教材《中医内科学》，中医辨证为劳淋肾气（阳）虚夹湿证候。参照随机数据表分为对照组和治疗组各 30 例。两组病例在年龄、病程、病情、中医证候积分等方面均无显著差异（$P > 0.05$），具有可比性。

## （二）治疗方法

治疗组给予温肾利湿方：益智仁、菟丝子、桑螵蛸、山茱萸各30g，车前子、白茅根、芦根、淮牛膝各15g。药品采用北京康仁堂药业有限公司的中药配方颗粒，每日1付，分两次水冲服。

对照组给予无比山药丸（杭州胡庆余堂药业有限公司生产，国药准字Z33020111）口服，9克/次，每日两次。

上述两组，均以4周为一疗程。分别于疗前、疗后观察患者的生命体征、相关症状体征、辅助检查检测结果等，并进行统计学处理和评价。

## （三）观察指标

### 1.症状评分

**表1　主要症状评分标准**

| 主要症状 | 0分 | 2分 | 4分 | 6分 |
|---|---|---|---|---|
| 尿频 | 无 | 小便次数略有增加，每天增加2～3次 | 小便次数明显增加，每天增加4～6次 | 小便次数极度增加，时时都有尿感 |
| 淋沥不尽 | 无 | 偶有 | 经常出现 | 持续出现 |
| 遇劳（冷）加重 | 无 | 轻度 | 中度 | 重度 |

**表2　次要症状评分标准**

| 次要症状 | 0分 | 1分 | 2分 | 3分 |
|---|---|---|---|---|
| 小腹凉 | 无 | 小腹凉感轻微 | 小腹凉感明显 | 小腹凉感很重 |
| 腰酸痛 | 无 | 偶有 | 经常出现 | 持续出现 |
| 夜尿频 | 无 | 夜尿2次 | 夜尿3～4次 | 夜尿5～6次以上 |
| 舌 | 正常 | 质淡苔白 | | |
| 脉 | 正常 | 细弱或沉细 | | |

### 2.辅助检查

尿常规、尿细菌学检查：用药前及用药后进行尿常规、尿细菌学检查。

## （四）疗效判定标准

1. 综合疗效判定标准参照《中药新药临床研究指导原则》有关尿路感染的疗效标准及全国第二届肾脏病学术会议的"尿路感染的诊断治疗标准（拟定）"。

2. 中医证候疗效判定标准

疗效指数（$n$）=[（治疗前积分 − 治疗后积分）÷ 治疗前积分 ]×100%，以百分数表示。

评定标准

痊愈：疗效指数＞95%，中医临床症状、体征基本消失。

显效：疗效指数＞75%，中医临床症状、体征明显减轻。

有效：疗效指数＞30%，中医临床症状、体征减轻。

无效：疗效指数＜30%，中医临床症状、体征均无明显改善。

## （五）统计方法

统计学方法：检验指标资料的数据采用 SPSS13.0 统计学软件分析，计量资料进行 $t$ 检验，计量资料两组间均数比较采用独立样本的 $t$ 检验，治疗前后的比较采用配对的 $t$ 检验，计数资料以 $\chi^2$ 检验，等级资料用秩和检验，以 $P$ 值≤ 0.05 为具有统计学意义。

## 二、结果

1. 两组疾病综合疗效比较

表 3　两组疾病综合疗效比较（例）

| | 例数 | 治愈 | 显效 | 有效 | 无效 | 治显率 | 总有效率 |
|---|---|---|---|---|---|---|---|
| 治疗组 | 30 | 20 | 5 | 5 | 0 | 83.33% | 100%[*] |
| 对照组 | 30 | 15 | 6 | 5 | 4 | 70.00% | 86.67% |

两组综合疗效比较 *P ＜ 0.05

2. 两组证候疗效比较

表 4　两组证候疗效比较（例）

| | 例数 | 治愈 | 显效 | 有效 | 无效 | 治显率 | 总有效率 |
|---|---|---|---|---|---|---|---|
| 治疗组 | 30 | 23 | 3 | 4 | 0 | 86.67% | 100%[*] |
| 对照组 | 30 | 13 | 10 | 3 | 4 | 76.67% | 93.33% |

两组证候疗疗效比较 *P ＜ 0.05

3. 两组尿白细胞计数比较

表5  两组尿白细胞计数比较（/ul）（$\bar{\chi} \pm S$）

| | 例数 | 治疗前 | 治疗后 | $P$ |
|---|---|---|---|---|
| 治疗组 | 30 | 103.26±25.85 | 22.37±15.37* | < 0.01 |
| 对照组 | 30 | 100.12±29.38 | 40.49±22.89 | < 0.01 |

治疗后白细胞计数两组间比较 *$P$ < 0.05

在尿常规方面，治疗组与对照组疗前尿白细胞计数比较无显著差异，具有可比性；两组尿白细胞计数治疗前后相比较，均有显著性差异（$P$ < 0.01）；治疗后两组间比较存在显著差异（$P$ < 0.05）。

## 三、讨论

《素问遗篇·刺法论》："正气内存，邪不可干，邪之所凑，其气必虚。"在此理论基础上，根据老年人慢性尿路感染的病因病机，李莹老师结合多年临床经验，确立了以"温肾利湿法"治疗劳淋的学术思想，尤其老年人慢性尿路感染，中医诊为劳淋，辨证为肾气（阳）虚夹湿者，她认为老年人反复发作的尿路感染当以温肾为主补其本虚，而以利湿以治其标实。李莹老师临床常用温肾利湿方：益智仁、菟丝子、山茱萸、桑螵蛸、牛膝、车前子、白茅根、芦根。收效甚佳。以益智仁、菟丝子、山茱萸、桑螵蛸为主药，以扶正固本；以车前子、白茅根、芦根利湿浊而祛邪实，且反佐以防温补之药过燥而化热；以牛膝，利尿通淋、引血（火）下行，引药力入下焦。以达温而不热、补而不滞，扶下而不留邪，祛邪而不伤正的目的，使肾气来复、邪祛正安，临床疗效确切，值得临床应用和进一步研究。

# 第二十七节  误补益疾

补肾法为中医内科临床医生最常用的治疗方法之一，用于各种肾虚证。然而"误补益疾"，补肾不当，也会产生新的问题和疾病。现结合病案，探讨如下：

1. 阴虚阳亢案

赵×，女性，39岁，吉林省桦甸市人。因间断性腰痛7年，加重1天，于2013年2月23日来诊。刻诊：患者平素畏寒，现腰痛腰酸，头晕头痛，耳鸣，心烦失眠，潮热汗出，体倦乏力，舌胖大，苔黄腻，脉沉细。血压 160/95mmHg。实验室检查示肾功尿素 13.04mmol/L，肌酐 235μmol/L。尿常规示潜血（3+），蛋白（3+），RBC 142.9μL。西医诊断：慢性肾炎；继发性高血压；慢性肾衰竭，肾功能失代偿期。西医常规治疗，中医证型考虑肝肾阴虚、肝阳上亢，治以滋补肝肾、平肝潜阳为主。药用：菊花 15g，夏枯草 15g，生地黄 20g，山药 15g，牡丹皮 15g，泽泻 10g，山茱萸肉 15g，茯苓 10g，丹参 20g，益母草 15g，天麻 10g，钩藤 10g，杜仲 30g，延胡索 15g，大黄 10g，生麦芽 15g，郁金 15g，青蒿 10g。10 付，水煎服。2 月 25 日，患者来电话称发热、身痛。体温高时达 38.9℃，患者家在山区，到医院就诊和化验检查不便。余初步判断为感冒，嘱停服中药，静滴头孢类抗生素。患者遵医嘱，2 天后热退。继续服用中药，次日再发热。遂嘱来长复诊。血常规：RBC $3.5 \times 10^{12}$/L，Hgb $112 \times 10^{9}$g/L，WBC $6.0 \times 10^{9}$/L，GR 61.2%。排除感染类疾病。笔者认为患者因停服中药热退；继续服用中药，再次发热。故考虑发热由服用中药导致，治疗按气虚发热辨证。加黄芪 30g，党参 20g，炙甘草 10g，白术 20g，当归 15g，升麻 5g，柴胡 5g，陈皮 10g，淫羊藿 15g。入上方中水煎服，5 付。2 月 29 日复诊，诉服药后身热即退，体倦乏力之感亦减轻，但恶心、厌食。大法明确，微调处方，去升麻、柴胡，加制半夏 15g，莱菔子 15g，以巩固疗效。

[按语] 发热一证，应首辨外感内伤。外感六淫，当解表为主，根据感受风寒、风热和体质的不同，或辛温解表，或辛凉解表，或扶正解表；内伤身热，有气虚发热、阴虚内热、阳虚发热、血虚发热等。初诊时，因本患有腰痛腰酸，头晕耳鸣，心烦失眠，潮热汗出等阴虚内热的表现，考虑肝肾不足，肝阳偏亢，生风化热证，故首诊治以滋补肾阴、平肝熄风。但药后发热，原因何在？体倦乏力，平素畏寒，舌胖大，脉沉细，为脾虚不运的表现，而服用滋补肾阴药物更伤脾阳，故考虑患者发热为中气不足、清阳不升、阴火上乘而致；肝肾阴虚并非主要矛盾。李东垣在《内外伤辨惑论》中分析"内伤之发热，盖脾胃不足，荣气下流，而乘肾肝，肾间受脾胃下流之湿气，闭塞其下，致阴火上冲，作蒸蒸燥热。"经云"劳者温之，损者温之。"故治疗当参考李氏甘温除大热之法。补中益气，升清降浊。原方合用补中益气汤，药到病除。补中益气汤之黄芪大补元气为君；党参、白术、炙甘草健脾益气为臣；陈皮理气降浊，当归补血，均为佐药；升麻、柴胡升举下陷清阳，为使药。诸药合用，共收益气运脾除热之功。由该案可见中医辨证之难，判断失误，用药不当，误补益疾；而辨证用药准确后，1 付热即除，所谓"效如桴鼓"，可见中医用药之妙。

**2. 气阴两虚案**

单×，女性，79 岁，长春市人，2013 年 7 月 19 日就诊。刻诊：汗多，腰痛，背热，有烧灼感，下肢轻度浮肿，平素口苦，咽部不适，畏寒，舌淡红，苔薄白，脉沉细。年轻时有糖尿病病史，经饮食控制、服用中药，血糖恢复正常。有结肠炎病史，近几年稳定。辨证为肺肾气阴两虚，故投固表止汗、滋补肾阴之剂。处方：黄芪 15g，白术 20g，防风 15g，桔梗 15g，百合 10g，煅龙骨 15g，煅牡蛎 15g，玄参 20g，生地黄 15g，麻黄根 15g，浮小麦 25g，中药免煎剂 5 付，每日 1 付，每日 2 次，水冲服。7 月 24 日，患者复诊诉服药后出现腰酸腿软、尿频、尿急、腹泻，并逐渐加重，昨日泻下 10 余次，十分痛苦。仍多汗，上半身为甚，背热，睡眠不佳，畏寒。患者虽背热，但畏寒，腰酸，尿频，腹泻，服用滋补类中药病情加剧，故考虑脾肾阳虚，改投温补脾肾制剂，予肉蔻四神丸每次 6g，每日 2 次口服，并注意保暖和休息。三诊：8 月 10 日，患者复诊诉服药后腹泻、腰酸腿软、尿频、尿急逐渐缓解。

[按语] 初诊时，患者腰痛，背热，有烧灼感，平素口苦、咽部不适，考虑肾阴亏虚。汗多考虑气虚导致。但固表止汗、滋补肾阴后，旧疾未除，新增腹泻，尿频，尿急。考虑百合、玄参、生地黄滋补为主，伤及脾阳、肾阳，故出现腹泻、尿急，尿频。后投肉蔻四神丸，温中散寒，补脾止泻，病情缓解。用药如用兵，是药三分毒，药物万不可滥用，当慎之又慎。而老年人用药，尤其如此。

**3. 阴虚内热案**

张×，男性，29 岁，两周前因工作生活劳累出现身体疲惫、性功能下降而求治于某个体中医，医生予补肾壮阳药酒方，处方如下：人参 100g，枸杞子 200g，熟地黄 100g，海马 60g，海龙 60g，鹿鞭 60g，巴戟天 60g，制附子 20g，鹿茸 60g，仙茅 50g，阳起石 30g，蛤蚧 1 对、黄狗肾 1 具，称功能主治为：补肾壮阳、秘精益气，增强运动强度和耐力。用法：放入 52 度白酒 1000mL，浸泡 1 周，然后开始服用，每晚 50mL，起初有效，但服至第 3 日后，出现口舌干燥，牙龈出血，阴部潮热汗出，阴茎无法正常勃起。遂于 2013 年 3 月 5 日到我医院就诊。刻诊：腰痛，五心烦热，失眠，盗汗，耳鸣，口干，齿衄，阳痿，舌红少苔，脉细数。辩证为肾阴虚内热证，治则滋补肾阴。方用知柏地黄丸方加减：黄柏 10g，知母 10g，生地黄 20g，鳖甲 10g（先煎），牡丹皮 10g，山药 10g，泽泻 10g，山茱萸 10g，炒枣仁 25g，女贞子 15g，合欢花 10g。4 付，水煎服，每日 1 付。并停用药酒。二诊：2013 年 3 月 9 日。服上药后，患者症状均减轻。继续服用 10 付。三诊：患者基本痊愈，除轻微腰痛外，无明显不适，予六味地黄丸善后。

[按语] 性功能低下是一种比较常见的男科病证，属于中医肾病范畴，主要表现为性功能减弱、腰酸腿痛等。诊断该病，需首先排除器质性疾病，即身体的某些器官发生病变导致出现肾虚的症状，如前列腺炎、糖尿病、血管病变、神经损伤、内分泌紊乱、手术及降压药物等因素。此外，该病与生活方式密切相关，如过度劳累、心情不畅、环境不适等也会导致该病症，轻症只要注意休息保养，症状便会自然消失，无需用药。较重者需中医辨证治疗，治法包括疏肝解郁、补益心脾、益肾宁神、清利湿热、补肾强腰等。补肾法是最常用治法，医患双方均喜欢温补肾阳。但肾虚有阳虚、阴虚之分，程度强弱之别，医生需要仔细鉴别，对症下药。典型的肾阳虚证，表现为腰膝酸冷，面色　白，脘腹冷痛，体倦乏力，或阳痿早泄，女子宫寒不孕，月经不调，或小便清长，大便溏泻，舌淡有齿痕等。需要指出的是，老年人肾阳虚证更多见，而青壮年时期是人生肾气最为充盛的年龄阶段，处于这一时期的阳痿患者，多数并不以肾亏为主，而以精神刺激所致的心理性阳痿多见，需从肝论治。对于高血压病、糖尿病、冠心病等引起阳痿的患者，服用附子、鹿茸等温热、壮阳药物更应慎重，除出现不良反应，血压、血糖波动外，严重者可能会发生意外事故，应慎重。

# 第二十八节　中药汤剂和配方颗粒临床应用浅析

中药剂型有着悠久的历史，应用的种类较多，而中药汤剂是中药各种剂型（丸、散、膏、丹、酒）中应用最多、最广泛的，历经几千年没有被取代，随着科技的进步和现代社会快节奏的生活方式，传统的中药汤剂因煎煮较麻烦及携带不方便已经远远不能满足临床的需要，因此，80年代末我国开始了中药浓缩颗粒的研究和试用，2001年3月确定了"中药配方颗粒"的名称，中药配方颗粒的出现大大弥补了中药汤剂煎煮的麻烦，并在临床上得到了广泛应用，对于其临床应用情况，我们在吉林省内的部分中医院进行调查问卷和分析总结，现报道如下：

## 一、调查问卷的设计

调查问卷针对临床医生在治疗中选用剂型的情况、两种剂型的效果、价钱、患者接受程度等展开调查。

## 二、调查方法

选择吉林省内的中医院作为调查对象，如长春中医药大学附属医院、吉林省中研医院、长春市中医院等十余家中医院。在上述医院通过调查问卷 35 份及与临床医生访谈的方式进行调查。

## 三、结果

### 1. 两种剂型的使用情况

通过与临床医生访谈和调查问卷结果显示，临床医生在治疗中首先选择汤剂的占100%，如果患者拒绝或者要求选择其他剂型，选择配方颗粒的占40%，在调查中我们发现，一般资历较深的教授多选择汤剂，而中青年医生比较愿意使用配方颗粒。

### 2. 两种剂型的疗效比较

在调查中，多数医生还是比较认可传统的中药剂型，认为中药汤剂的疗效比较满意，但部分医生认为配方颗粒的疗效与汤剂没有区别，见表1。

表 1　两种中药剂型疗效的比较

| 疗效 | 人数 | 所占的比例（%） |
|---|---|---|
| 汤剂、配方颗粒的疗效没有区别 | 12 | 34.3 |
| 中药汤剂效果好 | 18 | 51.4 |
| 配方颗粒效果好 | 2 | 5.7 |

### 3. 两种剂型的安全性比较

在调查中几乎所有的医生对传统剂型的安全性还是比较信任和满意的，有部分临床医生在使用配方颗粒时曾有安全方面的顾虑，但在调查中曾发生过不良反应的只有一人，患者在服用过程中出现了恶心、呕吐等不良反应，考虑可能与颗粒剂未用开水完全溶解有关。见表2。

表 2　三种剂型的安全性比较

| 安全性 | 人数 | 所占的比例（%） |
|---|---|---|
| 应用汤剂没有安全性的顾虑 | 35 | 100 |
| 应用配方没有安全性的顾虑，没有发生过不良反应 | 15 | 42.9 |
| 有安全性的顾虑，但没有发生过不良反应 | 19 | 54.2 |
| 曾发生过不良反应 | 1 | 2.9 |

4. 两种剂型的价钱比较

调查中有 42.9% 的临床医生认为配方颗粒价钱较贵，而我们也曾将同一个处方不同剂型的价钱进行比较，发现确实存在差异，例如某汤剂每付 20～30 元，同样的组成剂量换成中药配方颗粒则为 40～50 元，部分配方颗粒比汤剂价格高出 30%～50% 左右，价格过高使得很多患者难以坚持长期服用。

5. 患者的接受程度

经过与临床医生的访谈，大部分临床医生认为儿童及年轻人多选择颗粒剂，老年人多青睐汤剂。因儿科患者用药量较小，不便于煎煮，配方颗粒服用和携带方便，所以在儿科得到广泛的应用；年轻人因生活和工作忙碌，大多数愿意选择比较方便的颗粒剂或者中成药；老年人因退休后时间较充裕，一般愿意选择汤剂自行煎煮，既经济，又能保持较好的药效。

## 四、结论

1. 目前，临床上最常用的中药剂型仍然是汤剂，其次是中药配方颗粒，大多数临床医生对中药汤剂安全性的信任度较高。

2. 中药配方颗粒价格昂贵，这是阻碍其广泛和长期使用的一个方面。

3. 在临床上儿童及年轻人多选用比较方便的配方颗粒，而老年人多选用汤剂，因此，应根据患者的年龄及具体情况选择适合的剂型。

4. 在与临床医生交谈过程中，有部分医生对配方颗粒药物是否将全部药效提纯出来产生质疑，还有部分医生认为配方颗粒是单味药的煎煮和提纯，不能发挥中药汤剂在煎煮过程中产生的药理作用，也不能先煎、后下、包煎等，是否能发挥一味药物的多个作用，在配方中能否起到相须、相使、相畏，相杀等作用还有待于进一步探讨，但大部分医生对其疗效还是肯定的。

## 五、讨论

通过调查发现，中药汤剂和配方颗粒是临床上使用最广泛的两种剂型，其各有所长和劣势：中药汤剂的优势是疗效好、安全性高、价格低廉，缺点是煎煮麻烦，不易携带；中药配方颗粒的优点是：避免煎煮的麻烦、携带方便，缺点是价格昂贵。因此，我们应该发挥各自优势，加强各自缺点的改进，如提高传统中药煎煮的质量，既能避免患者自行煎药的麻烦，满足现代社会快节奏发展的需要，又能最大程度保障传统中药剂型的优势和特色；中药配方颗粒价格昂贵，这是阻碍其广泛和长期使用的一个方面，为进一步发挥临床作用，应适当降低价格，以便于推广应用。另外，中药配方颗粒已经得到广泛的应用，应组织中医临床专家将颗粒的药理及使用过程中发现的问题或优缺点，进行系统分析总结，形成较全面的资料，为颗粒剂在广大基层和社区医院推广使用提供有效指导。

# 第二十九节　从痰瘀论治怪病

前人有"怪病多痰、多瘀"之论述，众多医家的临床实践也证明从痰、瘀治疗疑难怪病常可收到满意的疗效。笔者曾遇怪病1例，从痰瘀论治有效，现介绍如下：

## 一、临床资料

王×，女性，59岁，2009年5月29日就诊。患者舌体干涩2年余，几乎不能进食固体食物，仅能进流质、半流质饮食，否则舌干涩难忍，伴口咸、口苦、舌尖辛辣，常含化糖果以缓解上述症状，先后易医20余，皆未见效，亦未能明确诊断。遂至笔者处就诊，除上症外还有不思饮食，尿频色黄，小便灼热如沸，严重时一昼夜小便20余次，咽干，便干，时右侧偏头痛，耳鸣，舌淡红，苔腻略黄，舌体中间有一纵行紫色条纹，舌根部有瘀点，左寸关滑，

右脉滑。笔者据舌脉辨为痰瘀互结证。以祛痰化瘀为法，药用陈皮20g，法半夏15g，茯苓20g，枳实20g，胆南星12g，竹茹20g，石菖蒲15g，桃仁15g，红花15g，丹参30g，天竺黄20g，知母20g，黄柏10g，苍术20g。4付。二诊（6月11日）：患者服上药后病情无任何变化，笔者判定此为病重药轻，仍以祛痰化瘀为法，仅增加药味及药量，药用陈皮20g，法半夏15g，茯苓20g，枳实25g，胆南星12g，竹茹20g，石菖蒲15g，桃仁15g，红花15g，丹参30g，赤芍20g，川芎15g，郁金20g，苍术20g，瓜蒌30g，薤白15g。4付。三诊（6月18日）：服药后舌干燥略减，略现润泽之象，大便略溏，余症未减。其便溏考虑为瓜蒌润肠所致，效不更方，原方再进4付。四诊（6月25）：舌有少量津液，但仍较干涩，口苦、口咸、舌尖辛辣皆减轻，进食增加，舌上紫色条纹变淡，患者因发怒后出现声音嘶哑，右侧偏头痛，耳鸣，此为郁怒导致肝火上炎，原方加丹皮20g，以泻肝火。4付。五诊（7月3日）：舌干明显减轻，但进固体食物仍干涩不舒，口苦、口咸、舌尖辛辣进一步减轻，声音嘶哑、头痛消失，尿频减轻，耳鸣未减，原方加夏枯草25g。4付。六诊（7月10日）：舌略干涩，口苦、口咸、舌尖

辛辣皆较轻，饮食较佳，惟耳鸣未减，便略溏，续予原方4付以善后。

## 二、体会

前贤常谓"怪病多痰"，如《锦囊秘录》曰"痰在人身……凡有怪症，莫不由兹。"《医方集解》引王隐君论述列举了众多痰症，其中多为疑难怪病，而创立礞石滚痰丸"以愈诸疾，不可胜数"。可见顽痰怪症前人早有治验。而由瘀所致者也有相关论述，王肯堂曰："一切不治之症，总由不善祛瘀之故。"清代医家王清任，集数十年经验撰《医林改错》，采用化瘀法治疗周身上下各种瘀血病，尤其在治疗一些其他方药无效的疑难病方面取得良好效果。故痰、瘀确为许多怪病、疑难病之源，且二者每相因为病，盖痰随气升降，而气为血帅，痰瘀因此相关，具体而言：痰阻则气滞，气滞则血瘀，而发痰瘀互结之证，或瘀血内生，阻滞气机，气滞而痰生，也可致痰瘀互阻，二者相互依附，交结难解，各种疑难怪病随之而生。该例患者四处求医，皆未取效。笔者根据苔腻、脉滑、舌有瘀点、舌中紫色条纹而辨为痰瘀互结之证，治以祛痰化瘀之法，果渐取效并至显效。笔者通过本案治疗有5点体会：

1. 痰瘀辨证痰证、瘀证临床表现皆复杂多变，单凭症状往往无法确定，笔者体会，痰证以舌苔腻、脉滑为辨证要点，有时未现腻苔，则辨证主要靠脉滑一症，所谓"独处藏奸"。瘀血主要看舌，舌青紫或有瘀点、瘀斑则为瘀血的明证，有时舌略淡黯，容易被忽视，但这仍为瘀血常见表现。本例依据舌、脉辨证，患者以舌体干涩伴口咸、口苦、舌尖辛辣为主要表现，但据此无法辨证，笔者舍症从脉、从舌，患者苔腻略黄、左寸关滑、右脉滑为痰象，舌体中间有一纵行紫色条纹、舌根部有瘀点为瘀象，二者结合辨为痰瘀互结证，用药后果取显效。进一步证实前人"怪病多痰、多瘀"的经验之谈，说明从痰瘀论治确为怪病的有效手段，但必须在辨证前提下，确属痰瘀互结证，才可用此治法，正所谓"有是证才用是药"。

2. 疗效不佳首先考虑药量不足首诊从痰瘀治疗，毫无效果；二诊增加药味，同时增大剂量而取效，表明即使方药对症而药量不足亦难以取效，即所谓"病重药轻，药不胜病"。"药不胜病"多源于患者病情较重或体质较强，导致一般剂量无法取效，张仲景在《伤寒论》中，经常提到"强人"药物需加量，如"强人可大附子一枚"，就是考虑到这个问题。另外当前药物皆为人工培植，药力较野生的有较大差距，也是药不胜病重要原因。疗效不佳时应考虑是否存在药量不足，酌增药量而不应急于更改治法，以免误入歧途。

3. 守方、守法重要性首诊未能取效，患者心生疑虑。倘若医者亦怀疑辨证有误，必更改方案而误入歧途。笔者根据赵守真老先生的经验："病未增即药之匪误"，仍从痰瘀论治，惟增大药味、药量，结果取效。说明坚持守法、守方非常重要。那么尚未取效时如何判断方药是否对症呢？上述赵守真老先生的经验足资参考。周次清教授对"效不更方"有一段经验性论述，也极具参考价值："辨证时只要能够把握阴虚阳乘、阳衰阴犯的因果关系和气虚而滞血少气衰的相互作用，服药后主观上没有不适的感觉，客观上不见不良现象，说明治法适宜，调补得当，'王道无近功'，即使疗效不显，也不要更方易法…必待正气渐复，积滞渐消，始见后效。"

4. 杂病重舌、重脉本患者长期尿频、口咸，似属肾阴虚之证，曾有医者从滋阴补肾着手并无明显效果，而笔者根据舌脉从痰瘀治疗反见效，患者尿色黄而频，灼热如沸水，笔者考虑为痰瘀郁于外，热伏于内，热邪自寻出路之象，其为实证，而非肾虚，故痰瘀渐化，尿频亦减。因此对某些个别症状无法判定虚实、寒热时，可根据其他症状及舌脉进行辨证，而不应受个别症状干扰。一些前辈医院总结自身经验认为"腻苔"为痰湿证的"金指标"，颇有指导意义。笔者体会，内伤疾病有时应在四诊合参基础上着重推敲脉象，常可得其真谛，所谓"杂病重脉"也。

5. 化痰、祛瘀并重对于痰热互结之证，化痰药、祛瘀药皆需重用，以保证化痰、祛瘀皆有足够的药力，原因在于二者相互搏结，交结难解，倘化痰为主，则痰被瘀血所阻，痰化之亦不去，若化瘀为主，则瘀血为痰所阻，瘀血亦不化，如本病例，痰象、瘀象都比较明显，如果不是治痰、治瘀并重，即使方药对证也无法取效，"差之毫厘，谬以千里"，有临床经验者不难理解。

## 第三十节　慢性肾炎脾肾亏虚湿浊内蕴证治疗体会

慢性肾炎包括了多种病理类型，中医辨证论治对这类疾病有独特的优势，笔者认为本病以脾肾亏虚湿浊证多见，现结合这一常见证型谈谈治疗体会。

### 一、病因病机

本病以脾肾亏虚为本，湿浊内蕴为标，浅析如下。

1. 饮食不节，碍脾生湿　饮食不节为本病重要发病因素，现今因生活水平提高，肥甘厚味、辛辣、炙煿不断，食品皆易生湿化热，所谓"肥者令人内热，甘者令人中满"，久则湿热日盛，内蕴其中，困脾伤肾，导致水肿、倦怠等表现。加之大量冰镇饮料、生冷瓜果，寒凉害脾，助长寒湿，日久肾阳必受其累，形成脾肾两虚证，从而导致本病发生，而脾肾亏虚失于运化，进一步生湿化热，王九峰谓之"脾肾交亏，精华益败，湿势益彰"，如此形成恶性循环，病情日重。

2. 生活无节，伤脾亏肾　当前生活节奏快，饮食、休息皆无规律，且精神压力大，导致身心俱疲，五脏难安，所谓"饮食劳倦则伤脾"，致使脾气日亏。又嗜欲无度，房劳伤肾，如《黄帝内经》所言"醉以入房，以欲竭其精，以耗散其真，不知持满，不时御神"，则肾气更虚，而成脾肾两虚之证。另外现代人作息时间不规律，进一步加大身体精气的消耗，治疗时应注意此类因素。

## 二、治疗

1. 节制饮食　起居有节，饮食无节为本病主要发病因素，因此治疗本病必须由此入手，一方面纠正不良的饮食习惯，少吃肥甘厚味、辛辣、冰镇饮料等，尤其节制饮酒，如此湿邪不生且易化，脾气易复。另一方面保证起居有节，养成良好的作息习惯，淡泊名利，保养精神，房劳适度，最大程度减少精气消耗，则肾气易复，再加之服药治疗才能取得良好治疗效果。但以上调护很多患者难以做到。医生务必使患者内心警醒，才能配合治疗，患者自身积极性调动不起来，即使服药效果也不佳。叶天士强调"令病者安舒静卧，以养阳气来复"，若生活无节，何能静心，不静心阳气何能来复。《内经》也强调"食饮有节，起居有常，不妄作劳"，实为金玉之言。故节制饮食、起居有节实为治疗本病之首要措施。

2. 药物治疗　本病本虚标实，脾肾亏虚为本，湿浊内蕴为标，方药治疗必标本兼治，以健脾益肾祛湿为主，笔者常采用参苓白术散加味，药选党参、白术、黄芪、山药、白扁豆、莲子肉以健脾，补骨脂、巴戟天、淫羊藿、肉桂以温肾，茯苓、薏苡仁、砂仁、藿香、车前子以祛湿。具体体会如下：①恰当安排扶正药及去邪药比例。正虚明显，扶正为主，祛邪为次，邪实明显，祛邪为主，扶正为次，可参考前人提出的扶正祛邪药比例，如三比七、四比六、五比五等，并根据邪正消长情况不断调整二者比例，步步紧扣病情变化，以取得最大疗效。②扶正防止助湿，祛湿防止伤正。补药易壅滞气机，过用则湿邪反不化；化湿、渗湿药易伤正，过用反耗正气，正气一伤，邪气益甚，所以要根据上条要求准确安排二者比例。③慎用淡渗。部分患者已出现尿频、面白等脾肾气亏虚之象，此时虽有湿邪或浮肿，也应少用淡渗，而应扶正为主，或加芳香化湿之品，过用淡渗必犯"虚虚"之戒。以淡渗药"泄人真气"。李用萃云"治湿当利小便虽为常法，然执此一说以治虚证，往往多死，盖脾气虚败，欲下欲虚，虽劫效目前而正气阴损。"④分清湿重、热重，区别用药。湿邪化热者应清热化湿为主，选茵陈蒿、栀子、车前子等药。单纯湿邪或寒湿者应燥湿或温化为主，畏寒肢冷、阴寒内盛者重用温阳药，选真武汤、实脾饮、附子汤等，盖阳不足则寒湿不化。另外对湿热盛者，即使用补药也不要大量应用白术、人参、黄芪等热药，可选用山药、白扁豆、莲子肉等温和药物，补气而不助热，笔者临床中山药有时可用到 50g。⑤补肾慎用熟地黄。熟地黄壅滞碍脾，最易生湿，纯虚证可用，湿盛者不用为宜。⑥善用生白术。生白术既健脾又燥湿，很适合本证型，寒湿可重用 30g 以上，湿热盛者不宜大量使用或不用。⑦注意化瘀。久病入络，则瘀血易生，常舌见青紫，此时稍加活血之品，如桃仁、丹参、红花、赤芍、牡丹皮等，但无瘀血征象不可乱用，易损脾胃而伤正。⑧慎用黄芪。黄芪补气，肾病最常用，但部分患者用后出现身热咽痛，此为助热之象，湿热或阴虚内热者更要慎用，否则病反加重，中医讲辨证论治，不要轻易受现代药理学干扰。⑨药物治疗必配合饮食起居，所谓"治病求本"，用药以健脾补肾为治本，而良好的饮食起居则为根本的根本，盖单纯服药虽暂时取效，但难以长久。⑩酌用提壶揭盖法。方中少量加桔梗、枇杷叶以开宣肺气、通调水道，以利于化湿，吴鞠通谓"肺主一身之气，气化湿亦化。"⑪善用砂仁。砂仁化湿行气、温中止呕，对寒湿证颇宜，且砂仁纳气归肾，伴肾虚者最宜，《医理真传》记载了这一经验，颇有参考意义。⑫倦怠的治疗。本病多数患者倦怠乏力，部分患者即以此就诊而发现肾病，主要因湿浊困阻清阳，气化不利，引起倦怠，或脾肾亏虚精微，生化不足所致，此时一定分清正虚为主还是邪实为主，若辨识不清则用药有误，极易犯"实实""虚虚"之戒，而"遗人夭殃"。⑬食少纳呆的治疗。许多患者食少纳呆，主要为脾气亏虚或湿浊困脾所致，治疗宜健脾化湿，此时注意不要过用消导药，如山楂、神曲、麦芽、莱菔子等，因消食药"耗人真气"，元气一伤，则湿邪更难运化，纳呆亦不去，待脾气来复，饮食自然增加。⑭面白的治疗。部分患者面白无华，为气虚或兼血虚之象，此时必须时时顾护正气，不要祛邪太过，以免犯"虚虚"之戒。稍不注意正气即伤，正气一伤病即难治，叶天士云"如面色白者，需要顾其阳气，湿盛则阳微也。"这一点要特别注意。

## 三、辨证经验

本证重点分清邪正的盛衰情况，分清脾肾亏虚为主还是湿浊为主，或二者并重。笔者观察许多患者苔腻、脉滑，此为湿浊之象，若兼有畏寒肢冷、夜尿频、面白、舌嫩其中一点即可判断正气已虚，尤其面白、舌嫩许多患者皆有，正是正虚的重要特征。

## 四、治疗难点分析及解决之道

本病总体上属疑难病，根治很难，部分患者逐渐加重，最终导致尿毒症，笔者从中医角度初步分析。原因有以下两点：①正气难复。若正气复必须饮食、起居、生活规律调整到位，这是避免正气消耗并逐渐恢复正气的根本。必须使患者内心警醒，珍惜生命，做到"食饮有节，起居有常"，才有望恢复正气。另外用药不当尤其祛邪太过也会导致正气亏虚，治疗中应注意。②湿邪难去。湿邪缠绵黏滞，去除颇难，尤其患者已养成不良饮食习惯，难以纠正，从而不断助长湿邪。解决之法即督促患者严格遵守饮食禁忌。

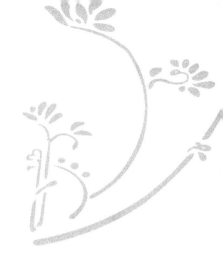

第四篇　临床经验

# 第一章　肾病临床治则治法

## 第一节　标本缓急

《素问·至真要大论》："故百病之起，有生于本者，有生于标者"。何为标，何为本。"标"即现象，"本"即本质。"标"与"本"的含义包括诸多方面。从正邪角度来说，邪气为标，正气为本，以疾病而言，症状为标，病因为本；从病位而分，体表为标，内脏为本；从发病先后来分，继发病（后病）为标，原发病（先病）为本。总之，"本"具有主要方面和主要矛盾的意义，"标"则有次要方面和次要矛盾的意义。

一般而言，标是疾病的表面现象和枝节问题，本是疾病的根本矛盾和本质问题。缓急意义有二：一是病证缓急，通常指病证的发展速度和危害性，发展速度快、对人体危害大为急；二是治疗缓急，治疗应有计划、有步骤地进行，需要优先解决的为急。《素问·至真要大论》曰："病有盛衰，治有缓急"，指治疗有缓急原则，何病先治疗，何证后解决，是辨证施治前必须思考的问题。《素问·标本病传论》进一步指出："病有标本，治有逆从，……知标本者，万举万当，不知标本者，是谓妄行。"而决定缓急，即治疗先后步骤的主要因素是标本，我们通常遵循"急则治其标，缓则治其本，标本俱急者，标本同治"的原则进行治疗。

急则治其标：指在疾病的发展演变过程中或者治疗过程中，出现了加重目前治疗疾病的因素或者出现对患者机体危害更大的情况，就必须先行解决新出现的问题，后者会影响全身各种生理功能的恢复，如不及早解决则会直接妨碍对"本"病的治疗，甚至危及生命。如脾肾两虚引起的水肿，脾肾亏虚为本，水肿为标，但当水肿加重，小便不利，影响饮食、呼吸时，就应当先攻逐利水，解决危急。待水肿减轻，病势缓和后，再健脾补肾，以求固本，防止水肿复发。后者即缓则治其本。指疾病慢性过程中或病情趋于比较平稳时的治疗原则。再比如阴虚燥咳，则燥咳为标，阴虚为本，在内热不甚，无咯血等危重症状时，当滋阴润燥以止咳，阴虚之本得治，则燥咳之标自除。再比如阴虚发热，只要滋阴养液治其本，发热之标便不治自退；外感发热，只要解表祛邪治其本，发热之标亦不治而退。标本兼治：有些情况下，标本俱急，需要标本同治。以水肿风水泛滥为例，如见一身尽肿、小便不利、咳喘、胸闷、腰痛等症，其病标为风寒束肺，病本为肾虚水泛，为标本俱急之候，故需用开鬼门、洁净腑，即采取发汗、利小便的治法，表里双解。如标证较急，见恶寒、发热、咳喘，但二便通利，则应先宣肺散寒以治其标，治疗感冒；如表现水肿、腰痛、二便不利，但无外感症状或较轻时，则当以补肾利水为主，标本同治。肾不纳气之喘病，本为肾气虚，标为肺失肃降，治疗宜益肾纳气，肃肺平喘，标本兼顾；热极生风证，本为热邪亢盛，标为肝风内动，治疗只能清热凉肝，熄风止痉，标本同治。但要注意：①滋补肝肾法不宜单纯壅补，否则可能阻碍气血流通，导致痰湿水饮内生的出现或加重；②再则孤阴不生、孤阳不长，滋补肝肾的同时应辅以温润药物，李莹老师在大量药物滋阴补肾同时常常选用少量淫羊藿、肉苁蓉、菟丝子等，以助滋阴药发挥作用；③注意阴虚阳亢风动，滋补同时稍加潜镇之品，如防风、桑寄生等；④滋腻碍胃，过度滋补可能伤脾，出现恶心、厌食不良反应，可以加用山楂、神曲、麦芽、鸡内金等药物，以助运化。

慢性肾小球疾病蛋白尿长期存在，注意标本缓急问题可以提高临床疗效。外感是肾炎发病的主要原因之一，也是导致肾炎病情反复的重要因素，急性发作期外邪侵袭，必须驱邪外出、防止闭门留寇，去除外感诱因、防止病情进一步发展；外感严重，急则治其标，先解决表证，再继续治疗肾脏疾病。但对肾炎外感的辨证，应考虑如何应用祛风药，或祛风以解表，或祛风而兼活血化瘀。缓解期以补益为主，兼顾祛风，李莹老师在慢性肾脏病的治疗过程中，重视健脾补肾以治本，但也常常适当加入防风、羌活等祛风药及金银花、连翘等清热解毒药物，标本同治。应用标本缓急理论治慢性肾衰时，她将病机错综复杂的慢性肾衰分为发作期和平稳期。平稳期病机特点以正虚为主，发作期病机特点以邪实为主，在治疗上，强调要权衡标本缓急，平稳期缓则治本，以扶助正气、补脾肾为主；在标病甚急，可危及患者生命或影响对本病治疗时，则应急则治标，以祛邪为要务，在发作期的诸种邪实当中，湿浊上逆常见，治疗以降逆止呕、通腑降浊为主。在治疗反复发作的尿路感染时，湿热下注表现明显时，当然清理湿热为主，急则治其标。湿热不显时，当以补肾温脾为主以治其本，而以利湿以治其标，据其辨证佐以清热、理气、化瘀等法，以"温肾利湿法"治疗劳淋，给予温肾利湿方（益智仁、菟丝子、桑螵蛸、山茱萸、车前子、白茅根、芦根、怀牛膝）为主随证加减。

# 第二节　金水相生法

五行是华夏民族朴素的辩证唯物主义的哲学思想。多用于哲学、中医学和占卜等方面。五行学说是华夏民族文化的重要组成部分。肺在五行属金，肾在五行属水，根据五行相生、相克关系，肺为母脏，肾为子脏。在生理、病理方面均相互影响。肺与肾的关系，主要表现于水液的代谢和呼吸运动两个方面。如肺为"水之上源"，肾为"水之下源"。肺主通调水道，"肾者水脏，主津液"。肺的宣发肃降和通调水道，有赖于肾的蒸腾气化。肾主水的功能有赖于肺的宣发肃降和通调水道。二脏相互配合，共同调节人体水液代谢。又如肺主气，司呼吸，肾主纳气，二脏共同维持人体的正常呼吸。《类证治裁》云："肺为气之主，肾为气之根，肺主呼气，肾主纳气，阴阳相交，呼吸乃和。"病理上多见肺肾两虚，治疗时则肺肾同治，故有"肺肾同源"之说。

补肺养肾法即金水相生法，是肺肾阴虚的治疗方法，适用于肺虚不能输布津液以滋肾，或肾阴不足，精气不能上滋于肺，而致肺肾阴虚者。也可应用于金与水之间的母子相关的病变，如肺之精津亏虚，不能滋养肾精，或肾精亏虚，不能上滋养肺之精津而致的肺肾精津两虚证；肺病日久，肺阳亏虚，母盗子气，累及肾阳亦虚，或肾阳虚衰，不能温养肺阳而致的肺肾阳虚证；肺病日久，导致宗气的生成障碍，宗气不足不能下行资助元气（即肾精），或肾气亏虚，不能上行滋养宗气而致宗气不足，引起的一身之气亏虚（即气虚证）。这类病证的治疗，可在辨明肺肾之精、津、气、阴、阳虚衰的基础上，分别采用补肺养肾、补肺益肾兼以健脾生气、补肺温肾等方法治之。它们皆可称为"金水相生法"。常用药物有沙参、天冬、麦冬、玉竹、生地、熟地等。常用方剂有百合固金丸、琼玉膏、麦味地黄丸等。

# 第三节　清热利湿法

清热利湿法是利湿法之一，是治疗下焦湿热的常用方法，对于由于湿热下注，或湿热蕴结下焦而导致的小腹胀满、小便浑浊、尿频涩痛、余淋不止，甚至癃闭不通。此法在治疗肾脏疾病上尤为重要，若饮食不洁，中焦内蕴湿热，或肝郁化火，郁滞下焦，或房事不节，脾肾两伤，肾气亏虚，而导致水湿及气化功能失常，湿热丛生。上述因素均可以导致湿热之邪蕴结下焦，因此在治疗上，应首推清热利湿法。如《金匮要略》中提出"热在下焦"；《丹溪心法》中提出"病有五邪，皆属于热"。同时热易伤阴，又往往伴有不同程度的阴虚，故湿热与阴虚症状常常伴随出现。李莹老师在治疗下焦湿热时，会应用猪苓汤加减，猪苓汤出自《伤寒论》，主治小便不利。方中猪苓、茯苓、泽泻清热利湿，滑石利湿通淋，阿胶养血养阴，此方能显著体现出李莹老师对于疾病的辨证准确，用方适度。另有方剂石韦汤也是李莹老师常用的方剂，因其清热利湿功效显著而被李莹老师广泛使用。

## 验案举例

王×，男，35岁，1999年4月首诊，发病8个月，以腰痛为主，尿常规示：潜血（3+），蛋白（2+），白细胞（3+），红细胞计数365.2个/$\mu$l，白细胞计数563.7个/$\mu$l；泌尿系彩超提示：双肾结石。右侧肾盂处可见直径1.2mm结石1块，另见为泥沙样结石。肾盂积水。自行口服头孢氨苄未见缓解，来我门诊求治。现症腰部酸痛，双下肢无力，腰膝酸软，尿黄赤，偶有肉眼血尿，咽干口苦，舌黄腻，脉滑数。综合分析患者症状与体征，考虑患者为肾结石不下，感染不愈，当属肾气亏虚，湿热蕴结，治疗宜益气补肾，清利湿热。方药：黄芪20g，党参20g，白术15g，当归15g，金银花20g，败酱草15g，连翘20g，土茯苓25g，白茅根25g，石伟20g，金钱草20g，虎杖20g，泽泻20g，地龙15g，牛膝15g。上药连服10付，半个月后患者复诊，自述小便时排出血块1块，尿液颜色转淡，尿常规检查提示：潜血（＋），白细胞（＋），红细胞计数75.5个/$\mu$l，白细胞计数48.2个/$\mu$l。食欲及肾体状况有所改善，但仍有腰部酸痛，乏力症状改善，下肢明显感觉有力，口干口苦症状改善，舌质暗红，苔腻，脉滑。以上药去白术、当归，加金荞麦20g，仙鹤草25g，连服10付。三诊时患者症状已基本消除。查尿常规基本正常，复查泌尿系彩超提示：双肾泥沙样结石。

[按语]下焦湿热证是肾脏病中的常见证型，虽然这类证型可以合并和诱发出许多新证型，而且在临床中较难迅速治疗起效，但李莹老师根据自己多年对于清热利湿法的使用经验，提出了许多治疗中的要点，首先要保护脾肾的气血生化之源，不能清利过劲而有伤正气，其次在治疗上应以祛湿为主、清热为辅，由于湿邪重浊黏腻，不易速去，易伤及人体正气，因此在临床中应注意健脾化湿与燥热祛湿相结合，不可一味地利湿，恐有伤正气，强调治疗上体现出整体观念。最后是适当加入活血化瘀之药，可以起到佐使药的效果，加强治疗效果，使邪实可除，不留寇于体内。

## 第四节　利水渗湿法

利水渗湿为肾科常用治疗方法，主要用于水肿及湿浊或湿热胜者。应用得当可使水气迅速缓解，尿量明显增加。吴鞠通提出："治湿不利小便，非其治也"，对后世医家治疗湿邪为病有重要指导意义。叶天士治疗湿温也提出："通阳不在温，而在利小便"的经典理论，也成为后世治疗湿热证经典依据，临床上五苓散、八正散、猪苓汤皆为利水渗湿的代表方。

利水渗湿法虽有利水祛邪的作用，但临床上证候常常虚实并见，并非单纯利水渗湿就能一定能取效，而是要根据四诊情况在辨证基础上采用利水渗湿药。如临床上治疗阳虚水泛常用真武汤合五苓散，此时阳虚为本，水邪为标，如单纯采用五苓散利水渗湿，往往水邪难去。这是因为过于淡渗往往同时伤正，正气亏虚，水邪反而不化，或去而复来，犯了"虚虚"之戒，必须在温阳基础上酌加利水药才能利水而不伤正，发挥标本兼治的效果。李用萃云："治湿当利小便虽为常法，然执此一说以治虚症往往多死，盖脾气虚败，愈下愈虚，虽劫效目前而正气阴损"。说明了利水渗湿法绝不可乱用，否则非但不能解决问题，而且加重病情。就利水渗湿的代表方五苓散而言，方中虽利水渗湿为主，但同时加白术健脾燥湿，加桂枝通阳化气，并非单纯利水渗湿药。猪苓汤亦是如此，利水渗湿为主，但酌加阿胶以滋阴利水，使利水而不伤阴，滋阴而助气化。故利水渗湿方或药在发病初期水邪盛可利水渗湿为主，水邪渐化后再转为消补兼治或扶正为主，既可祛邪又避免伤正。且水为阴邪，非阳不化，不温阳，不求本，邪去必复来。

利水渗湿法除用于水邪为病，还可用于淋证出现尿频少、尿急、尿痛等，淋证虽无水气存在，但多有湿热或寒湿，此时用于利水渗湿法仍符合辨证论治原则，湿热为主者可用车前子、金钱草、滑石等渗湿药或八正散等方。寒湿者用五苓散加肉桂、小茴香等品，此种情况亦属于反治中的"通因通用法"。

还有癃闭有时也需用利水渗湿法，癃闭治疗首先辨寒热虚实，但毕竟小便不利，虽未必有水气，但在辨证论治基础上酌加利水渗湿药可增强疗效。如前列腺增生，常用补中益气汤或肾气丸加五苓散，效果令人满意。

对于痰饮病的治疗，利水渗湿法也为必用之法，但《金匮要略》又提出"病痰饮者，当以温药和之"，表明利水渗湿主要为治标之法，"温药和之"才是治本之道。故又云：

"短气有微饮，当从小便去之，苓桂术甘汤主之，肾气丸亦主之"，皆是扶正利水之法，利水渗湿也需辨证而用。

## 验案举例

病案1：韩×，女，59岁，2005年3月24日就诊。慢性肾炎1年余，反复双下肢浮肿，劳则加重，长期口服汤剂及双氢克尿噻等利尿药，浮肿仍反反复复，近3天浮肿加重。现症：下肢浮肿，乏力倦怠，食少纳呆，腹胀，腰酸痛，饮食正常，尿略少，大便略干，舌淡红，苔白腻，脉滑无力。尿常规：蛋白（2+），潜血（3+）。辨证为脾气亏虚、水湿内停，治以健脾利水，方药：茯苓30g，猪苓15g，泽泻20g，白术20g，桂枝15g，黄芪30g，党参20g，枳壳15g，6付。2005年4月2日二诊，下肢浮肿略减轻，余无变化，处方：茯苓50g，猪苓20g，泽泻20g，车前子（包）50g，白术20g，桂枝15g，黄芪30g，党参20g，枳壳15g，6付。2005年4月10日三诊，浮肿明显减轻，尿量正常，腹胀减轻，乏力略减轻，舌淡红苔白腻，脉滑无力，原方10付。2005年4月27日四诊，下肢浮肿又较明显，乏力倦怠，腹胀，食少纳呆，腰酸痛，舌淡红，苔白腻，脉滑无力。处方：杜仲30g，补骨脂20g，白术20g，仙灵脾20g，黄芪30g，红参（单煎）10g，茯苓30g，猪苓15g，泽泻20g，6付。2005年5月6日五诊，浮肿消失，乏力减轻，腹胀、食少纳呆减轻，腰酸痛，舌淡红，苔白腻，脉滑无力，原方10付。2005年5月22日六诊，无浮肿，偶腹胀，饮食明显增加，便干，尿常规：蛋白（+），潜血（+）。处方：杜仲30g，补骨脂20g，白术20g，仙灵脾20g，黄芪30g，红参（单煎）10g，茯苓30g，猪苓10g，泽泻15g，枳壳15g，15付。2005年6月15日七诊，饮食正常，便仍干，1～2日1次，舌淡红，苔白腻，脉滑无力。尿常规：蛋白（+），潜血（-）。处方：杜仲30g，补骨脂20g，白术20g，仙灵脾20g，黄芪30g，红参（单煎）10g，茯苓30g，猪苓10g，泽泻15g，藿香15g，佩兰15g，6付。2005年6月25日八诊，饮食正常，大便不干，舌淡红，苔薄白腻，脉滑。原方10付。

[按语] 本患者为脾肾两虚、水湿内停证，因浮肿明显，尿少，故首诊先以五苓散以利水消肿，加黄芪、党参以增强补气之力，盖气足方能盛湿，加枳壳理气除胀，使补而不滞。服后浮肿略减，二诊加车前子以增强利水消肿力量，三诊浮肿等症皆明显减轻，但继续服原方又出现浮肿，考虑利水太过，正气反亏，故诸症复起，又给予健脾补肾汤扶正为主，酌加少量利水消肿药以祛邪，药后浮肿渐消，腹胀减轻，饮食增加，原方继服。说明利水渗湿药要适可而止，过用则伤正，反不利于病情恢复。患者大便干燥，用枳壳等理气通便无效，后用藿香、佩兰化湿大便反通，根据舌白腻，考

虑为湿浊中阻，津液不生，故大便秘结，芳香化湿后则津复便通。

病案 2：金××，男，50 岁。2011 年 6 月 20 日就诊。右肾结石 2 个月，经我院彩超：右肾 1 个结石，大小 0.6cm×0.5cm，口服排石汤等药未见效果。现症：腰酸痛，倦怠乏力，四肢不温，饮食正常，尿黄，胸闷，气短，便溏，舌淡红，苔薄黄腻，脉滑。辨证为肾气亏虚湿热下注，给予温肾益气、利尿排石。方药：金钱草 50g，海金沙 20g，滑石（包）30g，车前子（包）30g，仙灵脾 20g，补骨脂 20g，菟丝子 15g，杜仲 20g，6 付。2011 年 6 月 28 日二诊。腰酸略减轻，便溏，舌淡红，苔薄黄腻，脉滑。方药：金钱草 60g，海金沙 20g，滑石（包）30g，车前子（包）30g，仙灵脾 20g，补骨脂 20g，菟丝子 15g，杜仲 20g，白术 20g，10 付。2011 年 7 月 13 日三诊，患者腰酸痛不明显，便溏减轻，未见结石排出，复查彩超提示：泥沙样结石，原方 10 付。后复查肾彩超结石消失。

[按语] 一般肾结石直径超过 1.0cm 就需要碎石或手术治疗，小于 1.0cm 以下可选择中药排石治疗。本患者结石并不大，也未发生肾绞痛现象，故首选中药治疗，服药后并无块状结石排出，但变为泥沙样结石最后排出，表明中药也有碎石的效果。一般认为泌尿系结石为湿热酿生砂石所致，故治疗结石通常采用大量金钱草、海金沙、鸡内金等排石药，有的有效，有的无效。笔者认为治疗结石仍需辨证论治，并非肾结石就一定是湿热证，如本患者在湿热基础上有明显肾气亏虚表现，如果肾气不复，即使应用大量利湿排石药，结石也难以排出，故本患者给予仙灵脾、补骨脂、菟丝子、杜仲补肾益气，加入金钱草、海金沙、滑石、车前子以利湿排石，标本兼治，效果满意。

病案 3：刘××，女，47 岁。2010 年 4 月 19 日就诊。反复尿频、尿急 5 个月。长期静脉注射或口服头孢类及左氧氟沙星等抗炎药，间断服用中药汤剂及石韦片等药，症状可暂时消失，受凉又发。现症：尿频，尿痛，尿有灼热感，心烦易怒，善太息，口苦，食少纳呆，腰酸痛畏凉，饮食正常，便干，舌淡红，苔黄腻，脉滑。辨证为湿热下注，兼肾气虚寒，治以利湿通淋，温肾益气，方药：车前子（包）20g，萹蓄 15g，滑石（包）20g，甘草 10g，栀子 15g，泽泻 15g，石韦 20g，仙灵脾 15g，菟丝子 15g，杜仲 15g，柴胡 15g，6 付。2010 年 4 月 29 日二诊，患者尿频，尿痛基本消失，便干明显，舌淡红，苔黄腻，脉滑，原方加大黄 5g，6 付。2010 年 5 月 4 日三诊：无尿频、尿痛，便干减轻，心烦易怒，善太息，口苦，饮食增加，舌淡红，苔黄腻，脉滑，方药：车前子（包）20g，萹蓄 15g，滑石（包）15g，甘草 10g，栀子 10g，泽泻 15g，石韦 20g，仙灵脾 15g，菟丝子 15g，杜仲 15g，柴胡 15g，6 付。

[按语] 患者反复尿路感染，尿频，尿急，尿有灼热感，苔黄腻，为湿热下注证，

腰痛畏凉，为肾气虚寒。故本患者为寒热错杂之证，单纯祛湿热，肾虚将加重，如温肾太过，湿热亦重，因此采用八正散清热利湿通淋，加仙灵脾、菟丝子、杜仲温肾散寒，患者平素心烦易怒，善太息，口苦，为肝郁之证，因肝经循阴器，肝气郁滞则膀胱气化不利，也会加重尿路感染或导致感染反复发生，故又加柴胡以疏肝。患者平素也应注意调整情绪，减少郁怒，以减少尿路感染的反复发生。药后症状很快消失，但因湿热证及肾虚证不会短时间内恢复，故应继续治疗，以减少病情反复。

病案4、邓××，女，40岁，2012年7月20日。反复尿频、尿急并下肢浮肿4天，患者4天前受凉后出现尿频、尿急，于吉林省中医院化验尿常规：白细胞计数30.5个/μl，白细胞5.5个/HPF，既往7年反复尿路感染。现症：尿频、尿急，小腹胀，头晕，心烦易怒，倦怠乏力，面白无华，便秘，舌质淡红，苔黄腻，脉沉细。辨证为湿热下注，以清利湿热。方药：车前草20g，萹蓄15g，黄柏10g，大黄10g，牛膝15g，草薢20g，当归20g，竹叶20g，茅根30g，白术15g，茯苓10g，太子参25g，3付。2012年7月24日二诊，尿频、尿急明显减轻，小腹胀略减，便秘减轻，头晕减轻，倦怠神疲，面白无华，舌质淡红，苔黄腻，脉沉细。方药：车前草20g，草薢20g，竹叶15g，茯苓20g，枳实10g，竹茹15g，柴胡20g，黄芩10g，坤草15g，陈皮10g，白术20g，党参20g，砂仁（后下）10g，郁金20g，黄芪30g，4付。2012年8月2日三诊，无明显尿频、尿急，略小腹胀，纳呆，倦怠，面白无华，苔黄腻，脉沉细。方药：苍术20g，车前草20g，柴胡25g，白术20g，党参20g，黄芩15g，竹茹20g，郁金20g，茵陈20g，枇杷叶20g，枳实10g，栀子15g，4付。

[按语]本患者尿频、尿急，小腹胀，苔黄腻，脉沉细。为湿热下注之淋证，故采用八正散以利尿通淋；大便干结，少佐大黄以泻下通便；患者同时头晕，倦怠乏力，面白无华，属脾气亏虚，气血不足之证，单纯清利湿热必犯"虚虚"之戒，故加白术、茯苓、太子参以健脾益气。二诊症减，大黄去掉，防止过用伤正，加白术、党参、黄芪以增补气之力。患者心烦易怒，则肝气郁滞，肝经循阴器，肝郁则膀胱气化不利，则淋证易反复，故又加柴胡、黄芩等疏肝泄热，最终症状消除，尿路感染得愈。

附：利水验方

历代中医人士在长期实践形成了许多食疗验方，应用得当对一些疾病有很好的疗效，李莹老师搜集了部分肾病方面的食疗验方，现简要叙述一下应用要点：

1.复方黄芪粥 这是岳美中先生的验方，组成为：生黄芪60g，生苡仁30g，赤小豆15g，鸡内金9g，金橘饼2枚，乌糯米30g。先以水600ml，煮黄芪20分钟，去渣，次入苡仁、赤小豆煮30分钟，再次入鸡内金、乌糯米，煮熟成粥，作一日量，分2次服之，食后嚼金橘饼 1 枚，每日服 1 剂。此方适用于各种慢性肾病日久，脾气亏虚并伴湿浊者，可加入辨证方药中，也可单用。

2. 玉米须饮　玉米须 50g，海金沙草 30g，马鞭草 30g，水煎服。用于尿路感染或其他肾病属湿热证为主者，表现为尿黄，小便不利等，脾肾气虚或阳虚者导致的水肿不用，否则犯"虚虚"之戒。

3. 西瓜赤小豆汤　西瓜皮 30g，冬瓜皮 30g，赤小豆 30g，用水 500 毫升同煎服，可随意常服。用于湿热证或水邪化热者，气虚者不用，或配合扶正药适用。

4. 山药粥　生山药 30g，粳米适量，加水煮熟成粥，加入白糖适量服之。山药健脾，粳米和中，故用于各种慢性肾脏病脾气亏虚证为主者，湿热证不用。

5. 黄芪鲤鱼汤　鲤鱼 1 条，生黄芪 50g，赤小豆 30g，生姜 20g，砂仁 5g，煎煮 1 小时，喝汤吃鱼。用于脾虚水肿较重者，或夹湿热者，尤其用于肾病综合征属脾虚证者有一定效果。

6. 茯苓饼　茯苓粉、米粉、绵白糖各等份，加水调成糊，文火煎烙成薄饼。早晚作点心用。茯苓淡渗利水，白糖补中，扶助中气，适用于各种慢性肾脏病脾虚水肿者。

# 第五节　祛风除湿法

祛风除湿为八法中的汗法，主要用于外感证或风湿痹症等，但在一些肾病中有广泛应用，如张仲景在风水治疗中采用越婢汤、防己黄芪汤等发汗解表，而且在各种肾病治疗中，并不是只有风水采用祛风解表法，在各种内伤为主的肾病中常兼有表证，此时也必须酌加解表药。如慢性肾炎、慢性肾衰患者常易感冒，或平素既伴有肢体酸痛，阴雨天加重等表证，此时单纯治里往往难以取效，此时就宜遵循先表后里的原则，先解除表证，再治里证，或采用表里双解之法，这样才能取得疗效。如防己黄芪汤就是表里双解的代表方，方中防己、生姜祛风除湿以解表，黄芪、白术、甘草补气健脾以治里，里气足才能托邪外出，这个时候就不是单纯祛风湿法所能解决问题的。就越婢汤而言，其中也加甘草大枣，也是扶正祛邪之意。临床上也有人采用人参败毒散治疗肾病属外感者，其理论基础是邪从表入，还从表出，也称"逆流挽舟"法，道理都是一样的。

**验案举例**

病案1：王××，男，35岁。2012年10月11日就诊。半年前下肢出现水肿，经化验潜血（2+），蛋白（+），诊断为慢性肾炎，口服血尿胶囊等药效果不佳，1周前感冒后镜下出现大量红细胞：532个/μl。现症：双下肢轻微浮肿，乏力，纳呆，易倦怠，咽干，肢体酸楚，便溏，尿量正常，舌淡红，苔薄黄腻，脉滑无力。辨证为表虚湿盛，防己黄芪汤加减，方药：防己15g，黄芪30g，白术30g，甘草15g，生姜15g，茯苓30g，桂枝20g，白芍20g，党参20g，6付。2012年10月19日二诊，患者肢体酸楚消失，便溏减轻，舌淡红，苔薄黄腻，脉滑无力，处方：防己10g，黄芪30g，白术30g，甘草15g，生姜15g，茯苓30g，桂枝10，白芍20g，党参20g，大枣5枚，10付。2012年11月4日三诊，浮肿偶见，乏力减轻，饮食好转，复查尿常规：潜血（2+），蛋白（+），红细胞145个/ul。方药：黄芪30g，白术30g，甘草15g，生姜10g，茯苓30g，桂枝15g，白芍20g，党参20g，大枣5枚。10付。

［按语］患者为气虚外感之证，正气不足导致风寒乘虚而入，故治疗扶正祛邪并用，服后表证减轻，二诊防己、桂枝减量，加大枣以增强补气作用，体现了方药随邪正的消长而变化。三诊去掉表药，尤其防己大苦大寒，久用易伤正，故表解即去，而补气健脾上升为主要治法，疾病日渐好转。

病案2：马××，女，45岁。2005年10月2日就诊。颜面浮肿1周，曾于当地医院化验血、尿常规及肾功能等无异常，诊断不明确，遂寻求中医治疗。现症，颜面浮肿，微恶寒，肢体酸楚，乏力，口干，腰酸痛，饮食正常，尿略少，大便正常，舌淡红，苔白腻，脉浮滑。辨证为外感风寒湿，治以祛风散寒为主。方药：羌活20g，防风20g，细辛5g，苍术15g，白芷15g，川芎20g，生地20g，甘草10g，厚朴15g，白术20g，4付。2005年10月7日二诊，颜面浮肿减轻，恶寒不明显，肢体酸楚减轻，乏力倦怠，腰时酸痛，尿量正常，舌淡红，苔白腻，脉略浮滑，处方：羌活15g，防风5g，细辛5g，苍术15g，白芷15g，川芎15g，生地20g，甘草10g，厚朴15g，白术20g，黄芪20g，3付。2005年10月12日三诊，颜面略浮肿，无恶寒，肢体酸楚，仍乏力倦怠，汗出，尿量正常，舌淡红，苔白腻，脉滑。处方：熟地15g，杜仲30g，补骨脂20g，白术20g，仙灵脾20g，黄芪30g，红参（单煎）10g，苍术20g，茯苓20g，6付。2005年10月22日四诊，颜面无浮肿，腰酸痛减轻，肢体酸楚减轻，乏力倦怠减轻，汗出不明显，尿量正常，舌淡红，苔白腻，脉滑，处方：熟地15g，杜仲30g，补骨脂20g，白术30g，仙灵脾20g，黄芪30g，红参（单煎）10g，苍术15g，茯苓30g，15付。

［按语］患者就诊时颜面浮肿，微恶寒，肢体酸楚，脉浮滑，为明显的风寒湿表

证，属风水为病。腰酸痛，乏力倦怠，苔白腻，为脾肾气虚夹湿之证。因此本患者为表里同病，根据先解表后治里的原则，先给予九味羌活汤加减以解表，服后表证渐解，浮肿减轻。二诊表药酌减，增强补气健脾扶正之力。三诊表证消除，但乏力倦怠，汗出，为邪去正虚表现，则改为双补脾肾为主，采用健脾补肾汤加减，加苍术、茯苓以化湿浊，最终诸症得愈。本病治疗关键是先解表，表证除再扶正，切不可因为浮肿及腰痛、乏力等症的存在而急于扶正，如此则表邪不去，反而传变入里，加重病情。

## 第六节　清上治下法

中医学认为，足少阴肾经起于足小趾下，斜行于足心，出行于舟骨粗隆之下，沿内踝后，分出进入足跟部，向上沿小腿内侧后缘，至腘窝内侧，上股内侧后缘入脊内，穿过脊柱至腰部，属肾，络膀胱；其直行者，从肾上行，穿过肝和膈肌，进入肺，沿喉咙，到舌根两旁；其分支从肺中分出，络心，注入胸中，交于手厥阴心包经。可见足少阴肾经与肺部相连，且上可至咽喉、舌根。

慢性肾脏病患者病程长，在病程中常常出现一些上呼吸道感染性疾病，如扁桃体炎、咽炎、喉炎等，其病因病机是外感风寒、风热之邪，从口鼻而入，盘踞于咽喉，可循经下行犯肾，郁结化生瘀毒，损伤肾络，可导致肾脏病情的加重。再者，现代医学研究亦证实，作为临床中十分常见的慢性肾脏病之一，慢性肾小球肾炎是一种与感染有关的免疫反应性疾病，其发生与体内长期存在感染性病灶有关，当发生急性扁桃体炎、咽炎、喉炎时，可产生一些外源性和内源性抗原，若这些抗原不能被及时有效的清除，可刺激性的使体内产生抗体，抗原抗体结合后形成复合物，并沉积于肾小球，最终导致肾脏受损及肾炎的发生。由此可见，积极控制咽喉部的感染病灶（即清上），对于清除抗原及抗原抗体复合物在肾小球内的沉积，减轻其对肾小球的进一步损伤（即治下），提高慢性肾小球肾炎等慢性肾脏病的治疗效果具有重要的意义。

清上治下法的常用药物包括连翘、金荞麦、荆芥穗、蝉蜕、牛蒡子、淡豆豉、板蓝根、贯众、野菊花、射干、木蝴蝶等，药理研究证实上述药物均可有效治疗扁桃体炎、咽炎、喉炎等上呼吸道感染性疾病，具有较好的抗菌、抗病毒、消炎解热等药理作用。临证时，还须根据慢性肾脏病的具体病情随症加减用药：尿潜血者，酌加生地炭、白茅根、茜草、侧柏炭等；尿蛋白升高者，加土茯苓、白花蛇舌草、地龙、僵蚕等；血肌酐、尿素氮增高者，加草果仁、龙骨、牡蛎、大黄等；阴虚表现明显者，加玄参、熟地黄、女贞子、旱莲草、枸杞子等；阳虚表现明显者，加杜仲、仙灵脾、仙茅、巴戟天等类。

另外，对于某些服用中药汤剂不便的病患，如小儿患者、老年患者等，亦可以选用一些中成药，如银翘解毒丸、清热解毒口服液、疏风解毒胶囊、双黄连颗粒、馥感啉口服液等，均有较好的效果。

## 第七节　通腑泻浊法

慢性肾功能衰竭简称为慢性肾衰，是指发生在各种肾脏疾病的基础上，迁延、缓慢的出现肾功能减退，直至肾功能衰竭的一种临床综合征。其主要表现包括多种代谢障碍及由代谢产物潴留而产生的各系统症状。中医学认为慢性肾衰属于"肾衰""溺毒""关格""癃闭""水肿"等病证范畴，其发生发展与内外两个方面的因素有关，其内因多为先天禀赋不足、肾气亏虚，内因多与劳累过度、房劳过多、七情过急损伤肾脏，或外感六淫、疫毒、皮肤疮毒等邪气，或原发肾脏疾病、他病失治误治，病情迁延，或过用具有肾毒性的药物等均可导致肾阴亏损，肾阳衰微，肾脏自身功能日益减退，气血阴阳衰惫，累及脾、胃、肝、肺、心等脏腑。由此可见，慢性肾衰可由多种病因而引起，进而引起脾肾、心、肝、肺等脏腑虚损，气化失司，体内水液运化失常，水湿内生，日久可变成痰湿、湿热、湿浊、瘀血等实邪，聚久而成为"毒"邪，滞留于体内，导致各种症状的发生。由此可见，"毒"邪既是病理产物，同时又是新的致病因素，其贯穿于慢性肾衰的整个病程过程中，上可影响心肺，而见咳嗽、喘息、气促、心悸、气短、昏迷、谵妄；中可影响脾胃，而见恶心、呕吐、口中异味、面色黧黑、食少纳呆、脘腹胀满、大便稀溏或秘结不通；下可影响肝肾，而见腰痛、腰膝酸软、倦怠乏力、小便短少、排尿无力、下肢浮肿或全身浮肿等。故而有效祛除"毒"邪是治疗慢性肾衰的重要方法之一。

"六腑以通为用"，通腑泻浊法即是采用诸如大黄一类的中药，使肠腑通、浊毒邪气得去的治疗方法，其特点是宣畅脏腑气机、祛除肠道内糟粕、推陈致新、邪去而正复等。常用药物包括大黄、芒硝、忍冬藤、陈皮、蒲公英、晚蚕砂、茯苓皮、槐花、附子等。《神农本草经》谓大黄："气味苦寒，无毒，主下瘀血，血闭寒热，破癥瘕积聚，留饮宿食，荡涤肠胃，推陈致新，通利水谷，调中化食，安和五脏。"以大黄为主的通腑泻浊法在临床中十分常用，既可药物服用，又可复方煎服、静脉注射、保留灌肠等，现代药理研究显示：大黄的作用部位在大肠，可以提高远段结肠和中段结肠的张力，促使其运动增强，抑制钠离子从肠腔内转移至细胞内，使水分停留在肠道内而促进排便，同时具有较好的降低尿素氮、血肌酐、尿酸等毒素的水平，促进其排出体外，减少其对体内各个系统的损害作用。由于大黄治疗慢性肾衰效果显著，故而已成为治疗本病的一味专药。通腑泻浊法往往需要和其他方法同用，主要依据辨证而合理使用，如脾肾阳虚、浊邪冷积于内者，则应配合温补脾肾之法，选用干姜、人参、附子、当归、肉桂、肉苁蓉、菟丝子、胡桃肉等；脾气不足者，配合健脾益气法，选用白术、山药、茯苓、甘草、陈皮等；肠胃积热者，需配合清热消积法，选用枳实、黄连、栀子、白头翁、甘草等；伴有湿热者，需配合清热利湿法，选用车前子、萹蓄、瞿麦、滑石、甘草梢、龙胆草等；兼有瘀血者，配合益气活血化瘀法，选用丹参、赤芍、川芎、红花、延胡索、鸡血藤等。需要注意的是，在慢性肾衰的各个阶段，均存在正气亏虚的病机，因此在使用通腑泻浊法的同时，需要时时顾护正气，以防"虚虚"之弊，可选用四君子汤、四物汤、香砂六君子汤、补中益气汤、六味地黄丸、金匮肾气丸、二至丸、左归丸、右归丸等，发挥"扶正不碍邪、祛邪不伤正"的作用。

通腑泻浊法亦可以选择肠道给药，仍以大黄为主药，配合陈皮、蒲公英、金银花、忍冬藤、刘寄奴等，为防泻下太过，可加龙骨、牡蛎，药理研究显示二味药物尚有降低血磷水平、提高血钙水平等作用；伴有水湿、瘀血者，可加益母草；阳虚明显者，加制附子。

## 第八节　化浊降逆法

慢性肾衰竭是一个临床综合征。它发生在各种慢性肾实质疾病的基础上，虽病情进展缓慢，但病程一般不可逆，肾功能呈进行性减退和恶化，直至发生尿毒症。虽然终末期肾衰患者尚可以进行透析和肾移植。但是，透析疗法不能代替内分泌和代谢功能，肾移植后要使用大量免疫抑制剂，导致并发感染者增加，恶性肿瘤发病率也增加，并且这两种疗法价钱昂贵，供体肾也较少。因此，研究能够延缓肾功能恶化乃至停止慢性肾衰竭发展的方法，对广大患者来说是十分有意义的。中医药是祖国的伟大宝库。现今，中西医结合在治疗各种疾病中都发挥了重要的作用，慢性肾功能衰竭作为一个难治疾病，中医也对其有深刻的研究和认识，临床上也创造了不少行之有效的中医治法，为广大的慢性肾衰竭患者解除痛苦，延缓乃至停止了部分患者肾功能的恶化。李莹老师认为慢性肾功能不全的患者，病程较长；由于体内代谢的紊乱，病理产物堆积，邪气亦必实。血尿素氮（BUN）、肌酐（Scr）升高时，多表现为湿浊或湿热内停，严重时表现为湿毒内蕴。内停之湿浊、湿热、湿毒在肾功能不全时是辨证治疗的重要环节，它反映了患者体内代谢产物的异常堆积，一方面使机体处于"中毒"的状态；另一方面进一步销蚀正气，使正虚益甚。故临证治疗，化浊降逆，以排除湿浊之毒。临床中多用大黄泄浊解毒、推陈致新、调和五脏，姜黄行气散郁、活血祛瘀，浊祛新生。

## 第九节　补气利水法

补气利水法，即益气利水法，属扶正祛邪法则的重要内容之一。在中医理论中，疾病发展的过程也是正气与邪气矛盾双方相互斗争的过程。邪胜于正，则病进；正胜于邪，则病退。正如《素问·通评虚实论》所言："邪气盛则实，精气夺则虚"，指出了正邪斗争的胜负直接决定着疾病的进退。

气虚与水湿在病因、病机方面具有密切的联系。气虚主要指肺、脾、肾之气虚，其中肾的开阖有节，有利于人体水液代谢的平衡。若肾气虚弱，无力蒸化，开阖失度则水湿不固；脾为后天之本，主运化水湿之功。"诸湿肿满，皆属于脾"，若脾气虚弱，则水湿失于运化；肺主治节、通调水道。若肺气失于宣畅，无力通调水道，风水相搏则发为水肿。《景岳全书·肿胀篇》对此进行了精辟的归纳："凡水肿等证，乃肺、脾、肾三脏相干之病。盖水为至阴，故其本在肾；水化于气，故其标在肺；水唯畏土，故其治在脾。今肺虚则气不化精而化水，脾虚则土不制水而反克，肾虚则水无所主而妄行"，强调了气虚。

补气，即扶助正气，通过增强体质，以提高机体的抗邪能力。利水，即祛除水湿邪气，使邪去正安。两者相互为用，相辅相成，适用于气虚兼水湿、虚实错杂的病证。运用补气利水法时，需要仔细观察分析气虚与水湿主次关系、消长盛衰的变化，根据二者矛盾斗争的地位，决定补气、利水的主次先后。补气利水法首创于张仲景，以《金匮要略》所载防己黄芪汤为代表方剂。仲景治疗水气病的原则为腰以上肿发汗，腰以下肿利小便，防己黄芪汤即针对后者而创立。"腰以上和，腰以下当肿及阴，难以屈伸"，表明下半身浮肿以肢体酸重为特征。本方治疗表虚不固，外受风邪，水湿郁于肌表经络之间所致的水肿证。风邪在外，法当汗解，但其人表虚，若强汗之，必重伤其表，反招风邪，表虚当固，单纯固表，则风邪不除，水湿不去，因此，必须补气与利水并用。方中应用防己12g，黄芪15g，甘草6g，白术9g，以防己祛风行水，黄芪益气固表，行水消肿，两者配伍，祛风不伤表，固表不留邪，且又行水气，共为君药。臣以白术补气健脾祛湿，与黄芪为伍则益气固表之力增，与防己相配则祛湿行水之功倍。使以甘草，培土和中，调和药性。煎加姜、枣为佐，解表行水，调和营卫。诸药相合，共奏益气祛风、健脾利水之效，使风邪得除，表气得固，脾气健旺，水湿得以运化而消解。从张仲景所用防己黄芪汤、防己茯苓汤、白术附子汤、桂枝加黄芪汤等的组方要领中可以看出，早在汉代，医家便已经认识到利水的同时补益正气的重要性，也为后世形成补气利水治法奠定了基础。

气属阳，水属阴，水不自行，赖气以动，气行则水行。气虚、气滞均可导致水液停聚，并相互影响。气虚则推动无力而致水停，水为有形之邪，阻碍气的运行，导致气滞，气机不利，则气不行水，进一步加重水液的停聚。明代张景岳针对水、气的关系及治法，提出"水气本为同类""气化水自化""水不能化，因气之虚"的观点，治疗上倡导"凡治肿者，必先治水。治水者，必先治气"。此处所言治水，包含补气、行气两层含义，在利水的治疗中均具有重要意义，但行气利水方始见于唐代，可以推测行气利水法是补气利水法应用的延伸，为治疗水湿提供了更多的空间思路。唐·王焘著《外台秘要》中载大豆汤，方中主用大豆、黄芪、白术、防己、茯苓，治疗风水气，举身肿满，短气欲绝。宋代《太平圣惠方》中载汉防己散，方中主用黄芪、甘草、防己、茯苓、桑白皮，主治皮水肿证。明代《证治准绳》中载加味六君子汤，方中主用黄芪、人参、白术、甘草、茯苓、大腹皮、木瓜，主治脾虚浮肿证。清代《医方一盘珠》中载补中益气汤，以黄芪、人参、白术、甘草补气，木瓜、木通利水，佐以桂枝、当归、柴胡、升麻等治疗气虚水肿证，以上诸方均为遵从补气利水之法所创立，体现了治疗气虚水泛的组方原则和配伍规律。

归纳历代补气利水的代表方剂，总结前人用药经验可知，水肿诸证多兼里虚，所应用的补气药物不出黄芪、白术、甘草等范围。针对水湿所在部位，在表者主要应用防己、桑白皮等，在里者多选用茯苓、泽泻、车前子等利水祛湿。临床上也有很多疗效确切的补气利水药对，如"黄芪、茯苓""白术、泽泻""黄芪、防己"等。

现代药理学研究显示，黄芪的主要成分为黄芪皂甙、黄芪多糖、C2氨基丁酸及微量元素。黄芪多糖对细胞感染具有拮抗作用。同时黄芪还具有抗氧化，抗肿瘤，加强心脏收缩，促进管状血管和肾脏血管扩张等功能。近年研究显示，黄芪具有良好的利尿作用，可促进$Na^+$的排泄，扩张周围血管，改善组织灌流，特别是肾血流灌注，从而达到改善肾血流动力学和利尿的作用。白术的主要成分为苍术酮和白术内酯。此外，还有茅术螺醇、苍术醚、脱水苍术内酯及果糖、菊糖。白术煎剂能双向调节胃肠道，具升高白细胞以及护肝作用。白术挥发油能增强机体非特异性免疫功能，抑制癌细胞生长，并具利尿、扩血管、促发汗作用。此外，白术还具抗炎抗菌、抗糖尿病、抗衰老、抗血凝等诸多作用。白术煎剂和流浸膏对动物有利尿作用，白术醇提物可通过抑制肾脏的 Na-K-ATP 酶的活性，促使电解质重吸收减少，进而发挥利尿作用。在对利尿效用最佳剂量的研究中显示，黄芪发挥补气利水作用时的最佳剂量为 20g，白术的最佳剂量为 9g。

茯苓主要含有 β- 茯苓聚糖、茯苓酸、土牧酸、齿孔酸、树胶、蛋白质、胆碱等。茯苓多糖体可增强机体免疫功能，且具有镇静、保肝、抗菌、促进造血功能等作用。近年药物研究中，在茯苓中提取的多组份的四环三萜类化合物茯苓素被认为是茯苓的主要利尿成分，茯苓素可通过激活人体细胞膜上的 Na-K-ATP 酶，在体外竞争醛固酮体产生逆转固酮效应，有利于尿液的排出以及肾功能恢复。泽泻主含泽泻属三萜类化合物泽泻醇 A、泽泻醇 B、泽泻醇 C 及其醋酸酯类化合物。此外还含有少量挥发油、生物碱、钾盐、胆碱等。泽泻煎剂和浸膏对人和动物均有明显的利尿作用，其利尿作用与其含有大量钾盐有关。泽泻对脂肪肝有明显抑制作用，并能改善肝功能。其水提液能抑制肾结石形成，并具抗肾炎活性。此外，泽泻还具降血脂、抗动脉粥样硬化、抗血栓、抗炎等作用。车前子种子含多量黏液、车前子酸、车前子苷、车前烯醇酸、琥珀酸、腺嘌呤、胆碱、梓醇等，黏液中含酸性黏多糖车前聚糖。车前子煎剂可增加机体排除水分、氯化钠、尿素及尿酸，发挥显著的利尿作用。

补气利水法在现代临床治疗中应用广泛，对脑梗死急性期水肿、慢性心力衰竭、慢性肾炎、肾病综合征、肝硬化腹水均有良好的治疗效果。

### 验案举例

病案 1：徐 ×，男，65 岁。2012 年 3 月初诊，下肢浮肿、腹水三个月入院。证见：双下肢凹陷性水肿，眼睑浮肿，苔黄，脉沉。实验室检查：尿蛋白（3+），尿潜血（2+），总胆固醇 10.52mmol/L，白蛋白 25g/L。诊断：肾病综合征。辨证：脾肾气虚，水湿困滞。治法：补气利水，兼以活血、清热。方药：益气消肿汤加减。黄芪 20g，党参 20g，茯苓 20g，炒白术 10g，生地 15g，山萸肉 15g，山药 15g，泽泻 10g，丹皮 10g，桑白皮 15g，大腹皮 10g，陈皮 10g，冬瓜皮 10g，黄柏 10g，白茅根 15g。10 付，水煎服，每日一剂。10 付药后复诊，水肿略减轻，双下肢酸软无力，检查尿蛋白

（3+），尿潜血（2+）。上方去桑白皮，黄芪加量至30g，加枸杞子15g。服用10付后，浮肿进一步减轻，检查尿潜血（＋），尿蛋白（＋），白蛋白18g/L，胆固醇8.66mmol/L。方用知母10g，黄柏10g，山萸肉15g，山药15g，生地15g，泽泻10g，茯苓20g，丹皮10g，黄芪20g，党参20g，炒白术10g，芡实30g，当归10g，白芍10g，丹参15g，泽兰10g，制成水丸，每次5g，一日三次。服用3个月后，患者浮肿症状消失，尿蛋白（±）。停药观察。

[按语] 本案中，针对脾肾气虚所导致的水肿证应用益气消肿汤治疗，充分体现了补气与利水相互为用，相辅相成的效用。这里的补气主要是补益脾肾之气，遵循脾肾双补的原则，以黄芪、党参、山药、白术、茯苓健脾益气；生地黄、山萸肉、山药补肾气；泽泻、桑白皮、大腹皮、陈皮、冬瓜皮，利水消肿；益母草、泽兰利水之余，兼顾活血。全方合用，共奏补气利水之功。此外，脾肾气虚证水肿患者在用药一段时间后，症状有所改善时，可以酌情加以固涩之品，以巩固疗效。同时，应特别注意休息，低盐饮食，防止水肿复发。

病案2：陈×，男，65岁。2014年5月初诊。因心悸、气短5日入院。证见：心悸气短，高热汗出，头晕，尿频，小便短少，舌质暗红，苔薄黄，脉弦。患者既往有冠心病史，曾用多种利尿剂，仍无法达到标准尿量。实验室检查：血压140/90mmHg，诊断为慢性心力衰竭。辨证为心脾气虚，水湿内停。治以补气利水。方药：益气强心利水方加减。黄芪30g，生晒参15g，炙桑皮15g，葶苈子20g，麦冬30g。10付，水煎服，早晚各1次。服药5天后，患者心悸、气短症状减轻，小便量增多，每日可达1500ml，检测钠氯排泄为56.5mmol/24h。以本方为基础加减用药1个月后，患者每日排尿量增至3000ml，心悸症状明显改善。

[按语] 心力衰竭多伴有水肿、胸水、腹水等，故心力衰竭也属水液代谢障碍性疾病之一。张仲景在《金匮要略·水气病脉证并治》中首先提出心力衰竭伴发水肿的病因病机："心水者，其人身重而少气，不得卧，烦而躁，其人阴肿"，后世医家补充了"心阳脏，而水困之，其阳则弱，故身重少气也；阴肿者，水气随心气下交于肾也"，阐明心气虚与水湿的关系。由于本病属本虚标实、虚实夹杂之证，以心气虚为本，水饮内停为标，故以补气利水为治疗的基本原则。中药在利尿作用上疗效显著，且安全性高，有利于对患者心肾功能的保护。上述病案中，应用黄芪为主药，配合人参、桑白皮、葶苈子共奏补气利水之功，加以麦冬清心除烦、养阴润肺、益胃生津，在利水的同时兼顾养阴，使邪祛正实。

# 第十节　平肝熄风法

风病的范围广泛，病情变化比较复杂，概言之，可分为外风与内风两大类。外风是指风邪外袭，侵入人体，病变在肌表、经络、肌肉、筋骨、关节等。由于寒、湿、热诸邪常与风邪结合为患，故其证型又有风寒、风湿、风热等区别。其他如风邪毒气，从皮肤破伤之处侵袭人体而致的破伤风，亦属外风范围。外风主要表现为头痛、恶风、肌肤瘙痒、肢体麻木、筋骨挛痛、关节屈伸不利或口眼㖞斜，甚则角弓反张等症。内风是内生之风，由于脏腑功能失调所致的风病，即《素问·至真要大论》中所载的"诸风掉眩，皆属于肝"，其病机和临床表现亦各有不同，根据发病机理的不同，可分为肝风上扰、热盛动风、阴虚风动及血虚生风等。内风的临床表现，常有眩晕、震颤、四肢抽搐、语言蹇涩、足废不用，甚或卒然昏倒、不省人事、口角㖞斜、半身不遂等症。风病的治疗，外风宜疏散，内风宜平熄。《临证指南医案·中风》曰："肝为风脏，因精血衰耗，水不涵木，木少滋荣，故肝阳偏亢，内风时起。"又曰："倘精液有亏，肝阴不足，血燥生热，热则风阳上升，窍络阻塞，头目不清，眩晕跌仆，甚则瘛疭痉厥矣。"内风中邪热亢盛，热极动风，常见高热不退，四肢抽搐等症；肝阳偏亢，肝风内动，常见眩晕，头部热痛，面色如醉，甚则卒然昏倒，半身不遂等均属于内风之实证，宜选择平肝熄风之法，常用平肝熄风药。

平肝熄风药是指入肝经而具有平肝潜阳、熄风止痉作用的一类药物，多具有镇静、解热、镇痛之功。据考证"平肝熄风"一词最早出现于《神农本草经》："羚羊角味咸寒，主明目，益气起阴，去恶血注下，辟蛊毒恶鬼不祥，安心气，常不厌寐"。即羚羊角具有平肝熄风，清热解毒的功效。中医辨证认为肝阳上亢，则内风扰动，邪气生焉。中医认为肝乃"罢极之本"，主升亦主动，肝分阴阳，肝阳有升动之功，肝阴有降静之效，肝阴肝阳共同调节全身气机。惟阴阳互补，升降相宜，动静相敬，则全身气机通，病邪除矣。"平肝熄风"法以平肝凉肝以熄内风，滋阴清热以消火势，这是治疗肝风内动的大法。

## 一、治法

在临床应用过程中，通过具有针对性地辨证论治，可以把平肝熄风法进一步细化为以下六种具体的治疗方法：

1. 肝经热盛，热极动风　症见高热不退，烦闷躁扰，手足抽搐，发为痉厥，甚则神昏，舌绛而干，或舌焦起刺，脉弦而数。治法以清热凉肝熄风为主，配合增液舒筋为法。宜选用羚角钩藤汤加减使用，若热邪内闭，神志昏迷者，可以配合紫雪丹、安宫牛黄丸等清热开窍之剂同用。

2. 肝阳偏亢，肝风上扰　症见头痛，眩晕，神志不安，夜寐多梦，甚至失眠，舌红苔黄，脉弦。治法以平肝熄风为主，配合清热活血，补益肝肾为法。宜选用天麻钩藤饮，本方常用于高血压病属肝阳上亢者，其作用缓和，可平时常用。

3. 肝肾阴亏，肝阳上亢　症见头目眩晕，目胀耳鸣，脑部热痛，心中烦热，面色如醉，或时常噫气，或肢体渐觉不利，口角渐行歪斜；甚或眩晕颠仆，昏不知人，移时始醒；或醒后不能复原，脉弦长有力。从辨证分析看，仍为实证，故治法以镇肝熄风为主，佐以滋养肝肾为法。可选用镇肝熄风汤加减。若症状以失眠多梦，心神不宁为主，未至气血逆乱，可选用建瓴汤。

4. 肝风挟痰，上扰清窍　症见少寐多梦，胸膈痞塞，胁肋胀满，头痛吐逆，喘急痰嗽，涕唾黏稠，舌质红，苔黄腻，脉弦数。治法宜平肝熄风，化痰凝神，方用磁朱丸、导痰汤加减。

5. 病久伤阴，阴虚风动　温病后期，神倦乏力，手足瘛疭，脉气虚弱，舌绛苔少，有时时欲脱之势。治宜滋阴养液，填补欲竭之真阴，平熄内动之虚风。可选用大定风珠加减。

6. 阴血亏衰，肝火旺盛　症见眩晕头痛，急躁易怒，失眠多梦，眼花目涩，肢麻乏力，舌暗红，苔薄白，脉弦细。则宜养血平肝，安神清脑，方用天麻钩藤饮、四物汤加减。

平肝熄风法是临床上常用的治疗方法，其适应诸多常见病、多发病，只要辨证准确，运用恰当，多能应手取效。

## 二、常用药对

羚羊角咸寒，独归肝经，熄风镇痉，清肝胆之热狂，治厥阴之风痉，配白芍，治肝风瘛疭；配黄连，解热毒镇心神，治痰热发痉。天麻入肝经，味甘微温，熄风定头痛；配当归、白芍，治血虚眩晕。生赭石配甘草可平肝滋肾又可清肝热。

## 三、常用方剂

1. 镇肝熄风汤　《医学衷中参西录》出方，由怀牛膝、生赭石、生龙骨、生龟板、生牡蛎、生杭芍、玄参、天门冬、川楝子、生麦芽、茵陈、甘草诸药组成。方中诸药皆用生者以"抑"火，怀牛膝性味苦酸而平，归肝肾经，重用以引血下行，并有补益肝肾之效，《本草经疏》谓其"走而能补，性善下行"，用为君药。又用代赭石镇肝降逆，龙骨、牡蛎、龟板、白芍益阴潜阳，镇肝熄风，共为臣药。玄参、天冬以滋阴清热，壮水涵木；肝喜条达而恶抑郁，纯用重镇之品以强制之，势必影响其条达之性，故用茵陈、川楝子、生麦芽清泻肝热，疏肝理气，以利于肝阳的平降镇潜，均为佐药。甘草调和诸药，与生麦芽相配，能和胃调中，防止金石类药物碍胃之弊，为使药。诸药成方，共奏镇肝熄风之效。临床应用于肝肾阴亏，肝阳偏亢，气血逆乱。

2. **羚角钩藤汤** 《通俗伤寒论》出方，由羚羊角、双钩藤、桑叶、菊花、生地、白芍、川贝母、淡竹茹、茯神木、甘草诸药组成。方中羚羊角入肝经，凉肝熄风；钩藤清热平肝，熄风镇痉，共为君药。配伍桑叶、菊花辛凉疏泄，清热平肝熄风，以加强凉肝熄风之效，用为臣药。热极动风，风火相煽，最易伤津耗液，故加生地、白芍、甘草化阴生津，柔肝舒筋；邪热亢盛，每易灼津成痰，故配川贝母、鲜竹茹清热化痰；热扰心神，又以茯神木平肝，宁心安神，以上俱为佐药。生甘草调和诸药为使药。诸药共有凉肝熄风，舒通经络，标本兼治。临床应用于肝热生风证，高热不退，烦闷躁扰，甚则神昏，脉弦而数。

3. **天麻钩藤饮** 《杂病证治新义》出方，由天麻、钩藤、石决明、栀子、黄芩、川牛膝、杜仲、益母草、桑寄生、夜交藤、朱茯神诸药组成。方中天麻、钩藤具有平肝熄风之效，用为君药。石决明性味咸平，功能平肝潜阳，除热明目，加强平肝熄风之力；川牛膝引血下行，共为臣药。栀子、黄芩清热泻火，使肝经之热不致上扰；益母草活血利水；杜仲、桑寄生补益肝肾；夜交藤、朱茯神安神定志，均为佐药。诸药合用，共奏平肝熄风，清热活血，补益肝肾之功。为肝厥头痛，眩晕，失眠之良剂。

4. **大定风珠** 《温病条辨》出方，由生白芍、阿胶、生龟板、干地黄、火麻仁、五味子、生牡蛎、麦冬、炙甘草、鸡子黄、鳖甲组成。方中鸡子黄、阿胶为君，滋养阴液以熄内风。重用白芍、地黄、麦冬以滋阴柔肝，壮水涵木；龟板、鳖甲滋阴潜阳，均为臣药。麻仁质润多脂，养阴润燥；牡蛎咸寒，平肝潜阳；五味子味酸善收，与诸滋阴药相伍，收敛真阴，上述诸药共为佐药。甘草调和诸药，为使药。本方应用于温病后期真阴大亏，虚风内动。

## 验案举例

病案1：李×，男，62岁，2008年因眩晕跌仆、耳鸣，西医诊治疑为内耳道瘤，疗效不显。脉象微弦，舌红无苔，给予镇肝熄风汤加减，药用龟板、鳖甲、龙骨、牡蛎、钩藤、珍珠母、川芎、丹参、丹皮、川牛膝、枣仁、首乌藤、杜仲等，症状明显好转。于某，男，56岁。蛛网膜下隙出血后，头颅CT检查："右侧脑颞深部（外囊区、侧脑室体部）出血可能性大。右侧脑室体部旁的病灶不能排除肿瘤占位的改变。三脑室、侧脑室积水征象。"患者主要因眩晕步行不稳，不愿手术，要求中医药治疗。诊见脉象弦劲而数，舌红苔黄腻，证属肝阳上亢，拟平肝潜阳法治之。处方以天麻钩藤饮加减，药用钩藤、珍珠母、生地、丹参、川牛膝、天麻、川芎、红花、丹皮、枣仁、桑寄生、栀子、黄芩、茯苓、泽泻。连续服药30付，步行不稳明显好转，可以不需别人搀扶，自己能够行走。

[按语] 平肝息风药皆入肝经，多为介类、昆虫等动物药物及矿石类药物，具有平肝潜阳、息风止痉之主要功效。"平肝熄风"法治疗内风实证，多用苦味药和咸味药配以甘味药治之，一则，苦多入肝经，咸多入肝肾经且性寒者多；二则，苦温燥湿，苦寒清热，甘温益气，甘寒养阴，甘苦合用，甘苦寒相伍后养阴清热；三则，苦能清热燥湿、泄下逐瘀，咸能柔软坚凝、散结化痰，苦与咸配伍能泄热软坚，攻下瘀热，化痰散结。即是甘咸补润和苦降咸软共同达到平抑肝阳，熄风止痉之效。现代药理研究表明，咸味药具有镇静、镇痛以及杀菌、解热、降血脂、降血糖、利尿等方面作用。具有甘味的某些咸味药还具有调节机能，提高机体抗病的能力。如羚羊角具有镇静催眠、抗惊厥、镇痛、解热的作用；地龙具有降压、解除支气管平滑肌痉挛、解热、镇静、抗惊厥、轻度利尿的作用，甘咸共用有补润同行之效。如天麻味甘质润配钩藤以熄肝风等。咸味药在某些方面的作用超过了传统中医的软坚散结泻下的作用，如平肝熄风等。甘咸配伍有补润的作用，如钩藤、天麻配熟地、枸杞、麦冬，有平肝潜阳、滋肝肾之阴的功效。使用平肝熄风法时，应根据引起肝阳上亢、肝风内动的病因、病机及兼证的不同，佐以不同的治疗方法。如属阴虚阳亢者，可同时滋养肝肾之阴，益阴以制阳；肝火亢盛者，可清泻肝火；兼心神不宁、失眠多梦者，可安神定志；热极生风之肝风内动，可清热泻火解毒；阴血亏虚可补养阴血；脾虚慢惊风可补气健脾；兼窍闭神昏者可开窍醒神；兼痰邪者可祛痰。现代药理研究证明，平肝息风药多具有降压、镇静、抗惊厥的作用。能抑制实验性癫痫的发生，可使实验动物的自主活动减少，部分药物还有解热、镇痛的作用。在应用平肝熄风药时，因有性偏寒凉或性偏温燥之不同，应当加以区分，比如脾虚慢惊风者不宜用寒凉之品；阴虚血亏者，当忌温燥之品。平肝熄风法这一传统的治法，在近年来得到了越来越广泛的应用，随着广大医者的进一步研究使用，此法也将会给越来越多的患者带来福音。

## 第十一节 补肾固涩法

肾病蛋白尿是急慢性肾炎及肾病综合征的一个常见临床表现。祖国医学中没有对蛋白尿的专门论述，但由于大量蛋白尿丢失，血浆白蛋白降低引起全身浮肿，气短，腰困，乏力等一系列临床症状。在肾病的发展过程中，由于肾虚失去固涩，从而出现蛋白尿、血尿等精微物质直接流失的现象，精微物质的大量流失又造成正气虚衰日渐严重。所以能否有效地固涩精微物质，控制蛋白尿是调治肾病患者正气日渐虚衰的主要环节。故临床多采用补肾固涩法，以补肾固涩，防治精微物质丢失。基于本治法，对于蛋白尿的治疗，李莹老师补肾固涩为治疗的关键，临证主张常用鹿衔草与黄芪相配伍，鹿衔草苦平无毒，具有益肾祛风活血功用，有较为理想强身补肾作用，健肾壮阳无辛燥伤之弊，固精之漏而无恋湿聚水之害，故可补肾固精，消除尿中蛋白，是较为理想的消除蛋白尿的有效药物。对于肾阳虚者，常配仙灵脾、熟附子等，温肾固摄；肾阴虚者配生地黄、枸杞子、知母等滋肾固摄；精血亏损常配桑椹、紫河车、阿胶等血肉之品养血填精；脾虚者配伍黄芪、白术等。黄芪乃补益无气之品，具有升阳举陷，固表利水消肿作用。药理证实黄芪具有扩张心肾血管，改善肾功能，利尿降压抗菌等作用。动物实验证实，黄芪能对血清性肾炎的发病有阻抑作用，并能延长蛋白尿与高胆固醇血症的发生，尤其是对蛋白尿有一定消除作用，并能提高血浆白蛋白，尤适用于肾病蛋白尿者，临床用量宜大。

肾病综合征出现蛋白尿过去被认为是一种难以治疗的疾病。自 20 世纪 50 年代使用激素以来，使部分患者获得疗效。对于肾病综合征的治疗，目前国内外均首选激素治疗。而激素仅对易治疗性肾病综合征有效。对难治性肾病综合征效果不佳。据国内外统计，即便是对易治性肾病综合征，在激素治疗达缓解以后也仅有不足 20% 者可完全治愈不再复发。其中 50% 以上复发在缓解后约 6 个月内，国内报道，本病在撤停激素后尿蛋白的反跳率高达 50% ～ 80%。但是，李莹老师根据多年中西医结合诊治肾病综合征的经验，认为中药不仅对肾病综合征具有治疗作用，同时能减轻激素的不良反应，并在撤减激素中发挥作用。因此，中西医结合治疗肾病综合征，不仅能提高治愈率，还可使一部分患者由难治转为易治，这是因为应用中药改善了机体的全身状况，使之易于接受现代药物治疗，从而减轻了不良反应与复发率，有的则通过机体功能改善而直接达到治疗效果。

## 第十二节　温补脾肾法

温补脾肾是一种治疗脾肾阳虚证的方法。脾肾阳虚临床主要表现为腰酸肢冷、饮食不化、畏寒、尿频或小便不利、水肿、五更泄泻等。

脾主运化，有促进体内血水液代谢和运行的功能。若脾失健运，则水湿停留，泛滥而为水肿，故《素问·至真要大论》有"诸湿肿满，皆属于脾"。说明了脾与水湿代谢的密切关系。脾能运化水谷精微，不断上归于肺，以充实肺气。若脾失健运，肺气亦可不足。脾失宣降，不能通调水道，下输膀胱，也可发生水肿。在另一方面脾虚导致肺气不足，亦易感受外邪。卫气虽然出于下焦，但必赖上焦肺气为之敷布，肺气不足，则卫阳不固。又脾为后天之本，气血生化之源，对肾脏病的调养及肾性贫血的治疗也起着极为重要的作用。由于脾肾阳气在生理上的相互滋生和病理上的相互影响，临床上脾阳虚可导致肾阳虚，肾阳虚多伴有脾阳虚，如脾肾两虚，一般宜用本法双补。临床上脾阳虚可导致肾阳虚，肾阳虚多伴有脾阳虚，如脾肾两虚，一般宜用本法双补。《温病条辨·湿温》："老年久痢，脾阳受伤，食滑便溏，肾阳亦衰，双补汤主之。"

温补脾肾法适应症：多种慢性肾脏疾病，尤其适用于以蛋白尿为主的慢性肾炎，肾病综合征，糖尿病肾病。并治慢性肾功能不全，慢性肾盂肾炎（劳淋）。慢性肾脏病患者，采用以温补脾肾为主的治疗方案，可增强患者体质，提高抗病能力，恢复受损的机体气化功能，促进病理性产物排出。

在临床采用温补脾肾法时，常以真武汤、五苓散等化裁，以期脾气健运，升降有序，水湿代谢正常。对因脾虚而水湿停留者，宜健脾益气与淡渗利水之剂如五苓散、五皮饮之类合用。对因脾虚而致蛋白尿长期不消的肾炎患者，宜将本法与益气固精法合用，可选金锁固精丸加赤小豆、黄芪、白术、薏苡仁等，补益脾肾，收摄固精。

现代药物实验研究认为，补肾药物能改善造血功能和体液，可提高机体免疫功能和机体的应激能力，有利于骨髓造血的作用。临床发现有些再障患者虽表现为阴虚阳亢之证，给以滋阴潜阳之剂，则出现阴冷泄泻、腰膝酸软等脾肾阳虚之证，说明肝阳上亢只是标，脾肾阳虚才是本。治疗中须根据疾病各阶段的主要矛盾，灵活变通。临床还发现：脾肾阳虚型再障证属肾阴虚久，延至脾肾双虚，又转为肾阳虚，其预后为顺为轻；若脾虚日久，延至脾肾双虚，其预后为逆为重；且变症多端；若患者临床脉证不合，证为阴分之表现，而脉为大或弦数；则为病机转化或趋恶化。

# 第十三节 滋补肝肾法

肝肾阴虚证是慢性肾脏病的较常见证型，需采用滋补肝肾法治疗。肝肾阴虚证表现为头目眩晕，头摇肢颤，健忘，腰膝酸软，肢端麻木，步履乏力，或盗汗，遗精滑泄，耳鸣，脱发，五心烦热，眼睛干涩，视物昏花，口干，尿黄便干，舌质红，少苔，脉细数。《灵枢·海论》云："髓海不足，则脑转耳鸣，胫酸眩冒。"肾经不足，无以生髓以充脑，脑海空虚，故头目眩晕健忘；肾主骨，腰为肾之府，肾经不足，骨骼失养，故腰膝酸软，步履乏力；肾经亏虚，虚则生热，热生风动，故肢端麻木，头摇肢颤；肾精亏损，封藏固摄失司，故盗汗或遗精滑泄。肾开窍于耳，肾精不足，故耳鸣；肾其华在发，肾精亏损，故其发易脱。肝肾同源，肾精亏虚，可致肝血不足，肝开窍于目，肝血不足，孔窍失养，故眼睛干涩，视物昏花。肾精不足，虚热内生，故咽干，形体消瘦，五心烦热，尿黄便干，舌红无苔，脉细数，诸征皆现。治宜滋补肝肾，息风止痉。方选左归丸，口干者加沙参、麦冬、天花粉；五心烦热者加知母、丹皮；头摇肢颤者加天麻、木耳、地龙、全蝎、白僵蚕、蝉蜕；盗汗、遗精滑泻者，可酌加龙骨、牡蛎、浮小麦、五味子、益智仁、金樱子、桑螵蛸；耳鸣、眼干涩、视物昏花者加白蒺藜、菊花、桑叶、蝉蜕；偏于阳虚者，可酌加仙灵脾、仙茅、淫阳藿、巴戟天等以增强温补肾阳之功。常用方剂有杞菊地黄丸、六味地黄丸、左归丸等。常用药物有熟地黄、何首乌、阿胶、枸杞、旱莲草、女贞子、龟板、黑芝麻、山茱萸、覆盆子、沙苑子、怀牛膝等。

滋补肝肾法可用于治疗包括肾病在内的多种疾病表现为肝肾阴虚证者，如：高血压病、高血压性肾病、糖尿病、糖尿病性肾病、不孕症、足跟痛、眼科疾病、高脂血症、抽动症、乙型肝炎、白癜风、类风湿性关节炎、慢性肾炎等。

滋补肝肾法应注意：①不宜单纯壅补，否则可能阻碍气血流通，导致痰湿水饮内生的出现或加重；②孤阴不生、孤阳不长，滋补肝肾的同时应辅以温润药物，李莹老师在大量药物滋阴补肾同时常常选用少量淫羊藿、肉苁蓉、菟丝子等，以助滋阴药发挥作用；③注意阴虚阳亢风动，滋补同时稍加潜镇之品，如防风、桑寄生等；④滋腻碍胃，过度滋补可能伤脾，出现恶心、厌食等不良反应，可以加用山楂、神曲、麦芽、鸡内金等药物，以助运化。

## 第十四节  阴阳并补法

肾具有藏精、主生长发育和生殖、推动和调控脏腑气化、主水、主纳气等生理机能，这主要是肾精及其所化肾气的生理作用，肾气可分为肾阴和肾阳，肾阳为一身阳气之本，"五脏之阳气，非此不能发"，可推动和激发脏腑经络的各种机能，温煦全身脏腑形体官窍，进而促进精血津液的化生和运行输布，加速机体新陈代谢，激发精血津液化生为气或能量；肾阴为一身阴气之源，"五脏之阴气，非此不能滋"，能抑制和调控脏腑的各种机能，凉润全身脏腑形体官窍，进而抑制机体的新陈代谢，调控机体的气化过程，减缓精血津液的化生及输布运行，使气凝聚成形而为精血津液。各种慢性肾脏病早期以外感风寒、分热之邪，或思虑、劳累过度或饮食无节损伤脾肾，气血失和，湿热内蕴，瘀血内阻，血络损伤而发病。病情逐渐发展可致脾肾气虚，或气血不足，若病情失治误治，或药毒损伤，肾功能逐渐衰退，日久可导致脾肾阳虚，阳损及阴，阴液随之耗伤，终成阴阳俱虚之候，故而治疗时应注意阴阳并补，处处维护肾气，以增一分肾阳、复一分肾阴。

在采用阴阳并补法治疗慢性肾脏病（阴阳俱虚证）时，注意辨清阴虚、阳虚的主次而用，对于阳损及阴者，以阳虚为主，故应在温补肾阳的基础上佐以滋阴之品；阴损及阳者，以阴虚为主，则应在滋补肾阴的基础上佐以补阳之品，正如张景岳所说："善补阳者，必于阴中求阳，则阳得阴助而生化无穷；善补阴者，必于阳中求阴，则阴得阳生而泉源不竭。"此为阴阳互济，其意是使阴阳互生互济，不但能增强疗效，同时亦可限制纯补阴或纯补阳时药物的偏性不良反应。如在温补肾阳之时，适当佐以滋补肾阴，按"七分阳药、三分阴药"的原则用药，取引阴入阳之意，此三分阴药既可潜纳其肾阳，又可制约温阳药过于温燥之性，敛阳而毓阴，相得益彰；而阳药决不会因三分阴药而受掣肘，碍其鼓动升发之力，反之阴药滋肾育阴而化生津液，又有助于阳药发挥温煦作用。

阴阳并补法之代表方为地黄饮子，由熟干地黄、山茱萸、石斛、五味子、巴戟天、肉苁蓉、炮附子、肉桂、茯苓、麦门冬、石菖蒲、远志、生姜、大枣等十四味中药组成，具有滋肾阴、补肾阳、开窍化痰之效。方以熟干地黄、山茱萸滋补肾阴，巴戟天、肉苁蓉温补肾阳，四位药物大补肾脏之不足，佐以肉桂、炮附子之大辛大热，以助温阳真阳，阴火归元，而真阳下虚之时，必有浮阳上越，故而再以石斛、麦门冬、五味子以清之，并收敛其浮阳，生姜、大枣则可和气营卫，匡正除邪。临床中亦需辨证加减：如阳虚不显、四肢厥冷、腰背恶寒、小便不利者，可以桂枝代肉桂，取桂枝辛温之力稍弱，具有"通阳化气利水、走而不守"之特点；伴尿血量多者，减少炮附子、肉桂之用量，酌加侧柏叶、茜草、三七等；血肌酐、尿素氮升高明显者，加大黄、草果仁、郁李仁等解毒泻浊之品；尿蛋白多者，加黄芪、山药、白术、杜仲等；伴脘腹胀满、恶心呕吐者，加干姜、厚朴、佩兰、藿香等；五心烦热、腰膝酸软者，加女贞子、旱莲草、枸杞子等。

滋补肾阴之方剂有六味地黄丸、杞菊地黄丸、麦味地黄丸、二至丸、左归饮、左归丸、虎潜丸、大补阴丸等，温补肾阳之方剂有金匮肾气丸、加味肾气丸、十补丸、右归丸、右归饮、二仙汤、二神丸等，临证时可根据患者的具体病情，合用滋补肾阴与温补肾阳之方剂，总以并补阴阳为原则，亦可收到满意的治疗效果。

# 第十五节　疏肝健脾法

依据五行学说，肝属木，通春令，而脾属土。根据五行相生相克理论，木克土。肝气郁结，则木盛，木盛则克脾土，导致脾虚。或病本在脾，脾虚则肝气相对过剩，而致肝气乘脾。肝藏血，主升发，喜条达，肝主疏泄；脾统血，主运化而为气血生化之源。肝与脾的关系，首先表现于肝的疏泄功能和脾的运化功能之间的相互影响。

肾脏病虽然病位在肾，但肝肾同源，肝肾之间有密切联系。脾为气血生化之源，肾为先天精气之所在。先天精气依赖于后天气血的滋养。故肝脾肾三脏在疾病发展过程中密切相连。肝主疏泄能调节全身气机，运行血液、津液，如气机不利，则气血、津液运化失司，导致津液代谢、输布障碍而出现水肿；也可因肝气郁结，导致气机不利或肝气盛而克脾土，导致脾虚，脾虚则运化水谷、运化水液功能失调，运化水谷不利则气血生化不足，气血不足则先天精气失养，而致肾气不足，导致肾虚。运化水液失调，则水液输布障碍发为水肿。故治肝脾，有助于消肿，有利于治肾。

在《伤寒论》中记载："心下悸、小便不利"。即邪侵少阳，三焦枢机不利，水道不通，水液内停，进而水气凌心。饮凌于上则心悸；水蓄于下，影响膀胱气化功能，则小便不利。在此基础上，张仲景提出：小便不利者加茯苓五分。故在治疗肾脏病有肝郁气滞者或肝郁脾虚者，均可应用疏肝健脾法。

# 第二章　分病论治

## 第一节　无症状性血尿和（或）蛋白尿

### 一、概述

无症状性血尿和（或）蛋白尿又可称为隐匿性肾小球肾炎，是一组病因、发病机制及病理类型不完全相同，但临床表现类似、预后良好的原发性肾小球疾病。临床上以轻度的蛋白尿和（或）血尿为主要临床表现，不伴有水肿、高血压及肾功能损害，血液生化检查多无异常所见。本病可见于多种原发性肾小球疾病，如肾小球轻微病变、局灶增生性肾炎、轻度系膜增生性肾炎、IgA肾病等，甚至可见于早期的膜性肾病。由于本病无明显症状，故多在体格检查时发现。本病的发病率迄今各家报道不一，其发病年龄多为20～30岁的年轻人，且男性多于女性。依据患者的临床表现及特点，其可归属于中医学"尿血""溲血""溺血""腰痛"等病证范畴。中医学对尿血、腰痛的认识十分清晰，历代医籍文献中有较多的记载。《黄帝内经·素问》中记载："少阴有余皮痹隐轸，不足病肺痹，滑则病肺风疝，涩则病积溲血。"《素问·气厥论》中云："胞移热于膀胱，则癃溺血。"《金匮要略》最早提出尿血二字："热在下焦者，则尿血，亦令淋秘不通。"《黄帝内经太素》中言："涩则病积溲血。气少微寒，为血多，为血积，盛而泯血。"《证治准绳·女科》中记载："妊妇劳伤经络，有热在内，热乘于血，血得热则流溢渗入胙，故令尿血也。"《古今医统大全》云："由膀胱积热，房事损伤者，多患血尿。当大忌房室，戒酒荤，薄滋味，庶可治疗而得痊也。不守禁者，十不救一也。"《寿世保元》中谓："一论溺血者。小便出血。乃心移热于小肠也。宜清肠汤。"《血证论》："膀胱与血室，并域而居，热入血室，则蓄血，热结膀胱，则尿血。尿乃水分之病，而亦干动血分者，以与血室并居，故相连累也，其致病之由，则有内外二因。"《医学心悟》："心主血，心气热，则遗热于膀胱，阴血妄行而溺出焉。

又肝主疏泄，肝火盛，亦令尿血。清心，阿胶散主之；平肝，加味逍遥散主之。若久病气血俱虚而见此症，八珍汤主之。凡治尿血，不可轻用止涩药，恐积瘀于阴茎，痛楚难当也。"《张氏医通》中言："经云胞移热于膀胱，则癃溺血，可知溺血之由，无不本诸热者。多欲之人，肾阴亏损，下焦结热，血随溺出，脉必洪数无力，治当壮水以制阳光，六味加生牛膝。溺血不止，牛膝一味煎膏，不时服之。有气虚不能摄血者。玉屑膏最妙。"《灸法秘传》中言："经谓胞移热于膀胱则溺血，是症未有不本于热者。当灸关元数忙。"《证治汇补》："胞移热于膀胱，则溺血，是溺血未有不本于热者，但有各藏虚实之不同耳。或肺气有伤，妄行之血，随气化而下降，胞中或脾经湿热内陷之邪，乘所胜而下传水府；或肝伤血枯，或肾虚火动，或思虑劳心，或劳力伤脾，或小肠结热，或心胞伏暑，俱使热乘下焦，血随火溢。全无疼痛，血从精窍而出，非若血淋茎痛，血随溺窍而出也。暴热实火，宜甘寒清火，房劳虚损，宜滋阴补肾，此病日久中枯，非清心静养，不可治也。"《类证治裁》载："溺血与血淋异，痛为血淋，出精窍；不痛为溺血，出溺窍。痛属火盛，不痛属虚。然经云胞移热于膀胱，则癃溺血。膀胱者胞之室。惟房欲损肾，热注膀胱，肾与膀胱相表里。故血随溺出，亦火所迫也。其脉洪数，法当滋化源。"《女科百问》载："腰痛如折。答曰：腰者，肾之外候，足太阳经之所流注，若痛连小腹，不得俯仰，短气，此繇肾气虚弱，劳伤过度，风冷乘之，有所不荣，故腰痛也。内经云：腰者，肾之腑，转摇不能，肾将惫矣。"

## 二、病因病机

1. **禀赋不足** 先天禀赋不足，后天失于调养，导致脏腑生理功能减退，尤其是脾肾功能衰弱，不能固摄精微物质，而从二阴下泄，引起蛋白尿和血尿的发生。

2. **饮食不节** 平素饮食不节，过食肥甘油腻、辛辣厚味之品，损伤脾胃生理功能，运化失司，内生湿热，湿热蕴结，下注膀胱，导致膀胱不能分清别浊而出现蛋白尿，损伤膀胱脉络而出现血尿；或摄食减少，机体得不到营养物质的补充，气血生化乏源，亦可影响脾肾等脏腑功能，脾不统血、肾不藏精，从而导致蛋白尿和血尿的出现。

3. **劳倦伤脾** 长期过度劳累，损伤中焦脾胃，致脾失运化，一方面引起气血生化乏源，另一方面又可使湿热内生，形成正虚邪实的病理状态，脏腑功能异常而出现蛋白尿和血尿。

4. **房劳伤肾** 房劳不节、频次过多，相火妄动，劳欲伤肾。肾精亏虚，肾阴虚者日久可引起阴虚火旺，肾与膀胱相表里，虚火灼伤肾及膀胱脉络而出现尿血；肾气、肾阳不足者，不能分清别浊，精微物质下泄而引起蛋白尿的发生。

5. 七情郁结　平素忧愁思虑过度，思则气结，损脾伤胃，致脾失健运，统摄无权，则精微物质下泄而见蛋白尿、血尿；肝郁气滞，气郁日久而化火，火灼脉络而见尿血。

6. 感受外邪　平素生活起居不慎，调养失宜，久居湿地，或冒雨涉水，感受外邪，或为温热，或为热邪，寒热袭表入里亦可化热，形成湿热蕴结或热邪蕴结之候，热入下焦，损伤膀胱脉络及生理功能，则可导致蛋白尿和血尿的出现。

7. 瘀血内阻　瘀血也是血尿的重要发病因素，由于饮食、情志等原因，导致湿热内蕴、气机阻滞，脉络壅塞，血液运行不畅，日久化生瘀血，瘀血内阻，血不循经而致尿血。

### 三、辨证分型治疗

本病的辨证治疗，注意辨有无外感邪气，亦需辨阴虚、阳虚及邪正盛衰，并注意攻、补方法的适宜使用。"补虚当顾其实""治实勿忘其虚"，根据隐匿性肾小球肾炎"虚实错杂、虚中挟实"的临床特点，应攻补兼施，或先攻后补，或先补后攻，灵活立法，不可拘泥。补虚以健脾益肾、益气养阴为主，坚持调补脾肾为治疗的大法。攻邪则以清热泻火、清利湿热、活血化瘀等为主，但需注意攻伐之药不可过用，以免药毒伤正。由于隐匿性肾小球肾炎常无典型的临床表现，故给西医的对症治疗带来一定的困难，而中医药通过辨证遣方、攻补兼施，则可综合调整病情，收到满意的疗效。隐匿性肾小球肾炎一般病情稳定，预后良好，但亦有部分患者病变日久，迁延不愈，正气逐渐衰减，加之外感、劳倦内伤、饮食不节等诱因，导致出现水肿、头晕、头痛、腰膝酸软、腰痛，甚至恶心、呕吐、尿少、尿闭等重症者，提示病情加重，邪气猖盛，正气衰败，故而预后险恶。

1. 风邪内侵

症状：鼻塞，恶风寒，咳嗽、咳痰，舌质淡，苔薄，脉浮。偏于风热者，伴有咽喉部红肿、疼痛，扁桃体肿大，口干，发热，或见反复感染病灶，尿色红赤，舌质红，苔薄黄，脉浮数。

治法：疏散风邪，宣通肺气。

方剂：荆防败毒散加减。

药物：荆芥、防风、川芎、独活、羌活、蝉蜕、茯苓、陈皮、桔梗、前胡、白茅根、甘草。

方中以荆芥、防风解表、外散风邪，独活、羌活散寒祛风，陈皮、桔梗、前胡宣肺止咳化痰、蝉蜕疏散风邪、止咽痛，白茅根清热利尿、凉血止血，茯苓、川芎利水活血宣肺，甘草调和诸药。诸药合用，共奏疏散风邪，宣通肺气的功效。

随症加减：兼见风热症者，加金银花、连翘、板蓝根、淡竹叶；兼见风寒症者，加麻黄、桂枝、紫苏叶；血色深红者，加小蓟、茜草、白花蛇舌草；蛋白尿多者，加石韦、猪苓、车前子、薏苡仁。

2. 湿热内蕴

症状：小便短赤，尿热感明显，口渴，口干苦而黏，心烦、胸闷，食少纳呆，小便混浊，或有血尿，舌质红，舌苔黄腻，脉滑数。

治法：清利湿热，分清泄浊。

方剂：程氏萆薢分清饮加减。

药物：萆薢、石菖蒲、黄柏、茯苓、白术、车前子、莲子心、滑石、小蓟、淡竹叶、苍术、白花蛇舌草。

方中以萆薢、石菖蒲、黄柏等清热利湿，配伍茯苓、白术、苍术等健脾利水，滑石、淡竹叶增强清热利尿之力，小蓟、白花蛇舌草清热利尿、凉血止血，莲子心除烦、安神。诸药合用，共奏清利湿热、分清泄浊的功效。

随症加减：湿热重伤阴者，加生地黄、牡丹皮、枸杞子；大便干结不通者，加生大黄、麻子仁；尿血重者，加大蓟、藕节；有瘀血征象者，加赤芍、丹参、川芎。

3. 心火亢盛

症状：小便短赤灼热，尿中带血，颜色鲜红，口干渴喜饮，面色红赤，口舌生疮，心烦、心悸，夜寐不安，口舌生疮，舌尖红，舌苔薄或无苔，脉数。

治法：清心泻火，凉血止血。

方剂：导赤散加味。

药物：通草、车前子、萹蓄、瞿麦、大黄、滑石、淡竹叶、山栀子、小蓟、茜草、藕节、甘草梢。

方中以大黄、滑石、淡竹叶、山栀子以清心泻火，通草、车前子、萹蓄、瞿麦等利尿清热，小蓟、茜草、藕节凉血止血，甘草梢清心除烦、泄热。诸药合用，共奏清心泻火、凉血止血的功效。

随症加减：心烦、失眠重者，加酸枣仁、茯神、远志；大便秘结不通者，加麻子仁、郁李仁；口干渴重者，加天花粉、黄芩、麦门冬；伴蛋白尿者，加石韦、白茅根。

4. 阴虚火旺

症状：小便色红赤，尿中带血，头晕目眩、耳鸣，咽喉干痛，两颧泛红，腰酸，五心烦热，大便干燥，失眠梦多，舌质红，舌苔薄少，脉细数。

治法：滋阴降火，凉血止血。

方剂：知柏地黄汤加减。

药物：知母、黄柏、生地黄、山茱萸、茯苓、泽泻、牡丹皮、女贞子、旱莲草、玄参、藕节、小蓟。

方中以生地黄、山茱萸等滋补肾阴以降火，知母、黄柏、牡丹皮、玄参滋阴降火，女贞子、旱莲草滋补肾阴，茯苓、泽泻利水泄热，藕节、小蓟凉血止血。全方合用，共同发挥滋阴降火、凉血止血的功效，使热去血止。

随症加减：兼见湿热证表现者，加石苇、白花蛇舌草；伴有尿蛋白者，加生牡蛎、白茅根、莲子须；五心烦热甚者，加鳖甲、地骨皮、枸杞子；咽干痛甚者，加石斛、玉竹；兼气虚表现者，加黄芪、山药；兼瘀血者，加丹参、延胡索。

5. 气阴两虚

症状：见少量镜下血尿，气短，倦怠乏力，面色萎黄，口燥咽干，手足心热，腰脊酸痛，纳呆食少，舌质淡红、苔薄白，脉沉细数。

治法：益气养阴，凉血止血。

方剂：大补元煎加味。

药物：党参、山药、黄芪、熟地黄、杜仲、山茱萸、枸杞子、墨旱莲、女贞子、当归、小蓟、茜草、白花蛇舌草、炙甘草。

方中以党参、山药、黄芪等健脾补气，熟地黄、杜仲、山茱萸、枸杞子、墨旱莲、女贞子等补肾滋阴，当归补血活血止痛，小蓟、茜草、白花蛇舌草等凉血止血，甘草调和诸药。诸药合用，共奏益气养阴、凉血止血的功效。

随症加减：气虚明显者，加太子参、茯苓；反复咽痛者，加沙参、玄参、石斛；兼夹湿热者，加滑石、黄柏、白茅根；兼瘀血征象者，加益母草、赤芍、丹参。

6. 脾肾气虚

症状：小便色白或赤，面色淡白少华，口淡不可，颜面轻度浮肿，少气懒言，神疲倦怠，腰膝酸软，纳呆食少，大便溏薄，舌质淡胖，边有齿痕，苔薄白，脉沉细无力。

治法：健脾补肾，益气利水。

方剂：补中益气汤加减。

药物：人参、黄芪、白术、当归、陈皮、升麻、杜仲、枸杞子、山药、菟丝子、山茱萸、甘草。

方中以人参、黄芪、白术以补脾益气利水，杜仲、枸杞子、菟丝子、山茱萸阴阳并补以益肾，山药兼补脾肾，当归活血、补血、止痛，陈皮行气解郁，升麻升清阳，甘草健脾益气、调和诸药。全方合用，共奏健脾补肾、益气利水的功效，标本兼顾。

随症加减：腰膝酸软、腰痛明显者，加续断、延胡索；便溏、大便次数明显增多者，加肉豆蔻、补骨脂、白扁豆；尿蛋白多长期不消者，加金樱子、芡实、玉米须；平素表虚、易感冒者，加防风、党参；气虚及阳者，加仙茅、仙灵脾等。

## 验案举例

病案1：吕××，女，71岁，已婚，退休。因持续性尿色深红23天，加重伴腰酸1天，于2014年7月5日初诊。患者自诉23天前于劳累后出现尿色深红症状，遂至某西医院就诊，经查尿常规示：潜血（3+），红细胞135个/μl。诊断为"隐匿性肾小球肾炎"，未予药物治疗，嘱患者注意休息。11天前复查尿常规示：潜血（3+）。1天前患者因劳累后出现上症加重并伴腰酸症状，遂来我处就诊。刻诊症见：尿色深红，腰酸，偶感乏力，头晕，腹胀，颜面及双下肢无浮肿，食欲、睡眠尚可，小便量正常，大便正常，1日1行，舌质暗红，苔薄白，脉细弱。辅助检查：尿常规：潜血（3+），尿蛋白（－），红细胞203.00个/μl，上皮细胞10.80个/μl；泌尿系统彩超：左肾大小99.4mm×44.9mm，右肾大小95.3mm×47.9mm，双肾形态正常，集合系统结构清晰；血尿定位：镜下血尿，多变形RBC阳性，肾小球性RBC（0.85），非肾小球性Rbc（0.15）；糖化血红蛋白正常；肝功大致正常；肾功：尿素5.82mmol/L，肌酐101.0μmol/L，视黄醇结合蛋白85.0mg/L；离子正常；血糖5.08mmol/L；血脂：总胆固醇7.97mmol/L，三酰甘油2.75mmol/L，载脂蛋白B 1.46g/L，低密度脂蛋白4.90mmol/L；心电图：窦性心律，正常心电图；彩超：脾、胰、输尿管、膀胱未见异常，肝左叶可见大小为14.0mm×11.6mm无回声，边界清，胆囊腔内可见大小为28.2mm×18.9mm强回声，其后伴声影，随体位移动改变，彩超提示：肝囊肿，胆囊结石，双肾集合系统分布欠规整。诊断：西医诊断：隐匿性肾小球肾炎，高脂血症，胆囊结石，肝囊肿；中医诊断：尿血（阴虚内热证）。治法滋阴清热，止血。处方：车前子10g，小蓟15g，山茱萸15g，石斛10g，蒲黄10g，生地黄10g，牡丹皮10g，玄参10g，枸杞子15g，麦门冬15g，血余炭15g，杜仲炭15g。共7付，每日1付，水煎取汁200ml，分早晚2次口服。同时嘱患者少食辛辣、油腻食物。2014年7月12日二诊：患者自诉服用上述药物7付后，小便颜色变浅，头晕、腹胀等症状显著好转，去前方中车前子、血余炭，加女贞子15g、墨旱莲15g，续服7付。2014年7月19日三诊：患者自诉除尿色症状，余无明显自觉症状。复查尿常规：隐血（－），尿蛋白（－），红细胞4.00个/μl，上皮细胞

0.70 个 /μl。

[按语] 该患者年龄较大、加之劳累过度，耗伤人体阴津，阴虚生内热，热灼肾脉血络，发为尿血，可见尿色深红、腰酸腹胀、舌质暗红等症，故辨证为尿血之阴虚内热证。故所选方中山茱萸、石斛、枸杞子、生地黄、麦门冬等滋补肾阴，牡丹皮、玄参等滋阴清热，车前子、小蓟、蒲黄、血余炭、杜仲炭等凉血止血。诸药合用，共同发挥滋补肾阴、凉血止血的功效，效果显著。

病案2：黎××，女，58岁，已婚，退休。于2014年3月6日初诊。患者自诉2013年10月因外感风寒后至医院就诊，查尿常规：尿蛋白（+），潜血（3+）；24小时尿蛋白定量0.79g/24h。给予抗感染、清热解毒等治疗后，感冒痊愈，但复查尿常规仍有蛋白尿和镜下血尿，但患者未再接受任何治疗。3天前因出现腰酸症状，经休息后未见缓解，故于今日来我处就诊。刻诊症见：腰膝酸软，口干渴不欲饮，手足心热，双下肢无水肿，食少，睡眠尚可，小便色黄，大便正常，舌质暗红，苔薄白，脉沉细。血压正常。辅助检查：尿常规：尿蛋白（+），潜血（3+），红细胞196.00个/μl；24小时尿蛋白定量0.82g/24h；心电图、肝功能、肾功能正常。诊断：西医诊断：隐匿性肾小球肾炎；中医诊断：尿浊（脾肾气虚，瘀热互结证）。治法健脾补肾，化瘀清热。处方：参芪地黄汤加减，药物：黄芪25g，党参10g，生地黄20g，山萸肉15g，山药25g，泽泻10g，牡丹皮10g，茯苓20g，丹参25g，当归15g，赤芍15g，小蓟10g，枸杞子15g，女贞子15g。共10付，每日1付，水煎取汁200ml，分早晚2次口服。并嘱其合理饮食，慎起居，避免外感。2014年3月16日二诊：患者自诉服用上述药物10剂后，腰酸症状明显减轻，食欲尚可，复查尿常规：尿蛋白（+），潜血（+），红细胞53.00个/μl；24小时尿蛋白定量0.72g/24h。在前方基础上，加莲子须6g，玉米须30g，白茅根15g，续服14付。2014年3月30日三诊：患者腰酸症状已不明显，尿色、尿量均正常，复查尿常规：尿蛋白（±），隐血（±），红细胞26.00个/μl；24小时尿蛋白定量0.34g/24h。续服二诊方10付以巩固疗效。

[按语]：本例患者年龄较高，病程较长，加之饮食不节，导致脾肾气虚，不能正常运化水谷，水湿内生，蕴久化热，且"久病必有瘀"，终成脾肾气虚，瘀热互结之候，气虚不能固摄，故见尿蛋白、尿潜血；瘀热实邪亦可使络破血溢，血溢脉外而见尿血。故选参芪地黄汤加味，方中黄芪、党参、茯苓等健脾益气，生地黄、山萸肉、枸杞子、女贞子等滋补肾阴，山药兼补脾肾，泽泻、牡丹皮等清热利湿，丹参、当归、赤芍、小蓟等活血、补血、止血。诸药合用，共同发挥健脾补肾、清热化瘀的功效，标本兼顾，正虚得补，邪去正安，故效果显著。

病案 3：王××，女，13 岁，未婚，学生。因肉眼血尿 20 日，于 2015 年 4 月 20 日就诊。患者家属代述 20 天前无明显诱因出现肉眼血尿，遂至某西医院就诊，查尿常规：尿蛋白（－），隐血（3＋），红细胞满视野。诊断为"隐匿性肾小球肾炎"，经给予环丙沙星注射液静脉滴注 10 日，但未愈，近日加重，故来我处就诊。刻诊症见：小便色深红，尿量正常，余无明显自觉症状，舌质红，舌尖可见红点，舌苔黄，脉数有力。辅助检查：尿常规：尿蛋白（－），隐血（3＋），红细胞满视野；肝功能、肾功能、泌尿系统彩超无异常。诊断：西医诊断：隐匿性肾小球肾炎；中医诊断：尿血（火毒内盛证）。治法清热泻火解毒。处方：金银花 20g，连翘 25g，黄芩 10g，板蓝根 30g，白花蛇舌草 25g，土茯苓 30g，黄柏 10g，淡竹叶 10g，蒲公英 15g，大蓟 15g，地榆 20g，白茅根 25g，小蓟 15g，茜草 10g，藕节 20g。共 10 付，每日 1 付，水煎取汁 200ml，分早晚 2 次口服。2014 年 4 月 30 日二诊：患者自诉服用上述药物 10 付后，尿色基本正常，复查尿常规显示红细胞计数显著减少，嘱续服上方 7 付以巩固疗效。2014 年 5 月 8 日三诊：尿色正常，复查尿常规：尿蛋白（－），隐血（－），红细胞 2.00 个 / μl；病情痊愈。

[按语] 本例患者表现为单纯血尿，无蛋白尿，且没有尿频、尿急、尿痛、腰痛、腰酸、水肿等症状，尿常规检查仅以红细胞量多为主，无蛋白尿。西医认为主要是由于某些病原微生物引起的免疫反应而引起，故在治疗时多以抗生素为主。而本例患者属于中医学"尿血"病证范畴。临证时仅有尿色深红症状，其他无证可辨。但舌苔脉象即很好地为辨证提供了依据，据舌脉可知该患者素有内热，热盛化火，火毒内生而诱发尿血。故在治疗上以大队清热解毒、凉血止血药物，以尽快祛除火毒实邪，火毒去则血运正常，尿血得止，实践证明，确有显著效果。


# 第二节　慢性肾小球肾炎


## 一、概述

慢性肾小球肾炎简称慢性肾炎，系指蛋白尿、血尿、高血压、水肿为基本临床表现，起病方式各有不同，病情迁延，病变缓慢进展，可有不同程度的肾功能减退，具有肾功能恶化倾向和最终将发展为慢性肾衰竭的一组肾小球病。本病可有多种病理类型，如系膜增殖性肾炎、局灶节段硬化性肾炎、膜增殖性肾炎、膜性肾炎、增生硬化性肾小球肾炎等。病程中可因呼吸道感染等原因诱发急性发作，出现类似急性肾炎的表现，部分病例可有自动缓解期。有关资料表明，在引起终末期肾衰的各种病因中，慢性肾炎占64.1%，居于首位。

现在我们说谈论的慢性肾小球肾炎，在很大程度上是通过现代检验的手段检查出来（镜检血尿、蛋白尿之类），而古代由于条件的限制，古人不能得知，因此本病的古籍部分，多由水肿、腰痛、肿胀、肾风等组成。"肾风"这一名词最早在《黄帝内经》中出现。《素问·风论》："肾风之状。多汗恶风，面庞然浮肿，脊痛不能正立，其色始，隐曲不利，诊在肌上，其色黑。"《素问·奇病论》中这样论述，帝曰："有病庞然如有水状，切其脉人紧，身无痛者，形不瘦，不能食，食少，名为何病?"歧伯曰："病生在肾，名为肾风。肾风而不能食，善惊，惊已，心气痿者死。"都是最早论述"肾风"的文献。而"慢性肾风"的病名是由已故国家名老中医任继学首次提出，解决了长期以来"名实不符"的问题。故慢性肾风大体相当于现代医学的慢性肾小球肾炎，但慢性肾小球肾炎的各种分型又和慢性肾风以外的中医病症对应。可以说慢性肾小球肾炎属于慢性肾风范围内，但慢性肾风并不能完全涵盖慢性肾小球肾炎的全部。《素问·风论》中提到："风者，百病之长也，至其变化，乃为他病也，无常方，然致有风气也。"说明"风"为病之源头，善于变化，易于变化，病因病机亦有所不同。现代临床研究表明，急性、慢性肾病的形成、进展甚至恶化均与"风"邪息息相关。《灵枢·水胀》篇曰："水始起也，目窠上微肿，如新卧蚕之状，其颈脉动，时咳，阴股间寒，足胫肿，腹乃大，其水已成矣。"这是一种急性肾炎的典型表现，水因"风"起，故病名"风水""肾风"。"水肿"一词最早见于《五十二病方》，其称为"肿"，原文："阳明脉……是动则病；洒洒病寒，善呻，娄（数）欠，颜黑，病种（肿）"。《黄帝内经》中如评热病论"……诸有水气者，微肿先见于目下也"；《素问·脉解篇》"……所谓胸痛少气者，水气在脏腑也。"东汉张仲景在《金匮要略》中则有《水气病脉证并治》专门叙述水饮、咳嗽等病。《诸病源候论·水肿病诸候》分类较复杂，有十种水候：青水、赤水、黄水、自水、黑水、悬水、风水、石水、暴水、气水。众所周知，现代疾病中，能引起水肿的原因较多，心力衰竭（心源性水肿）；腹水（肝源性水肿）；肾性水肿等而从《黄帝内经》至《诸病源候论》均未得到有效区分，病名混沌不分。《备急千金方》："又有蛊胀，但腹满不肿；水胀，胀而四肢而日俱肿。大有医者不若诊候，治蛊以水药，治水以蛊药，或但见胀满，皆以水药，如此者，仲景所云愚医杀之。"《普济方》中有《肿满水气蛊胀》中将水肿加以鉴别，"尝见一医书中论水蛊一病，脐腹四肢悉肿者为水；但腹胀四肢小甚肿者为蛊"。金代以后，将水肿分析得较为透彻，陈修园《时方妙用·肿》"肿者，皮肤肿大也；胀者，心腹胀满也；鼓者，心腹痞满而四肢瘦小，昔人谓之蛊胀；或心腹胀满，外实中空，其象如鼓，昔人谓之膨胀，兹分为三门。"腰痛是临床上常见的症状之一，是指以腰部疼痛、不适为主要表现的临床综合征，患病率与复发率都相当高。中医认识，"腰为肾之府"，《素问·脉要精微论》中提到："腰者，肾之府，转摇不能，肾将惫矣。"《素问·上古天真论》："肾者主水，受五脏六腑之精而藏之。"《素问·六节藏象论》："肾者主蛰，封藏之本，精之处也。"《素问·水热穴论》："肾者，胃之关也，关门不利，故聚水而从其类也，上下溢于皮肤，故为胕肿。胕肿者，聚水而生病也。"

"肾风"一词最早在《黄帝内经》中出现，《素问·风论》："肾风之状。多汗恶风，面庞然浮肿，脊痛不能正立，其色炲，隐曲不利，诊在肌上，其色黑。"《黄帝内经》中虽有提到"肾风"这一概念，但未对其病因、病机进行深入讨论，也未对疾病形态和机理进行阐述；而风邪未百病之长，善行数变——"风之伤人也，或为寒热，或为热中，或为寒中，或为疬风，或为偏枯，或为风也……"；若风邪在外则多与寒、湿相搏，若风邪在内则多伤脏腑，风邪入肾则发为"肾风"。李莹老师认为，"肾风"的发病过程是由于首先感受外邪（风、寒、湿等），外邪从经络、皮腠侵入机体，达到肾脏，肾脏受损，不能输布水液，外溢为肿，这与现代医学中肾小球肾炎因链球菌感染后发病的机制相符合。两者在疾病表现和发病机制上是一致。《素问·风论》："面肿曰风，足胫肿曰水"，说明本病以颜面部浮肿为首发症状，说明主要病因是风邪，而不是水肿。后代医家如《诸病源候论》中提到："风邪入上少阴则尿血"，是因为风邪从外而入侵，穿过了足少阴肾经（脏腑及经络），使肾经受损进而出现开泄失司，血液外溢，则为血尿。因此叫作"肾风"，这也说明了肾风与现代医学中肾小球肾炎血尿的表现一致，可以解释血尿的原因，而"水肿"就不能完全解释血尿的原因。已故国医大师任继学教授认为现代医学中肾小球肾炎病应该以《黄帝内经》中"肾风"代之为最佳，并提出根据病程长短来区分慢性肾风与急性肾风，规定病程短的患者，在半年以内发病者，称为"急性肾风"；若起病时间缓慢，病程较长者，且在一年以上者，称为"慢性肾风"。

## 二、病因病机

李莹老师认为慢性肾风（慢性肾小球肾炎）的发生条件以内在因素为主，而外感风、寒、湿等邪气可以引发并加重内在的因素，相互搏结而引起肾病。内在因素主要体现在素体禀赋较差，或因劳累过度，七情过急；外在因素主要体现在风、寒、湿或时疫邪气，现代又有药毒或食毒等因素所导致本病的发生。禀赋的原因："两神相搏，合而成形"是《黄帝内经》中论述"精"的起源，也是生命的起源，肾脏为先天之脏、先天之本，主封藏，也称为"元阴、元阳"，是生命生长发育的根源。因此禀赋来源于先天之精，是后天生命状态的起始，后天生命表达形式的不同也是由于秉受先天的精气有所不同。如有的人生来就比较健硕，而有些则不然，比较偏瘦，也是先天之精表达方式的不同。当然，肾病的发生有许多因素是由于先天秉受父母的精气缺失或不足，导致后天肾病形成与进展，这也是李莹老师平时出诊时常对我们讲述的，因此说，禀赋的区别是慢性肾风（慢性肾小球肾炎）发病的主要根源。劳累过度："劳累"的原因和种类有许多种，其中房劳、体劳、神劳是劳累的主要原因，而这些不同原因可以导致不同的肾脏亏虚，比如房劳过度，开泄过多可以导致精血亏少，命门火衰；体劳过度则伤肾之阳气"劳则气耗"，因此肾中精气不足，命门火衰；神劳亦如此，神劳则伤脑，"脑为髓之府"，髓少则精亏，故伤肾之精髓。肾脏所伤，经脉运行不利，可以导致慢性肾风的发生。外在因素：风、寒、湿或时疫邪气，现代又有药毒或食毒等因素侵入人体，在表皮毛最先受之，肺合皮毛故首见"感冒"等外感症状，邪气随少阴肾经入里，侵犯于肾，诱发或导致肾病的发生或加重病情，其中李莹老师很赞同"喉肾相关理论"，认为外感时疫之邪最易侵袭咽喉，寻少阴肾经而入之，引发肾病。这与现代医学上链球菌感染后感冒引起慢性肾小球的理论很贴近，因此，李莹老师在治疗慢性肾风（慢性肾小球肾炎）兼有表证的患者时，善加清热解毒的中药，如双花、连翘、薄荷、牛蒡子之类，取其清热解毒，邪气在表，可驱之。又有现代药物损害和食物中毒或损害而引起的慢性肾风也是不容忽视的，如近代抗生素的乱用及缺乏自我保护意识，肾脏是人体重要的排泄器官，药物和食物的分解代谢及排除很大程度上是通过肾脏达到的，因此药物使用不当及误食毒物之类会引起邪气伏于肾脏，导致肾风的发生。脏腑理论、经络理论是研究肾脏的基础理论，肾脏有两个，连在胁肋之下，如豆形状，相对如环，里白外紫，是足少阴肾经的本经伊始，与足太阳经表里而经脉的划分，分成经脉、奇经八脉、经别、经筋、皮部等，而络脉进上步划分为十五络脉、孙络、浮络。经络系统是气血运行的场所，也是邪气来往的地方。气血在肾脏循环、往来，通过肾脏元阳的蒸腾、气化，泌别清浊—清者散之，浊者化之，将精微输布机体以营养周身，而浊者则通过膀胱的气化功能将其转化为尿液排出体外。肾脏一旦受损，则必伤及元阴、元阳，元阴潜静、元阳煦萌，相互为用，犹如燃灯之油，消耗越大，灯就灭的越快。各种因素影响肾脏本身受损，肾脏功能失常后诸病就会发生。慢性肾风（慢性肾小球肾炎）的病机重点在肾脏本身和肾脏功能受损后出现的病变状态。其中血液运行不畅导致的瘀血内停"血液稽留，为积为聚，为肿为毒"是其中比较重要的病机关键，热毒的邪气在血络长期盘踞，会发生积聚的病理变化，导致水肿的发生，故血液和肾中精微物质就会随之外泄，随即会发生血尿、蛋白尿。若肾中精气亏虚，会引发三焦水道开阖功能欠佳，当关不关，体内的水液运行失司，湿浊之邪不能正常排泄，积聚于体内，久而成毒，久病之后会容易发生水毒之症；肾中精气不能固摄水液，水液外溢于皮肤肌腠之间就会发生肿胀。肾失温阳之功，更会引起肾水亏虚，水不涵木，肝肾同源又都是体内阴经的统领，故肝肾亏虚时阴虚阳亢容易引发，肾精亏少，命门火缺，精气化生失司，所以有些肾病后期会表现为贫血及营养不良的表现。

### 三、辨证分型治疗

李莹老师依照辨证规律，首先分清轻重缓急，审清邪正主次，标本兼顾。以邪盛为主者应驱邪为主，辅以扶正；李莹老师自拟方剂治疗寒湿型腰痛，以当归、鸡血藤、牛膝等活血通络；杜仲、桑寄生除湿止痛。同时李莹老师认为腰痛的辨证应以风湿阻络兼有虚相为其主要病因，治疗时以补中益气汤加羌活、独活、破故纸、鸡血藤等疗效颇为显著。但在李莹老师众多治疗慢性肾炎的方法中，尤以脾虚湿盛是慢性肾炎的本虚标实的根本，治疗时应从补脾除湿入手，选用的是渗湿汤为基础方，根据湿热和寒湿的不同症候而随症加减。

1.脾肾气虚证　《证治准绳·腰痛》："有风、有湿、有寒、有热、有闪挫、有瘀血、有滞气、有痰积，皆标也，肾虚其本也"。故腰脊酸痛，疲倦乏力，或浮肿，纳少或脘胀。大便溏，尿频或夜尿多，舌质淡红、有齿痕，苔薄白，脉细等症状的出现，符合脾肾气虚的表现。

2.肺肾气虚证　《素问·水热穴论》："肾者，胃之关也，关门不利，故聚水而从其类也，上下溢于皮肤，故为胕肿。胕肿者，聚水而生病也。"因此患者出现颜面浮肿或肢体肿胀，疲倦乏力，少气懒言，易感冒，腰脊酸痛。面色萎黄，舌淡，苔白润、有齿痕，脉细弱等症状，均属于肺肾气虚的表现。

3.气阴两虚证　《素问·上古天真论》："肾者主水，受五脏六腑之精而藏之。"故患者出现面色无华，少气乏力，或易感冒，午后低热，或手足心热，腰痛或浮肿。口干咽燥或咽部暗红、咽痛，舌质红或偏红，少苔，脉细或弱等症状。属于气阴两虚证。

4.脾肾阳虚证　《黄帝内经》中提到"令人腰痛，如以针刺其皮中，循循然不可以俯仰，不可以顾。"如果是足少阳经发生病变，则疼痛如同针扎入皮肤一样，腰痛的感觉是慢慢加重的，直到腰背部不能正常屈伸，也不可左右回顾。因此患者出现畏寒肢冷，腰脊冷痛（腰膝酸痛），纳少或便溏（泄泻、五更泄泻）。精神萎靡，性功能失常（遗精、阳痿、早泄），或月经失调，苔白，舌嫩淡胖，有齿痕，脉沉细或沉迟无力。这些症状说明了患者具有脾肾阳虚的表现。

5. 肝肾阴虚证　《景岳全书》在治疗腰痛上，也有其独特的见解，滋补肝肾是其总思想。提出："凡治肿者，必先治水，治水者，必先治气……下一焦之真气得行，始能传化；下焦之真水得位，始能分清……但宜峻补命门，使气复元，则二脏必皆安矣。"因此患者出现目睛干涩或视物模糊，头晕耳鸣，五心烦热或手足心热或口干咽燥，腰脊酸痛。遗精、滑精，或月经失调，舌红少苔，脉弦细或细数等症状。属于肝肾阴虚的表现。

6. 水湿证　朱丹溪在《丹溪心法》中提出："水肿因脾虚不能制水，水渍妄行，当以参术补脾，脾气得实，则自健运，自能升降运动其枢机，则水自行，非五苓、神佑之行水也。宜补中行湿利小便，切不可下。"因此患者具有颜面或肢体浮肿。舌苔白或白腻，脉细或细沉等症状。属于水湿内蕴的表现。

7. 湿热证　朱丹溪《丹溪心法》提出"水则肾主之，谷则脾上之，惟肾虚不能行水，惟脾虚不能制水，胃与脾合气，胃为水谷之海，又因虚而不能传化焉，故肾水泛于益，反得以浸渍脾土，土是三焦停滞，经络壅塞，水渗于皮肤，注于肌肉而发肿矣。"因此患者出现皮肤疖肿、疮疡，咽喉肿痛，小溲黄赤、灼热或涩痛不利，面目或肢体浮肿。口苦或口干、口黏，脘闷纳呆，口干不欲饮。苔黄腻，脉濡数或滑数。这些症状的出现说明了湿热之证的表现。

8. 血瘀证　《证治准绳·腰痛》："有风、有湿、有寒、有热、有闪挫、有瘀血、有滞气、有痰积，皆标也，肾虚其本也"。因此患者出现面色黧黑或晦暗，腰痛固定或呈刺痛，肌肤甲错或肢体麻木。舌色紫暗或有瘀点、瘀斑，脉象细涩。说明了血瘀证的表现。

9. 湿浊证　《杂病源流犀烛》云"腰痛、精气虚而邪客也……肾虚其本也，风寒湿热痰饮，气滞血瘀闪挫其标也。或从标，或从本，贵无失其宜而已"。患者出现纳呆，恶心或呕吐，口中黏腻，脘胀或腹胀，身重困倦，精神萎靡。舌苔腻，脉濡滑。说明了湿浊证的表现。

## 验案举例

病案 1：李××，男，60 岁，已婚，退休，因间断性腰部疼痛 5 年余，加重伴眼睑浮肿3天，于2012年5月26日初诊。患者自诉5年前于劳累后出现腰部疼痛症状，遂至吉林大学第一医院门诊就诊，经查血压、尿常规、血尿定位后，诊断为"慢性肾小球肾炎"，经予金水宝胶囊治疗1个月后，患者病情未见明显好转。此后患者病情时轻时重，坚持服用金水宝胶囊，又往吉林省中医院门诊口服中药继续治疗，至此患者症状有所改善，但腰部酸痛症状及眼睑浮肿症状时有发生。此次患者3天前患者因受凉后出现上症加重，并伴眼睑浮肿，双下肢浮肿等症，患者考虑自己病症加重，遂至我处就诊。刻诊症见：腰部疼痛，双眼睑浮肿，双下肢浮肿，头晕，口干渴，头痛，时有胸闷、心慌、气短，倦怠乏力，食少纳呆，睡眠差，夜尿频多，大便干，1～2日1行。查：T 36.4℃，P 76次/分，R 19次/分，BP 150/90mmHg（服药后）。舌质暗红，苔黄腻，脉弦滑。双眼睑轻度浮肿，叩诊心界略向左下扩大，双肾区叩击痛阳性，双下肢轻度凹陷性浮肿。既往高血压病病史5年，最高血压190/110mmHg；慢性肾小球肾炎病史5年；前列腺增生病史2年。辅助检查：尿常规：隐血（2+），尿蛋白（2+）；血尿定位提示：异性红细胞占85%；尿蛋白五项：尿微量白蛋白985.20mg/L，尿 $\alpha_1$-微球蛋白65.9mg/L，尿 $\beta_2$-微球蛋白65.6mg/L，尿转铁蛋白652.4mg/L，尿视黄醇7.5mg/L；血常规大致正常；肝功：谷氨酰转肽酶55U/L，总胆红素21.8μmol/L；肾功：肌酐52μmol/L，胱抑素C 0.59mg/L，视黄醇结合蛋白55.6mg/L；离子：钾3.9mmol/L，磷0.74mmol/L，钙2.1mmol/L；血脂：总胆固醇7.65mmol/L，三酰甘油2.66mmol/L；血糖10.9mmol/L；心电图：窦性心律，心电轴左偏，T波低平，请结合临床；消化、泌尿系统彩超提示：胆囊壁欠光滑，左肾囊肿。诊断：西医诊断：慢性肾小球肾炎，高血压病3级，左肾囊肿；中医诊断：慢肾风（脾肾气虚，湿热证）。治法健脾补肾，清热利湿。处方：生地黄25g，枸杞子20g，熟地黄15g，茅根25g，牛膝20g，杜仲20g，白术20g，山药20g，薏苡仁20g，土茯苓25g，丹参30g，川芎20g，草薢20g，地龙10g，萹蓄10g，双花10g，桔梗10g。共10付，每日1付，水煎取汁200ml，分早晚2次口服。2012年6月27日二诊：患者自诉服用上述药物10付后，腰部疼痛，眼睑浮肿等症状较前好转，余证均略有改善，前方中减枸杞子、熟地、杜仲、山药，加金荞麦20g，白花蛇舌草20g，续服20付。2012年7月20日三诊：患者自诉已无腰痛、眼睑浮肿等症状，余症状已不明显。复查结果：尿常规：隐血（+），尿蛋白（±）；血脂：总胆固醇5.40mmol/L，三酰甘油1.90mmol/L。

[按语] 该患者由于久病脾肾虚弱，加之腰痛是慢性肾小球肾炎最常见的症状，在病程中迁延难愈、反复出现。古代医家在论述"腰痛"的文章及典籍中我们可以看出，绝大多数的医家都将腰痛的原因归于外感风寒湿邪侵袭，内有劳损、房事所伤，而其

疼痛是主要表现，通过研究探讨，我们可以看出此类论述多归类于现代医学的"肌肉劳损""脊椎系统疾病""各类结石"等外科或骨科疾病，其治疗也与肾病相距甚远，多以祛风除湿、活血通络、补益肝肾为主，或用针灸、按摩、外用塌渍等治疗方法。虽然有些医家认为这与慢性肾小球肾炎病毫无关联，但李莹老师并不这么认为，慢性肾小球肾炎多有久病体虚，肝肾失养的表现，应用补益肝肾、强筋健骨可缓解症状；更有患者有肾脉失养，瘀血阻络的病因及表现，而此类患者若应用活血祛瘀、温经通络等方法也可得到缓解，加之外用针灸、塌渍等治疗手段，疗效会得到提高。用药选择上，清热药物中，以生地、土茯苓、白茅根用量较大，这些中药包含了清热解毒药、清热燥湿药，说明两种热邪对于慢性肾风的发生发展是起到关键作用的，同时李莹老师非常赞同喉肾相关理论，因此在治疗慢性肾风初期时多会选择一些像金荞麦、紫荆皮、桔梗、金银花等一些专门用于清上焦火热及清热解毒的中药来治疗风热、时疫毒邪侵袭咽喉而导致的肾风发生的患者。《新修本草》"血积下气，生肌止血，破恶血，血淋血尿，金疮"，可见自古就有活血祛肿、止血之法，将瘀血破除，非常符合慢性肾风血尿的病因病机，因此清热药物除了能清热解毒解除湿、热、时疫等邪气，也可清热凉血，对于慢性肾风中血尿也是非常有效的。

病案2：林×，女，59岁，已婚，退休。因间断性眼睑、双下肢浮肿4年，加重伴腰部酸痛2天，于2013年11月2日初诊。患者自诉4年前于感冒后出现眼睑、双下肢浮肿等症状，遂至吉林省医院就诊，经查尿常规、肾功、血尿定位等后，诊断为"慢性肾小球肾炎"，予改善肾脏微循环及基础对症治疗后，病情有所好转。此后患者坚持服用金水宝胶囊、六味地黄丸等口服药物及中药汤剂治疗，病情时轻时重。2天前患者于劳累后出现上症加重，并伴腰部酸痛症状，遂至我处就诊。刻诊症见：眼睑浮肿，双下肢浮肿，腰部酸痛，头晕，面色晦暗，口唇色暗，偶有胸闷、心慌，腰膝酸软，倦怠乏力，畏寒，五心烦热，食少纳呆，睡眠欠佳，小便正常，大便正常，1日1行。查：T 36.8℃，P 69次/分，R 19次/分，BP 140/90mmHg。舌质淡暗，苔黄腻，脉弦。双眼睑轻度浮肿，双肾区叩击痛阳性，双下肢轻度凹陷性浮肿。既往慢性肾小球肾炎4年。辅助检查：尿常规：尿蛋白（2+），隐血（3+）；血常规大致正常；血流变学检查：全血黏度、红细胞聚集指数、红细胞变形指数均升高，血沉26mm/h；肝功：总蛋白83.2g/L，白蛋白46.5g/L；肾功：尿素8.27mmol/L，肌酐136.0μmol/L；离子：钠149mmol/L，磷0.85mmol/L，钙2.3mmol/L；血脂：总胆固醇6.25mmol/L，三酰甘油4.67mmol/L，载脂蛋白B 2.48g/L，低密度脂蛋白3.45mmol/L；心电图：窦性心律，T波低平；彩超：左肾大小105.5mm×45.7mm，右肾大小92.7mm×44.4mm，双肾形态正常，集合系统结构清晰，输尿管、膀胱未见异常，超声提示：双肾、输尿管、膀胱超声未见明显异常回声。诊断：西医诊断：慢性肾小球肾炎，高血压病3级，高脂血症；中医诊断：慢肾风（脾肾阳虚，血瘀证）。治法健脾补肾，化瘀降浊。处方：熟地黄25g，山药20g，党参15g，黄芪20g，山萸肉20g，桑寄生15g，五味子15g，肉苁蓉20g，枸杞子15g，土茯苓20g，白茅根25g，仙鹤草20g，金荞麦20g，地龙10g，牛膝15g。共10付，每日1付，水煎取汁200ml，分早晚2次口服。2014年1月6日二诊：患者自诉双下肢浮肿，双眼睑浮肿，头晕，腰痛，畏寒等症较前显著减轻，五心烦热，食少纳呆，睡眠欠佳等症较前好转。去前方中肉苁蓉、五味子、枸杞子、桑寄生、加桃仁10g，红花10g，续服10付。2014年2月11日三诊：患者自诉已无浮肿、腰痛、头晕等症状，饮食、睡眠尚可，余症已不明显。复查结果：尿蛋白（－），隐血（－）；血常规大致正常；肾功：尿素7.9mmol/L，肌酐92μmol/L；血脂：总胆固醇5.12mmol/L，三酰甘油2.11mmol/L。

[按语]该患者因先天禀赋不足，病程较长，且过食肥酒厚味，损伤人体正气，治疗宜用宣肺展气凉血，养阴托邪化瘀，才能取得良好的临床效果，而外邪侵袭是慢性肾炎的主要诱发因素，其次脾肾两虚同样是慢性肾病的病理基础，然水湿、湿热、瘀血等病理因素是导致慢性肾病形成的病理因素。因此在治疗上故选方参芪地黄汤加减，方中以熟地黄、黄芪、党参、山药、山萸肉、五味子、枸杞子等滋补脾肾，肉苁蓉温补肾阳，地龙、牛膝、桃仁、红花等活血化瘀，土茯苓、白茅根、马齿苋等解毒降浊。全方合用，共奏健脾补肾，化瘀降浊的功效，使肾之阴阳同补，脾精得充，浊解瘀祛，脉络通畅，故效果理想。

病案3：曹××，男，35岁，工人。2012年10月11日就诊。主诉：间断性腰酸痛2个月，患者2个月前腰酸痛，劳累加重，恰值单位体检，化验尿潜血（3+），又到省中医院等化验尿常规，尿潜血（3+）。现症：腰酸痛，劳累加重，动易汗出，舌质隐青，舌体略胖大有齿痕，苔薄黄而润，脉滑无力。辨证：脾肾阳亏虚，以右归丸加减，方药：熟地20g，制附子5g，肉桂5g，山药20g，菟丝子30g，枸杞子15g，巴戟天20g，黄芪30g，白术20g，党参20g，茯苓20g，甘草10g，砂仁15g，6付。2012年10月20二诊，汗出消失，腰酸痛未减轻，舌质隐青，舌体略胖大有齿痕，脉滑无力。方药：熟地30g，制附子5g，肉桂5g，山药20g，菟丝子30g，枸杞子20g，巴戟天20g，黄芪30g，白术20g，党参20g，茯苓20g，甘草10g，砂仁15g，补骨脂15g，杜仲20g，10付，2012年11月7三诊，腰酸痛减轻，无明显汗出，舌质隐青，舌体略胖大有齿痕，脉滑无力。原方15付。2012年11月25四诊，略感腰酸痛，舌隐青，舌略胖大，脉滑较前略有力。原方10付。

[按语] 患者腰酸痛，劳累加重，动易汗出，并无畏寒肢冷表现，但舌质隐青，舌体略胖大有齿痕，苔薄黄而润，脉滑无力，故也辨证为阳虚证。采用右归丸温肾，加黄芪、白术、党参、茯苓、甘草、砂仁等健脾益气。方中用了熟地，熟地为滋阴养血药，这里应用主要是发挥"阴中求阳"的作用。一些温阳名方皆用此药，除右归丸，还有金匮肾气丸也采熟地为君药。熟地用量要根据病情及个体体质决定，一开始不宜大量，因为其滋腻碍膈，导致腹胀等症状，或者加砂仁等理气之品，使补而不滞，有的熟地本身就用砂仁等炮制都是为了防止壅滞气机。

# 第三节　肾病综合征

## 一、概念

肾病综合征不是一个独立性疾病，而是在许多疾病过程中，由于肾小球滤过膜受损，通透性发生了改变，最终导致的一组临床症候群。肾病综合征的诊断必须符合：①大量蛋白尿（≥3.5g/d）；②低蛋白血症（血浆白蛋白≤30g/L）；③高脂血症（血清胆固醇>6.5mmol/L）；④高度水肿，水、钠潴留。其中大量蛋白尿及低蛋白血症是诊断肾病综合征的必备条件。肾病综合征根据病因的不同，分为原发性肾病综合征和继发性肾病综合征。本文主要讲述原发性肾病综合征。原发性肾病综合征病理类型有多种，如微小病变、局灶节段性肾小球硬化、膜性肾病、膜增殖性肾小球肾炎、系膜增殖性肾小球肾炎、脂蛋白肾小球病、纤维性肾小球病、免疫触须样肾小球病都以肾病综合征为主要表现。其中儿童及少年以微小病变多见，成人以膜性肾病为多见。本病多见于青少年人，男性发病高于女性。中医学关于本病的论述，可见于"水肿""尿浊""癃闭"等篇。

## 二、病因病机

### （一）中医学认识

#### 1. 病因

（1）内伤：对肾病综合征。中医认为是由先天不足，或烦劳过度，损伤正气，或久病失治、误治，引起脏腑气血、阴阳不足，尤其是脾肾亏虚。肾虚则失封藏，精气外泄，下注膀胱则出现大量蛋白尿；脾虚则致精微物质生化无源，加之肾虚外泄，则可致机体精气更亏，故而出现低蛋白血症。脾虚水湿运化失司，肾虚气化不利，水湿内停，泛滥于肌肤则为水肿。正如《医学入门·水肿》云："阴水多因久病或产后，久病喘、咳、疟、痢，或误服凉药以致肿者，危症也，俱宜补脾为主"。再如《素问·水热穴论》云："勇而劳甚则肾汗出，肾汗出逢于风，内不得入于脏腑，外不得越于皮肤，客于玄府，行于皮里，传为胕肿，本之于肾，名曰风水……肾者胃之关也；关门不利，故聚水而从其类也。上下溢于皮肤，故为胕肿"。巢元方认为水肿病理主要是脾胃不能化湿而成，正如《诸病源候论·水病诸候》云："水病无不由脾肾虚所为，脾肾虚则水妄行，盈溢皮肤而令身体肿满"。《景岳全书·水肿论治》曰："凡水肿等证，乃脾肺肾三脏相干之病，盖水为至阴，故基本在肾；水化于气，故其标在肺；水惟畏土，故其制在脾。今肺虚，则气不化精而化水；脾虚则土不制水而反侮；肾虚则水无所主而妄行。"《丹溪心法·水肿》云："夫人之所以得全其性命者，水与谷而已，水则肾主之，谷则脾主之，惟肾虚不能行水，惟脾虚不能制水，……故肾虚水泛滥，反得以浸渍脾土，于是三焦停滞，经络壅塞，水渗于皮肤，注于肌肉而发肿矣"。（2）外感：①风邪袭表。风为六淫之邪，每必夹寒夹湿，风寒或风热之邪，侵袭肺卫，内舍于肺，宣降失司，不能通调水道，以致风水相搏，水液泛溢肌肤而发为本病。正如《景岳全书·杂证谟·肿胀》所言："外感毒风，留腠肤，则亦能忽然浮肿。"②疮毒内侵。因咽喉肿痛，肌肤痈疡疮毒，未能表解宣透，或误行洗浴、凉遏，以致热毒不能外散，内归脾肺肾，脾失运化，肺失通调，内陷于肾，小便不利，导致水液代谢受阻，变为肿满，成为本病。③外感水湿。久居湿地，或冒雨涉水，或湿衣裹身、穿着湿冷，以致水湿之气由表及内，壅遏三焦，困遏脾阳，脾胃失其升清降浊功能，水湿不运，水无节制，泛溢于肌肤，发为水肿，而成本病。正如《医宗金鉴·杂病心法要诀·水气病脉证》所云："皮水，外无表证，内有水湿也。"

2. 病机　水不能自行，全赖一身之气以动，水肿之证，是全身气化功能障碍的一种临床表现。中医学认为肾病水肿的病机与肺、脾、肾、肝、三焦对水液代谢功能失调有关，而关键在于肾。如《素问·至真要大论》云："故其本在肾，其末在肺，皆积水也"。又如《诸病源候论》云："水病者，由脾肾俱虚故也"。而《景岳全书·杂证谟·肿胀》又云："凡水肿等证，乃脾、肺、肾三脏相干之病。盖水为至阴，故其本在肾；水化于气，故其标在肺；水唯畏土，故其制在脾。今肺虚则气不化精而化水，脾虚则土不制水而反克，肾虚则水无主而妄行"。由于肾病水肿在急性发作时，常因风邪外袭，肺的治节、肃降失司，可以出现面部水肿；脾虚不能运化则水湿潴留也可发生水肿；

肾虚不能化气，亦可水湿潴留而水肿。三焦为水液运行的通道，三焦借肺脾肾三脏气化功能，来推动水液的蒸化、吸收、输布、利用、排泄。因此，风、寒、湿、毒等因素阻遏三焦气化功能，则必然导致水肿的发生。肝主疏泄，肝气失于条达，亦可使三焦气机壅塞，决渎无权，而致水湿内停，因此也与肝的功能有关。气能生水，亦能行水；血能化水，亦能载水。正如《灵枢·五癃津液别》所云："邪气内逆则气为之闭塞而不行，不行则为水肿"。在生理功能上津血同源，水与血相互倚行，相互转化。在病理上又互为因果，正如《金匮要略》所云："血不利则为水。"说明血能病水，水能病血。水与气血的关系，实际上反映了肝与水液代谢的关系；肝气条达则无气滞，亦不会产生瘀血。《血证论·阴阳水火气血论》有云："瘀血化水，亦发水肿，是血病兼水也。"；肝失条达，气机不畅，气滞血瘀，则可产生水肿。

上述各种病因，可单独发病，亦可相兼而致病，导致病情复杂化。本病的发病机制以肺脾肾三脏功能失调为根本，以水湿、湿热、瘀血等邪实阻滞病变为标，致使其临床表现多为虚实夹杂之证。

## （二）西医学认识

肾小球滤膜屏障功能受损及其通透性增加导致血浆蛋白滤除过多是肾病综合征病理生理改变的重要基础。

1. *大量蛋白尿*　在正常生理情况下，肾小球滤过膜具有孔径屏障及电荷屏障作用，当这些屏障作用，特别是电荷屏障受损时，肾小球滤过膜对血浆蛋白（多以白蛋白为主）的通透性增加，致使原尿中蛋白含量增多，当远超过近曲小管回吸收量时，形成大量蛋白尿。在此基础上，凡增加肾小球内压力及导致高灌注、高滤过的因素（如高血压、高蛋白饮食或大量输注血浆蛋白）均可加重尿蛋白的排出。

2. *血浆蛋白减低*　白蛋白从尿中丢失，同时原尿中部分白蛋白在近曲小管上皮细胞中被分解（每日可达10g）；肝脏需代偿性增加白蛋白的合成，当其合成不足以克服丢失和分解时，则出现低蛋白血症。此外，肾病综合征患者因胃肠道黏膜水肿导致饮食减退、蛋白质摄入不足、吸收不良或丢失，也是加重低蛋白血症的原因。除血浆蛋白减少外，血浆上午某些免疫球蛋白（如IgG）和补体成分、抗凝及纤溶因子、金属结合蛋白及内分泌素结合蛋白也减少，尤其是大量蛋白尿，肾小球病理损伤严重和非选择性蛋白尿时更为显著，患者则易产生感染、高凝、微量元素缺乏、内分泌紊乱和免疫功能低下等合并症。

3. *水肿*　肾病综合征时低蛋白血症、血浆胶体渗透压下降，使水分从血管腔内进入组织间液，是早期肾病综合征水肿的基本原因。近年的研究表明，约 50% 患者血容量正常甚或增加，血浆肾素水平正常或下降，提示某些原发于肾内钠、水潴留在肾病综合征水肿发生机制中起一定作用。

4.高脂血症 高胆固醇和（或）高甘油三酯血症、血清中低和极低密度脂蛋白浓度增加，常与低蛋白血症并存。其发生与肝脏脂蛋白合成增加，及脂蛋白分解和外周利用减弱所致（与某种参与脂蛋白分解代谢及外周利用的调节因子从尿中丢失有关）。

## 三、治疗原则

对水肿的治疗在《黄帝内经》中已确立了治水的基本原则，既"开鬼门""洁净府""去菀陈莝"。正如《素问·汤液醪论》所云："平治于权衡，去菀陈莝……开鬼门，洁净府"。对后世影响深远，一直沿用至今。而汉·张仲景在《金匮要略·水气病脉证治》中指出"诸有水者，腰以下肿，当利小便；腰以上肿，当发汗乃愈。"明·张景岳在《景岳全书·水肿论治》中云："所谓气化者，即肾中之气也，即阴中之火也。阴中无阳，则气不能化，所以水道不通，溢而为肿……水肿证以经血皆化为水，多数虚败，治宜温脾补肾，此正法也……凡治肿者，必先治水，治水者，必先治气。若气不能化则水必不利。"《丹溪心法》指出："水肿，因脾虚不能制水，水渍妄行，当以参术补脾，脾气得实，则自健运，自能升降，运动其枢机，则水自行。"清·李用粹在其《证治汇补·水肿》提出："治水之法，随表里寒热上下，因其势而导之，故宜汗、宜下、宜渗、宜清、宜燥、宜温，六者之中，变化莫拘。"现代临床应用的有以下几种方法：

1.上下异治 上半身肿甚者以发汗为主；下半身肿甚者以利小便为主；水液聚积于中，肿满实证者以逐水为主。

2.阴阳分治 阳水治法以驱邪为主，发汗、利小便、宣泄水邪，治疗重在于肺；阴水治疗以温肾健脾，扶正为主。

3.调理脏腑 肺失宣降，治当发散行水，提壶揭盖；脾失运化，应健脾制水，以利枢机；肾失开阖，则温肾利水，以镇水逆。

4.针对病因、病理产物的治疗方法 风寒外感者治以疏风散寒；水湿侵袭者治宜淡渗利湿、燥湿；热毒内侵者应清热解毒；水湿聚积者当攻下逐水，或分消利水；气滞血瘀者当行气活血利水。

## 四、辨证论治

### （一）辨证纲目

本病总属虚实错杂，本虚标实。故其辨证，首需明辨标本虚实之主次。病变早期水肿较甚、以标实为主，需辨风热、湿毒、气滞、水停之偏盛，后期水邪退后，尿蛋白持续不消，病变重在脾肾两虚，临床辨证时需注意气虚、阳虚之不同。在整个病变过程中，以脾肾功能失调为重心，以阴阳气血不足，尤其是阳气不足为病变之本，以水湿、湿热、瘀血阻滞为病变之标，表现为虚中挟实证，本病常易并发眩晕，心悸，胃痛，而且患者尤易感冒，每因感冒而加重病情，恶性循环，致病情迁延难愈，正气愈虚，邪气愈盛，湿浊诸邪阻滞更甚，则会并发癃闭，关格等病，而治之棘手。

1. 风热袭肺

证候：一身悉肿，面目尤甚。多伴有恶寒，发热，咳嗽，流涕，咽喉肿痛，头痛身痛，肢节酸痛，苔薄脉浮数。小便短少，或见反复感染性病灶。

辨析：①辨证：本证常见于疾病初期，以面目肿甚、咽喉肿痛或寒热身痛为辨证要点；脉浮数之象为时较短，应作动态观察；或外邪不解，风热之邪由表及内，酿生湿热，临床尤需明鉴。②病机："面肿曰风"。由于风热之邪外袭，使肺失宣肃，不能通调水道，下输膀胱，致水液代谢失常，泛溢肌肤而为浮肿。风为阳邪，风性轻扬，风水相搏，推波助澜，如鼓帆之船，故见水肿起于颜面，迅即遍及全身；头痛，咽痛，脉浮，此均为风热外袭，循经上熏之候。风邪外袭，肺失宣发，风水相搏，水郁气结，无以通水道，下输膀胱，故见小便不利之证。

2. 风寒束肺

证候：眼睑浮肿，继则四肢及全身皆肿，来势迅速，多有恶寒，发热，咳喘，舌苔薄白，脉浮紧。如水肿较甚，亦可见沉脉。

辨析：①辨证：本证常见于疾病初期，以颜面浮肿、咽痛或恶寒、身痛为辨证要点；外邪不解，风寒之邪由表及内，酿生寒湿，临床尤需明鉴。②病机："面肿曰风"。由于风寒之邪外袭，致使风寒之邪束肺，不能宣发肃降，通调水道，致水液代谢失常，泛溢肌肤而为浮肿。风为阳邪，风性轻扬，风水相搏，推波助澜，如鼓帆之船，故见水肿起于颜面，迅即遍及全身；头痛，咽痛，脉浮紧，此均为风寒外袭之候。

3. 湿毒浸淫

证候：眼睑浮肿，延及全身，皮肤光亮，尿少，小便不利，咽喉肿痛，身发疮痍，甚者溃烂，恶风发热，舌红，苔薄黄，脉浮数或滑数。

辨析：①辨证：本证以眼睑浮肿，延及全身，皮肤光亮，身发疮痍为辨证要点。②病机：湿毒未能及时清解消散，内归脏腑，使中焦脾胃不能运化水湿，失其升清降浊功能，使肺不能通调水道，水液运化失所而见尿少，小便不利。肌肤乃脾肺所主之域，湿毒侵袭而见皮肤疮痍。风为百病之长，病之初起，多兼风邪，故眼睑浮肿，延及全身，有恶风发热之象。舌质红，苔薄黄，脉浮数或滑数，皆为风邪挟湿毒所致。

4. 水湿浸渍

证候：全身浮肿，按之没指，小便短少，身体困重，倦怠乏力，胸闷，纳呆，恶心，苔白腻，脉缓或沉缓，起病缓慢，病程较长。

辨析：①辨证：本证以起病缓慢，病程长，全身浮肿，按之没指为辨证要点。②病机：水湿之邪，浸渍肌肤，壅滞不行，以致浮肿缠绵不去。水湿内停，三焦决渎失司，膀胱气化不利，所以小便短少，水湿之邪日聚而无出路，泛溢肌肤，所以浮肿日甚，按之没指。脾为湿邪所困，脾阳不能舒展，故见身体困重，倦怠乏力，胸闷，纳呆，恶心等症。苔白腻，脉缓或沉缓为湿盛脾弱，湿困脾阳之象。湿为阴邪，其性黏滞，不宜骤化，故病程较长，缠绵难愈。

5. 湿热壅滞

证候：全身浮肿，皮肤绷急光亮，胸脘痞满，口苦口黏，烦热口渴，不欲饮，或痤疮感染，或继发痈、疖，小便短涩，大便干结，舌红，苔黄腻，脉沉数或濡数。

辨析：①辨证：本证以全身浮肿，烦热口渴，不欲饮，舌苔黄腻为辨证要点；患者往往病情缠绵，水肿、蛋白尿顽固不消且容易感染，而常出现咽痛，皮肤疖肿，小便短涩，大便干结等兼证，临证时应始终视湿、热、毒三邪，尤其是大剂量激素治疗过程中比较多见，病情常会随着湿、热、毒三邪的消退而明显得以缓解；②病机：水湿之邪郁久而化热，或湿热之邪壅于皮肤经隧之间，故遍身浮肿而皮肤绷急光亮；湿热上扰则口苦口黏；湿热下注，膀胱气化不利，肠道气机不畅，则小便短涩，大便干结；舌湿热之邪壅滞三焦，气机升降失常，故见胸脘痞满。舌红，苔黄腻，脉沉数或濡数，均为湿热内盛之征。

6. 脾阳虚衰

证候：身肿日久，腰以下为甚，按之凹陷不易起，脘腹胀满，纳差，便溏，面色不华，神疲倦怠，乏力，手足畏寒，小便短少，舌淡，苔白腻或白滑，脉沉缓或沉弱。

辨析：①辨证：本证以腰以下肿甚，脘腹胀满，纳差便溏，神疲倦怠为辨证要点；该型病证病情较重，易向癃闭、关格发展，临证需注意。②病机：脾阳虚衰，水湿不化，开合失司，水液无以正常运行输布反停于体内，溢于肌肤，故见水肿、小便短少；脾主肌肉四肢，脾阳虚衰，脾运失健，故见神疲倦怠，乏力，手足畏寒；脾阳虚，健运无权，故纳差便溏；舌质淡，苔白腻或白滑，脉沉缓或沉弱皆为脾阳虚衰，水湿内停之象。

7. 肾阳衰微

证候：水肿反复消长不已，面浮身肿，腰以下为甚，按之凹陷不易复起，尿量少，或肿消时尿量多，腰酸膝冷，手足寒，神疲倦怠，面色㿠白，肿甚者喘促难卧，腹大胀满，舌淡胖，苔白，脉沉细或沉迟。

辨析：①辨证：本证以水肿反复消长，腰以下肿甚，腰酸膝冷，手足寒，面色㿠白为辨证要点；该型病证病情较重，可发展成为癃闭、关格，临证应注意病情变化。②病机：肾主水，肾阳衰微，肾气不化水，水液不能正常气化、运行输布而反停于体内，泛溢于肌肤，发为水肿；舌质淡胖，苔白，脉沉细或沉迟皆为肾阳衰微，水湿停聚之象。

8. 阴虚湿热

证候：多见于久服激素之后，证见面色潮红，肢肿，潮热汗出，手足心热，小便短赤，大便干结，舌质偏红，苔薄黄，脉滑数或细数。

辨析：①辨证：本证以面红潮红，肢肿，手足心热为辨证要点；常见于长期服用大剂量激素之后，导致阴虚内热，湿热互结。临证时，须注意"阴虚"与"湿热"的轻重缓急，可着眼于渴饮、舌脉等以辨之。②病机：由于肾阴亏虚，加之激素助阳伤阴，阴虚阳亢、湿热留恋，影响水液代谢，致水湿停聚，水液代谢失常而为水肿；阴虚生内热，故见手足心热；湿热留恋，气化不利，肠道气机不畅，故见小便短赤，大便干结；舌红苔薄黄，脉滑数或细数，此均为阴虚湿热之故。

9. 瘀水互结

证候：水肿迁延不退，肿势轻重不一，以下肢为主，尿少，面色黧黑萎黄，肌肤有瘀斑瘀点，皮肤粗糙，纳差泛恶，或腰部刺痛，固定不移，或伴血尿，舌质紫暗或有瘀点、瘀斑，脉沉细涩。

辨析：①辨证：本证以水肿迁延不退，皮肤瘀点、瘀斑，腰刺痛、固定不移，舌质紫暗有瘀点、瘀斑，脉沉细涩为辨证要点。血不利则为水，瘀血化水，则水肿迁延不退。其瘀血与水湿互结往往是在本虚的基础上发生的，故临证时要明辨正虚之本，注意标本之主次轻重，而灵活施治。②病机：湿为阴邪，其性黏滞，湿邪侵犯人体，客于经络，阻碍气机。气为血之帅，气滞则血行不畅而成瘀血，瘀血与水湿互结，更使水液运行不畅而停于体内，泛溢肌肤，故尿少浮肿；瘀血阻滞，血液运行不畅，面肢皮肤唇舌均可失于血液之荣养，故见面色黧黑，肌肤瘀点、瘀斑，舌质紫黯或有瘀点、瘀斑等证；湿浊困脾，脾胃运化失常，则纳差泛恶；瘀血阻滞，则痛有定处，固定不移；瘀血阻滞，血不循经反溢于脉外，则见尿血；舌脉均为瘀血内阻之象。

## （二）审因论治

发汗、利尿、泻下逐水为本病的基本治疗原则，具体治疗时应辨明寒热虚实，标本缓急，"治实勿忘其虚""补虚当顾其实"。根据疾病寒热虚实，标本缓急等的病理特点，或攻补兼施，或先攻后补或先补后攻，应灵活立法，实证当以发汗、利水同时配以宣散外邪，疏风清热，利湿解毒，理气化湿，活血化瘀等法，虚证当以扶正为主，治疗以温补脾肾，滋补肝肾为主要，同时配以利水、养阴、活血、祛瘀等法。注意泻下、逐水、利湿之品不可过用，以免久利伤阴损正。对于久病者可适当配以活血化瘀常可收其功效。

1. 风热袭肺

治法：疏风清热，宣肺利水。

方药：越婢加术汤（《金匮要略》）加减。

常用药：麻黄、杏仁、防风、浮萍合用疏风宣肺；白术、茯苓、泽泻淡渗利湿；麻黄配生姜意在发泄肌表水气；石膏、桑白皮、黄芩清热宣肺。

若咽喉红肿痛甚者，加桔梗、山豆根、射干之属；若风热表证明显者，加荆芥、金银花、羌活；小便热涩短少者，加猪苓、玉米须、白花蛇舌草；若表邪已解者，可去麻黄、杏仁、石膏。

2. 风寒束肺

治法：解表散寒，温肺化饮。

方药：小青龙汤（《小青龙汤》）加减。

常用药：麻黄、桂枝解表散寒，配以白芍酸寒敛阴，制麻桂而使散中有收；二以干姜、细辛、半夏，温化在肺之痰饮，配五味子敛肺止咳，令开中有合，使散不伤正，收不留邪。

若喘咳较甚，可加杏仁、前胡，降气定喘；如见汗出恶风，卫阳已虚，则可用防己黄芪汤加减。

3. 湿毒浸淫

治法：宣肺解毒，利湿消肿。

方药：麻黄连翘赤小豆汤（《伤寒论》）合五味消毒饮加减。

常用药：麻黄、杏仁、桑白皮、赤小豆宣肺利水；金银花、野菊花、蒲公英、紫花地丁、清热解毒。

若脓毒甚者，可重用蒲公英、紫花地丁清热解毒；湿盛糜烂者，可加苦参、土茯苓、玄参；风盛者加白鲜皮、地肤子等；血热红肿者，可加牡丹皮、赤芍；症见尿血、尿痛，乃湿热下注膀胱，损伤络脉，可酌加清热凉血止血之品，如小蓟、大蓟、石韦等。

4. 水湿浸渍

治法：健脾化湿，通阳利水消肿。

方药：五皮散（《华氏中藏经》）合胃苓汤（《丹溪心法》）加减。

常用药：桑白皮、大腹皮、茯苓皮、陈皮、生姜皮化湿利水；苍术、厚朴、草果燥湿健脾；白术、桂枝、猪苓、茯苓、泽泻温阳化气行水。

若外感风邪，浮肿较重，伴有喘咳者，可加麻黄、杏仁宣肺平喘；颜面浮肿，胸满，不得卧，可加紫苏子、葶苈子以降气行水；若湿邪困中焦脾胃，见脘腹胀满者，可加川椒目、大腹皮、干姜等以温脾化湿。

5. 湿热壅滞

治法：分利湿热。

方药：疏凿饮子加减（《济生方》）。

常用药：羌活、秦艽、防风、大腹皮、茯苓皮、生姜皮以疏风解表，发汗消肿，使在表之水湿之邪从汗而疏解；猪苓、茯苓、泽泻、木通、川椒目、赤小豆、黄柏以清热利尿消肿；商陆、槟榔、生大黄合用可以通便逐水消肿。

如腹满持续不减，大便不通者，可合用己椒苈黄丸，以助攻泻之力，使水从大便而泄；若浮肿严重，兼有喘促不能平卧者，可加葶苈子、桑白皮等以泻肺利水；若湿热日久，亦可化燥伤阴，症见口燥咽干，可加白茅根、芦根等，不宜过用苦燥、温燥化湿、攻逐泻下伤阴之品；湿郁化热、化火，肝胆湿热壅盛，见头晕、头痛、口苦、口黏，目赤，小便短赤，脉弦数者，可用龙胆泻肝汤加减，以清利下焦湿热；若湿热下注，水邪上犯，水热互结、化燥伤阴等，可按上述变证为治。

6. 脾阳虚衰

治法：温阳健脾，利水化湿消肿。

方药：实脾饮加减（《重订严氏济生方》）。

常用药：干姜、附子、草豆蔻、桂枝以温阳散寒利水；白术、茯苓、炙甘草、生姜、大枣以补气健脾；茯苓、泽泻、车前子、木瓜以利水消肿；木香、厚朴、大腹皮理气行水。若见气短声低懒言属气虚者，可加人参、黄芪或党参等，以健脾益气；若小便短少，可加桂枝、泽泻，以助膀胱气化而行水；若兼见口燥咽干，大便干结，乃利水伤阴，可甘淡复胃，调补脾阴，可用致和汤加山药、党参。

7. 肾阳衰微

治法：温肾助阳，化气行水。

方药：济生肾气丸（《济生方》）合真武汤（《伤寒论》）加减。

常用药：附子、肉桂、巴戟天、仙灵脾以温补肾阳；白术、茯苓、泽泻、车前子等通利小便；牛膝为佐药，以引诸药下行。

若小便量多清长，可去泽泻、车前子，加菟丝子、补骨脂、仙茅以温固肾元。若以颜面浮肿为主，伴有表情淡漠，动作迟缓，畏寒肢冷，治当以温补肾阳，可用右归丸加减。疾病后期，因肾阳久衰，阳损及阴，导致肾阴虚损，水肿反复发作，精神疲惫，腰膝酸软，遗精，口渴，五心烦热，当用左归丸加泽泻、茯苓、冬葵子等，以滋补肾阴为主，利水渗湿为辅。肾虚肝阳亢盛，见头晕、头痛、心慌，脚软，可加鳖甲、牡蛎、杜仲、寄生、夏枯草等。

8. 阴虚湿热

治法：滋阴益肾，清热利湿消肿。

方药：知柏地黄汤（《医宗金鉴》）加减。

常用药：知母、黄柏、栀子以清泻下焦湿热；生地、山茱萸、山药滋养肝肾；泽泻、车前子、茯苓以清热利水，行气化湿；牡丹皮、白茅根，凉血活血化瘀，利水消肿，诸药合用共奏滋阴益肾，清热利湿消肿之功。

9. 瘀水互结

治法：活血祛瘀，化气行水。

方药：桃红四物汤合五苓散或桂枝茯苓丸（《金匮要略》）加减。

常用药：当归、赤芍、川芎、丹参养血活血；坤草、桃仁、红花活血通络；桂枝、附子通阳化气；茯苓、牡丹皮、车前子、泽泻等利水消肿。

全身肿甚，咳喘，烦闷，小便不利者为血瘀水盛，肺气上逆，可加葶苈子、川椒、泽兰等以逐瘀泻肺；见腰膝酸软，神疲倦怠乏力者，则为脾肾亏虚之象，可合用济生肾气丸以温肾利水；对于久病者虽无瘀阻之象亦可配以活血化瘀之品，如坤草、泽兰、桃仁、红花等药物，可以增强利尿消肿的效果。

## 五、古方今用

**1. 金匮肾气汤**

组成：桂枝 10g，制附子 10g，熟地 15g，山药 15g，山萸肉 10g，茯苓 20g，泽泻 15g，丹皮 15g。

制法：日 1 付，水煎 2 次，取汁约 200ml。

服法：每次 100ml，每日 2 次服。

方解：方用熟地黄滋补肾阴，山萸肉、山药滋补肝脾，辅助滋补肾中之阴；并以少量桂枝、制附子温补肾中之阳，意在微微生长少火以生肾气。方中泽泻、茯苓利水渗湿，丹皮清泻肝火，与温补肾阳药相配，意在补中寓泻，以使补而不腻。本方配伍方法，属于"阴中求阳"之类，正如张景岳说："善补阳者，必于阴中求阳，则阳得阴助而生化无穷。"

**2. 加味当归芍药散**

组成：当归 15g，白芍 12g，川芎 10g，泽泻 15g，茯苓 30g，白术 5g，龙骨 20g，牡蛎 20g，甘草 6g，黄芪 25g。

制法：日 1 付，水煎 2 次，取汁约 200ml。

服法：每次 100ml，每日 2 次服。

方解：方用当归、白芍养血柔肝，重用白芍以柔肝止痛，白术、茯苓健脾益气，合泽泻淡渗利湿，佐川芎活血理气，与当归为伍以调肝养血，加用龙骨、牡蛎以镇潜摄纳，健脾涩精，黄芪以软坚散结，托毒外出，甘草调和诸药，诸药合用，既养血疏肝又健脾利湿，如此，则肝脾两调，腹痛等症自解。

**3. 脾肾双固汤**

组成：党参 12g，黄芪 30g，茯苓 15g，白术 12g，芡实 10g，猪苓 15g，泽泻 12g，生地 12g，当归 12g，丹参 18g，怀牛膝 12g，红花 9g，生益母草 30g，石苇 12g。

制法：日 1 剂，水煎 2 次，取汁约 200ml。

服法：每次 100ml，每日 2 次服。

方解：方用黄芪，为补气要药入肺脾之经，善补肺脾之气，又具利水之功，党参、白术二味，党参补中益气而津升血复，善治脾虚，与黄芪相配，互相促进，以增其补益之功。白术为治水良药，功善补气健脾，燥湿利水，配以茯苓即有四君子汤之意，共奏补气健脾，运化脾湿之功。怀牛膝善补肝肾与生地相配有益肾养阴之功。芡实补脾益肾，固涩精微。

4. 黄芪鲤鱼汤

组成：鲤鱼 250g（1 尾），黄芪 30g，赤小豆 30g，砂仁 10g，生姜 10g。

制法：以适量水煮药 30 分钟，之后将已去内脏并洗净的鲤鱼入药同煎，不得入盐，沸后以文火炖 40 分钟。

服法：吃鱼喝汤，每日或隔日一付。慢性肾衰终末期的水肿勿用。

方解：方用血肉有情之品鲤鱼利水健脾，黄芪补肺脾之气，既能启上源，又能助脾运，故能补气运阳以利水，即"气能化水"之意；赤小豆活血利水，李时珍谓："赤小豆和鲤鱼、鲫鱼、黄雌鸡煮食，并能利水消肿"；生姜温阳散水和胃降逆；砂仁醒胃化浊。本方气味俱厚，配血肉有情之品扶助正气，机体水液代谢的自调能力恢复，则水肿不易复发。

5. 大补阴汤

组成：黄柏 10g，知母 10g，生地 30g，炙龟甲 15g，炙鳖甲 15g，女贞子 60g，旱莲草 30g，山药 10g，茯苓 10g，粉丹皮 10g，泽泻 10g。

制法：日 1 付，水煎 2 次，取汁约 200ml。

服法：每次 100ml，每日 2 次服。

方解：方用黄柏、知母坚肾清火，配合地黄、鳖甲、龟甲骤补真阴，承制相火；女贞子、旱莲草补肝肾、益肝阴，配合丹皮清泻肝火，使水足火平；山药健脾益阴；茯苓淡渗利湿，以防鳖甲、龟甲之滋腻。诸药合用，补泻结合，补中有泻，寓泻于补，补阴为主，阴与阳济，能制虚火，则诸症自除。

6. 复元固本汤

组成：地黄 15～20g，山萸肉 15g，炒山药 15～25g，茯苓 20～50g，人参 10～15g，黄芪 15～30g，丹皮 15g，菟丝子 15g，枸杞子 15g，五味子 10g，制附子 5g，桂枝 10g。

制法：日 1 付，水煎 2 次，取汁约 200ml。

服法：每次 100ml，每日 2 次服。

方解：方用地黄、丹皮、山萸肉、菟丝子、枸杞子、五味子补肾填精；人参、黄芪益气固元；山药、茯苓健脾淡渗；附子、桂枝温阳补肾、蒸精化气。

## 六、中成药治疗

1. 肾复康胶囊

组成：土茯苓，益母草，槐花，白茅根，藿香。

适应证：清热利尿，益肾化浊。用于热淋涩痛，水肿较重者。

服法：每次 4 粒，每日 3 次饭后服。

2. 黄葵胶囊

组成：黄蜀葵花。

适应证：清热利湿，解毒消肿。用于水肿之湿热证，证见浮肿、腰痛、蛋白尿、血尿、苔黄腻。

服法：口服，每次 5 粒，每日 3 次；8 周为 1 个疗程。本品宜饭后服用，个别患者用药后出现上腹部胀满不适。孕妇忌服。

3. 六味地黄丸

组成：熟地黄，山茱萸，干山药，泽泻，茯苓，丹皮。

适应证：滋补肝肾。用于肝肾阴虚。

服法：蜜丸，每服 1 丸，日 2 次；水泛丸，每次 6 ～ 9g，每日 2 次。温开水送下。本方熟地滋腻滞脾，有碍消化，故脾虚食少便溏者慎用。服用本方忌食辛辣。

4. 金匮肾气丸

组成：附子，肉桂，熟地黄，山药，山茱萸，泽泻，茯苓，牡丹皮。

适应证：温补肾阳。主治肾阳不足，腰膝酸痛，下肢冷感，少腹拘急，水肿，小便不利或小便频数等症。

服法：蜜丸，每服 1 丸，日 2 次；水泛丸，每服 9g，每日 2 次。消化系统功能弱的人服用本方可能会引起食欲减退或呕吐、腹泻，有的出现荨麻疹，停药后可消失。

5. 肾炎四味片

组成：胡枝子，黄芪，石苇，黄芩。

适应证：健脾益肾，清热利湿。主治脾肾亏虚兼有湿热者。

服法：成人每次服 8 片，1 天 3 次。儿童酌减，3 个月为 1 个疗程，有效者继续服用。

6. 杜仲补腰合剂

组成：熟地黄，山茱萸，枸杞子，桑寄生，杜仲，续断等。

适应证：补肝肾，益气血，强腰膝。用于肾虚腰痛，蛋白尿较重者。

服法：每次 30 ～ 40ml，日 1 次。开盖后以当天服完为宜。无绝对禁忌证，极少数患者偶有恶心欲吐的感觉。

7. 雷公藤多苷片

适应证：用于肾病综合征、狼疮性及紫癜性肾炎。

服法：每日每公斤体重 1 ～ 1.5mg，最大用量每日 90mg，分 3 次口服。2 ～ 3 个月为一疗程。或遵医嘱。部分患者可出现胃肠道反应，但多可耐受；如出现白细胞、血小板减少，停药可恢复；可引起月经紊乱、精子减少等不良反应；哺乳期妇女服用应断奶；孕妇忌服。

## 七、其他疗法

### （一）外治法

#### 1. 熏浴法

温浸双下肢，渐加热水，至满为度，半小时后汗出如浴，溲即畅行。日浸 1 次，可连浸 15 天，谨防烫伤。

#### 2. 灌肠法

对出现肾衰竭者可采取此法。

生大黄 30g，生牡蛎 30g，忍冬藤 30g，生槐花 30g，水煎浓缩 100ml，日 1 次保留灌肠；生大黄 20g，丹参 20g，白花蛇舌草 30g，六月雪 30g，煎法及用法均同上。

#### 3. 肠点法

尿毒康 120ml，日 1 次肠点。

### （二）针灸疗法

#### 1. 体针

取脾俞配足三里，肾俞配太溪，用补法；另重灸气海，助阳化气；用泻法，针水分以分利水邪。每日 1 次，10 天为 1 个疗程。

#### 2. 耳针

可取肝、肾、脾、皮质下、膀胱等穴。每次取其中 2～3 穴，双侧，针用中等刺激，隔日 1 次。针后留针 4～6 小时，7 次为 1 个疗程。

#### 3. 推拿疗法

（1）患者俯卧位，医者立于患者一侧。以双手拇指点按脾俞、胃俞、三焦俞、肾俞、小肠俞穴。操作手法宜轻柔缓和。

（2）患者侧卧位，双下肢并拢，髋、膝关节微屈。医生立于患者一侧，用双手四指掌侧着力于双下肢外侧，做对称的旋摩动作，由踝关节至髋关节，如此由下向上操作 5～7 次，最后按摩两侧足三里穴 3～5 分钟，结束治疗。

### 验案举例

病案 1：湿热蕴结案

潘 ×，男，18 岁。初诊日期：1999 年 3 月 23 日。

患者反复浮肿、尿少 5 个月，加重 1 周。在当地医院治疗无效，故来诊，症见：遍身浮肿，肤色光亮，胸腹痞闷，纳呆，烦热口渴，小便短赤，大便干燥，头晕，舌质红，苔白腻少津，寸关脉滑，左尺脉弦无力，腹水明显。血压：140/90mmHg，尿检：蛋白（4+），红细胞 4～6 个/HP，颗粒管型（+），血浆白蛋白 26g/L，血胆固醇 10.6mmol/L。

中医诊断：水肿—湿热蕴结候。

西医诊断：原发性肾病综合征。

治法：分利湿热。

方药：疏凿饮子加减。

商陆 10g，泽泻 15g，川椒目 12g，槟榔片 15g，大腹皮 30g，茯苓皮 25g，生大黄 7g，猪苓 20g，苍术 15g，厚朴 15g，益母草 30g，葶苈子 25g。

上方水煎服，连服 20 付，并配合低盐低脂饮食，浮肿明显减轻，尿量增多，但尿蛋白持续不消，且全身倦怠，腰酸胀，辨证为脾肾两虚。上方去商陆、川椒目、葶苈子，加黄芪 30g，芡实 30g，旱莲草 15g，菟丝子 15g，山药 10g。又服 20 付，复查尿常规：蛋白（2+），血浆白蛋白 30g/L，血胆固醇 8.5mmol/L。患者大便如常，余症亦减轻，血压：130/80mmHg，又在前方基础上辨证论治 2 个月余。患者浮肿消退，血压：125/75mmHg，尿蛋白（+），血浆白蛋白 33g/L，血胆固醇 6.8mmol/L。

病案 2：湿毒浸淫案

高 ×，男，63 岁。初诊日期：2000 年 8 月 23 日。

患者于 2000 年 2 月因外耳廓软骨膜炎绿脓杆菌感染，当地医院给予庆大霉术，先锋必治疗 1 个月，出现浮肿、蛋白尿，24h 蛋白尿定量＞6g，血肌酐 168μmol/L，转肾科治疗。予强的松 50mg/d，环磷酰胺冲击总量达 7.4g 后，强的松减至 25mg/d，维持治疗 2 个月，共用激素治疗半年，出现骨痛，X 线摄片示双侧股骨头无菌性坏死，停用强的松。入院前 1 个月，患者发热咳嗽，胸片示左下肺炎症，予罗氏芬治疗，症见好转，但肾功能减退明显，2000 年 11 月 15 日来诊收治入院。入院时查血肌酐 480μmol/L，尿素氮 19.82mmol/L，血红蛋白 69g/L，清蛋白/球蛋白为 34.6/22.5，24h 尿蛋白定量为 3.88g，尿蛋白电泳示非选择性蛋白尿。复诊患者仍有咳痰，下肢凹陷性浮肿（2+），拄拐行走，舌黄腻，脉沉细。治宜疏利三焦。

柴胡 9g，黄芩 12g，鱼腥草 20g，全瓜蒌 12g，苍术 12g，白术 12g，猪苓 12g，茯苓 12g，赤芍 12g，白芍 12g，黄精 15g，白花蛇舌草 30g。

服药后咳痰好转，浮肿消退，苔腻渐化，复查 24h 尿蛋白定量为 1.96g，清蛋白 / 球蛋白为 37.7/29.7，血肌酐 337.1μmol/L，尿素氮 13.79mmol/L。上方减鱼腥草、全瓜蒌，加黄芪 30g，半枝莲 30g，杜仲 15g，当归 15g。

症情稳定好转后出院，出院带回方：

黄芪 30g，川芎 12g，葛根 15g，枸杞子 12g，黄精 20g，茯苓 15g，苍术 12g，白术 12g，杜仲 15g，当归 15g，薏苡仁 30g，桃仁 12g，白花蛇舌草 30g。

1 月后复查 24 小时尿蛋白定量为 1.93g，清蛋白 / 球蛋白为 44.3/33.2，血肌酐 186μmol/L，尿素氮 10mmol/L，尿酸 481μmol/L。函诊治疗至今症情稳定。

病案 3：脾肾阳虚案

刘×，男，23 岁。初诊日期：2001 年 3 月 23 日。

患者反复浮肿 5 年，加重半个月。现症：周身浮肿，按之没指，形寒肢冷，胸闷气短，小便短少，大便溏薄，伴胸腹水，舌质淡胖，脉沉细，血压：150/96mmHg。化验尿常规：蛋白（4+），血浆白蛋白 21g/L，血胆固醇：12.3mmol/L。

中医诊断：水肿—脾肾阳虚候。

西医诊断：原发性肾病综合征。

治法：温补脾肾，通阳利水。

方药：真武汤合实脾饮加减。

制附子 10g，桂枝 15g，白术 12g，茯苓 25g，猪苓 15g，泽泻 15g，槟榔片 20g，黄芪 30g，泽兰 10g，益母草 30g，丹参 20g，芡实 15g。

水煎服，日 1 付，连服 15 天后患者浮肿明显减轻，尿量增加，血压：135/85mmHg，复查尿常规：蛋白（3+），血浆白蛋白 26g/L。上方去槟榔片，白术，加蝉蜕 20g，土茯苓 50g，地龙 15g，又连服 1 个月，尿蛋白（2+），血浆白蛋白 28g/L 血胆固醇：8.7mmol/L。上方又加减治疗 2 个月余，患者浮肿基本消退，尿量如常，血压：130/80mmHg，复查尿常规：蛋白（+），血浆白蛋白 30g/L，血胆固醇：7.3mmol/L 而出院。经随访半年，病情稳定。

病案 4：脾肾阳虚，水湿逗留案

洪××，男，33 岁。初诊日期：2001 年 4 月 18 日。

患者患肾病综合征已半年余，在外院用激素及环磷酰胺无效，现已停用。来我院门诊时，查下肢凹陷性浮肿（2+），面虚浮㿠白神萎，尿量为 800ml/d。查肾功能示血肌酐 225μmol/L，尿素氮 8.4mmol/L；清蛋白／球蛋白为 25/26；24 小时尿蛋白定量为 12.7g；血压 150/110mmHg。苔白腻，脉沉弦。证属脾肾阳虚，水湿逗留，治宜温肾利水，健脾化湿。

党参 30g，丹参 30g，益母草 30g，冬瓜皮 30g，苍术 12g，白术 12g，猪苓 15g，茯苓 15g，炮附子 12g，冬瓜皮 30g，黄芪 30g，巴戟天 15g，当归 15g，肉桂 3g，半枝莲 30g，仙灵脾 15g，黄精 15g，山萸肉 12g，车前子 30g，白花蛇舌草 30g。

同时加服前苇通淋胶囊（4 粒／次，3 次／日），金匮肾气丸丸（10g/次，2 次／日），及洛丁新（10mg/d）。

服上药 14 剂后，浮肿减轻，尿量增加，每日尿量为 2500ml，继服上方 30 剂。

三诊，水肿完全消失，复查清蛋白／球蛋白为 31/25，24 小时尿蛋白定量为 10.3g；血压 130/90mmHg。上方减炮附子、冬瓜皮、车前子，继服 30 剂。药后复查肾功能示血肌酐 188μmol/L，尿素氮 6.8mmol/L；清蛋白／球蛋白为 33/29；24 小时尿蛋白定量为 7.8g。门诊继续随访治疗。

病案 5：气阴两虚案

朱×，男，10 岁。初诊日期：2002 年 6 月 12 日。

患者患肾病综合征 8 年，对激素敏感，但反复发作，2002 年 6 月 12 日来诊时服甲基强的松龙 5 片／隔日，尿常规阴性，自觉手心热，舌尖红苔薄白，脉细数，平时易感冒出汗。治宜益气养阴，滋肾健脾。

黄芪 12g，生地 12g，龟甲 12g，生牡蛎 30g，山药 15g，山萸肉 10g，泽泻 10g，丹皮 12g，猪苓 12g，太子参 30g，茯苓 12g，玉米须 30g，苍术 10g，白术 10g，知母 10g，女贞子 9g，黄柏 10g，益母草 15g，生晒参须 6g。

并配以活血通脉胶囊常规口服。

服药 1 月后，激素开始减量（平均 1 月减半片）。10 月 6 日查 $CD_4$ 26.1，$CD_8$ 44.1，血脂正常，肾功能正常，尿常规阴性，加服胎盘粉及金水宝。患者平时易出现感冒、发热、咽痛等症，外感时则以清热解毒为法。

桑叶 10g，野菊花 12g，苍耳子 9g，银花 12g，连翘 12g，辛夷 9g，蝉衣 9g，板蓝根 30g，蒲公英 30g，桔梗 3g，甘草 6g，牛蒡子 15g。

外感痊愈后仍服基本方。至 2003 年 2 月 27 日来诊时，已停用激素 1 年余，尿常规一直阴性，症状平稳，嘱继续服中药以巩固疗效。

## 第四节　糖尿病肾病

### 一、概述

糖尿病肾病是糖尿病最为常见的慢性血管并发症之一，是由于慢性高血糖所致的一系列代谢紊乱及血流动力学改变所导致的肾小球硬化症。在糖尿病人群中，糖尿病肾病的发生率为 20% ～ 40%，而伴有终末期糖尿病肾病的患者，其 5 年生存率小于 20%。由于糖尿病肾病患者随着病程的延长，出现持续性的蛋白尿、水肿、高血压及肾小球滤过率降低，进而可以导致肾功能不全、尿毒症。据美国 2000 年统计，每年新增终末期肾病患者中由糖尿病肾病引发的已接近 50%，故目前糖尿病肾病已是导致终末期肾衰竭的首要原因，也是糖尿病主要的死亡原因之一。

根据糖尿病肾病的临床表现及特点，其可归属于中医学"消渴""消瘅""下消""肾消""消渴肾病""水肿""腰痛""尿浊""虚劳"及"关格"等病证范畴。我国历代医籍多有记载，如《外台秘要》中言："渴而饮水多，小便数，有脂；似麸片甜者，皆是消渴病也。"《圣济总录》记载："消渴病久，肾气受伤，肾主水，肾气虚惫，气化失常，开阖不利，水液聚于体内而出现水肿。"《杂病广要》中载："三消之病，自古大抵主肾虚为论，往往于肾虚证中，更立名称，盖以其自下消波及者居多也。消渴之疾，皆起于肾，盛壮之时，不自保养，快情纵欲，饮酒无度，喜食脯炙醋，或服丹石，遂使肾水枯竭，心火燔炽，三焦猛烈，五脏干燥，由是渴利生焉。"《证治汇补》则言："二阳结，谓之消渴。（内经）二阳者，手阳明大肠，主津液，足阳明胃，主血气，津血不足，发为消渴……水之本在肾，末在肺，（内经）真水不竭，何渴之有？人惟酒色是耽，辛热太过，或以甘肥爆炙适其口，或以丹砂玉石济其私，于是火炎上熏，津液干枯而病生焉。上消者，心也，多饮少食，大便如常，溺多而频；中消者，脾也，善渴善饥，能食而瘦，溺赤便闭；下消者，肾也，精枯髓竭，引水自救，随即溺下，稠浊如膏。"《证治准绳》云："渴而多饮为上消（经谓膈消），消谷善饥为中消（经谓消中），渴而便数有膏为下消（经谓肾消）……若渴而饮水不绝，腿消瘦而小便有脂液者，名曰肾消。一皆以燥热太甚，三焦肠胃之腠理怫郁结滞，致密壅滞，虽复多饮于中，终不能浸润于外，荣养百骸，故渴不止，小便多出或数溲也。"《证治要诀》曰："三消久而小便不臭，反作甜气，在溺中滚涌，更有浮溺，面如猪脂，此精不禁，真元竭也。"《证治汇补》："诸湿肿满，皆属于脾，脾主水谷，虚而失运，水湿停留，大经小络，尽皆浊腐，津液与血，悉化为水，故面目四肢浮肿。人身真水火，消化万物以养身，故水则肾主之，土则火生之，惟肾虚不能行水，脾虚不能制水，故肾水泛滥，反得浸渍脾土，是以三焦停滞，经络壅塞，水渗于皮肤，注于肌肉而为肿。水始起也，目窠下微肿，如新卧起状，颈脉动时咳，阴股间寒，足胫肿，腹乃大，以手按其腹，随手而起，如裹水之状，皮薄而光。"《寿世保元》："夫关格者，谓膈中觉有所碍，欲升不升，欲降不降，饮食不下，此为气之横格，必用吐其气之横格，必在吐出痰也，有痰，以二陈汤探吐之，吐中便有降，有气虚不运者，补气药中，用升降法。丹溪曰，此症多死，寒在上，热在下也。寒在胸中，遏绝不散，无入之理，故曰格。热在下焦，填塞不通，无出之由，故曰关。格则吐逆，关则不得小便。"《医述》："人迎一盛，病在少阳，二盛病在太阳，三盛病在阳明，四盛以上为格阳。寸口一盛，病在厥阴，二盛病在少阴，三盛病在太阴，四盛以上为关阴。人迎与寸口俱盛，四倍以上，为关格。关格之脉赢不能极于天地之精气则死矣。五脏不和，则九窍不通；六腑不和，则留结为痈。邪在六腑，则阳脉不和，阳脉不和，则气留之；气留之，则阳脉盛矣。邪在五脏，则阴脉不和；阴脉不和，则血留之；血留之，则阴脉盛矣。阴气太盛，则阳气不得相荣也，故曰格。阳气太盛，则阴气不得相荣也，故曰关。阴阳俱盛，不得相荣也，故曰关格。关格者，不得尽其命而死矣。"

## 二、病因病机

糖尿病肾病的病机涉及人体五脏六腑，但总以肺、脾、胃、肝、肾等脏腑为主；其病性有虚有实，虚实夹杂，本虚标实；病势多缓慢，不仅发病缓慢，进展亦较缓慢，但若失治误治，病情迁延日久，可导致全身多脏腑、多器官的严重病变。中医学认为，糖尿病肾病的发病原因包括禀赋不足、饮食不节、劳欲过度、情志失调等。而病机关键则是本虚标实，本虚为气血、阴阳、五脏之虚损，标实为水湿、痰浊、湿热、瘀血等病理产物。

### （一）病因

1. **先天禀赋不足** 《黄帝内经》已认识到先天禀赋不足是引起消渴病重要的内在因素，如《灵枢·五变》说："五脏皆柔弱者，善病消瘅。"说明脏腑禀赋薄弱，如肺、胃、肾等脏腑素有阴虚，阴虚生内热而发为消渴，热伤肾阴，则发为消渴肾病。

2. **饮食无节** 平素喜食某些食物，如长期的过食肥甘、醇酒、厚味、辛辣、香燥之品，损脾伤胃，导致脾胃运化功能失职，水液、水谷不化，化生湿热，积热内蕴于体内，日久化燥伤津，消谷耗液而发为消渴，若热伤肾阴者，则发为消渴肾病。如《素问·奇病论》中有："此肥美之所发也，此人必数食甘美而多肥也，肥者令人内热，甘者令人中满，故其气上溢，转为消渴"。

3. 情志失调　长期过度的情志不调，精神受到刺激，如郁怒伤肝、肝气郁结，或劳心竭虑、营谋多思等，均可引起郁久化火，火热内燔，消灼肺、胃之阴津而发为消渴，灼伤肾阴而为消渴肾病。如《临证指南医案》中所言："心境愁郁，内火自燃，乃消症大病"。

4. 劳逸失常　平素起居有常、休作有时，人体内处于气血调畅、五脏安和的状态，则体健无病。若起居无常、劳逸失常，则可使气血逆乱、脏腑失调，肾阴亏虚而发为消渴肾病。

## （二）病机

1. 正虚为本、邪实为标　糖尿病肾病显著的特点是阴虚为本，燥热为标，二者互为因果、相互影响，燥热甚可以使阴愈虚，而阴愈虚则可使燥热愈甚。病位在肺、胃、肾等脏腑，其中尤以肾脏为关键所在。上焦肺燥阴虚，津液失于输布，则胃失濡润，肾失滋源；中焦胃热偏盛，灼伤津液，则上灼肺津、下耗肾阴；下焦肾元虚衰，肾阴不足，阴虚火旺，遂成上、中、下三消。

2. 虚象繁多　糖尿病肾病患者不仅存在阴虚，同时存在阳虚、气阴两虚、阴阳两虚等，病变早期多以阴虚燥热为主，病情不断发展，可见气阴两虚表现，最后可发展至阳虚、阴阳两虚。

3. 多兼瘀证　糖尿病肾病病程中的各个阶段均可存在血瘀，这与阴虚内热、气阴两虚、阴阳两虚等有关，热象存在，极易损伤血络，致络破血溢于脉外，日久而成瘀血，故而瘀血是程度不同地存在于糖尿病肾病的始终，也是导致病情不断进展，或诱生变证的重要病因病机。

4. 变证迭出　糖尿病肾病的病位虽主要在肾，但可涉及人身多个脏腑器官，如肺、脾、胃、三焦、膀胱、心、脑等，若糖尿病肾病久病失治误治，则可使变证丛生。如阴虚燥热，损伤肺阴，致肺失滋润，日久可并发肺痨；肾阴亏损，水不涵木，肝失滋养，其精血不得上承于两目，则可引发白内障，甚或失明；燥热内结，营阴被灼，络脉瘀阻，蕴毒成脓，流注肌肤，发为疮疖、痈疽；阴虚燥热内盛，烁液生痰，痰阻经络，蒙蔽心窍而发为中风、偏瘫；阴损及阳，脾肾阳衰，水湿停滞，泛滥肌肤而发为水肿；阴液极度耗损，可导致阴竭阳亡，可见昏迷、四肢厥冷、脉微细欲绝的危重候。

## 三、辨证分型治疗

糖尿病肾病的治疗，尤当注意攻、补的适宜，"补虚当顾其实"，治实不忘其虚，根据其虚实错杂、虚中夹实的特点，应攻补兼施，或先攻后补，或先补后攻，灵活应用。补虚者，或滋补阴津，或温阳益气，或阴阳并补，或健脾补肾，注意以补肾为中心。攻邪者或清热解毒，或清热利湿，或化痰通络，或活血化瘀，但须注意攻伐药物不宜过用，以免耗伤正气。

### 1. 阴虚燥热

症状：口干舌燥，烦渴引饮，面色红，消谷善饥，身体消瘦，小便频、量多，尿色黄而浑浊，大便干，舌质红，舌苔薄黄，脉细数。

治法：滋阴清热，生津止渴。

方剂：白虎汤加减。

药物：石膏、知母、麦门冬、石斛、天花粉、沙参、玉竹、芦根、葛根、太子参、甘草。

方中以石膏、知母以清胃热，麦门冬、石斛、天花粉、沙参等养阴生津止渴，太子参益气养阴，玉竹、芦根养阴清热，葛根生津止渴、退热，甘草调和诸药。诸药相伍，共奏滋阴清热、生津止渴之效。

随症加减：尿糖高者，加五倍子、蚕茧壳；夜尿频多者，加金樱子、芡实、桑螵蛸；蛋白尿多者，加黄芪、白术；大便干结不通者，加玄参、麻子仁等。

### 2. 肝肾阴虚

症状：头晕耳鸣，视物昏花，口干咽燥，五心烦热，腰膝酸软，乏力，多梦，遗精、盗汗，下肢浮肿，尿频量多，尿中可见少量泡沫，或浊如脂膏，大便干，舌质红，舌苔薄少，脉弦细数。

治法：滋补肝肾，养阴润燥。

方剂：六味地黄丸加味。

药物：生地黄、茯苓、山茱萸、泽泻、山药、牡丹皮、女贞子、旱莲草、枸杞子、桑葚、桑叶、知母。

方中以生地黄、女贞子、山茱萸、旱莲草、枸杞子、桑葚等滋补肝肾，牡丹皮、知母、桑叶清热止渴，泽泻、茯苓利水消肿，山茱萸又可止汗。诸药相伍，共奏滋补肝肾、养阴润燥之效。

随症加减：盗汗、梦遗者，加黄柏、五味子；腰膝酸软重者，加牛膝、桑寄生、肉苁蓉；口干渴饮多者，加石斛、玄参、天花粉。

### 3.气阴两虚

症状：面色少华，形体消瘦，头晕耳鸣，眼睑轻度浮肿，口干渴欲饮，心悸气短，倦怠乏力，腰膝酸软，自汗、盗汗，小便频数、量多，舌质红，舌苔薄白，脉细数而弱。

治法：益气养阴，生津润燥。

方剂：生脉饮合玉女煎加减。

药物：党参、麦门冬、五味子、熟地黄、知母、牛膝、天花粉、山药、黄芪、白术、牡丹皮、枸杞子、旱莲草。

方中以党参、白术、黄芪以健脾补气，五味子、熟地黄、牛膝、枸杞子、旱莲草以滋阴生津润燥，知母、牡丹皮清热生津，天花粉、麦门冬生津止渴。诸药相伍，共奏益气养阴、生津润燥之效。

随症加减：口鼻干燥者，加桑白皮、沙参；气虚明显者，加太子参、当归；伴食少纳差者，加砂仁、炒麦芽等。

### 4.阳虚水泛

症状：肢体水肿，尤以腰以下为重，颜面、眼睑浮肿，胸闷、气短，腹部胀大，肢体沉重，四肢不温，畏寒肢冷，神疲倦怠，食少纳呆，小便短少，大便稀溏，舌质淡暗，体胖大，舌苔白或白腻，脉沉细无力。

治法：温肾健脾，利水消肿。

方剂：实脾饮加减。

药物：茯苓、制附子、干姜、白术、大腹皮、厚朴、草果仁、木香、泽泻、益母草、车前子、炙甘草。

方中以制附子、干姜等温振脾肾阳气，茯苓、白术、泽泻、车前子等健脾利水，木香、厚朴行气利水，益母草活血利水，草果仁利湿降浊，炙甘草调和诸药。诸药相伍，共奏温肾健脾、利水消肿之效。

随症加减：伴恶心、欲呕者，加竹茹、陈皮、藿香、佩兰；小便短少者，加冬瓜皮、猪苓；大便次数明显增多者，加肉豆蔻、补骨脂、吴茱萸等。

### 5.阴阳两虚

症状：面色黧黑，面容憔悴，精神不振，颜面、眼睑浮肿，耳轮干枯，口干舌燥，五心烦热，畏寒肢冷，腰膝酸软，倦怠乏力，小便频多，夜尿增多，尿中有泡沫，下肢水肿，舌质淡暗，舌体胖大，舌苔薄白，舌干，脉沉细无力。

治法：温补肾阳，滋肾填精。

方剂：连朴饮加减。

药物：炮附子、肉桂、熟地黄、杜仲、山茱萸、淫羊藿、山药、牡丹皮、茯苓、猪苓、生地黄、五味子。

方中以炮附子、肉桂等温补肾阳，杜仲、淫羊藿以增强补肾阳之力，熟地黄、生地黄、山药、五味子、山茱萸以滋补肾精，茯苓、猪苓健脾利水，牡丹皮清热。诸药相伍，阴阳并补，兼以清热利水消肿，共奏温补肾阳、滋肾填精之效。

随症加减：伴恶心、呕吐者，加藿香、佩兰、玉竹；虚脱症状明显者，加人参、麦门冬；浮肿重者，加葶苈子、香附、大腹皮、桑白皮等。

6.瘀血内阻

症状：除有典型的消渴肾病表现外，有明显的瘀血征象，如面色晦暗，唇甲色黯，心胸刺痛，腰部疼痛，痛处固定不移，肢体麻木，舌质紫黯，见瘀点、瘀斑，脉细涩。

治法：活血化瘀，通络止痛。

方剂：血府逐瘀汤加减。

药物：当归、桃仁、红花、益母草、枳壳、赤芍、延胡索、杜仲、牛膝、鸡血藤、丹参、木香、川芎、牛膝。

方中以炮桃仁、红花、赤芍等活血化瘀，川芎、牛膝、木香、枳壳等活血行气通络，当归、鸡血藤补血活血，延胡索、丹参、杜仲等补肾活血止痛，木香亦可止痛，益母草利水消肿、兼以活血。诸药相伍，共奏活血化瘀通络、行气利水止痛之效。

## 验案举例

病案1：田××，男，64岁，已婚，退休。因间断性双下肢浮肿5年，加重伴口渴、头晕1天，于2013年4月10日初诊。患者自诉5年前于劳累后出现双下肢浮肿症状，遂至某中医院就诊，经查血压、血糖、尿常规、肾功能后，诊断为"高血压病，2型糖尿病，糖尿病性肾病"，经予口服中药汤剂、降血压药、皮下注射胰岛素等对症治疗后，患者病情明显好转。此后患者坚持皮下注射胰岛素、口服降压药等治疗，病情时轻时重。1天前患者因劳累后出现上症加重并伴口渴、头晕等症状，遂至我处就诊，刻诊症见：双下肢浮肿，口渴，头晕，头痛，双眼睑无浮肿，胸闷、气短，腰膝酸软，腰痛，倦怠乏力，食少纳呆，睡眠欠佳，小便频，大便略干，1～2日1行。查：T 36.5℃，P 72次/分，R 18次/分，BP 170/105mmHg。舌质淡暗，苔厚腻微黄，脉弦细。双眼睑无浮肿，双肾区叩击痛阴性，双下肢中度凹陷性浮肿。辅助检查：尿常规：隐血（＋），尿蛋白(3+)，酮体（±），红细胞计数41.10/ul；血常规大致正常；血液流变学：全血黏度：低切10.58（mPa.s），中切5.83（mPa.s），高切4.91（mPa.s），血沉27mm/h；糖化血红蛋白：糖化血红蛋白1.00g/dl，总血红蛋白14.7g/dl，糖化血红蛋白6.80%；肝功能大致正常；血糖7.89mmol/L；血脂：总胆固醇5.93mmol/L，三酰甘油2.12mmol/L，低密度脂蛋白3.72mmol/L；肾功：血肌酐125.0μmol/L，尿素4.52mmol/L，尿酸419μmol/L；离子：钾3.2mmol/L；心电图：窦性心动过缓，QRS电轴不偏，T波 $V_5$、$V_6$ 低平，不正常心电图；双肾、输尿管、膀胱彩超未见明显异常。诊断：西医诊断：糖尿病性肾病，2型糖尿病，高血压病2级；中医诊断：水肿（脾肾气虚，湿瘀内结证），消渴（脾肾气虚证）。治法健脾补肾，利湿，活血化瘀，处方：茯苓30g，山药20g，白术20g，薏苡仁25g，白蔻仁10g，熟地黄10g，生地黄10g，桑寄生15g，杜仲10g，泽泻10g，牛膝15g，枸杞子10g，车前子15g，川芎10g，丹参15g，赤芍15g。共15付，每日1付，水煎取汁200ml，每次100ml，分早晚2次口服。2013年4月25日二诊：患者自诉服用上述药物15付后，双下肢浮肿，口渴，头晕，头痛等症状较前显著好转，去前方中白蔻仁、车前子等，加红花7g，续服15付。2013年5月10日三诊：患者自诉上述已无头晕，头痛等症状，双下肢浮肿已不明显。复查结果：尿常规：隐血(±)，尿蛋白(＋)，酮体(－)，红细胞计数26.20个/μl；血糖5.63mmol/L；血脂：总胆固醇5.02mmol/L，三酰甘油2.01mmol/L；肾功：血肌酐111.2μmol/L，尿素5.57mmol/L，尿酸389μmol/L；离子：钾3.7mmol/L。

[按语]该患因年龄较高，病程较久，加之饮食、劳逸失常，耗伤人体正气，以致脾肾气虚，脾肾不足，水液运化失常，蓄积于体内，发为水肿，可见双下肢浮肿，腰膝酸软，倦怠乏力等症；脾肾气虚，运化无力，津液不能上乘于口舌，发为消渴，可见口渴症状；水液运化失常，蓄积于体内，日久化为痰湿之邪，痰浊阻于中焦，清气不能上荣于头目，可见头晕、头痛等症状。所选方中茯苓、山药、白蔻仁、白术、薏苡仁等健脾利水渗湿，熟地黄、生地黄、桑寄生、杜仲、牛膝、枸杞子等补肾之阴阳，填充肾精，泽泻、车前子利水消肿，川芎、丹参、赤芍等活血化瘀、通络止痛。诸药合用，健脾补肾，利湿，活血化瘀，使脾肾得补、水湿得去、瘀血得活、水肿得消，故效果显著。

病案2：董×，女，48岁，已婚，工人。因间断性双下肢浮肿1年，加重伴头晕

3天而于2014年5月10日初诊。患者自诉1年前于劳累后出现双下肢浮肿症状，遂至某西医院就诊，经查血压、血糖、尿常规、肾功能后，诊断为"2型糖尿病，糖尿病性肾病，高血压病"，经予口服百令胶囊、降血压药、皮下注射胰岛素等对症治疗后，患者病情明显好转。此后患者坚持皮下注射胰岛素、口服降压药，间断服用中药汤剂等治疗，病情时轻时重，数次复查尿常规示尿蛋白波动在（2+）～（3+）之间。3天前患者因大怒后出现上症加重并伴头晕症状，经休息后未见明显缓解，故于今日来我处就诊。刻诊症见：双下肢浮肿，头晕，头痛，双眼睑无浮肿，口干渴，倦怠乏力，腰膝酸软，腰痛，五心烦热，食少纳呆，睡眠欠佳，小便略频，大便干，2～3日1行。查：T 36.5℃，P 72次/分，R 18次/分，BP 160/100mmHg。舌质暗红，苔微黄，脉弦细。双眼睑无浮肿，双肾区叩击痛阴性，双下肢轻度凹陷性浮肿。体重指数：26.95kg/m²。既往史2型糖尿病病史10年，高血压病病史2年。辅助检查：尿常规：隐血（±），尿蛋白（3+），白细胞29.30个/μl，上皮细胞46.90个/μl；血常规大致正常；血液流变学：全血黏度：低切9.95(mPa.s)，中切5.49(mPa.s)，高切4.7(mPa.s)，血沉方程K值133.39，血沉46.8mm/h；糖化血红蛋白：糖化血红蛋白1.20g/dl，总血红蛋白13.0g/dl，糖化血红蛋白占比9.23%；肝功：总蛋白58.9g/L，白蛋白28.9g/L；血糖10.97mmol/L；血脂：总胆固醇7.43mmol/L，三酰甘油2.25mmol/L，载脂蛋白B 1.33g/L，低密度脂蛋白5.04mmol/L；肾功：血肌酐102.0μmol/L，尿素5.91mmol/L；心电图：窦性心律，正常心电图；彩超：左肾大小106.2mm×42.5mm，右肾大小109.2mm×44.5mm，双肾、输尿管、膀胱超声未见明显异常回声。诊断：西医诊断：糖尿病性肾病，高血压病1级；中医诊断：水肿（肝肾阴虚夹瘀证），眩晕（肾阴不足证）。治法滋补肝肾，活血化瘀。处方：生地黄20g，山药15g，茯苓15g，山茱萸20g，泽泻10g，牡丹皮12g，知母12g，桑寄生20g，枸杞子15g，麦门冬10g，女贞子15g，旱莲草15g，丹参15g，赤芍15g，川芎10g。15付，每日1付，水煎取汁200ml，每次100ml，分早晚2次口服。2014年5月25日二诊：患者自诉服用上述药物15付后，双下肢浮肿、头晕等症状较前明显好转，前方加牛膝15g、益母草20g，续服15付。2014年6月9日三诊：患者自诉已无明显自觉症状，舌质暗红，苔薄白，脉沉细。复查结果：尿常规：隐血（－），尿蛋白（±）；血糖5.93mmol/L；血脂：总胆固醇5.41mmol/L，三酰甘油2.02mmol/L，载脂蛋白B-1.63g/L，低密度脂蛋白3.96mmol/L；肾功：血肌酐91.0μmol/L，尿素5.87mmol/L。

　　[按语]该患者因病程较久，加之饮食无节、劳逸失常，损伤人体正气，以致肝肾阴虚，阴虚生内热，致阴津暗耗、肾元封藏不固，发为水肿，可见双下肢浮肿，五心

烦热，倦怠乏力，腰膝酸软等症；肾阴不足，不能上荣于头目，故发为眩晕，可见头晕、头痛等症状。所选方中以生地黄、山茱萸、桑寄生、枸杞子、女贞子、旱莲草等以滋补肝肾之阴，山药、茯苓、泽泻等健脾利水消肿，牡丹皮、知母、麦门冬等滋阴清热，丹参、赤芍、川芎等活血化瘀。诸药合用，标本兼顾，扶正祛邪，共奏滋补肝肾、活血化瘀的功效。

## 第五节　高血压性肾病

### 一、概述

高血压肾病又称为高血压肾损害，系指由原发性高血压所引起的肾脏结构及功能的损害，临床中分为良性高血压肾硬化症和恶性高血压肾硬化症。前者是由于良性高血压（血压≥140/90mmHg）长期作用于肾脏所致，后者主要是指原发性高血压发展至恶性高血压（舒张压＞130mmHg）后所引起的肾脏功能及结构损害。高血压和肾损害的关系密切，互为因果、互相加重，形成恶性循环。近年来，随着我国生活节奏的加快、工作、学习压力的增大，使得高血压的发病率呈逐年增长趋势，且随着年龄的增长，发病率也随之升高，高龄已逐渐成为高血压发病的重要危险因素。与之相应的是高血压各种并发症的增多，有流行病学研究显示，老年高血压导致的肾损害及终末期肾病患者逐年增加。据统计，高血压病是导致终末期肾脏疾病的第二位病因，我国原发性高血压病患者中有10%～15%将进展至慢性肾衰竭。

中医学认为高血压肾病可归属于"眩晕""眩运""头痛""腰痛""水肿""风水""虚劳""关格""溺毒"等范畴。我国历代医家对此有着较多的论述，如《素问·至真要大论》中云："诸风掉眩，皆属于肝。"《金匮要略》中记载："卒呕吐，心下痞，膈间有水，眩悸者……"《严氏济生方》中谓："所谓眩晕者，眼花屋转，起则眩倒是也，由此观之，六淫外感，七情内伤，皆能导致""目眩运转，如在舟车之上"。《素问·玄机原病式》中言："诸风掉眩，皆属肝木，风主动故也。所谓风气甚而头目眩晕者，由风木旺，必是金衰不能制木，而木复生火。火风皆属阳，阳主乎动，两动相搏则为之旋转，故火本动也，焰得风则自然旋转也。"《古今医统大全》中云："肥人眩运，气虚有痰。瘦人眩运，血虚有火。伤寒吐汗下后，必是阳虚。故《针经》云：上虚则眩。此三者，责其虚也。"《丹溪手镜》记载："因痰饮随气上，伏留于阳经，遇火则动，或七情郁而生涩，亦同呕吐，眉目疼痛，目不欲开。因血虚眩晕，眼花屋转，起则晕倒。因外感，风在三阳经，头重项强，有汗。因虚则掣痛；暑则热闷；湿则重着，皆令吐逆晕倒。"《诸病源候论》中载："劳损于肾，动伤经络，又为风冷所侵，血气击搏，故腰痛也。"《三因极一病证方论》载："夫腰痛属肾虚，亦涉三因所致；在外则脏腑经络受邪，在内则忧思恐怒，以至房劳堕坠，皆能使痛。"《寿世保元》中言："夫腰乃肾之府，动摇不能，肾将惫矣。因嗜欲无节，劳伤肾经，多有为喜怒忧思，风寒湿毒伤之，遂致腰痛。牵引于脊背，旁及二胁下，不可俯仰，此由肾气虚弱所致，宜滋肾调气，病可除矣。"《圣济总录》记载："论曰虚劳腰痛者，劳伤于肾也，肾主腰脚，若其气不足，风邪乘之，故令人腰痛引少腹，不可以仰息，诊其脉尺沉者是也。"《素问·水热穴论篇》："勇而劳甚则肾污出，肾汗出逢于风，内不得入于藏府，外不得越于皮肤，客于玄府，行于皮里，传为胕肿，本之于肾，名曰风水。"《圣济总录》中载："《黄帝内经》言，肾者，牝脏也。肾主水，故人勇而劳甚，则肾汗出。肾汗既出，复感于风，内不得入于脏腑，外不得越于皮肤，客于玄府，行于皮里，传为水肿，本之于肾，名曰风水。其脉自浮，其外证骨节疼痛而恶风，且身肿如裹水之状，颈脉动、时咳者是也。"

## 二、病因病机

高血压肾病的病位在肝、脾、肾三脏，其病机是以肝、脾、肾三藏亏虚为病理基础，由于气血同源、阴阳互根，所以在疾病发展过程中，三者常可互相影响，出现一脏受病，即可累及他脏。

### （一）肝、脾、肾三脏亏虚是高血压肾病的主要病理基础

《景岳全书·腰痛》中记载："腰痛之虚证十居八九，但察其既无表邪，有无湿热，而或以年衰，或以苦劳，或以酒色斫丧，或以七情忧郁所致者，则悉数真阴虚也。"而《医宗金鉴》中则言："阴虚内热从肾损，饮食劳倦自脾成"。高血压肾病患者，在出现肾脏病变之前均有较长时间的高血压病病史，中医学认为"病久必虚"，故高血压性肾病以虚证多见，而在临床中，以肝肾阴虚、气阴两虚、阴阳两虚最为多见。

1. 肝肾阴虚　《素问·至真要大论》中有言："诸风掉眩，皆属于肝"。肝肾阴虚是高血压肾病主要的病理基础，大多数高血压肾病患者在疾病早期均以肝肾阴虚为主要表现。盖由年高体虚、饮食不节、情志失宜、房事过度或他病迁延等因素，导致肝肾阴亏，阴不敛阳，肝阳上亢。肾虚精亏，腰府失于滋养，肾气化功能失常，分清泌浊失司，导致精微下注而见蛋白尿。

2. 气阴两虚 《景岳全书》中言："无虚不作眩。"由于年高体衰，肾精亏虚，或久病失治误治，导致肾气亏耗，或由于房事过度，损伤阴精，或肝肾阴虚，阴不生气，均可引起肾之气阴两虚，肾失于封藏摄纳，精微不固，随小便溲而出。脾为后天之本，气血生化之源，肾为先天之本，内寓元阴元阳，若肾虚日久，则可累及于脾，终发脾肾两虚之候，脾虚清阳不升，运化失司，导致肾失滋源，肾虚更加明显，不能封藏，精微下泻。

3. 阴阳两虚 阴阳二者互根互用，一方面受损，日久必累及另一方面。高血压肾病患者的病程长，病久阴损及阳，或阳损及阴，最终均可导致阴阳俱损，但总以脾肾阳虚的表现为主。《诸病源候论》中记载："肾者主水，脾胃俱主土，土性克水，脾与胃合，相为表里，胃为水谷之海，今胃虚不能传化水气，使水气渗溢经络，浸渍府脏……故水气溢于皮肤而发肿也。"肾之阴阳两虚，失于温煦气化，水液代谢不利，浊毒内生，充斥体内，使病情危重。

### （二）肝阳上亢、痰湿瘀血互结是高血压肾病重要的病理因素

高血压肾病患者肝、脾、肾等脏腑亏虚，或以阴虚为主，或气阴两亏，或阴阳两虚，因虚致实，最终引起肝阳上亢、痰湿互结、瘀血内结，三种病理状态相互影响、相互搏结，进一步损伤肾脏脉络，因实而益虚，形成恶性循环，由此可见本病属于本虚标实、虚实夹杂之候。

1. 肝阳上亢 肝肾阴亏，水不涵木，阴不敛阳，致肝阳上亢，故肝肾阴虚是肝阳上亢的病理基础。叶天士在《临证指南医案》中指出："肝为风脏，因精血耗竭，水不涵木，木少滋荣，故肝阳偏亢……"肝主藏血、肾主藏精，精血同源而互生。由于肝肾同源，肝肾阴阳也息息相通，故而二者之间存在着相互制约、协调平衡的密切关系。另外，由于肝脏疏泄功能与肾脏封藏功能之间也存在着相互制约、相反相成的关系，此即所谓是"同具相火、藏泄互用。"肝脏体阴而用阳，喜条达、恶抑郁，具有条畅、升发的生理特点。若肝阳上亢日久，化热伤阴，即可导致肾精亏损，肾脉受伤，封藏失职而见精微下泻。

2. 痰湿 痰湿既是一种病理产物，同时也是引起和加重高血压性肾功能损害病变过程中不可忽视的重要致病因素。素体肝肾阴虚，或肝阳上亢日久而化热，热盛伤阴，导致阴津液炼烁成痰；或肾气不足，气化失职，不能推动水液运行，致水液代谢失调，日久可化生痰湿之邪；或脾气不足，运化失司，亦可导致痰湿内生而致病。

3. 瘀血 瘀血是促进高血压肾病向慢性肾功能不全、肾衰竭发展的重要病理因

素。中医学认为："久病必有瘀"，如《医林改错》中即言："久病入络而为血瘀"。高血压肾病患者由于肝肾阴虚、病程较久，导致脉道涩滞，血行不畅；或阴亏化热，灼伤脉络，络破血溢而生瘀血；或痰湿蕴久，黏腻缠绵，阻于肾络，壅塞脉道，使脉失通利而使瘀血内生。《血证论·阴阳水火血气论》中有言："运血者，即是气"。说明了气与血之间的关系，"气为血之帅，血为气之母"。若脾肾气虚，气化无力，则无以推动血液运行，导致血行缓慢而成瘀血。《难经·二十二难》中言："气主煦之，血主濡之"。脾肾阳虚则不得温煦经络，引起寒凝血瘀，瘀塞肾络，肾络失养，致封藏固摄功能失职，气化无权，水谷精微随之外泄。

4. 阳亢、痰湿、瘀血相互影响、相互搏结、病程缠绵　　唐容川在《血证论》中曾云："血与水素本不相离，病血者未尝不病水，病水者未尝不病血""瘀血化水，亦发水肿，血积即久，亦能化为痰水"。由此可见痰湿、瘀血等实邪往往相互搏结，相合而为病。痰湿、瘀血蕴积日久，阻塞肾络，致肾失濡养，肾虚更甚，肾精亏虚，水不涵木，使肝阳愈亢，从而为痰湿、瘀血内生奠定了基础。故三者相互搏结，互为因果，导致高血压肾病的病程缠绵难愈，因虚致实，因实致虚，虚实夹杂，形成恶性循环而给治疗造成了困难。

### 三、辨证分型治疗

高血压肾病的中医治疗原则应着重"标本虚实"的特点及情况，或先攻后补法，或先补后攻法，或寓攻于补法，或寓补于攻法，灵活立法，辨证论治。攻邪以平肝潜阳、化痰利湿、活血化瘀、祛痰蠲饮等为主；补虚以滋补肝肾、温补脾肾、益气养阴为要。

高血压肾病的辨证要点：病变早期多表现为肝火上炎、肝阳偏亢；病变中期则可逐渐有肝肾阴虚的表现；而病变后期则由于阴损及阳，常可表现为阴阳两虚。但在病程的各个阶段，注意辨别是否有挟湿、挟痰、挟瘀之分。

1. 肝阳上亢

症状：头晕、头痛，躲在情志刺激、精神紧张后出现或加重，耳鸣，面色红赤，口干苦，心烦、急躁易怒，两胁作痛，失眠多梦，小便黄赤，大便秘结，舌质红，舌苔薄黄，脉弦。

治法：平肝潜阳。

方剂：天麻钩藤饮加味。

药物：天麻、钩藤、石决明、杜仲、牛膝、桑寄生、山栀子、黄芩、益母草、茯神、夜交藤、酸枣仁、合欢皮、菊花。

方中以天麻、钩藤、石决明等平肝潜阳，杜仲、牛膝、桑寄生以滋阴补肾、潜肝阳，栀子、黄芩清肝泻火，菊花疏肝解郁、清利头目，益母草活血化瘀，茯神、夜交藤、酸枣仁、合欢皮等养血安神。诸药合用，共奏滋补肾阴、平肝潜阳的功效。

随症加减：肝火偏盛者，加龙胆草、牡丹皮；腑实便秘、大便不通者，加大黄、芒硝；火胜伤阴者，加麦门冬、女贞子、旱莲草。

2. 肝肾阴虚

症状：头晕、头痛，耳鸣，健忘两目干涩，口燥咽干，腰膝酸软，五心烦热，失眠梦多，舌质红，舌苔薄少，脉弦细略数。

治法：滋肝补肾填精。

方剂：杞菊地黄丸加味。

药物：枸杞子、菊花、熟地黄、山药、山茱萸、茯苓、泽泻、夜交藤、白芍、珍珠母、龙骨、牡蛎。

方中以熟地黄、枸杞子、山茱萸、山药、白芍等滋补肝肾之阴，枸杞子、菊花补肾、疏肝、明目，夜交藤、白芍疏肝、养血、安神，牡丹皮清虚热，茯苓、泽泻健脾利水泄热，龙骨、牡蛎、珍珠母平肝潜阳。诸药合用，共奏滋肝补肾填精的功效，使阴液得补，虚热得去。

随症加减：目涩昏视者加石斛，或合一贯煎加减；失眠多梦者加炒枣仁、生龙牡。

3. 痰热内蕴

症状：头晕、头痛，头重如裹，耳鸣，口干苦而黏腻，胸闷、气短，恶心欲呕，食少纳呆，体形肥胖，小便色黄，大便秘结，舌质红，舌苔黄腻，脉弦滑数。

治法：清热化痰，佐以平肝。

方剂：黄连温胆汤加减。

药物：黄连、枳实、竹茹、陈皮、半夏、茯苓、石菖蒲、薏苡仁、白术、泽泻、萆薢、钩藤、石决明、甘草。

方中以陈皮、半夏、竹茹清热化痰，黄连清热解毒，茯苓、薏苡仁、白术、泽泻、萆薢健脾利水泄热，钩藤、石决明平肝潜阳，甘草调和诸药。全方合用，共奏清热化痰、平肝潜阳的功效。

随症加减：头晕、头重如蒙者，为痰湿内蕴，改为半夏白术天麻汤加减；大便秘结不通者，加麻子仁、郁李仁；肝火亢盛者，加菊花、夏枯草。

4. 湿瘀互结

症状：头晕，头痛，面色晦暗，颜面浮肿，口干渴但不欲饮，唇色紫暗，倦怠乏力，腰膝酸软，腰痛，腹胀，食少纳呆，下肢浮肿，或肌肤甲错，舌质紫黯，可见瘀斑、瘀点，舌苔白腻，脉濡滑而涩。

治法：活血化瘀，利水祛湿。

方剂：桃红四物汤合三仁汤加减。

药物：桃仁、红花、当归、川芎、赤芍、杏仁、白豆蔻、薏苡仁、竹茹、泽泻、佩兰、益母草、厚朴。

方中以桃仁、红花、当归、川芎、赤芍等活血化瘀通络，益母草活血化瘀，又有利水祛湿之效，薏苡仁、泽泻利水祛湿，杏仁、白豆蔻、竹茹等化痰清热，厚朴行气宽中。诸药合用，共奏活血化瘀、利水祛湿的功效。

随症加减：兼浮肿明显、尿少者，加茯苓、猪苓、白术；腰痛明显者，加杜仲、续断、延胡索；瘀象重者，加丹参、苏木。

5. 脾肾阳虚

症状：头晕，面色无华，颜面、眼睑浮肿，恶心、呕吐，肢体困倦，形寒肢冷，腰困、腰痛，腹胀，食少纳呆，下肢肢肿，小便清长，大便稀溏，舌质淡黯，舌体胖大，舌苔白厚腻，脉沉迟无力。

治法：温补脾肾，利水消肿。

方剂：实脾饮加减。

药物：茯苓、党参、白术、木瓜、大腹皮、木香、草果、干姜、巴戟天、淫羊藿、杜仲、肉桂、菟丝子、当归。

方中以干姜、肉桂等大辛大热之品以温补脾肾之阳，配伍巴戟天、淫羊藿、杜仲、菟丝子等增强温补肾阳之力，又可止腰痛，茯苓、党参、白术、大腹皮健脾益气、利水消肿，木瓜舒筋活络，草果、木香行气化浊，当归补血活血止痛。诸药合用，共奏温补脾肾、利水消肿的功效。

随症加减：若下肢水肿明显者，加猪苓、车前子、桑白皮；头晕目眩者，加天麻、石决明；兼血瘀证者，加桃仁、红花、赤芍。

6. 阴阳两虚

症状：头晕、头痛，目眩耳鸣，视物昏花，倦怠乏力，腰膝酸软，畏寒肢冷，小便清长或夜尿频多，男子可见阳痿、遗精，舌质淡嫩，舌苔薄白，脉沉弱。

治法：补阴助阳。

方剂：金匮肾气丸加味。

药物：肉桂、制附子、熟地黄、山药、山茱萸、茯苓、泽泻、牡丹皮、当归、鹿角胶、五味子、巴戟天。

方中以肉桂、制附子温阳，配伍巴戟天增强温肾阳之力，山茱萸、山药、熟地黄、五味子、鹿角胶以补肾滋阴，茯苓、泽泻利水消肿，牡丹皮清虚热，当归活血补血止痛。诸药合用，共奏补阴助阳、阴阳并补之效。

随症加减：兼腰部刺痛、舌质紫黯者，加桃仁、红花、赤芍；兼纳呆腹胀者，加藿香、木香；水肿明显者，加大腹皮、白术、猪苓。

## 验案举例

病案1：赵××，男，62岁，已婚，退休，因间断性腰部疼痛1年，加重伴头晕1天，于2013年4月16日初诊。患者自诉1年前于劳累后出现腰部疼痛症状，遂至某大学校医院就诊，经查血压、尿常规、肾功能后，诊断为"高血压病、高血压性肾病"，经予降血压、降尿蛋白等治疗1个月后，患者病情略有好转。此后患者病情时轻时重，坚持服用降压药物以控制血压，血压波动在160～170/100～110mmHg。1天前患者因大怒后出现上症加重，并伴头晕等症，经服用苯磺酸左旋氨氯地平片2.5mg后，症状未见明显减轻，遂至我处就诊。刻诊症见：腰部疼痛，头晕，双眼睑无浮肿，口干渴，头痛，时有胸闷、心慌、气短，腰膝酸软，倦怠乏力，双下肢浮肿，食少纳呆，睡眠差，夜尿频多，大便干，1～2日1行。查：T 36.5℃，P 72次/分，R 18次/分，BP 180/110mmHg（服药后）。舌质暗红，苔黄微腻，脉沉细。双眼睑无浮肿，叩诊心界略向左下扩大，双肾区叩击痛阳性，双下肢轻度凹陷性浮肿。既往30年前曾突发心肌梗死，经抢救后治愈；高血压病病史20年；16年前行阑尾炎切除术，现病情稳定；前列腺增生病史10年。辅助检查：尿常规：隐血（±），葡萄糖（4+），尿蛋白（2+）；尿蛋白五项：尿微量白蛋白291.20mg/L，尿 $\alpha$ 1-微球蛋白17.9mg/L，尿 $\beta$ 2-微球蛋白2.76mg/L，尿转铁蛋白27.6mg/L，尿视黄醇7.1mg/L；血常规大致正常；肝功：谷氨酰转肽酶94U/L，总胆红素20.8 $\mu$ mol/L；肾功：肌酐72 $\mu$ mol/L，胱抑素C 0.79mg/L，视黄醇结合蛋白57.6mg/L；离子：钾4.1mmol/L，磷0.76mmol/L，钙2.2mmol/L；血脂：总胆固醇6.44mmol/L，三酰甘油2.06mmol/L；血糖12.9mmol/L；糖化血红蛋白：糖化血红蛋白1.82g/dl，总血红蛋白18.8g/dl，糖化血红蛋白占比9.68%；心电图：窦性心律，心电轴左偏，V₁～V₃导联呈QS型，请结合临床；彩超提示：脂肪肝，肝囊肿，右肾囊肿。诊断：西医诊断：高血压性肾病，高血压病3级，2型糖尿病，右肾囊肿；

中医诊断：腰痛（脾肾气虚，瘀热互结证），眩晕（痰浊中阻证）。治法健脾补肾，清热化瘀。处方：生地黄 25g，女贞子 20g，旱莲草 20g，枸杞子 15g，熟地黄 10g，白茅根 30g，牛膝 15g，杜仲 15g，白术 15g，山药 15g，薏苡仁 20g，茯苓 20g，丹参 15g，川芎 15g，当归 15g，赤芍 10g。共 10 付，每日 1 付，水煎取汁 200ml，分早晚 2 次口服。2013 年 4 月 26 日二诊：患者自诉服用上述药物 10 付后，腰部疼痛，头晕等症状较前好转，余症均略有改善，前方中加党参 20g，红花 6g，续服 20 剂。2013 年 5 月 16 日三诊：患者自诉已无腰痛、头晕等症状，余症状已不明显。复查结果：尿常规：隐血（－），葡萄糖（－），尿蛋白（±）；血糖 5.63mmol/L；血脂：总胆固醇 5.43mmol/L，三酰甘油 1.95mmol/L；血糖 6.8mmol/L。

[按语] 该患者因平素劳累过度，加之病情较久，耗伤人体正气，损伤脾肾，日久出现脾肾气虚，"腰为肾之府"，肾虚则无以滋养腰府，腰府失养，"不荣则痛"，发为腰痛，可见腰部疼痛，腰膝酸软，倦怠乏力等症；脾肾亏虚，不能运化水液，水液蓄积日久凝为痰浊，痰浊阻于中焦，清气不能上营头目，故发为眩晕，可见头晕、头痛等症。所选方中生地黄、女贞子、旱莲草、枸杞子、熟地黄、牛膝等滋补肾阴，杜仲温补肾阳，使肾之阴阳同补；白术、山药、茯苓等健脾益气、利水消肿，薏苡仁、白茅根利水消肿、清热，丹参、川芎、当归、赤芍等活血化瘀，又兼补血止痛之功。诸药合用，共奏健脾补肾，清热化瘀的功效，药证相对，切中病机，故效果明显。

病案 2：耿××，男，63 岁，已婚，退休。因间断性双下肢浮肿 3 年，加重伴头晕 1 天，于 2014 年 11 月 12 日初诊。患者自诉 3 年前于劳累后出现双下肢浮肿、腰酸等症状，遂至某西医院就诊，经查血压、尿常规、肾功、血糖等后，诊断为"高血压性肾病、高血压病"，经予硝苯地平控释片、氢氯噻嗪等药物治疗后，病情有所好转。此后患者坚持服用硝苯地平控释片、六味地黄丸等口服药物及中药汤剂治疗，病情时轻时重。1 天前患者于大怒后出现上症加重，并伴头晕症状，遂至我处就诊。刻诊症见：双下肢浮肿，头晕，面色晦暗，双眼睑浮肿，口唇色暗，偶有胸闷、心慌，腰膝酸软，腰痛，乏力，畏寒，五心烦热，食少纳呆，睡眠欠佳，小便正常，大便正常，1 日 1 行。查：T 36.5℃，P 64 次／分，R 18 次／分，BP 200/100mmHg。舌质淡暗，苔黄腻，脉弦缓。双眼睑轻度浮肿，叩诊心界略向左下扩大，双肾区叩击痛阴性，双下肢轻度凹陷性浮肿。既往高血压病病史 28 年，2 型糖尿病病史 4 年，腰椎间盘突出症病史 3 年，脂肪肝病史 3 年。辅助检查：尿常规：尿蛋白（+2），隐血（－）；血常规大致正常；血流变学检查：全血黏度、红细胞聚集指数、红细胞刚性指数、红细胞变形指数均升高，血沉 27mm/h；糖化血红蛋白：糖化血红蛋白 1.03g/dl，总血红蛋白 16.2g/dl，糖化血红蛋白占比 6.36%；肝功：总蛋白 83.0g/L，白蛋白 46.6g/L，球蛋白 36.4g/L；血糖 6.92mmol/L，肾功：尿素 8.97mmol/L，肌酐 135.0μmol/L；离子：钠 146mmol/L，磷 0.85mmol/L，钙 2.7mmol/L；血脂：总胆固醇 7.25mmol/L，三酰甘油 5.67mmol/L，载脂蛋白 B 1.48g/L，低密度脂蛋白 3.41mmol/L；心电图：窦性心动过缓，QRS 电轴不偏；彩超：左肾大小 105.4mm×49.7mm，右肾大小 96.7mm×48.4mm，双肾形态正常，集合系统结构清晰，输尿管、膀胱未见异常，超声提示：双肾、输尿管、膀胱超声未见明显异常回声。诊断：西医诊断：高血压性肾病，高血压病 3 级，2 型糖尿病，脂肪肝，腰椎间盘突出症；中医诊断：水肿（阴阳两虚，瘀浊互结证），眩晕（肝阳上亢证）。治法阴阳双补，化浊祛瘀。处方：熟地黄 25g，杜仲 25g，怀牛膝 15g，山茱萸 20g，桑寄生 15g，麦门冬 10g，五味子 15g，肉苁蓉 20g，肉桂 5g，巴戟天 15g，枸杞子 15g，女贞子 20g，墨旱莲 15g，赤芍 10g，延胡索 20g，川芎 10g，当归 15g，草果仁 15g。共 14 付，每日 1 付，水煎取汁 200ml，分早晚 2 次口服。2014 年 11 月 26 日二诊：患者自诉双下肢浮肿，双眼睑浮肿，头晕，腰痛，畏寒等症较前显著减轻，五心烦热，食少纳呆，睡眠欠佳等症较前好转。去前方中肉桂，加桃仁 10g，鳖甲 10g，续服 15 付。2014 年 12 月 11 日三诊：患者自诉已无浮肿、腰痛、头晕等症状，饮食、睡眠尚可，余症已不明显。复查结果：尿蛋白（－），隐血（－）；血常规大致正常；血糖 5.64mmol/L；肾功：尿素 8.10mmol/L，肌酐 102.0μmol/L；血脂：总胆固醇 5.22mmol/L，三酰甘油 2.41mmol/L。

[按语] 该患者因先天禀赋不足，病程较长，且过食肥酒厚味，损伤人体正气，致阴阳两虚，阳虚不能运化水湿，致水邪留滞于体内，泛溢肌肤，发为水肿，且"久病必有瘀"，形成阴阳两虚、瘀浊互结之候，可见双下肢浮肿，双眼睑浮肿，乏力，畏寒，五心烦热等症；阴虚于内，无力潜阳，致肝阳上亢，扰于清窍，发为眩晕，故见头晕症状。患者辨证属阴阳两虚，故选方地黄饮子加减，方中以熟地黄、山茱萸、桑寄生、麦门冬、五味子、枸杞子、女贞子、墨旱莲等滋补肾阴，杜仲、怀牛膝、肉苁蓉、肉桂、巴戟天等温补肾阳，赤芍、延胡索、川芎、当归等补血止痛、活血化瘀，草果仁解毒降浊、润肠通便。全方合用，共奏阴阳双补，化浊祛瘀的功效，使肾之阴阳同补，肾精得充，浊解瘀祛，脉络通畅，故效果理想。

病案 3：陈××，76 岁。2013 年 3 月 2 日就诊，头晕、耳鸣 9 年，加重 2 个月，曾服耳聋左慈丸等无效，间断口服汤剂，略有效果，近 2 个月出现持续蛋白尿，尿蛋白（＋）～（2+），耳鸣明显，现症：头晕，耳鸣，如蝉鸣，夜间明显，腰酸痛，痛差，心烦易怒，乏力，目干，饮食可，尿频，大便正常，舌红，苔薄黄，脉细弱。平素血压 140～150/75～90mmHg。辨证为肝阳上亢证，治以滋阴潜阳，天麻钩藤饮加减，方药：天麻 20g，钩藤（后下）20g，磁石（先煎）30g，杜仲 15g，牛膝 15g，桑寄生 30g，甘草 10g，女贞子 15g，旱莲草 15g，郁金 15g，生地 15g，6 付。2013 年 3 月 10 日二诊，头晕减轻，舌红，苔薄黄，脉细弱，处方：女贞子 15g，旱莲草 15g，天麻 20g，钩藤（后下）20g，磁石（先煎）30g，杜仲 15g，牛膝 15g，桑寄生 30g，茯神 15g，夜交藤 30g，郁金 15g，生地 15g，6 付。2013 年 3 月 20 日三诊，耳鸣减轻，头晕减轻，睡眠好转，舌红，苔薄黄，脉细弱，血压 135～140/70～90mmHg，处方：天麻 20g，钩藤（后下）20g，磁石（先煎）30g，杜仲 15g，牛膝 15g，女贞子 15g，旱莲草 15g，桑寄生 30g，茯神 15g，夜交藤 30g，郁金 15g，甘草 10g。6 付。

[按语] 患者年过七旬，头晕耳鸣一般难以纠正，但可能部分改善症状，本患者为阴虚阳亢证，治以滋阴潜阳，女贞子、旱莲草相须为用，滋补肝肾，天麻、钩藤平肝潜阳；磁石入肾，镇摄真阴，滋阴潜阳；杜仲、牛膝、桑寄生补肾益气；郁金疏肝解郁；生地滋阴降火；甘草补中益气，调和诸药。因患者年高，脾胃已弱，故滋阴药皆给予小量，并逐渐减量，防止寒凉败胃，"胃气一败，百药难施。"

病案 4：王××，女，75 岁，2011 年 11 月 2 日就诊。高血压 12 年，高血压肾病 4 年，平素尿蛋白（3+），血压最高 160/95mmHg，口服施慧达、珍菊降压片等，血压相对平稳，但仍头晕明显，现症：头晕耳鸣，烘热，腰膝酸软，手心热，足凉，饮食可，尿频，大便干，舌红苔薄黄，脉弱。辨证为阴阳两虚，肝阳上亢，治以滋阴平肝，兼温肾，方药：天麻 20g，钩藤（后下）20g，磁石（先下）30g，龟甲（先下）30g，生地 15g，白芍 15g，巴戟天 15g，锁阳 15g，桑叶 15g，菊花 15g，麦芽 15g，甘草 5g。6 付。2011 年 11 月 10 日二诊：头晕似减轻，略便溏，舌红苔薄黄，脉弱，处方：天麻 20g，钩藤（后下）20g，磁石（先下）30g，龟甲（先下）30g，生地 15g，白芍 15g，巴戟天 20g，锁阳 15g，桑叶 15g，菊花 15g，麦芽 15g，甘草 5g，党参 10g，6 付。2011 年 11 月 20 日三诊：头晕、耳鸣减轻，烘热减轻，便溏消失，舌红苔薄黄，脉弱。原方 6 付。后未再复诊。

[按语] 头晕阴虚阳亢型较多，通常采用天麻钩藤饮、镇肝熄风汤等方药治疗，本患者则在阴虚阳亢基础上兼阳虚，故治疗必须滋阴平肝基础上加温阳药，因阳生则阴长，而单纯滋阴难以取得效果，而且滋阴太过反易伤阳，加重病情。患者服用期间曾出现便溏，为药过寒凉中气受损之故，故加党参等健脾。平肝太过又恐加重肝郁，故加麦芽疏肝，防止肝气抑郁。后未复诊，不知远期效果如何。

# 第六节　过敏性紫癜性肾炎

## 一、概述

过敏性紫癜性肾炎是过敏性紫癜引起的肾脏损害。过敏性紫癜是由某些物质引起机体过敏而发生变态反应，导致毛细血管、小动脉免疫炎性反应，引起毛细血管、小动脉脆性及通透性增加，导致血液外渗，皮肤、黏膜及某些器官出血。过敏性紫癜病变广泛，可累及任何毛细血管及小动脉。过敏性紫癜性肾炎（紫癜肾）多见于 5～15 岁的儿童及青少年，近几年随着环境的改变，成人发病呈上升趋势且成人紫癜肾复发率较高。春、秋两季发病率较高，成人男女发病率无明显差别。我国过敏性紫癜性肾炎的发生率为过敏性紫癜患者的 20%～60%。

## 二、中医对过敏性紫癜性肾炎的认识

中医没有过敏性紫癜性肾炎的病证。根据其皮肤红紫、有出血点，腹痛，关节疼痛，便血，尿血等特点，将其归属于中医的"血证"范畴。《圣济总录·诸风门》中首次提出了"论曰紫癜风之状，皮肤生紫点，搔之皮起而不痛是也。"《医学入门·斑疹》云："内伤发斑，轻如蚊迹疹子者，多在手足，初起无头痛身热，乃胃虚火游于外。"《血证论》中提出了："其经脉中已动之血，有不能复归故道者，上则着于背脊胸膈之间，下则着于胁肋少腹之际。着而不和，必见疼痛之症。或流注四肢，则为肿痛。"《素问·气厥论》曰："胞移热于膀胱，则癃、尿血。"均是对过敏性紫癜及其并发症的描述。

## 三、临床诊断与治疗

### （一）临床表现

#### 1.病史特点

起病前有上呼吸道感染病史或药物使用史或者进食特殊食物，或接触粉尘类、预防接种等经历，后出现皮肤黏膜紫癜（初期为红色斑点状，中期变为紫红色皮疹，后期变为黄褐色）、关节痛或腹痛、尿血、便血等。

#### 2.症状

（1）紫癜：大多数出现于四肢远端皮肤。呈对称性分布，可有皮肤瘙痒。瘀点、瘀斑分批出现，渐次消退。一般出现 4～6 周后消失。紫癜出现部位以踝、小腿伸侧面常见，膝关节、臀部、躯干部少见。

（2）尿血：少部分患者可见肉眼血尿，多为一过性。大多数为镜下血尿。在复发后加重。血尿可伴或不伴蛋白尿。大多数患者存在不同程度的蛋白尿，一般均低于 2g/24h，16% 的患者表现为肾病综合征。而肾病综合征伴有高血压者，20%～25% 最终发展成为肾功能不全。

（3）腹痛：约 50% 的患者出现腹部不适的症状，其中少部分表现为部位不定的腹绞痛。可伴有恶心、呕吐，也可处发现黑便。

（4）关节痛：67% 的患者出现多发性关节疼痛，以膝关节、踝关节多见；手指关节、腕关节、肘关节等少见。肩关节、胯关节罕见。

## （二）诊断及鉴别诊断

出现过敏性紫癜伴有肾炎表现者即可确诊。而本病需要与血小板减少性紫癜相鉴别，本病患者血小板计数和出凝血时间正常，可以与血小板减少性紫癜相鉴别。

## （三）治疗

### 1. 辨证论治

本病的辨证应抓住血热、瘀血和正虚，总属于虚实两端。疾病初期多为邪实，以风热、湿热、热毒或瘀血为主。疾病后期或者久病不愈或反复发作者以正虚为主，多虚实夹杂。既有气虚、阴虚、阳虚的表现，同时伴有湿热之邪。至肾衰阶段可以出现阴阳气血不足伴有湿浊、湿毒之邪。

本病的治疗，当根据疾病的不同时期采用不同的方法。依据辨证施治原则，掌握好祛邪和补虚的时机。疾病初期多以清热解毒、活血化瘀，凉血止血，疏风除湿为主；后期或复发者应以养阴清热、凉血止血；补肾健脾、摄血止血；滋补肝肾、清热止血，总之应根据辨证结果，施以不同治法。

### 2. 证治分类

（1）血热妄行证：皮肤出现青紫斑点或斑块，或伴有鼻衄、齿衄、便血、尿血或发热，口渴，便秘，腹痛，或四肢关节痛，舌质红，苔黄，脉弦数。

证机概要：外感热邪或他邪化热，热入血分；情志过激，气机瘀滞，郁而化火，或过食辛辣燥热之品，内生火热，侵袭血分；热邪壅于血络，迫血妄行，血溢肌肤，发为斑疹。

治则：清热解毒，凉血止血。

方药：犀角地黄汤和或十灰散加减。

方解：水牛角（犀角现代为水牛角取代）、生地清热解毒，滋阴凉血；牡丹皮、赤芍，清热凉血，活血化瘀；大蓟、小蓟凉血止血，祛瘀；荷叶、侧柏叶、白茅根、茜草、地榆炭凉血止血；棕榈炭收涩止血；栀子、大黄清热泻火。

加减：热毒炽盛者，加生石膏、紫草，以加强清热解毒的功效；发热恶风者加防风、荆芥，以疏风清热；热壅肠胃，气滞血瘀见腹痛、便血者，加白芍、槐花、木香以缓急止痛，凉血止血；热灼膀胱血络，见尿血者加藕节、炒蒲黄以凉血止血；热邪阻滞经络，见关节疼痛者，酌加秦艽、桑枝以疏经通络。

（2）阴虚内热证：皮肤出现斑点或斑块，色鲜红，常伴鼻衄、齿衄或月经过多，心烦、口渴，手足烦热，或潮热，盗汗，失眠，舌质红，苔少，脉细数。

证机概要：热病之后，或杂病日久，伤阴耗液；情志过激，火邪内生，久而伤及阴精；房事不节，耗伤阴精；过服温燥之品，使阴液耗伤；阴虚内热，虚火内炽，惹伤经络，血溢肌肤。

治则：滋阴清热，凉血止血。

方药：大补阴丸合二至丸加减。

方解：熟地、龟板滋阴潜阳，壮水制火；知母苦寒而润，上能清润肺金，下能滋养肾水；黄柏苦寒泄相火以坚阴。女贞子、旱莲草养阴清热，止血。

加减：阴虚较甚者，可加玄参、太子参，以养阴清热止血；潮热者，可加牡丹皮、地骨皮、白薇以清退虚热；盗汗者，可加浮小麦以固表止汗；失眠者，可加酸枣仁以敛汗生津，安神。

（3）湿热内阻：皮肤出现紫斑，色红，可伴有尿血，兼见口苦口黏、口渴不欲饮，舌质红，苔黄腻，脉滑数或滑。

证机概要：感受湿热之邪或湿郁化热，湿热阻滞脉络，迫血妄行，则见紫斑、尿血。

治则：清利湿热，活血化瘀。

方药：四妙丸或三仁汤加减。

方解：杏仁宣利上焦肺气，盖肺主一身之气，气化则湿亦化；白蔻仁芳香化湿，行气宽中；薏苡仁利湿清热而健脾；丹参、生侧柏共用活血化瘀清热。

加减：如有水肿则加坤草、白茅根等。

（4）外感风热：初起可见发热、恶寒、咽痛等外感症状，后出现紫癜，色红，伴有皮肤瘙痒，面微肿，尿血或便血，舌质红、苔薄黄，脉浮数。

证机概要：外感风热，肺气受遏，风热与气血相搏，迫血妄行，血溢肌肤，发为紫癜；风热伤络，见尿血、便血等。

治则：疏风清热，活血化瘀，凉血止血。

方药：银翘散或麻黄连翘赤豆汤加减。

方解：薄荷、牛蒡子疏散风热，清利头目；荆芥穗、淡豆豉助君药发现表邪、透邪外出；甘草调和诸药，护胃安中。

（5）脾虚气不摄血：反复发生紫癜，久病不愈，神疲倦怠，乏力，面色苍白或萎黄，头晕目眩，心悸，纳差，舌质淡，苔白，脉细弱。

证机概要：脾胃虚弱，中气亏虚，不能统摄血液，血溢肌腠，致紫癜、尿血、便血反复发作，但颜色较淡。

治则：健脾补气摄血。

方药：归脾汤加减。

方解：党参、白术、茯苓、甘草以健脾补气；当归、黄芪补气生血；酸枣仁、远志、龙眼肉补心健脾，安神定志；木香行气健脾；仙鹤草、棕榈炭、地榆、蒲黄、茜草根、紫草止血活血。

加减：有水肿者加大腹皮、白茅根、土茯苓以利尿消肿；兼肾气不足腰膝酸软者可加杜仲、山茱萸、续断以补益肾气；血尿较明显者可加白茅根、小蓟以凉血止血；阴虚明显者加生地、麦冬以养阴生津。

（6）脾肾阳虚证：反复发生紫癜，尿频，尿中带血，面㿠白，畏寒肢冷，腰酸，便溏。舌淡，苔白润，脉沉。

证机概要：脾肾两脏阳气亏虚，脾虚不能统摄血液，肾阳虚则不能固摄，则紫癜反复发作。

治则：温肾健脾固摄。

方药：无比山药丸加减。

方解：党参、黄芪、怀山药、莲子肉补气健脾；茯苓、薏苡仁、泽泻、扁豆衣化湿利水；山茱萸、菟丝子、芡实、金樱子益肾固摄。

加减：尿血较重加大小蓟、白茅根；便血者加地榆、槐花、三七粉等。


## 验案举例

病案1：张×，男，12岁。初诊日期：2011年6月27日。因双下肢皮肤出现出血点、皮疹2天就诊。患者一周前出现发热、咽痛，2天后热退，2天前出现皮疹，色鲜红，压之不褪色，伴有尿血，无尿痛，膝关节疼痛，腹痛。就诊时有咳嗽、咽痛，咽部红，扁桃体无肿大。舌质红，苔薄黄，脉数。尿常规：RBC 125 个/ml，BLD（4+）。诊断为：过敏性紫癜性肾炎。辨证为：风热犯肺，迫血妄行证。治疗以疏风清热，凉血活血止血。方用：银翘散加减。药物组成：金银花 10g，连翘 5g，荆芥 5g，淡竹叶 5g，生地 10g，防风 10g，紫草 10g，白茅根 10g，牡丹皮 10g，丹参 5g，甘草 5g。上方服药 1 周后，紫癜无新发。上方减连翘、金银花、荆芥、防风，加黄芪、白术各 10g，继续服药 3 周后紫癜消退，尿常规检查无潜血、红细胞。以后改为益气养阴，凉血止血之法。药物如下：黄芪 15g，山药 10g，太子参 15g，麦冬 10g，生地 10g，牡丹皮 10g，丹参 10g，白茅根 10g，黄精 10g。上方加减继续治疗 4 周，痊愈。随访一年无复发。

病案 2：王×，男，42 岁。初诊日期：2013 年 04 月 11 日。因半年前进食海产品后出现腹痛、呕吐、腹泻，随后出现双下肢瘀点、瘀斑，融合成片。入住当地县级医院，检查尿常规：PRO（3+），BLD（3+），RBC 125 个/ml；肝功能：血浆白蛋白 32.6g/L；诊断为：过敏性紫癜性肾炎。给予激素治疗，甲泼尼龙冲击，继服强的松及控制感染治疗，住院 28 天，紫癜消失，但尿常规仍有尿蛋白和潜血、红细胞，遂出院，停止服用激素。后紫癜复发 2 次，应用激素静点，紫癜均消失，但尿常规一直异常。5 天前因劳累后紫癜复发，遂来我处就诊，就诊时双侧下肢瘀点、瘀斑，色淡红，神疲倦怠，乏力，面色苍白，头晕目眩，偶有心慌，纳差，大便溏，舌质淡，苔白，脉细弱。属脾虚气不摄血之证。治宜补气健脾摄血。方用：归脾汤加减。方药如要：黄芪 30g，党参 15g，白术 15g，茯苓 20g，甘草 10g，山药 15g，砂仁 15g，当归 15g，酸枣仁 20g，龙眼肉 15g，木香 10g，仙鹤草 15g，棕榈炭 15g，地榆 15g，茜草根 15g，紫草 10g。每天 1 付。连续服用 2 周。2013 年 04 月 25 日复诊，腹痛、呕吐、腹泻消失，双下肢瘀点、瘀斑变淡，色黄褐，神疲倦怠明显减轻，乏力减轻，面色白，舌淡苔薄白，脉细弱。患者仍有脾肾气虚表现，继续给予归脾汤加减。方药如下：黄芪 30g，党参 15g，白术 15g，茯苓 20g，甘草 10g，山药 15g，砂仁 15g，当归 15g，酸枣仁 20g，龙眼肉 15g，木香 10g，仙鹤草 15g，川芎 15g，蝉蜕 10g，血余炭 15g。继续口服 4 周。复查尿常规：PRO（±），BLD（－）；已无神疲倦怠，活动后偶有乏力，腰酸，饮食较好，夜寐欠佳，多梦，面色白，大便正常。舌淡，苔薄白，脉弱。复查尿常规：PRO（－），BLD（－）；遂改为益气健脾、补肾之法，方药如下：黄芪 30g，党参 15g，白术 15g，茯苓 20g，甘草 10g，山药 15g，砂仁 15g，当归 15g，酸枣仁 20g，龙眼肉 15g，木香 10g，仙鹤草 15g，川芎 15g，蝉蜕 10g，血余炭 15g。连服 4 周。2013 年 05 月 22 日复诊，双下肢瘀点、瘀斑消失，已无神疲倦怠，偶有乏力、腰部酸痛，面色淡白，舌淡苔薄白，脉细弱。

复查尿常规：PRO（－），BLD（－）。患者仍有脾肾气虚表现，继续给予归脾汤加减。方药如下：黄芪30g，党参15g，白术15g，茯苓20g，甘草10g，山药15g，砂仁15g，当归15g，牡丹皮10g，生地15g，龙眼肉15g，木香10g，仙鹤草15g，川芎15g，蝉蜕10g，血余炭15g，杜仲15g。继服4周。随访半年无复发。

## 第七节　高尿酸血症肾病

### 一、概述

高尿酸血症肾病又名为痛风肾、尿酸性肾病，是由体内尿酸排泄减少和（或）嘌呤代谢障碍所致。临床特点为高尿酸血症及尿酸盐结晶、沉积所造成的肾间质性炎症。临床表现为蛋白尿、血尿等渗尿，进而发生高血压、氮质血症等肾功能不全。本病多见于体型肥胖的中老年男性和绝经期后妇女，不少患者有痛风家族史。大部分患者伴有痛风性关节炎，或痛风石、尿酸性尿路结石。近年来，随着人民生活水平提高，饮食结构有了较大的改善，其发病率亦日益增多，中老年男性患者发病率较高。

在中医学中，对于高尿酸血症肾病并没有某个中医病名可以统括，但可归属于"痛风""痹证""历节""白虎历节""腰痛""虚劳""水肿""走注风"等病证范畴。《太平圣惠方》中言："夫白虎风病者，是风寒暑湿之毒，因虚所起，将摄失理，受此风邪，经脉结滞，血气不行，蓄于骨节之间，或在四肢，肉色不变，其疾昼静而夜发，即彻骨髓酸疼，其痛如虎之啮，故名曰白虎风病也。"《圣济总录》："历节风者。由血气衰弱。为风寒所侵。血气凝涩。不得流通关节。诸筋无以滋养。真邪相搏。所历之节。悉皆疼痛。故谓历节风也。痛甚则使人短气汗出。肢节不可屈伸。治历节风。身体骨节疼痛。不可屈伸。举动不遂。"《格致余论·痛风论》中有云："热血得污浊凝涩，所以作痛，夜则痛甚"，又云："彼痛风者，大率因血受热……或卧当风，寒凉外搏，污浊凝涩，不得运行，所以作痛。"《丹溪心法》中云"痛风者，四肢百节走痛，方书谓白虎历节风证是也，偏身骨节疼痛，昼静夜剧，如虎啮之状，名曰白虎历节风是也。大率有痰、风热、风湿、血虚。"《丹溪手镜·历节风》言："疼痛不可屈伸，体魁瘰肿如脱，痛掣流注骨节，自汗短气，头眩欲吐，由风湿寒相搏而成。痛者寒多，肿者湿多，汗出历节者风多。历节风痛走注不定；痛风有定，夜甚，鹤膝风膝大，或痹，或痛不痛，筋动难，或仁不仁。饮痹往来如历节风；白虎飞尸痛浅按之便，附骨疽痛深按之无益。"《张氏医通》："痛风一证，《黄帝内经·灵枢》谓之贼风，《黄帝内经·素问》

谓之痹，《金匮要略方论》名曰历节，后世更名白虎历节。多因风寒湿气，乘虚袭于经络，气血凝滞所致。"《类证治裁》记载："其手弯曲，身多块瘰，其肿如脱，渐致摧落，其痛如掣，不可曲伸。"《医略六书》："轻则骨节疼痛，走注四肢，难以转侧，肢节或红或肿；甚则遍体瘰块，或肿如匏，或痛如掣，昼静夜剧……主以四物汤加味。"《景岳全书》："风痹一证，即今人所谓痛风也。"《女科撮要》："历节痛，或因饮食起居失节，或因七情六淫失宜，以致脾胃亏损，腠理不密，外邪所侵；或为肝火内动，肝血耗损；或为肢体疼痛；或为肢节难伸；或为卒然制痛；或为走痛无常；或内热晡热，自汗盗汗；或经候不调，饮食不甘为因。"

## 二、病因病机

### （一）脾肾不足是高尿酸血症肾病的病变之本

1. 肾虚是根本原因

（1）先天不足：中医学认为，先天禀赋对人体后天的生长发育及抗病能力有重要影响。明代著名医家张景岳在其著作《类经》中即指出："夫禀赋为胎元之本，精气之受于父母者是也。"现代研究表明，遗传性疾病或先天性致病因素，都能对后代的各种功能造成一定的影响。原发性高尿酸血症肾病现已明确的病因中，大部分均是由某些先天性酶类缺陷所致。另外，在青少年较常见的高尿酸血症肾病患者中，多有家族性痛风病病史，且发病年龄较早。从另一个方面证实了"先天不足、禀赋薄弱"是高尿酸血症肾病的一个重要原因，为病发之本。

（2）年高体弱：人到中老年时，肾中精气逐渐衰弱，机体各方面的功能也随之减退，如生理性肾脏功能减退，肾血流量减少及高血压时利尿剂的不合理使用等均可导致血尿酸的升高。故而老年体弱者，外邪易于内侵，更伤肾气，肾分清泌浊功能下降，也是高尿酸血症肾病的重要病因之一。

（3）房室无节：房室与五脏功能关系密切，尤其是先天之肾。《素问·六节脏象论》中记载：肾者，主蛰，封藏之本，精之处也。房室无节，耗伤肾精，又可伤神耗气，使体内有形之精液耗损，进而累及于肾。肾中精气寓有元阴、元阳，肾中元阴、元阳相互为用，若阴亏精伤，则阳无所依，久必浮而上越，引起虚火上炎；阴亏日久，必损及阳，引起肾中阴阳俱亏。

（4）精神因素：《黄帝内经》中云："在脏为肾，在志为恐，恐伤肾，恐则气下，惊则精动，精劫则上焦闭，闭则气还，还则下焦胀，故气不行。"同时因为情绪突变，惊则心无所依，恐则伤肾，易致水火之偏，或恐惧损伤肾志，其志暴脱，精神无所依赖，可使原有肾病病情的加重。朱丹溪曾云："心动则相火妄动，动则精自走，相火翕然而起，虽不交会，亦暗流而疏泄矣。"若人平素情欲太过，相火妄动，损伤肾阴，虽无房室活动，久则亦可引起肾虚；再者，若人体各种神志活动太过，亦可导致肾虚的发生。

（5）他脏（病）累肾：人体各种慢性病的病程长，病久均可导致肾虚的出现，此所谓他脏（病）累及肾或久病及肾。如母病及子，肺病及肾；后天不济先天，脾病及肾；子病及母，肝病及肾；水火不济，心虚病肾；表里脏腑，膀胱之病亦可及肾。中医肾病概括肾系及所属内外、表里、脏腑、经络、组织、器官的种种病理变化而言，它包括了现代医学中的内分泌系统、免疫系统、生殖系统等疾病在内。五脏之伤，穷必及肾，所以高尿酸血症或痛风晚期都必然累及到肾而发生肾损害。

（6）药毒伤肾：由于失治误治，或乱用药物，如大剂量运用抗生素、解热镇痛剂、造影剂类药物、放疗、化疗及不合理的使用某些中草药（如关木通、马兜铃、斑蝥等）等均可累及肾脏，导致药毒蕴结于体内，损伤肾脏，分清泌浊出现异常，反受药物之害，而发为本病。

2. **肾虚引起本病的机制**　《素问·逆调论》中言："肾者，水脏，主津液"，肾的这种调节水液代谢的功能是靠肾阳的蒸腾气化而实现的。肾阳乃一身阳气之根本，对体内其他脏腑、组织和器官均有激发温煦作用。肾阳充盛，则可发挥其蒸化水液，使水能气化，又能使气聚而为水等生理功能，有利于水液在体内的升降出入，输布运行，从而发挥水液在体内的正常功用。若肾阳亏虚，蒸腾气化功能随之减弱，则水失温煦，代谢发生紊乱；若开合失司，多开而少合，则见尿频量多、尿失禁等症；多合而少开，则见尿少、尿闭或无尿。大量的临床研究均表明，阳虚者以阳虚证表现为主，其人尿液中尿酸的排泄量与正常人、阴虚者或其他患者相比较，均显著低下，尿酸排泄量的明显减少反映出肾阳虚的实质，说明阳虚者体内的代谢水平明显降低。阴虚患者的尿酸排量明显增高，说明阴虚患者体内的分解代谢明显增高。而且有阴虚证候的患者，其尿尿酸的排量比具有阳虚证或无阳虚证候的患者明显升高。若阴虚致阳虚，由于体内代谢增高，尿酸生成增多，而排泄减少，久则使体内血 UA 增高，或阴虚尿酸排泄过多，沉积于肾脏，阻塞肾小管，均可导致尿酸性肾病的发生。可见肾阴阳失调致病的重要性，肾阴或肾阳的不足，均可致尿酸性肾病的发生。

3. **脾虚致本病之病因病机**　若饮食不节，过饥或过饱，暴饮暴食，伤饮生冷，饮食偏嗜，过食肥甘厚味、醇酒醪醴及动物内脏，以及情志内伤等原因，皆可伤及于脾。《柳选四家医案》有"脾阳健则能运，脾阳不足，运化无权"的记载，说明脾气亏虚，可使水液代谢障碍，水湿停滞于体内，湿邪内阻，临床上则可诱发痰饮、水肿等病证；若兼感外湿，或过食生冷而内外合邪，阻滞中焦，亦可导致虚实夹杂之证。脾虚生湿、生痰，久而成瘀，结于关节、肌肉、肾脏等致高尿酸血症肾病。

4. 脾肾不足，病发之本 肾为先天之本，脾乃后天之本。"盖脾者土也，化生精微，充滋先天之本也，肾者水也，水中之火，火能生土也。"脾肾亏虚，清浊部分，湿邪、痰浊等蕴结于肾，阻滞脏腑络脉。脾肾亏虚主要包括脾肾阳虚、脾肾气阴两虚等，高尿酸血症肾病患者多由于脾肾亏虚，气化温煦无权，引起痰、瘀、湿、浊等诸毒邪内蕴，导致血流变的改变、血脂的升高、尿酸盐的排泄减少，损伤肾脏，进而引起一系列的肾小管、肾间质损伤及某些炎症反应。另据研究显示，肾虚患者，尤其是阳虚体质者的垂体肾上腺皮质功能低下或紊乱，也是肾阳虚发病机理中的一个关键环节，治疗时予以补肾阳中药后，可以产生皮质激素样作用，说明肾阳虚的确可引起人体防御功能及排泄有害物质能力的下降，而补肾中药即可纠正这种失衡的病理状态，恢复人体阴阳的平衡，发挥肾脏的正常温煦气化功用。由此可见，脾肾亏虚，尿酸排泄下降或肾阴亏虚，尿酸生成过多，均可引起高尿酸血症肾病的发生，脾肾亏虚不仅是病变之本，也是高尿酸血症肾病的病理变化枢纽所在。

### （二）痰瘀湿浊是尿酸性肾病的基本病理因素，为病发之标

1. 痰邪 血尿酸增高是高尿酸血症肾病形成的病理基础。肥胖、冠心病、高血压、高血脂、糖尿病、胰岛素抵抗等状态下多伴有血尿酸的升高，现代医学称之为"代谢综合征、X综合征"，中医则认为其可归于"痰邪"范畴。《古今图书集成·医部全录》中有言："肾生痰，多虚痰，久病多痰，切不可作脾湿生痰论，盖病久不愈，未有不肾水亏者。非肾上泛为痰，即肾沸腾为痰，此久病之痰也。且虚痰其来也渐，其去也迟（张介宾语）。"故肾虚之痰，不仅缠绵难化，反之又可上下内外走窜作祟，而诱生百病，故而高尿酸血症肾病具有病程长、缠绵难愈、并发症多（如高血脂症、肥胖症、糖尿病等），这些代谢异常均与肾阳虚衰或肾阴阳失调有着密切的关系。

2. 瘀血 现代医学研究表明，瘀血的本质主要表现为以下3个方面：

（1）炎症致瘀：尿酸性结石，沉积于肾脏、皮肤、关节等处，都可引起无菌性炎症的发生。而动物实验研究现已证实，活血化瘀法具有明确的清除炎症的作用，即说明炎症是瘀血的主要表现形式之一。

（2）代谢产物潴留致瘀：由于各种原因导致代谢产物不得排除，滞留于体内，久

之化为病理邪气，阻滞人体经络，脏腑气血运行失常而致瘀。而高尿酸血症肾病伴有肾功能不全的患者，浊毒内留，同时尿酸盐也为代谢产物之一，留于体内，也可致瘀。

（3）血黏度升高、高血脂、血液循环障碍等皆致瘀：这与高尿酸血症肾病患者易于合并高血压、高血脂、高黏血症等密切相关。综上可见，痰易挟瘀，瘀易挟痰，二者相互搏结，成痰瘀互结之候而共同致病，这是高尿酸血症肾病的重要病理基础。

3. 湿浊　湿浊内阻，脾阳或脾气受困，脾之健运受到影响；同时脾气或脾阳不振，运化无力，又可引起湿邪内停，流窜于体内而阻滞关节、经络，可引起肢体困重、关节重痛、倦怠乏力等症。而浊为秽浊、垢浊之意，脾阳不足，肾阳亏虚，不能分清泌浊，导致肠道、小便及血液中尿素、肌酐、尿酸、嘌呤等"浊毒物质"不能正常的代谢和清除，进而引起高尿酸血症肾病的发生。痰、瘀、湿、浊等实邪相合，流于关节经络，则可表现为痛风性关节炎；停留于皮肤，可表现为痛风石；浊邪积于脉中则见血尿酸的增高；滞留于肾脏则可表现为高尿酸血症肾病；肾小管间质受累，可发生尿酸结石；若浊邪久羁不去，导致关节畸形、骨质破坏、肾功能减退，可引起氮质血症、尿毒症的发生。

总之，高尿酸血症肾病是以脾肾亏虚为本，痰、瘀、湿、浊为标。同时痰、瘀、湿、浊诸邪既可影响脾肾之生理功能，又可进一步变生它病，这是病理变化的关键所在，其性质与代谢综合征的各种临床表现包括肥胖症、糖尿病、高脂血症及高血压等具有密切的关系。

### 三、辨证分型治疗

高尿酸血症肾病临床上可分为急性发作期和慢性稳定期，急性发作期关节疼痛等症状明显加剧，或兼恶寒发热等表证，表现为邪气实，以风寒湿热瘀痹阻关节为主；若病情迁延日久，耗伤正气，致正气虚衰，邪气虽衰而不退，导致正虚邪恋，以肝肾阴虚、脾肾气虚、气阴两虚为主，临床多表现为虚实夹杂之候。

1. 风寒湿阻

症状：发热恶寒，无汗，汗出而热不退，面色萎黄，关节疼痛较剧，屈伸不利，每遇冷风疼痛明显加剧，得热则舒，舌质淡，舌苔薄白，脉浮紧或沉细。

治法：温阳散寒，祛风除湿止痛。

方剂：桂枝去芍药加附子汤加减。

药物：桂枝、白芍、制附子、麻黄、防风、威灵仙、土茯苓、泽泻、萆薢、苍术、炙甘草。

方中以桂枝、制附子等大辛大热之品以温阳散寒，配伍麻黄、防风等以祛风，威灵仙、土茯苓、泽泻、萆薢、苍术等利水除湿，白芍、炙甘草缓急止痛，炙甘草又可调和诸药。诸药相伍，共奏温阳散寒，祛风除湿止痛之效。

随症加减：若关节疼痛、肿大，有化热征象者，可改为桂枝芍药知母汤；兼有腰背痛者，加杜仲、桑寄生；肌肤麻木不仁者，加豨莶草、牛膝等；手足冰冷者，加干姜、桑枝。

2. 风湿热阻

症状：恶风、发热，汗出不解，肢体关节红肿热痛，重者痛如刀割，手不可近，口干渴，烦躁，肌肤甲错，下肢轻度浮肿，小便色黄赤，或有尿痛、尿少，甚则尿闭，舌质红，苔薄黄，脉细数或滑数。

治法：清热利湿，祛风通络。

方剂：四妙散合白虎加桂枝汤加减。

药物：苍术、黄柏、牛膝、薏苡仁、知母、石膏、忍冬藤、萆薢、佩兰、土茯苓、虎杖、甘草。

方中以苍术、佩兰健脾利湿，黄柏、薏苡仁、土茯苓、虎杖、萆薢等清热利湿解毒，知母、石膏清热，忍冬藤清热解毒，牛膝通络，甘草调和诸药。诸药相伍，共奏清热利湿，祛风通络之效，使湿热去，经络通而疼痛止。

随症加减：热盛明显者，加金银花、连翘；局部红肿者，可局部外敷如意金黄膏；热盛伤津者，加生地黄、牡丹皮、玄参等；疼痛剧烈者，可服用新癀片。

3. 湿阻血瘀

症状：关节疼痛，反复发作，屈伸不利，关节可见肿大、僵硬、变形、破溃，周围皮肤颜色紫暗，皮下可触及硬结，双下肢浮肿，腰膝酸软，倦怠乏力，舌质紫黯，可见瘀点、瘀斑，苔薄少，脉细涩。

治法：利湿化浊，活血通络。

方剂：三妙丸合桃红四物汤加减。

药物：苍术、黄柏、牛膝、桃仁、红花、川芎、当归、赤芍、白术、茯苓、萆薢、泽泻、石菖蒲、益母草、地龙。

方中以苍术、白术、茯苓、萆薢、泽泻、石菖蒲等健脾利湿化浊，桃仁、红花、川芎、当归、赤芍、益母草、地龙等活血化瘀通络，黄柏清热利湿，牛膝活血通经，兼以利水。诸药相伍，共奏利湿化浊，活血通络之效。

随症加减：水肿明显加猪苓、车前子、瞿麦等；瘀血征象明显者，加血竭、乳香、苏木等；关节变形严重者，加寻骨风、透骨草。

4.肝肾阴虚

症状：头晕、头昏、耳鸣，口干渴，少饮，心烦，心悸不宁，腰膝酸软，时有汗出，筋脉拘挛，关节肿痛，失眠梦多，小便色黄，大便干结，舌质红或暗红，苔薄少，脉细数。

治法：滋补肝肾。

方剂：一贯煎加减。

药物：沙参、枸杞子、生地黄、川楝子、当归、山药、女贞子、墨旱莲、桑寄生、山茱萸、牛膝、甘草。

方中以枸杞子、生地黄、女贞子、墨旱莲等滋补肝肾之阴，桑寄生、沙参等增强滋阴之力生津止渴，山药、山茱萸、牛膝补肾滋阴敛汗，川楝子疏肝解郁，当归补血活血，甘草调和诸药。诸药相伍，共奏滋补肝肾，养阴清热之效。

随症加减：口燥咽干、手足心热者加知母、玄参、黄柏等；大便干结不通者，加生何首乌、玄参、麻子仁等；失眠重者，加炒酸枣仁、远志等。

5.脾肾气虚

症状：颜面浮肿，腹胀，倦怠乏力，腰膝酸软、腰痛，夜尿清长、量多，肢体困倦，四肢欠温，纳呆食少，大便溏，舌质淡红，舌体胖边有齿痕，舌苔薄白，脉沉缓或沉细。

治法：健脾补肾益气。

方剂：参苓白术散加减。

药物：党参、茯苓、白术、白扁豆、山药、莲子心、薏苡仁、金樱子、芡实、桂枝、熟地黄、杜仲。

方中以党参、白扁豆、山药、莲子心等健脾益气，茯苓、白术、薏苡仁的健脾利水，熟地黄、山药兼补脾肾，杜仲补肾、止痛，桂枝通阳行气，金樱子、芡实补脾止泻。诸药相伍，共奏健脾补肾益气之功效。

随症加减：伴痰湿蕴热者，加萆薢、黄柏、忍冬藤等；伴结石者，加金钱草、鸡内金、石韦等；夜尿频多者，加山茱萸、益智仁、桑螵蛸等；腰痛明显者，加延胡索、续断等。

6.气阴两虚

症状：头晕，面色无华，口干，心悸，神疲乏力，腰膝酸软，腰痛，手足心热，关节肿痛，下肢浮肿，小便色黄，夜尿频多，大便干结，舌质红，苔薄白或薄黄，脉弦细或细弱。

治法：益气养阴。

方剂：四君子汤合六味地黄丸加减。

药物：党参、白术、黄芪、茯苓、熟地黄、山药、山茱萸、泽泻、枸杞子、杜仲、女贞子。

方中以党参、黄芪健脾益气，配伍白术、茯苓、泽泻等健脾利水，熟地黄、山药、山茱萸、枸杞子、女贞子等补肾滋阴，杜仲补肝肾、止腰痛。诸药合用，共奏益气养阴的功效。

随症加减：兼湿热症者，加滑石、车前子等；瘀血征象重者，加丹参、赤芍、川芎等；关节肿痛明显者，加威灵仙、伸筋草等；腰痛重者，加延胡索、桑寄生等。

7. 阴阳两虚

症状：颜面浮肿，面色晦暗、黧黑，头晕，呕恶，口中有尿味，胸闷、心悸气短，腰膝酸软或冷痛，畏寒肢冷，神疲乏力，手足心热，失眠，纳差，小便短少，大便溏薄或便秘，舌质淡胖，可有齿痕，苔薄少，脉沉细无力或细数。

治法：滋阴补阳。

方剂：金匮肾气丸加减。

药物：制附子、熟地黄、茯苓、山药、车前子、山茱萸、杜仲、仙灵脾、菟丝子、牛膝、黄芪、白术、肉桂、甘草。

方中以制附子、肉桂以温肾助阳，配伍杜仲、仙灵脾、菟丝子等增强温阳之力，牛膝、熟地黄、山茱萸、山药以补肾滋阴，茯苓、白术、黄芪、车前子等健脾补气、利水消肿，甘草调和诸药。诸药合用，共奏滋阴补阳、利水消肿的功效。

随症加减：恶心、呕吐者，加佩兰、紫苏等；皮肤瘙痒者，加地肤子、何首乌等；腰酸、腰痛重者，加续断、金毛狗脊等；兼瘀血者，加益母草、赤芍、川芎等。

## 验案举例

病案1：李××，男，62岁，已婚，退休。因四肢小关节疼痛7年，加重，伴蛋白尿、血尿1个月，于2014年9月1日初诊。患者自诉9年前于过食后出现下肢小关节疼痛，遂至某西医院就诊，经查血尿酸、肾功能、类风湿因子、抗O等后，诊断为"高尿酸血症、痛风"，经给予别嘌呤醇等药物及饮食疗法等措施治疗后，血尿酸下降至正常。此后血尿酸时有增高，经治疗后均得到控制。1个月前因四肢小关节疼痛，伴有双下肢浮肿，遂至某医院就诊，查尿蛋白、尿潜血均阳性，诊断为"高尿酸血症肾病"，经给予降尿酸及对症治疗后，血尿酸降至正常，但仍有血尿、蛋白尿。故于2014年9月1日来我处就诊。刻诊：腰痛，膝关节疼痛，口干渴而不欲饮，倦怠无力，畏寒，手足心热，食少纳呆，小便色黄赤，大便略干，舌质黯红，可见瘀点，舌苔薄少，脉弦细。辅助检查：24小时尿蛋白定量3.63g/24h；尿常规：（3+），尿蛋白（3+）；肾功能正常。诊断：西医诊断：高尿酸血症肾病；中医诊断：腰痛（气阴两虚，瘀热互结证）。治法益气养阴，活血清热。处方：参芪地黄汤加减，药物：党参20g，黄芪25g，熟地黄15g，牛膝15g，茯苓25g，山茱萸20g，泽泻10g，牡丹皮15g，萆薢15g，茜草20g，白花蛇舌草25g，益母草25g，白茅根30g，黄柏10g，牛膝12g。共20付，每日1付，水煎取汁200ml，分早晚2次口服。2014年9月21日二诊：患者自诉服上方后，自觉症状明显减轻，复查24小时尿蛋白定量为2.06g/24h；尿常规：潜血（+），尿蛋白（2+）。嘱继用上方1个月。2014年10月20日三诊：患者自诉自觉症状已不明显，复查24小时尿蛋白定量为0.49g/24h；尿常规：尿潜血（±），尿蛋白（+）。嘱继续服用上方2个月，并每半个月复查1次尿常规、24小时尿蛋白定量。结果显示基本正常。后随访1年，病情较稳定。

[按语]该患者高尿酸血症病程较长，病情反复发作，日久累及于肾而发为高尿酸血症肾病。久病耗伤人体正气，致气阴两亏，气虚无力推动水液运行，日久化生湿热、瘀血等湿邪，终成瘀热互结之候，故治疗上当以益气养阴为主，配合清热化瘀法。处方参芪地黄汤加减，病证合拍，故而收到满意的效果。

病案2：张××，女，57岁，已婚，农民。因反复性腰痛9年，伴右掌指关节红肿疼痛5年，加重10天，于2013年8月28日初诊。患者自诉10年前于劳累后出现腰痛症状，遂至某西医院就诊，经查尿常规、肾功能、血尿酸等后，诊断为"高尿酸血症肾病"，经给予降尿酸及对症治疗后，病情好转。此后患者腰痛反复发作，5年前开始出现右掌指关节红肿疼痛。刻诊：头晕、头昏、耳鸣，视物不清，腰膝酸软，腰痛，口干渴，有臭味，右掌指关节疼痛，倦怠乏力，双下肢浮肿，盗汗，失眠，小便色黄，大便干结，舌质红，舌苔黄，脉弦细数。查：血压165/100mmHg，心肺无异常，腹部柔软、无压痛及反跳痛，肝脾肋下未触及，双肾区叩击痛阳性，双下肢轻度凹陷性浮肿，右掌指关节红肿压痛。辅助检查：尿常规：尿蛋白（3+），潜血（3+）；肾功能：尿素氮11.1mmol/L，血肌酐198μmol/L，尿酸615μmol/L；离子均正常、肝功能正常。诊断：西医诊断：高尿酸血症肾病；中医诊断：腰痛（肝肾阴虚夹瘀证）。治法滋补肝肾，活血化瘀。处方：杞菊地黄丸加味：枸杞子20g，菊花10g，熟地黄15g，山药25g，山茱萸20g，茯苓25g，牡丹皮15g，泽泻10g，玄参10g，知母9g，何首乌藤 20g，延胡索 15g，川芎 15g，丹参 25g，赤芍 10g。共 14 付，每日 1 付，水煎取汁 200ml，分早晚 2 次口服；并配合西医对症治疗，如降血压、降尿酸等。2013 年 9 月 11 日二诊：患者自诉服用上方后，右掌指关节红肿疼痛症状明显减轻，余症均有不同程度的改善。继以上方加大黄 10g，草果仁 10g，续服 15 付。2013 年 9 月 26 日三诊：患者自诉自觉症状显著减轻，复查结果：尿常规：尿蛋白（2+），潜血（+）；肾功能：尿素氮 7.1mmol/L，血肌酐 179μmol/L，血尿酸 406μmol/L。嘱续服二诊方 1 个月，并注意控制饮食、适当运动。随访 1 年，肾功能较稳定，血尿酸基本正常。

[按语]该患者因平素劳累过度、饮食不节，损伤肝肾，致肝肾阴虚，阴虚生内热，热伤血络，络破血溢脉外，日久化成瘀血，瘀血阻滞肾脏脉络，肾用受损，而见蛋白尿、血尿、血肌酐、尿素氮、血尿酸等升高。故在治疗上以滋补肝肾为主，配合活血化瘀法。处方杞菊地黄丸加味，方中以枸杞子、熟地黄、山药、山茱萸等滋补肝肾之阴，枸杞配菊花滋阴清肝明目，茯苓、泽泻健脾利湿，牡丹皮、玄参、知母等滋阴清热，何首乌藤安神，延胡索、川芎、丹参、赤芍等活血化瘀通络。诸药合用，共奏滋补肝肾，活血化瘀的功效。

# 第八节　多囊肾

## 一、概论

多囊肾为肾实质中有无数的大小不等的囊肿，大者可很大，小者可肉眼仅能可见，使肾体积整个增大，表面呈高低不平的囊性突起，囊内为淡黄色浆液，有时因出血而呈深褐色或红褐色。多囊肾有两种类型，常染色体隐性遗传型（婴儿型）多囊肾和常染色体显性遗传型（成年型）多囊肾。多囊肾在中医属"积聚"范畴，积聚是由于体虚复感外邪，情志饮食所伤，以及他病日久不愈等原因引起的，以正气亏虚，脏腑失和，气滞、血瘀、痰浊蕴结腹内为基本病机，以腹内结块；或胀或痛为主要临床特征的一类病证。

## 二、引经据典

积聚之名，首见于《灵枢·五变》："人之善肠中积聚者……皮肤薄而不泽，肉不坚而淖泽。如此，则肠胃弱，恶则邪气留止，积聚乃伤。"《黄帝内经》里还有伏梁、息贲、肥气、奔豚等病名，亦皆属积聚范畴。在治疗方面，《素问·至真要大论》提出的"坚者削之""结者散之，留者攻之"等原则，具有一般的指导作用。《难经》对积聚作了明确的区别，并对五脏之积的主要症状作了具体描述。《金匮要略》进一步说明："积者，脏病也，终不移；聚者，腑病也，发作有时。"《理虚元鉴·虚症有六因》所说的"有先天之因，有后天之因，有痘疹及病后之因，有外感之因，有境遇之因，有医药之因"，《灵枢·五变》："人之善肠中积聚者……皮肤薄而不泽，肉不坚而淖泽。如此，则肠胃弱，恶则邪气留止，积聚乃伤。"《诸病源候论·积聚病诸候》对积聚的病因病机有较详细的论述，并认为积聚一般有一个渐积成病的过程，"诸脏受邪，初未能为积聚，留滞不去，乃成积聚。"《证治准绳·积聚》在总结前人经验的基础上，提出了"治疗是病必分初、中、末三法"的主张。《景岳全书·积聚》则对攻补法的应用作了很好的概括，"治积之要，在知攻补之宜，而攻补之宜，当于孰缓孰急中辨之。"《医宗必读·积聚》把攻补两大治法与积聚病程中初、中、末三期有机地结合起来，并指出治积不能急于求成，可以"屡攻屡补，以平为期"，颇受后世医家的重视。《医林改错》则强调瘀血在积聚病机中的重要作用，对活血化瘀方药的应用有突出的贡献。

### 三、病因病机

本病属中医"积聚""虚劳"等范畴，其发生主要是由于禀赋不足，脏腑亏损，肾络阻滞，痰瘀水浊停积体内所致。但关键在于先天阴阳造化之偏异而导致肾脏本体之畸形，气血逆乱，瘀浊内停。其病位在肾，但与肝、脾关系密切。盖肾主水液，司开阖；脾主运化，升清降浊；肝主疏泄，调畅气机。三脏功能对人体气血的运行和水液的排泄代谢关系极为重要，若三脏功能受损，气血运行不畅，水液排泄障碍，日积月累，遂成此病。

1. 气滞血阻　气滞血瘀正如《济生方·积聚论治》所说："忧、思、喜、怒之气，人之所不能无者，过则伤乎五脏……留结而为五积。"情志致病，首先病及气分，使肝气不舒，脾气郁结，导致肝脾气机阻滞。继则由气及血，使血行不畅，经隧不利，脉络瘀阻。若偏重于影响气机的运行，则为聚；气血瘀滞，日积月累，凝结成块则为积。气为血之帅，气通达则血流畅。若情志抑郁，肝气不畅，脏腑失和，使气机阻滞或逆乱，聚而不散，则致聚证，若气滞不能帅血畅行，以致瘀血内停，脉络受阻，结而成块者，则成积证。宋·严用和《重订严氏济生方·症瘕积聚门》曰："有如忧、思、喜、怒之气，人之所不能无者，过则伤乎五脏……传克不行，乃留结而为五积。"金·张子和《儒门事亲·五积六聚治同郁断》篇云："积之成也，或因暴、怒、喜、悲、思、恐之气。"清·尤在泾《金匮翼·积聚统论·气积篇》载："气滞成积也，凡忧思郁怒，久不得解者，多成此疾。"指出了情志因素，是导致积聚的重要原因。

2. **湿热内蕴** 湿为阴邪，属水之类，其性重浊黏腻，且湿与热合，湿热裹结，湿郁热炽，热蒸湿动，遂成弥漫表里，充斥于三焦。三焦为气机升降的道路，是人体阳气和水液运行的通道，饮食物的受纳、腐熟，精微的运化、代谢都与三焦的气化功能有关。正如《难经·六十六难》中说："三焦者，原气之别使也，主通行三气，经历五脏六腑。"说明三焦能运行原气，以达周身，促进脏腑的功能。同时它又是水液运行的道路，主持人体水液的代谢。《素问·灵兰秘典论篇》中说："三焦者，决渎之官，水道出焉。"《难经·三十一难》也说："三焦者，水谷之道路，气之所终始也。"若湿热阻滞，则三焦不畅，气机不通，气化不行，水液代谢受到障碍，诸病遂生。湿热病，湿郁热蒸，湿热弥漫于三焦之中，流连于卫气之分，且热处湿中，湿热裹结，如油入面，难解难分，聚湿生痰，引起积聚。

3. **寒湿凝滞** 寒湿凝滞，内伤于脾，使脾阳不运，湿痰内聚，阻滞气机，滞而不畅，则致聚证，若气滞痰阻，障碍血行，使脉络瘀滞，则成积证。《灵枢·五变》篇云："肠胃之间，寒温不次，邪气稍至，蓄积留止，大聚乃起。"《外台秘要·卷七·寒疝积聚方四首》曰："夫积聚者，由寒气在内所生也，血气虚弱，风邪搏于脏腑，寒多则气涩，气涩则生积聚也。"亦有外感于风寒，内伤于饮食，使脾失健运，湿浊不化，凝聚成痰，痰阻气滞。聚而不行，以致成聚者，或风寒痰食与气血相搏结，使瘀血留滞，脉络壅塞成块，而成积证者。如《杂病源流犀烛·积聚症瘕痃癖痞源流》云："积聚症瘕痃癖，因寒而痰与血食凝结病也。"《景岳全书·积聚论证》曰："不知饮食之滞，非寒未必成积，而风寒之邪非食未必成形。故必以食遇寒，以寒遇食，或表邪未清，过于饮食，邪食相搏，而积斯成矣。"亦有外感于风寒，内伤于情志，气因寒逆，壅遏不畅，而致聚证者，或累及血分，使脉络不畅，阴血凝结，而成积证者。如《金匮翼·积聚统论·血积篇》载："或忧怒伤其内，风寒袭于外，气逆血寒，凝结成积。"从临床来看，风寒或寒湿外袭，及情志、饮食等方面的致病因素，往往不是孤立的，而是相互兼见，相互影响，合并为患的，气滞可挟痰食瘀血，痰食可因寒湿伤脾所致等，而内外合邪，则尤易导致此疾。

4. **瘀血内结** 《医林改错·膈下逐瘀汤所治之症目》："无论何处，皆有气血，气无形不能结块，结块者必有形之血也。血受寒则凝结成块，血受热则煎熬成块。"情志、饮食、邪毒等致病原因常交错夹杂，混合致病。外感六淫、疫疠，内伤七情、饮食、劳逸、痰饮、结石以及各种内外伤等致病因素，作为形成瘀血的初始病因，导致气虚、气滞、血寒、血热、阴血亏虚以及脉道损伤等，均可使脉中血液运行迟缓、停滞或离经积存体内而为瘀血。各种内外伤、撞击挤压伤，造成内出血；气虚失摄或血热妄行，以致血逸脉外等，血离脉管，停积于体内，一时难以消散，而直接成为瘀血。污秽之血为瘀血，早在《黄帝内经》中已有"恶血""衃血"之名。《景岳全书·血证》曰："败血凝聚色黑者曰衃"。王肯堂《证治准绳》明确提出了"污秽之血为瘀血"的观点。污秽之物可分为外源性与内源性两类。外源性污秽之物如各种致病微生物、一氧化碳等。《温病条辨》即指出："温疫者，疠气流行，多兼污浊。"内源性污秽之物，指因脏腑功能失调或衰竭而产生的诸如痰饮、湿浊、脂液、尿毒等。这些体内外污秽之物进入血液，与血相结，形成污秽之血。若污秽物数量多、浓度大、进入血脉时间长，则会损伤血脉，并附着于血脉壁上，使血行迟缓涩滞，甚至死血壅塞血脉，或血脉闭阻不通，形成瘀血。

5.肝肾亏损　肝肾亏损，精血不足，形体官窍失养，而无明显阴阳失调之象。肝肾精血亏虚，冲任失充，肝肾亏损进一步发展，可导致肝肾阴虚。正气亏虚则是积聚发病的内在因素，积聚的形成及演变，均与正气的强弱密切相关。正如《医宗必读·积聚》说："积之成也，正气不足，而后邪气踞之。"《景岳全书·积聚》亦说："凡脾肾不足及虚弱失调之人，多有积聚之病。"即是说，积聚是正虚感邪、正邪斗争而正不胜邪的情况下，邪气踞之，逐渐发展而成。

总之，积聚的病因相同，病机、证候有别。积证可由聚证转化而成，亦可不经聚证而直接成积者。在病机方面，肝脾的功能失调，则直接影响到气、血、津液的正常运行，以致气滞、血瘀、痰凝而成本证。另外，积聚的形成与人体正气的强弱亦密切相关。正如《素问·经脉别论》曰："勇者气行则已，怯者则著而病也。明·李中梓《医宗必读·积聚》云："积之成也，正气不足，而后邪气踞之……正气与邪气，势不两立，若低昂然，一胜则一负，邪气日昌，正气日削。"精辟地阐明了积聚的生成及其病机演变与正气的内在关系。

## 四、辨证分型治疗

### 1.气滞血阻

症状：腰酸腹胀，时轻时重，按揉或休息后得减，或可触及腹块，但胀痛不甚，苔薄，脉弦细。

治法：行气和血，兼调脾胃。

方药：当归12g，白术12g，三棱12g，莪术12g，木香9g，槟榔15g，丹参15g，杜仲15g，山药12g，茯苓15g，党参15g，车前子15g。

2. 寒湿凝聚

症状：腰酸困重，如坐水中，纳谷不香，大便溏薄，或见面浮足肿，四末欠温，小便短少，苔白腻而淡胖，脉濡缓。

治法：温化寒湿，消癥除饮。

方药：肾着汤加减：党参 15g，白术 15g，桂枝 6g，茯苓 15g，泽泻 12g，三棱 12g，莪术 12g，细辛 6g，干姜 6g，甘草 6g，车前子 15g。

3. 湿热内蕴

症状：腰腹胀痛，或有灼热感，腹块疼痛拒按，小便热涩，或见尿血鲜红，或伴畏寒发热，口干舌红，苔黄腻，脉弦数。

治法：滋阴补肾，清热利湿。

方药：知柏地黄丸合八正散加减：黄柏 12g，知母 12g，生地 12g，丹皮 10g，茯苓 15g，泽泻 12g，山萸肉 12g，山药 15g，车前子 30g，萹蓄 15g，瞿麦 15g。

4. 瘀血内结

症状：腰腹疼痛，固定不移，腹块显著，按之痛甚，面色黧黑，形体瘦弱，舌质紫黯，或有瘀斑，脉弦实。

治法：活血化瘀，软坚散结。

方药：膈下逐瘀汤或鳖甲煎丸加减：人参 10g，鳖甲 12g，生熟地（各）12g，地鳖虫 9g，丹皮 9g，芍药 12g，大黄 6g，桃仁 12g，红花 10g，三棱 12g，莪术 12g，丹参 15g。

5. 肝肾亏损

症状：腰酸乏力，胸胁胀痛，积块日增，大腹饱满，而形体日渐消瘦，时或畏寒肢冷，尿少浮肿，舌淡质胖，脉沉细，或兼有头晕头痛，心烦失眠，小便短赤，口干咽燥，舌红苔薄，或光剥，脉弦细带数。

治法：养肝益肾，活血化瘀。

方药：济生肾气丸加减：

偏阳虚：附子 9g，制大黄 9g，熟地 12g，山药 12g，丹皮 9g，茯苓 15g，泽泻 12g，山萸肉 10g，莪术 12g，丹参 15g。

偏阴虚：杞子 12g，菊花 10g，生地 12g，丹皮 9g，泽泻 12g，茯苓 15g，山药 15g，山萸肉 10g，丹参 15g，鳖甲 12g，制大黄 12g。

**验案举例**

病案1：周×，男，54岁。2002年10月31日初诊。多囊肾病史，因尿频，久治未愈。近几个月夜尿也多，不能安寝，多时则三、四十分钟一次，甚是苦恼。现证见腰酸重、里急、舌苔白略腻、口中和、脉弦细。辨证：属于上寒下热，方证：肾着汤：苍术15g，干姜10g，茯苓15g，炙甘草10g，赤小豆15g，当归10g，车前子15g，桑螵蛸10g，益智仁10g，生龙牡各15g。二诊，服上药七付，尿频减，夜尿也减，腰仍酸，舌淡苔白微腻，脉弦细。与前方加减：苍术15g，干姜10g，茯苓15g，炙甘草10g，赤小豆15g，当归10g，车前子15g，桑螵蛸10g，益智仁10g，生龙牡各15g，生薏米12g。三诊，服七付后，腰酸减，夜尿仅3次，尿频无，咽干，饮水不多，舌苔白，脉弦细，与前方加减：苍术15g，干姜10g，茯苓15g，炙甘草10g，花粉15g，赤小豆15g，当归10g，车前子15g，桑螵蛸10g，益智仁10g，生龙牡各15g。

[按语]该患因多囊肾引起的尿频，腰痛。腰酸重，口中和，里急，小便不利，是运用肾着汤的证据。而口渴、小便不利则多见猪苓汤或五苓散证，临床上所见的遗尿、尿频、尿急、尿痛、尿少、癃闭等皆属于小便不利的范畴。体会：赤小豆甘酸平，可"排痈肿脓血，利小便"，配伍养血除瘀的当归，《金匮要略》原用以治疗近血痔疮，而李莹老师多运用于泌尿系疾病或皮肤病而见本方证者。肾着汤是由甘草干姜汤加味而成，其中茯苓、白术并用，温中祛寒，故反治小便自利。本例患者表现尿频，尤以夜尿为苦，颇符合仲圣"其人身体重，反不渴，小便自利，饮食如故"之旨。方药对证，效如桴鼓。二诊虽效，但腰仍酸重，加薏米仁有"主筋急拘挛，不可屈伸，风湿痹"之功，所以七剂即效。三诊时有些咽干，加花粉"主消渴、唇干口燥、止小便利"润燥生津而愈。

病案2：陆×，女，22岁。患者因双侧腰痛一周，于2014年12月13日在省人民医院检查：B超显示双肾体积增大，正常结构消失，外形不规则，并可见大小不等囊性暗纹，左肾11cm×9.4cm×8.8cm，右肾9.7cm×4.2cm×5.7cm。诊断为"多囊肾"因无明显不适，仅有腰痛，患者未引起重视。2015年5月，患者因腰痛明显加重，尿呈茶褐色，查尿常规：潜血（＋）；求诊于师，当时症见：小便不利，发热，口渴欲饮，心烦不寐，腰部酸痛，小腹时痛，双下肢浮肿，舌红苔白或微黄，脉细数。李莹老师据其病为多囊肾且曾有血尿，遂与猪苓汤加减：猪苓30g，茯苓30g，泽泻30g，白术15g，阿胶15g（另烊），滑石12g（包煎），杜仲炭15g，藕节15g。7付药后，腰痛，浮肿减轻，遂仍用原方服用2周，无明显不适，检查尿常规正常。

[按语]寒邪传入于里，化而为热，与水相搏，遂成水热互结，热伤阴津之证。水热互结，气化不利，热灼阴津，津不上承，故小便不利、发热、口渴欲饮；阴虚生热，内扰心神，则心烦不寐；舌红苔白或微黄、脉细数为里热阴虚之征。治宜利水清热养阴。方中以猪苓为君，取其归肾、膀胱经，专以淡渗利水。臣以泽泻、茯苓之甘淡，益猪苓利水渗湿之力，且泽泻性寒兼可泄热，茯苓尚可健脾以助运湿。佐入滑石之甘寒，利水、清热两彰其功；阿胶滋阴润燥，既益已伤之阴，又防诸药渗利重伤阴血，藕节、杜仲炭凉血止血。中医治病有的需要抓体质，有的需要抓主证，但有些病也许是有专方的。如大柴胡汤是治疗胰胆疾病的专方，半夏泻心汤是治疗如口腔溃疡、急慢性胃炎、胃十二指肠溃疡以及急慢性肠炎、溃疡性结肠炎等消化管道感染的专方一样，猪苓汤是治疗尿路感染如膀胱炎、肾盂肾炎以及尿路结石、肾积水等泌尿系疾病的专方。

# 第九节　肾结石

## 一、概述

肾结石是指在泌尿系统中有结石形成和滞留。是一种人体病理矿化性疾病，其发生与地理、气候、水源、遗传及生活习惯、社会环境等因素密切相关。肾结石的临床表现取决于结石的大小、部位、引起梗阻的程度以及有关继发感染等因素。如结石处于"静止"状态，又无梗死或继发感染，可长期无症状。但大多数患者可有不同程度的临床症状，主要表现为疼痛和血尿。肾结石依据其临床特征，一般与中医的"淋证""石淋""腰痛"等病症的范畴相关。中医认为结石的病因和发病机理是多方面的，应从整体观念来认识。其一为外邪所伤、外感风邪、湿热化火，或湿热蕴结膀胱，导致肾阴不足，湿热蕴蒸，引起热淋、血淋，则是形成结石的先决条件；其二为情志所伤，形成肾之阴阳失衡；其三为饮食所伤，饮食不节则可伤及脾胃，脾虚水湿内停，湿热内蕴化热，蕴结下焦，耗伤阴液而发病。脾虚日久及肾则致脾肾两虚；其四为房劳所伤，房事不节，损伤肾气及阴精，常发此病。肾阳虚多不能温煦脾阳导致脾肾两虚。本病的一般演化规律多为湿热之邪蕴结下焦或邪气化火，移热于肾，日久伤及肾阴，阴损及阳，肾阳虚不能温煦脾阳，使脾肾两虚。肾病还可以累及肝脏，则表现为肝阳上亢或肝郁气滞之证，肝脾肾三脏同病，由虚转化，而出现正虚邪实的症状。"淋"之名，首见于《黄帝内经》，淋证为小便淋沥不畅，甚或闭阻不通之病证。在较早的古医书中"淋"与"癃"的意义大致相同，都指小便困难，并伴小腹急痛的症状或病证。"石癃"之名见于《五十二病方》。《神农本草经》最早记载"石淋"之病名。此后巢元方在《诸病源候论》中对石淋有反复论述。"石淋"又有"沙淋""砂淋""沙石淋"等不同称谓，大致出现在唐宋时期。据现存文献记载，"沙淋"于最早出现，见诸《证类本草·萱草根》，引自唐代陈藏器的《本草拾遗》。"砂石淋"或"沙石淋"之病名见于北宋的《圣济总录》。早期，沙、石并提并无区分，南宋杨士瀛提出："沙淋凝脂而易散，石淋结块而难消。"至清代，沈金鳌提出："轻则为沙，重则为石。"的说法。一般来讲，"石淋"的别名为"沙淋"。但偶有例外，载于清代萧版《女科经论》的"血沙淋"则与"石淋"无关。

## 二、病因病机

古代医家对本病病因病机的理论可追溯至《黄帝内经》。《黄帝内经》所论淋癃病因以气不足，热有余为主，病位主要涉及肾、膀胱与和厥阴肝经。至隋代巢元方的《诸病源候论》舍弃了病在肝经之说，以"肾虚膀胱热"立论，后世关于石淋的主要理论大都以此为宗。"火熬汤碱"成为金、元、明、清各代医家论述石淋的主流观点。同时巢元方还提出"服散石，石势归于肾"致小便涩，基内痛。这一理论在唐代得到认同，但随着服石之风的消亡而没落。至宋代，依据《中藏经》提出房事过度，败精不出，阴虚内热，煎熬水液，尿液凝结，结聚为砂石，而成石淋的观点。明代李时珍认为"此是淫欲之人，精气郁结，阴火煎熬，遂成坚质。正如滚水结碱，面水煎盐，小便炼成秋石，同一义理也。"以上此两种理论充分结合。宋·《太平惠民和剂局方》指出"肾气不足，膀胱有热，水道不通，淋沥不宣，出少且数，挤腹急痛，蓄作有时，劳倦即发，或尿如豆汁，或便出砂石。"秉承《诸病源候论》"诸淋者，由肾虚而膀胱热故也"之论，指出淋证的基本病机是肾虚为本，膀胱热为标；也即是湿热蕴结下焦，肾与膀胱气化不利。南宋时，气滞石聚的观点进入石淋病因理论，陈无择《三因极一病证方论》中"石淋，多因忧郁，气注下焦，结所食咸气而成，令人小便渗痛不可忍，出沙石而后小便通"的论述最为典型。明清医家往往将血、热、石、膏诸淋，视为同一疾病发展过程中的不同阶段。清·《医宗金鉴》有"石淋犹如碱结挡，是因湿热炼膀胱"的论述，认为石淋是由膀胱湿热煎熬而成。清代罗美在《古今名医汇粹》中作了较为确切的总结："初则热淋，血淋，久则煎熬水液，稠池如膏，如沙如石也。"此书转引了明代医家方约之的观点："醇酒浓味，酿成湿热。积热煎熬，成膏成石。"关于何物结聚而成尿中沙石，古代大致有五种观点：水结为石、火熬尿碱、石气不散、败精结石、食咸结石。以"火熬尿碱"之说最为盛行。现代医家对肾结石病因病机认识现代很多医家对肾结石病因病机的认识不断深入，其病因可归纳为外感湿热、饮食不节、情志失调、禀赋不足或劳伤久病四个方面。岳美中认为肾结石属于中医"石淋"范畴，临床辨证有虚实之分。实证多为湿热蕴结，或见气滞血瘀；虚证多责之于肾阴虚、阳虚，抑或阴阳两虚。一般常见以下几种证型：①湿热蕴结证，因湿热下注，煎熬尿液成石，此型临床最常见。②气滞血瘀证，气滞可导致血瘀，血瘀也可导致气滞，二者互为因果。③肾阴虚证，患肾阴虚结石者比较少见，多因体质阴虚或过服利湿之剂，有伤阴分所致。④肾阳虚证，这种类型也较少见，多因素禀阳虚或过服清热之剂，有伤阳分所致。⑤阴阳两虚证，阴损及阳，或阳损及阴，致成阴阳两虚之证。中医学从整体观念出发，阐述本病发生发展的机制。膀胱的气化作用是正常泌尿，此即《黄帝内经》所谓："膀胱，州都之官，津液藏焉，气化则能出矣。"然膀胱气化之动力，主要责之肾脏。因肾与膀胱相为表里，而肾又司职全身气化，主持水液代谢。华伦在《中藏经》中有"虚伤真气，邪热渐深，结聚成砂，又如水煮盐，火大水少，盐渐成石"之言，《诸病源候论》亦有"诸淋者，由肾虚而膀候热故也"之说，均明确指出肾虚而致膀胱气化不利，乃为尿石形成的内在根本因素。石淋的病理变化是以肾虚为本，湿热为标。肾结石属中医学石淋范畴。人体水液的正常代谢，离不开膀胱的气化功能，即所谓"气化则能出焉"。而膀胱的气化功能强弱又取决于肾，肾气充足则膀胱气化功能正常，水湿适时排出；肾气虚则膀胱气化功能失司，影响尿液排泄，日久蕴而化热，煎熬水液，日积月累，聚为砂石。正如隋代巢元方《诸病源候论·石淋候》所谓："肾主水，水结则化为石，故肾客砂石。"且其往往病程较长，结石疲结尿路，郁滞不得下泄，致气血运行不畅，气滞血瘀，壅遏不通，不通则痛，故有久病入络致疲之说。故肾结石是以肾虚为本，湿热疲滞为标的本虚标实之证。李莹老师认为肾结石的发生多由肾气不足、气化不利、湿热蕴结下焦而成。所谓"诸淋皆由肾虚而膀胱热故也"。肾虚则气化失常、失其蒸化不能发挥升清降池之功，水中池液不能得以正常排泄。一方面湿池蕴结于下焦，使尿液受到煎熬，尿中杂质聚结成石；另一方面水池阻滞于水道，气机不畅，水结血瘀与尿中池物相结为石，因此肾虚是本病发生的根本。在此基础上，气、血、津液、水独等代谢失调，久之发生集聚与凝结，最终形成结石。

### 三、辨证论治

症状及分析尿中时夹砂石多属湿热煎熬尿液，结为砂石；小便艰难，尿时疼痛，尿时突然中断，腰腹绞痛难忍多属于砂石较大，阻塞尿道所致；尿中带血多属于结石损伤血络所致；舌质红，苔黄腻，脉弦或数多属于湿热偏盛所致；腰酸隐痛，手足心热，舌红少苔，脉细涩多属于久病伤及阴液，而表现为阴虚内热之证；面色少华，精神萎靡，少气乏力，舌淡边有齿痕，脉细弱多属于久病伤及正气，而表现为气虚之象。

治法：清热利湿，通淋排石。

选方：石韦散加减。

常用药义解析：

石韦、瞿麦、萆薢——利尿通淋、排石；

金钱草、虎杖、鸡内金、海金沙——排石消坚；

滑石、车前子——清热渗湿，利尿通淋；

若腰腹绞痛，可加芍药、甘草缓急止痛；

若尿中带血，可加大小蓟、地榆炭、藕节、生地以凉血止血；

若兼有发热，可加蒲公英、连翘、土茯苓、马齿苋以清热解毒。

石淋日久，证见虚实夹杂，当标本兼顾，气血亏虚者，可选八珍汤以求固本；阴液耗伤者，宜六味地黄丸和石韦散以补阴虚。

### 验案举例

病案 1：张 ×，男，60 岁。2012 年 10 月 2 日首诊。患者因间断性腰部酸痛 2 年余，加重伴肉眼血尿 1 天。患者 2 年前饮酒后出现腰部酸痛，痛引小腹，以右侧少腹疼痛明显，腰腹胀痛难忍，患者未予重视，此后 1 周内上述症状加重，并伴有肉眼血尿，患者自行前往吉林省医院门诊检查，尿常规提示潜血（3+），白细胞（3+），蛋白（+），红细胞计数满视野，白细胞计数 369.3 个 /μl；泌尿系彩超提示右肾结石，直径约 1mm。建议患者碎石治疗，患者未予重视，仅口服头孢类抗生素治疗后症状有所改善，此后患者腰部酸痛症状时有发生。此次患者 1 天前因劳累后出现腰部酸痛症状加重，并伴有明显肉眼血尿，患者考虑自己病情加重特来我门诊，查尿常规提示：潜血（2+），白细胞（2+），蛋白（−），红细胞计数 398.5 个 /μl，白细胞计数 265.3 个 /μl；泌尿系彩超提示：双肾结石，右侧结石较大，直径约为 2mm，左侧结石以泥沙样结石为主。就诊时查体温 37.8℃，血压 130/90mmHg。症见：腰部酸痛，头晕，口干渴，口中黏腻，纳差，舌质暗，苔腻，脉弦滑。考虑患者中医辨证为腰痛，湿热下注，西医诊断为肾结石合并尿路感染。治疗宜益肾清利湿热，以资排石之效。选方石韦散加减。石韦 30g，桑寄生 15g，川断 15g，苍术 10g，金钱草 20g，虎杖 20g，车前子 20g，薏苡仁 20g，茯苓 20g，滑石 15g，血余炭 20g，地榆炭 20g，土茯苓 20g，马齿苋 20g，连翘 30g，公英 30g。上药 10 付连服，患者于 2012 年 11 月 4 日二诊，查尿常规提示：潜血（2+），白细胞（2+），蛋白（－），红细胞计数 125.6 个 /μl，白细胞计数 96.5 个 /μl。复查结果较首诊有所改善，其症状均有所改善，但患者自述大便时有不通，且食欲不佳，腰部酸痛症状以明显改善，时有尿频、尿急，考虑患者肾结石未下，故继续服用排石汤加减，以石韦散为底，减薏苡仁、川断、苍术、茯苓，加白茅根 25g，仙鹤草 25g，地龙 15g，牛膝 15g，先贤提出"瘀血不祛，新血不生"故此方中应用凉血止血，与活血化瘀之药，务必要化瘀活血，以达到祛瘀之效。此方连服 10 付。患者于 2012 年 12 月 6 日三诊，患者自述上述症状以基本消除，并于一日上午溺出绿豆大小之结石 1 枚，中心白色，质硬。

# 第十节 尿路感染

## 一、概述

尿路感染是指各种病原微生物在泌尿系统生长繁殖所致的尿路急、慢性炎症反应。多见于育龄女性、老年人、免疫功能低下、肾移植和尿路畸形者。根据感染发生的部位，临床可分为肾盂肾炎、膀胱炎和尿道炎。尿路感染依据其临床表现，应属于中医学"淋证""腰痛""虚劳"等病的范畴。淋证是指小便频数短涩，滴沥刺痛，欲出未尽，小腹拘禁，或痛引腰腹的病症。淋证亦名淋泌，五淋，简称淋。根据其临床表现的不同，又有各淋的名称，如热淋、血淋、气淋、石淋、膏淋和劳淋。而现代医学中所提到的尿路感染多考虑与热淋相关。中医辨别淋证，认为肾与膀胱相表里，其间有经脉想通，生理上功能十分密切，病理上也常相互影响。若饮食不节，中焦内蕴湿热，或肝郁化火，淤滞下焦，或下焦不洁，秽浊污垢上侵，湿热逆犯，或房事不节，脾病伤胃，肾元亏虚，脾肾两亏而造成水湿及气化失常诱发本病。故此，本病以肾虚为本，膀胱湿热为标，且与肝脾有关，其病机关键为肾虚而下焦湿热蕴结，导致膀胱气化不利而致本病。李莹老师认为"久病多瘀，久病入络"，因此血瘀证又是造成病情迁延的重要原因之一。

淋的名称首见于《黄帝内经》，《素问·六元正纪大论》中称"淋闷"即《金匮要略·五脏风寒积聚病脉证并治》中的"淋秘"。《金匮要略·消渴小便不利淋病》对本病的症状做了细致的描述："淋之为病，小便如粟状，小腹弦急，痛引脐中。"说明淋病是以小便不爽，尿道刺痛为主症。华佗所著的《中藏经》中已经清楚的认识淋证是属于一种全身性的病症，诸如五脏不通、六腑不和、三焦痞涩、营卫失调等均可以导致淋证的发生，又根据其临床表现的不通，提出了淋有冷、热、气、劳、膏、砂、虚、实八种，乃为淋证临床表现分型的雏形。其中对于热淋、气淋、膏淋、砂淋的临床特征和成因描述，颇为详细。如《中藏经·论淋沥小便不利》中对于砂淋的记载是："砂淋者，腹脐中隐痛，小便难，其痛不可忍，须臾，从小便中下如砂石之类，有大者如皂荚，或赤或白，色泽不定。"乃由"虚伤真气，邪热渐强，结聚而成砂，又如以水煮盐，火大水少，盐渐成石之类。"隋代巢元方《诸病源候论》把淋证分为石、劳、气、血、膏、寒、热七种。而以"诸淋"统之，并在《诸病源候论·淋病诸候》中进一步提出了："诸淋者，由肾虚而膀胱热也"，从而明确了淋证的病位与肾和膀胱相关。又提到"肾虚则小便数，膀胱热则水下涩，数而且涩，则淋沥不宣，故谓之淋。"这种以肾虚为本，膀胱湿热为标的淋证病机分析，一直被后世医家所采纳，成为淋证的主要病机理论。巢元方在归纳了"肾虚而膀胱热"这一淋证共有的病机时，又对各种不同淋证的病机特性进行了讨论。如说"气淋者，肾虚膀胱气胀所为也""石淋者，肾主水，水结则化为石，故肾客砂石，肾虚为热所乘""热淋者，三焦有热，气搏于肾，流于胞内成淋也""膏淋者……此肾虚不能制于肥液""劳淋者，调劳伤肾气而生热成淋也。"对病机的分析，既注重共性，又强调个性，为临床治疗不同淋证提供了理论依据。唐代孙思邈的《备急千金要方》提出"五淋"之名。《外台秘要》具体指明五淋的内容"集验论五淋者，石淋、气淋、膏淋、劳淋、热淋。"五淋之名，后世多相沿袭用，但一般分为气、血、石、膏、劳五种。如《济生方·淋利论治》中提出"淋之为病，种凡有五，气、石、血、膏、劳是也"上述两种五淋所指内容的差异在于血淋、热淋的有无，究其原因，乃基于《诸病源候论·诸淋病候》的"血淋者，是热淋之甚者"这一观念，即热淋与血淋同属一类，只有程度的轻重不同。但按之临床实际，二者的病机和治法方药却不尽相同，且热淋与血淋均属常见。

## 二、病因病机

淋证的主要病因是湿热蕴结下焦，但病久后也可见到虚证。《金匮要略·五脏风寒积聚病脉证并治》认为是"热在下焦"。《丹溪心法·淋》中提到"淋有五，皆属乎热"，只是偏于热证，实证的一面，而忽视了虚的一面。《景岳全书·杂症谟·淋浊》不仅叙述"淋之初病，则无不由乎热剧"的一面，还提出"淋久不止"有"中气下陷"及"命门不固"的另一面，说明淋证初起多属湿热蕴结膀胱，日久则由实转虚，或虚实夹杂。

（一）病因

1. **外感湿热** 因下阴不洁，秽浊之邪从下侵入机体，上犯膀胱，或由小肠邪热、心经火热、下肢丹毒等其他脏外感之热传入膀胱，发为淋证。

2. **饮食不节** 多食辛热肥甘之品，或嗜酒太过，脾胃运化失常，积湿生热，下注膀胱，乃成淋证。正如《济生方》中提出"此由饮酒房劳，或动役冒热，或饮冷逐热，或散石发动，热结下焦，遂成淋闭；亦有温病后，余热不散，霍乱后，当风取凉，亦令人淋闭。"正是说明了淋证发病多由湿热而导致。

3. **情志失调** 情志不遂，肝气郁结，膀胱气滞，或气郁化火，气火郁于膀胱，导致淋证。《医宗金鉴》中提到"妇女多郁，常可发为气淋和石淋。"

4. **禀赋不足或劳伤久病** 禀赋不足，肾与膀胱先天畸形，或久病缠身，劳伤过度，房事不节，多产多育，或久淋不愈，耗伤正气，膀胱容易感受外邪，而导致本病。

（二）病机

淋证的成因虽有内、外之分，但其基本病理变化为湿热蕴结下焦，肾与膀胱气化不利。其病位在膀胱与肾。肾者主水，维持基本水液代谢。膀胱者州都之官，有贮尿与排尿功能。两者脏腑相表里，经脉相互络属，共主水道，司决断。当湿热等蕴结膀胱，或久病脏腑功能失调，均可引起肾与膀胱气化不利，而导致淋证。由于湿热导致病理变化的不同，及累及脏器之差异，临床上可分为六种淋证。若湿热客于下焦，膀胱气化不利，小便灼热刺痛，则为热淋；若膀胱湿热，灼伤血络，迫血妄行，血随尿出，以致小便涩痛有血，乃成血淋；若湿热久蕴，熬尿成石，遂成石淋；若湿热蕴久，阻滞经络，气血运行不畅，尿浑浊不清，而为膏淋；若肝气失于疏泄，气火郁结于膀胱，则为气淋；若久淋不愈，湿热留恋膀胱，脏病及腑，继而由肾及脾，脾肾两伤，正虚邪强，遂成劳淋；若肾阴不足，虚火扰动阴血，亦为血淋。

三、辨证论治

由于每种淋证都有不同的病机和临床表现以及相应的发展变化规律，所以辨证不同的淋证，就要抓住辨证的要领，有利于指导辨证，采取不同的治疗措施。石淋是以小便排出砂石为主症；膏淋是以淋证而小便浑浊如米泔或滑腻如脂膏；血淋则以溺血而涩痛为主；气淋是以小腹胀满较为明显，小便艰涩疼痛，尿有余沥；热淋是以小便灼热刺痛；劳淋小便淋沥不已，遇劳即发。一般来说淋证在初起阶段属于实证，以膀胱湿热、砂石聚集、气滞不利为主。久病多虚，病在脾胃，以脾虚、肾虚、气阴两虚为主，而同样一种淋证也可以兼具虚证与实证。同时还应该注意各种淋证之间可以相互转化，也可以同时存在，这在辨证上就有一个标本缓急的问题，一般是按照正气为本，邪气为标，病因为本，证候为标，旧病为本，新病为标等标本关系来进行分析判断。《临证指南医案·淋浊》中提到"治疗淋证之法，有通有塞，要当分类，有瘀血积塞住溺管者，宜先通；无瘀积而虚滑者，宜俊补。"

1. 热淋

症状：小便短数，灼热刺痛，溺色黄赤，腰痛拒按，寒热起伏，口苦，呕恶，大便秘结，舌红，苔腻，脉濡滑。

治法：清热利湿通淋。

选方：八正散加减。

2. 石淋

症状：尿中时夹砂石，小便艰涩，尿时疼痛，尿时突然中断，面色少华，精神萎靡，少气乏力，腰腹绞痛难忍，腰酸隐痛，手足心热，尿中带血，舌质红，苔黄腻，脉弦数。

治法：清热利湿，通淋排石。

选方：石韦散加减。

3. 气淋

症状：小便涩滞，淋漓不宣，少腹满痛，少腹时有坠胀，面色黄白，舌质淡，脉细无力。

治法：益气升提，利气疏导。

选方：沉香散加减。

4. 血淋

症状：小便涩痛有血，尿时夹有血块，疼痛满急加剧，心烦，舌尖红，苔黄，脉数。

治法：清热通淋，凉血止血。

选方：小蓟饮子加减。

5. 膏淋

症状：小便浑浊如米泔水，尿道热涩疼痛，舌红，苔黄腻，脉濡数。

治法：清热利湿，分清泄浊。

选方：程氏萆薢分清饮加减。

6. 劳淋

症状：小便不甚赤涩，但淋漓不已，时作时止，遇劳即发，腰膝酸软，神疲乏力，舌淡，脉弱。

治法：健脾益肾。

选方：无比山药丸加减。

## 验案举例

病案1：李×，男，44岁，已婚，工人，因尿频、尿急3天，加重伴尿痛1天，于2013年5月2日初诊。患者自诉5年前于劳累后出现小腹疼痛症状，遂至吉林大学第一医院门诊就诊，经查血压、尿常规、泌尿系彩超后，诊断为"双肾泥沙样结石，尿路感染"，经予口服头孢呋辛酯及排石颗粒（具体用药用量不详）治疗1个月后，患者病情有所好转。此后患者病情时轻时重，坚持服用抗生素及排石颗粒治疗，又往吉林省中医院门诊口服中药继续治疗，至此患者症状有所改善，但小腹疼痛症状及尿频、尿急等症状时有发生。此次患者3天前患者因受凉后出现上症加重，并伴尿痛，患者考虑自己病症加重，遂至我处就诊。刻诊症见：尿频、尿急，少腹疼痛，时有尿痛，腰部疼痛，疼痛难忍，双眼睑浮肿，头晕，口干渴，头痛，时有胸闷、心慌、气短，倦怠乏力，食少纳呆，睡眠差，夜尿频多，大便干，1～2日1行。查：T 36.2℃，P 70次/分，R 17次/分，BP 145/90mmHg（服药后）。舌质暗红，苔黄腻，脉弦滑。双眼睑轻度浮肿，双肾区叩击痛阳性，双下肢无浮肿。既往高血压病病史5年，最高血压180/90mmHg；肾结石病史5年；前列腺增生病史1年。辅助检查：尿常规：隐血（3+），白细胞（3+）。尿蛋白（+），红细胞计数356.2个/μl，白细胞计数256.4个/μl；血常规大致正常；肝功：谷氨酰转肽酶45U/L，总胆红素20.8μmol/L；肾功：肌酐57μmol/L，胱抑素C 0.57mg/L，视黄醇结合蛋白55.4mg/L；离子：钾3.8mmol/L，磷0.72mmol/L，钙2.4mmol/L；血脂：总胆固醇7.55mmol/L，三酰甘油2.76mmol/L；血糖5.9mmol/L；心电图：窦性心律，心电轴左偏，T波低平，请结合临床；泌尿系统彩超提示：胆囊壁欠光滑，左肾结石。诊断：西医诊断：左肾结石，尿路感染，高血压病3级，前列腺增生；中医诊断：石淋（脾肾气虚，湿热证）。治法清热利湿，益气通淋。处方：黄芪20g，党参20g，白术15g，山药15g，石韦30g，滑石15g，川断15g，金钱草25g，小蓟30g，白茅根30g，仙鹤草30g，土茯苓25g，杜仲炭20g，血余炭20g，焦山楂30g。共10付，每日1付，水煎取汁200ml，分早晚2次口服。2013年6月7日二诊：患者自诉服用上述药物10付后，小腹疼痛症状改善，尿频、尿急症状有所缓解，但时有尿痛，偶有乏力，气短，胸闷、心慌，余症均略有改善，前方中减仙鹤草、土茯苓，杜仲，白茅根，加金荞麦20g、白花蛇舌草20g，续服10付。2013年7月20日三诊：患者自诉已无腰痛、眼睑浮肿等症状，余症状已不明显。复查结果：尿常规：隐血（+），尿蛋白（±）；血脂：总胆固醇5.40mmol/L，三酰甘油1.90mmol/L。

[按案] 本案患者突发小腹疼痛，伴见血尿、尿痛、尿频，经泌尿系彩超提示左肾结石，故属于中医辨证"淋证、石淋"范畴，因湿热下注，煎熬尿液，结为砂石。砂石滚动，阻塞尿路，欲出不出，故突发小腹疼痛，腰腹疼痛难忍；结石损伤脉络，故尿中带血；湿热内阻，浊气上逆脾胃，故食少纳差，口干渴，舌苔厚腻而脉弦滑都是湿热内阻的表现。病机总属湿热内蕴，脾肾气虚，困伏肾络，膀胱涩短，气化不利，治疗时应以益肾通络，清热利湿通淋，尤以分清利湿为主要治疗方法。方中黄芪、党参、白术、山药四药健脾益气；石伟、滑石、金钱草、川断、益肾消石；而小蓟、白茅根、仙鹤草、土茯苓均有利湿通淋的作用，而杜仲炭、血余炭均有止血功效；焦山楂可以化石通淋。盖此方中清利湿热药物较多，而气薄为阳，独阳无阴则阳无以为气化，故应用养肾益气之品，诸药配合可以有效地健脾益气，利湿通淋，止血排石。《神农本草经》最早记载"石淋"之病名。此后巢元方在《诸病源候论》中对石淋有反复论述。"石淋"又有"沙淋""砂淋""沙石淋"等不同称谓，大致出现在唐宋时期。据现存文献记载，"沙淋"于最早出现，见诸《证类本草·萱草根》，引自唐代陈藏器的《本草拾遗》。"砂石淋"或"沙石淋"之病名见于北宋的《圣济总录》。早期，沙、石并提并无区分，南宋杨士瀛提出："沙淋凝脂而易散，石淋结块而难消。"至清代，沈金鳌提出："轻则为沙，重则为石。"的说法。一般来讲，"石淋"的别名为"沙淋"。但偶有例外，载于清代萧坂《女科经论》的"血沙淋"则与"石淋"无关。

病案2：王某，女，36岁，工人，因尿频、尿急、尿道灼热2天，加重伴腰部酸痛1天，于2013年7月4日初诊。患者自诉既往体健，患者1周前受凉后出现尿频、尿急、尿道灼热往吉林大学第一医院门诊就诊，应用庆大霉素及头孢类药物治疗后患者症状未见明显改善，后又经治疗后患者症状，时好时坏，劳累加重后故来我院门诊就诊，刻诊症见：腰膝酸软，少腹坠胀冷痛，尿频、尿急、尿道灼热，遇热减轻，四肢欠温，遇寒加重，遇热减轻，劳累后尤甚。舌质淡红，苔白而润，脉沉濡无力。查：T 36.1℃，P 74次/分，R 19次/分，BP 140/85mmHg（服药后）。既往体健。辅助检查：尿常规：隐血（2+），白细胞（2+）。尿蛋白（+），红细胞计数376.2个/μl，白细胞计数216.4个/μl；血常规大致正常；肝功：谷氨酰转肽酶45U/L，总胆红素

20.8μmol/L；肾功：肌酐57μmol/L，胱抑素C 0.57mg/L，视黄醇结合蛋白55.2g/L；离子：钾3.9mmol/L，磷0.70mmol/L，钙2.1mmol/L；血脂：总胆固醇7.05mmol/L，三酰甘油2.06mmol/L；血糖5.1mmol/L；心电图：窦性心律，心电轴左偏，T波低平，请结合临床；消化、泌尿系统彩超提示：胆囊壁欠光滑，肝囊肿，肾脏集合系统紊乱，请结合临床。诊断：西医诊断：尿路感染，高血压病3级，高脂血症；中医诊断：劳淋（脾肾阳虚）。治法健脾补肾。处方：黄芪20g，党参20g，白术15g，山药15g，附子10g，肉桂10g，茴香15g，威灵仙15g，姜黄10g，仙茅15g，仙灵脾15g，石韦30g，通草15g，白茅根25g，仙鹤草25g，土茯苓20g，杜仲炭20g。共10付，每日1付，水煎取汁200ml，分早晚2次口服。2013年7月7日二诊：患者自诉服用上述药物10付后，腰膝酸软症状改善，尿频、尿急、尿道灼热症状有所缓解，但时有尿痛，偶有乏力，气短，四肢寒凉症状改善，余症均略有改善，前方中减仙灵脾、仙茅、威灵仙、茴香，加金荞麦20g，白花蛇舌草20g，续服10付。2013年7月20日三诊：患者自诉已无尿频，时有尿急，偶有尿痛等症状，余症状已不明显。复查结果：尿常规：隐血（＋），尿蛋白（±）。

[按语]　本案患者既往体健，曾有过尿路感染症状，但经多方治疗后症状改善，时有反复。久淋不愈，湿热耗伤脾胃之气，脾虚则中气下陷，肾虚则下元亏虚。劳则伤气，故遇劳累则小便余淋不已，则成劳淋，肾为水火之脏，元阴元阳所居之处，久病肾阳虚衰，命门火衰，不能温煦膀胱，膀胱气化不利，开阖功能失约而导致尿频、尿急，反复发作；肾阳虚衰，失于温煦，故腰膝酸软，四肢欠温；阳虚气陷，故小腹坠胀冷痛；舌淡苔白，脉沉濡无力，皆为肾阳不足之征。证属肾阳亏虚之劳淋，治疗时宜温补肾阳。方中附子、肉桂、茴香直入肾经，温肾壮阳，补命门之火；仙茅助命门火，祛寒除湿。上方诸药配合温阳化气，利水通淋。《诸病源候论》中提到"诸淋者，由肾虚而膀胱热故也……肾虚则小便数，膀胱热则水下涩，数而且涩，则淋沥不宣，故谓之淋。""热淋者，三焦有热，气搏于肾，流入于胞而成淋也，其状小便赤涩。""石淋者，淋而出石也，肾主水，水结则化为石，故肾客砂石。肾虚为热所乘，热则成淋，其病之状，小便则茎里痛，尿不能卒出，痛引少腹，膀胱里急，砂石从小便道出，甚者塞痛令闷绝。""膏淋者，淋而有肥，状似膏，故谓之膏淋，亦曰肉淋。此肾虚不能制于肥液，故与小便俱出也。""血淋者，是热淋之甚者，则血尿，谓之血淋。""寒淋者，其病状先寒战然后尿是也，由肾气虚弱，下焦受于冷气，入胞与正气交争，寒气胜则寒战而成淋，正气胜战寒解，故得小便也。""其伏尿留茎内，数起不出，引小腹痛，小便不利，劳倦即发。"

## 第十一节　夜尿增多症

### 一、概论

夜尿增多是指夜尿量超过白天尿量或者夜尿持续超过 750ml 尿道综合征又称为尿频 - 排尿困难综合征，多见于女性，有明显的排尿不适、尿频、尿急，多次尿常规化验及尿细菌培养正常，并常伴有焦虑、失眠、多梦等。

### 二、引经据典

《灵枢》云："膀胱不约为遗溺""三焦。实则闭癃，虚则遗溺"《备急千金要方·淋闭》："因热者，小便频数不能自制，尿色黄赤。肺虚者，宜补中益气汤。肾与膀胱虚冷者，宜菟丝子散、固脬丸、家韭子丸等方。心气不足者，恐惧则遗，宜用归脾丸。膀胱火邪妄动者，治宜清利，用鸡肠散、白薇散、神芎导水丸及四苓散合三黄汤等方。又有肝郁热结者，胁腹作胀，尿意急迫，甚则不禁，宜用逍遥丸加减。"《医林改错》云："若半身不遂，兼小便频数，遗尿不禁，绝无玉茎疼痛之苦，此是气虚不固提也。"《笔花衣镜》云："小便不禁者，气虚不能统摄，十补汤主之。"

### 三、病因病机

夜尿多主因是肾气虚弱，湿热下注，导致下焦蓄血使膀胱虚损所致。病因上如有外感或六淫之邪，内伤七情，脾胃失调，痰饮、湿热、浊毒、瘀血等病理因素，影响到肾气化功能，开合失司，或膀胱失约，津液不藏，均可影响致排尿异常的诸多症状。

### 四、辨证分型治疗

治疗夜尿多最有效的办法就是补肾虚、清湿热、活瘀血。根据夜尿症的不同种类，其治疗方式也有不同。

1. 湿热下注

主症：时有尿频，甚则尿热，大便秘结，夜寐梦尿，尿出则醒，舌胖苔黄，脉象略滑，发病以小儿居多。

治则：清化湿热，通利水道。

方药：苍术、黄柏、木通、车前子、瞿麦、萹蓄、石韦、连翘、茯苓、生地榆、生大黄。

2. 肝气郁滞

主症：多因怀孕期和产中所伤，复有情志不舒，形成二便不畅甚至失禁。咳嗽、憋气、用劲则有小便流出，舌胖暗，脉沉弦。

治则：疏肝解郁，调和二阴。

方药：柴胡、赤芍、白芍、枳壳、金樱子、芡实、诃子、荔枝核、橘核、甘草梢。

3. 中气亏虚

主症：疲乏无力，四肢沉重，中气不接，纳后胀满，腹部肌力松软，欲尿无力，而因咳嗽、喷嚏、用力活动等反有不自觉的尿流出，舌胖苔白，脉沉细无力。

治则：补中益气，收摄膀胱。

方药：黄芪、白术、升麻、柴胡、党参、甘草、当归、芡实、金樱子、桑螵蛸。

4. 肝肾阴亏

主症：急躁易怒，易惊，头晕目眩，腰膝酸软，每因紧张或受惊则有大小便流出，舌红，苔黄，脉弦细数。

治则：滋补肝肾，收摄膀胱。

方药：熟地、山萸肉、猪苓、茯苓、枸杞子、菊花、芡实、桑螵蛸、金樱子、丹皮、女贞子。

5. 脾肾衰败

主症：因久病或重病，脾肾劳损不复或渐至衰败，多见疲惫无力，腰腿沉重酸软，纳谷呆滞，大便反干无力排出，小便失禁潴留，舌胖暗淡，苔灰厚腻，脉沉细数。

治则：健脾益肾，补气缩泉。

方药：党参、苍术、白术、猪苓、山药、砂仁、升麻、肉苁蓉、当归、枳实。


**验案举例**

病案 1：胡×，女，55 岁。患者自诉半年来，夜间小便次数，多，每晚平均 4 次，每次尿量中等。白天小便 3～5 次，伴畏寒肢冷，夜间更甚，腰膝酸软，面色㿠白，舌淡苔少，脉沉细。中医辨证属肾阳亏虚，治以温补肾阳。方用金匮肾气丸加减，方药：附子 10（先煎），桂枝 15g，牡蛎 25g（先煎），茯苓 20g，泽泻 10g，丹皮 12g，白芍 12g，杏仁 12g，木通 9g，乌药 15g，海螵蛸 15g，水煎服。服药一周后，病情明显缓解，夜尿 2 次，畏寒肢冷现象明显改善。效不更方，患者口服 1 个月后，夜尿 1 次，患者停药未见反复。

[按语]《素问·上古天真论》云："肾者主水。而肾主水的功能主要靠肾的气化作用。所谓肾的气化，就是肾阳对水液的蒸化和调节作用。若肾阳不足则肾气不固，就会出现肾关开多和少，小便频数而清，甚至不禁。用金匮肾气丸温补肾阳治之，肾阳足则肾气充而气化正常，开合亦如常，其中三泻药物（泽泻、茯苓、丹皮）量较少，并酌加乌药，海螵蛸，牡蛎收涩类药物，故而疗效理想。

病案 2：高××，女，19 岁，学生。2012 年 9 月 6 日初诊，患者及其母述，于 2009 年秋末冬初时，无明显诱因，患尿频，尿急，每 15～50 分钟上厕所一次，夜间睡眠时多尿床。患者极为痛苦，被迫休学。未能确诊。曾服诸多中西药物，罔效。刻诊：尿频、尿急，时有尿失禁，夜间多尿床，口渴不敢饮，困倦不敢睡。伴神疲乏力，纳少，便溏日 2 次，形体瘦小，面色萎黄、憔悴，舌淡，苔少，脉细弱无力。中医辨证属中气亏虚，治以补中益气；方药：黄芪 30g，党参 15g，山药 20g，金樱子 15g，桑螵蛸 15g，益智仁 10g，鸡内金 15g，当归 20g，枣仁 30g，菖蒲 20g，远志 15g，龙骨（先煎），牡蛎（先煎）2 周后，患者尿频减轻，夜间无尿床现象。

[按语] 本例患者形体瘦小，先天不足，后天失养，久病不愈，心、脾、肾三脏同时受损，治拟健脾益气，养心，固肾，使脾胃恢复运化升降之权，肾司固摄之职，心行君主之令，方宗吴氏法，用补中益气汤加减，方中用党参、黄芪、白术、甘草、升麻，健运中气，升阳举陷；取山药、金樱子、桑螵蛸、益智仁、鸡内金，健脾益肾固摄；当归、枣仁、菖蒲、远志、龙骨、牡蛎，宁心安神。诸药配合，使 7 年顽疾 1 月而除。

病案 3：郝×，男，69 岁。主诉：夜尿频一周。症状：小便时胀痛，量少，灼热感，潮热，喜热恶寒，食后腹胀，舌红少苔，舌边红，右脉洪大，左脉洪虚。证候：脾虚湿盛；治法：健脾化湿；方药：白术 20g，茯苓 20g，白豆蔻 10g，陈皮 12g，制首乌 20g，白芍 12g，杏仁 12g，阿胶 6g（烊化），木通 9g，萹蓄 9g，车前子 12g，灯芯草 6g，海金沙 6g，水煎服。

[按语]《黄帝内经》曰："实则闭癃，虚则遗弱"相火在下，逢水则藏，遇木则泄，水藏木泄之，故频数，木欲泄而水藏之，故梗涩不利，其根源在于太阴之湿，湿则土陷木遏，疏泄不行，燥土荣木，则木气达，木气达则淋止，白术，茯苓，豆蔻，陈皮，培土泄湿，制首乌，白芍，阿胶，土欲湿则木欲燥，风木枯燥之至，白芍、当归、制首乌等皆不及阿胶，杏仁引浮火归下，余药通淋速效缓其标。此患者，前列腺炎服药数年，疗效甚微，3 付小便顺畅，次数减少，诸症缓解。

# 第十二节　慢性肾衰竭

## 一、概述

慢性肾衰竭，即慢性肾功能衰竭，也称慢性肾功能不全、慢性肾衰，简称肾衰，是各种原因造成肾功能逐渐受损，肾脏功能不能维持人体内环境稳定，出现以代谢废物潴留，水、电解质和酸碱平衡失调，内分泌代谢功能紊乱为主要临床表现的综合征。属于临床常见病、多发病、慢性病。慢性肾衰竭，它既是肾脏疾病的功能诊断，也常指肾小球肾炎、肾盂肾炎、高血压肾病、紫癜性肾炎等各种原发和继发性肾脏疾病迁延不愈，肾单位不断受损，疾病持续进展，最终出现不可逆转性肾功能减退，是一切进展性肾脏疾患的最终结局。

慢性肾衰竭属于祖国医学"关格""溺毒""虚劳""肾衰""水肿""腰痛""癃闭"等范畴。关格提法首见于《黄帝内经》，《灵枢·脉度》篇写道："阴气太盛，则阳气不能荣也，故曰关；阳气太盛，则阴气不能荣也，故曰格；阴阳俱盛，不得相荣，故曰关格。"对疾病的预后指出"关格者，不得尽期而死也。"医圣张仲景对此病做了进一步的阐述，《伤寒论平脉法》记载："关则小便不通，格则吐逆"，指出关格是以呕吐和小便不通为主要症状的疾患。关格的脉诊为"寸口脉浮而大，浮为虚，大为实，在尺为关，在寸为格。"《重订广温热论》中有"溺毒入血，血毒上脑之候，头痛而晕，视力朦胧，耳鸣耳聋，恶心呕吐，呼吸带有溺臭，间或猝发癫痫状，甚或神昏痉厥、不省人事，舌苔腐，间有黑点。"的描述。此与尿毒症毒素长期潴留以及水液、离子和酸碱平衡代谢失调等原因导致消化、神经系统受损，而出现的各种临床症状极为相似。虚劳病名，出于《金匮要略·血痹虚劳病脉证治》，又称虚损，病久体弱则为虚，久虚不复则为损，虚损日久则成劳。其病变过程，大都由积渐而成。是由多种原因所致的脏腑阴阳气血严重亏损，久虚不复的多种慢性衰弱病证的总称。慢性肾衰疾病过程中常以虚损证候为主要表现，故可属于虚劳范畴。肾衰病名在清代程杏轩《医述·五脏外形》中开始出现："肾主骨，齿落则肾衰矣"。唐代孙思邈在《千金要方》中也有关于"肾衰"的描述。1997年的中华人民共和国国家标准《中医临床诊疗术语》（朱文锋主编）中提到"慢性肾衰"，将其与西医学的"慢性肾衰竭"相对应，是指"肾病日久，致肾气衰竭，气化失司，湿浊尿毒不得排泄，以精神萎靡不振，面色少华，口有尿味等为常见症状的肾病类疾病。"某些慢性肾衰竭患者的临床表现常常缺乏特异性变化，以腰痛、水肿、尿少甚至点滴不通为主症，故又属于祖国医学"水肿""腰痛""癃闭"等范畴。

## 二、病因病机

中医经典著作《黄帝内经》认为：任何疾病的发生，均与素体正气不足密切相关。曰："正气存内，邪不可干；邪之所凑，其气必虚。"《证治汇补》指出"既关且格，必小便不通，且夕之间徒增呕恶，此因正气不得升降，浊邪壅塞三焦，所以关应下而小便闭，格应上而生呕吐，阴阳闭绝一日即死，最为危候。"本病亦为本虚标实之证，正虚为本，邪实为标。先天脏腑不足导致外邪侵入、湿热内生、瘀血停留于内。正虚方面多数人认为属于脾肾气（阳）虚、气阴两虚、肝肾阴虚、阴阳两虚；邪实方面，多集中在对湿浊、瘀血、水气的认识。总之，慢性肾衰具有复杂的病因病机，正虚邪实、虚实夹杂、阴阳交损贯穿于本病始终。五脏六腑及气血阴阳的虚损为正虚表现，外感（尤其风邪）、寒湿、湿浊、湿热、瘀血、浊毒、水肿为邪实表现。

慢性肾衰竭病机变化可出现以正虚为主，正虚、邪实并重，邪实为主等不同表现。李莹老师认为脾肾两虚为本病根本原因，脾肾衰败、湿浊羁留是其病机之关键。脾与肾在生理上密不可分，在病理上亦相互联系。若脾气亏虚，运化失职，则湿浊内生，气血生化之源不足，肾失后天所养；肾虚致水湿寒邪内生；肾虚不能摄纳精微，精微下泄，则出现尿蛋白，长期存在的蛋白尿、血尿，使精血的亏耗加重，脾肾进一步损伤。气虚是病初的主要病机，久则累及肾阳。肾阳虚，不能温煦脾土，日久损伤脾阳，形成脾肾阳虚。因此，脾肾两虚是慢性肾衰的主要病机。

## 三、中医药治疗

根据慢性肾衰竭本虚标实的病机特点及病程发展不同阶段的临床表现，以正虚为纲，邪实为目进行辨证论治，成为大多数医家的共识。他们认为在慢性肾衰的中医药治疗根据慢性肾衰的病机特点，应以补虚为主，兼祛实邪，但当有标实偏盛或加重病情的因素时，则以祛邪为要。

### （一）辨证论治

多年来，李莹教授对慢性肾衰竭的治疗采取辨证论治为主的治疗方法，取得了一定的疗效。其辨证要点是分清病证主次和本虚标实。若临床表现以本虚为主者，应分辨脾肾两虚还是肝肾阴虚；气阴两虚还是阴阳两虚。以浊邪表现为主者，应区分寒湿与湿热。本着急则治标，缓则治本和治标不忘本虚，治本不忘祛邪的原则，进行辨证论治。本虚证分为五型。

1.脾肾气虚

中医证候：疲劳无力，气短懒言，食少腹胀，腰酸膝软，夜尿清长，大便稀溏。舌淡，苔薄白，脉细。

治法：温肾补脾，淡渗利湿。

处方：参苓白术散合左归丸（《景岳全书》）加减。

用药：党参（或人参、太子参）、白术、黄芪、茯苓、山药、薏苡仁、熟地、山茱萸、枸杞子、当归、菟丝子、陈皮、牛膝等。

2.脾肾阳虚

中医证候：面色㿠白，腰膝酸冷，形寒肢冷，腹胀便稀，夜尿增多，形体浮肿。舌淡，体胖有齿痕。脉见沉细或沉迟。

治法：温肾补脾。

处方：四君子汤合济生肾气汤加减。

用药：党参（或人参）、白术、茯苓、甘草、黄芪、牛膝、车前子、熟地、山茱萸、山药、泽泻、仙灵脾、巴戟天等。

3.肝肾阴虚

中医证候：耳鸣头晕，烦躁易怒，失眠多梦，视物不清，口干咽燥，腰膝酸软，手足心热，小便色黄，大便干结。舌质红，苔少，脉弦细。

治法：滋肝补肾。

处方：六味地黄丸合二至丸加减。

用药：熟地、山茱萸、山药、丹皮、女贞子、旱莲草、枸杞子、当归、菊花、夏枯草、决明子等。若阴虚火旺者，表现腰膝酸软，五心烦热，咽干口燥，小便黄少，遗精，舌红少苔，脉细数。方选知柏地黄汤，用药加大养阴清热力度。肝阳上亢者，加入镇肝熄风之品，如天麻、钩藤、石决明等。

4.气阴两虚

中医证候：倦怠乏力，面色萎黄，少气懒言，腰膝酸软，手足不温，皮肤少津，尿少色黄，夜尿清长，大便不实。舌质淡有齿痕，脉沉细。

治法：养阴益气。

处方：参芪地黄汤加减。

用药：党参（或人参、西洋参）、黄芪、黄精、山药、熟地、山茱萸、山药、丹皮、泽泻、车前子、龟板、鳖甲。

5. 阴阳两虚

中医证候：精神萎靡不振，疲乏无力较重，畏寒肢冷，纳呆便溏，头晕眼花，耳鸣头晕，腰膝酸软，夜尿多，舌质淡有齿痕，脉沉细或细弦。

治法：阴阳双补。

处方：金匮肾气丸、右归丸加减。

用药：附子、桂枝、熟地、山茱萸、山药、丹皮、泽泻、车前子、菟丝子、枸杞等。

以上为治疗本虚之法，为主法，常法，对于诸多标证的治疗，经验总结如下。

若出现外感时邪，需先解表。外感风寒之证，出现恶寒、发热、头身体痛等，方选荆防败毒散、麻黄汤等，祛风散寒。外感风热者，常用金银花、连翘、牛蒡子、板蓝根、地丁、金荞麦等药，清热解毒，方选桑菊饮、银翘散等。

若出现瘀血停留，症见水肿长期不愈，面肤色暗，腰部刺痛或痛有定处，腹部疼痛，固定不移，四肢麻木疼痛，妇女痛经等，舌上青紫斑或有紫点，舌下脉络迂曲，脉细涩，方选补阳还五汤，桃核承气汤，复元活血汤等，药物常加丹参、川芎、赤芍、丹皮、当归、红花、益母草等。

若出现湿浊中阻，证见恶心、呕吐，口中黏腻，口角流涎，舌苔黄腻，脉滑，方选小半夏加茯苓汤、吴茱萸汤等，常酌加化湿泄浊药，如半夏、黄芩、海藻、昆布、砂仁、佩兰、藿香等。

出现脾胃升降失常，大便不通者，需采用通腑气、降浊邪方法，根据寒热的不同，分为温下和寒下之法，分别选用温脾汤、三承气汤。

若出现湿浊化热，出现恶心呕吐，口苦口黏，胸脘痞闷，口干不欲多饮，食欲下降，大便黏滞，小便色黄或尿频尿中灼热，舌苔黄腻，脉象滑，宜清化湿热，和胃降浊，方如半夏泻心汤、八正散、黄连温胆汤等，药物可选薏苡仁、白豆蔻、黄连、黄芩、黄柏、栀子、土茯苓、瞿麦、滑石、石韦、苦参、萹蓄、竹茹、白茅根、半枝莲、七叶一枝花、白花蛇舌草等。

若出现水液泛滥，需宣肺、健脾、补肾、利水，以五皮饮为基础方加减，若外感风寒，颜面水肿，加入麻黄、桂枝或荆芥、防风；若外感风热，加入麻黄、杏仁。脾虚水肿，常用实脾饮加减化裁。水肿伴有腰酸腿软、手足发热、耳鸣耳聋、健忘等肾阴虚表现则选六味地黄汤加牛膝、车前子或猪苓汤。肾阳虚水肿，表现腰痛畏寒、小便清长、尿后余沥，方选真武汤、济生肾气汤，药物用黄芪、车前子、熟地、茯苓、猪苓、泽泻、冬瓜仁、薏苡仁、冬瓜皮、车前草、桂枝、益母草、生姜等。

### （二）中药保留灌肠法的应用及尿毒症腹泻的治疗经验

1. 中药保留灌肠法（也称中药结肠透析）的应用　李莹老师在 20 世纪 90 年代就开始大力开展中药保留灌肠法治疗慢性肾衰竭、尿毒症，疗效较好。她强调，该疗法适合体质较好的患者或便秘患者。处方以大黄、炮附子为主，常常加入生龙骨、生牡蛎、公英、双花、丹参等药物，吸附尿素氮、血肌酐，肠道保留 30 分钟后排出体外，具有降浊升清，促进肾功能恢复作用。腹泻患者，体质虚弱者应慎用或不用。

李莹老师 1991 年曾经运用中药保留灌肠配合中药汤剂治疗 25 例慢性肾衰竭患者，试验结果表明：显效 8 例，有效 12 例，总有效率为 80%。其中氮质血症期总有效率为 86.6%。其灌肠方药物组成为：大黄 15g，蒲公英 30g，黄连 10g，金银花 50g，生牡蛎 50g，附子 10g。方中大黄、黄连苦降泄浊；生牡蛎镇肝潜阳、散结软坚；蒲公英、金银花清热解毒；制附子温肾醒脾，该法治疗慢性肾衰竭安全有效，已经在我院肾病科应用多年。

2. 四神丸加减治疗尿毒症腹泻经验　因肾衰病情发展导致脾肾阳虚；或泻法不当，损伤脾肾之阳，命火虚衰，脾土不温，患者出现腹泻，大便次数增加，甚至连续不断如厕，不思饮食，或食不消化，腰膝酸软，腹痛肢冷，神疲乏力，舌淡，苔薄白，脉沉细无力。宜四神丸加减，温肾暖脾，固肠止泻。药用补骨脂、肉豆蔻、五味子、吴茱萸、白术、茯苓、白芍、炙甘草等。

### 四、血液透析并发症的治疗经验

尿毒症期患者接受血液透析后，仍有许多问题发生，中医药治疗仍然有效。需要指出的是：因血液透析患者需要控制体重，故服用中药汤剂时应浓煎，注意控制液体入量，尤其是少尿患者。一般应加水浓煎至 100ml/ 付，每次 50ml，日 2 次，口服。如果丸散剂型能取得效果，则不用汤剂。此外，中药配方颗粒也可选择应用。

### （一）芍药甘草汤治疗抽搐经验

透析后出现大腿、腹部等部位肌肉抽搐现象比较常见，与透析脱水过多有关或无关。属于中医痉证范畴，李莹老师认为其病机为津液不足，经脉失养。予芍药甘草汤加味。常用白芍药 30g，炙甘草 10g，木瓜 15g 等。

### （二）温经汤治疗女性月经过多经验

部分女性透析患者会出现月经过多，持续时间较长现象，并导致中重度贫血，属于中医崩漏范畴。症状：月经周期延长，月经持续不断，量时多时少，贫血，恶心，厌食，乏力，畏寒，肢冷，腹痛，气短，胸闷，甚则不能平卧，有时烦热。李莹老师按胞宫虚寒、气不摄血证候治疗。常用温经汤为主方加减：半夏、当归、白芍、丹皮、吴茱萸、川芎、桂枝、炮姜、党参、白术、焦山楂、杜仲、仙鹤草、甘草等。

### （三）四物汤加减治疗皮肤瘙痒

据报道，42%的血液透析患者伴有中到重度的皮肤瘙痒，严重者遍体瘙痒，因搔抓而血痕累累，十分痛苦，抗组胺药物多不能解决此问题。由此导致患者失眠、抑郁，严重影响患者生活质量。现代医学认为此症与尿毒症毒素刺激及高磷血症有关。李莹老师认为其中医病机多为营血不足，血虚生风，风胜则痒，治疗采用养血活血为主，辅以祛风止痒。选择四物汤加减，多能取效。药用：当归15g，白芍15g，生地20g，川芎10g，白鲜皮30g，丹参15g，赤芍15g，地肤子15g，防风10g等。

### （四）关于贫血的治疗体会

肾性贫血是肾衰的主要并发症之一。透析可改善贫血。但为提高疗效和改善疲乏无力等症，仍有必要加用中药治疗。中医治疗肾性贫血以健脾补肾、益气生血为主要方法，八珍汤、十全大补汤均可加减应用。药用黄芪、党参、太子参、白术、当归等药，价格便宜，药源广泛，疗效优越。重用紫河车、熟地、鹿角胶、龟板胶、阿胶等对改善贫血有益，但滋腻碍胃，使用时，常与陈皮、山楂、麦芽等配伍，理气和胃，以助吸收。此外，我们曾遇到促红细胞生长素引起的纯红再障重度贫血患者，经中药治疗，能够停止输血，生活自理，长期存活。

### （五）维持性血液透析低血压的治疗

维持性血液透析患者，可以出现顽固性低血压。其原因可能与透析时血容量下降、动脉硬化及慢性心力衰竭有关，患者因此而提前下机，不能完成充分有效的血液透析。部分患者采用边补充液体边进行血液透析的方法治疗，但大部分患者仍不能解决顽固低血压问题。我们通过生脉饮口服液10毫升，日3次，口服，或者参麦注射液50毫升，日1次，静脉点滴，10～15天1个疗程。可以有效解决大部分此类患者这一问题。生脉饮用于气阴两亏，心悸气短，脉微自汗。可用于治疗心肌梗死，心绞痛，休克，低血压，心律失常，肺心病，流行性出血热，克山病等。从生脉饮的成分来看，人参含有人参皂甙，能强心气、补肺气；五味子具收敛的功用，能预防元气耗散；麦门冬含糖体，能滋阴清热，保气养生。生脉饮还有改善心功能，增加冠脉流量，抗心肌缺血，调整心肌代谢，降低耗氧量的效果。服用生脉饮可以保护心肌细胞，改善微循环，抗休克，调节血压，抗心律失常，抗炎。在身体保健方面，生脉饮可以增强免疫功能，改善血液流变性，改善肝功能，抗突变，抗癌等。参麦注射液益气固脱，养阴生津，生脉。用于治疗气阴两虚型之休克、冠心病、病毒性心肌炎、慢性肺心病、粒细胞减少症。能提高肿瘤患者的免疫功能，与化疗药物合用时，有一定非增效作用，并能减少化疗药物所引起的毒副反应。适用于：①各种休克，可兴奋肾上腺皮质系统及增加网状内皮系统对休克时各种病理性物质的清除作用，可改善心、肝、脑等重要脏器的供血、改善微循环及抗凝作用。②用于冠心病心绞痛、心肌梗死，病毒性心肌炎，肺源性心脏病，心力衰竭等，能强心升压，改善冠脉流量，增加机体耐缺氧能力，减少心肌耗氧量，并有保护、修复心肌细胞及一定的抗心律失常作用。③各种癌症患者，配合化疗、放疗有明显的增效减毒作用，能改善癌症患者全身健康状况保护骨髓造血功能，改善肿瘤患者的细胞免疫功能，提高肿瘤消失缩小率。

## 验案举例

病案 1：白×，男性，32 岁，全身浮肿反复出现 9 年，1987 年 2 月因恶心、呕吐、尿少、浮肿、头晕就诊。经检查诊断为：①慢性肾小球肾炎；②慢性肾功能不全（肾功能衰竭期）。诊见：精神不振，恶心，纳呆，口有氨味，面色萎黄，神疲懒言，浮肿明显，胸脘痞满，咽痛，24 小时尿量约 350ml，大便硬，舌苔薄白根部微黄，质淡暗，脉沉细数。查扁桃体红肿，血压 24/14.5kPa。检查：尿素氮 24.3mmol/L，血肌酐 480μmol/L，血红蛋白 98g/L。予西洋参、生地、白芍、白术、半夏、黄连、陈皮、山药、砂仁、川断各 15g，茯苓、川芎、薏米、炙大黄各 10g，杜仲 25g，水煎服。服药 6 付后，浮肿、恶心消失，24 小时尿量 1750ml，大便软，日 2 次。守前方减黄连、半夏，加山萸肉、枸杞子各 15g，金银花 30g，连翘 20g。连续治疗月余，患者精神好转，食欲增强，浮肿消失。复查：尿素氮 13.1mmol/L，血肌酐 230μmol/L，血红蛋白 102g/L。疗效显著。

[按语] 本方以西洋参、川断、菟丝子、杜仲补肾而固其本；山药、茯苓、白术、陈皮健脾祛湿；炙大黄促毒素排泄，配川芎活血化瘀，改善微循环；砂仁、黄连、半夏和胃降逆，缓解头晕、恶呕。该方能增加肾脏血液循环，修复或保存健全肾单位，改善肾功能。

病案 2：王×，女，49 岁。2010 年 8 月 20 日初诊。患慢性肾小球肾炎两年余，曾用强的松及中药治疗，效不明显，遂来我院就诊。诊见：乏力，气短，腰酸痛，腿软，舌质红，脉细数。查尿蛋白（3+），红细胞满视野，血肌酐143μmol/L，血压150/95mmHg。处方：熟地20g，山芋肉20g，山药15g，茯苓15g，丹皮15g，泽泻15g，知母15g，黄柏10g，黄芪30g，党参20g，龟板15g，血余炭20g，女贞子20g，旱莲草20g，侧柏炭20g，水煎服。服上方加减，共21付，血压经用降压药维持正常，腰痛膝软大减，体力增强，精神转佳，尿检尿蛋白（±），潜血（－），红细胞2～3个/μl，血肌酐109μmol/L，舌淡红，脉沉细。疾病痊愈，知柏地黄丸善后。

［按语］本方为滋阴补肾，益气固摄之剂。处方以知柏地黄汤加党参、黄芪为主，前者滋阴降火，后者益气固摄。女贞子、旱莲草合为二至丸，滋补肾阴。加知母、龟板、黄柏配伍尤能增强滋阴降火之功。

病案3：韩×，男，29岁，2009年1月22日就诊。水肿3个月。吉林大学二院化验尿常规：蛋白质（3+），血浆白蛋白低，胆固醇高"，诊断为"肾病综合征"，因有乙型肝炎病史，未用激素治疗，故来我处就诊。刻诊：乏力，恶心，全身浮肿，尿少，腰部酸痛，腹部胀满，饮食、睡眠一般，大便可。舌淡胖，苔黄腻，脉沉细。理化检查：24小时尿蛋白定量4.8g。尿常规：PRO（3+）。血脂：总胆固醇7.84mmol/L，三酰甘油5.00mmol/L。肝功：TP 41.3g/L，ALB 20.2g/L。血肌酐153μmol/L。中医诊断：水肿，脾肾两虚证。西医诊断：肾病综合征2型，肾功能不全。中药处方，健脾补肾利水。茯苓15g，木瓜10g，泽泻10g，山芋肉10g，丹参10g，当归10g，大腹皮10g，白术20g，黄芪30g，白芍15g，薏米30g，焦三仙各15g，陈皮10g，党参15g，甘草10g，益母草10g。5付，水煎300ml/付，100ml/次，日两次，口服。二诊，患者仍乏力，腰酸，但浮肿减轻，腹无胀痛，饮食增加，睡眠一般，二便可。舌淡胖，苔黄腻，脉沉细。颜面微肿。调整处方，以健脾补肾为主；茯苓10g，木瓜10g，白术20g，山萸肉10g，丹参10g，当归10g，苍术10g，黄芪50g，白芍15g，薏米30g，焦三仙各15g，陈皮10g，连翘10g，甘草10g，益母草15g，20付，水煎服。三诊，患者体力增强，无腰酸、浮肿，饮食、睡眠良好，二便正常。舌淡胖，苔薄黄，脉沉细。检查：尿常规：PRO（－）。血肌酐109μmol/L。肝功：TP 60.3g/L，ALB 30.2g/L。尿蛋白转阴，血浆蛋白在逐渐上升过程中。以术芪汤为主方加减，巩固治疗20付。四诊，患者无任何症状，理化检查恢复正常。临床治愈。服用金匮肾气丸三个月善后。随访两年，肾病一直未发，身体健康超过从前。

［按语］肾病综合征的西医诊断依据为大量蛋白尿，高脂血症，高度水肿，低蛋白血症等。多属于中医水肿范畴。《素问·至真要大论》曰："诸湿肿满，皆属于脾。"本

病责之于肺脾肾三脏功能失调，而脾肾两脏更为关键。脾主运化，有运化水谷精微的作用。脾虚运化失常，则使血浆蛋白的生成减少。肾虚精微不固，则出现高蛋白尿。脾虚升降失常，水失土制；肾虚，气化不利，脾肾两虚，引起水肿。中医证型以脾肾两虚型多见。李莹老师多年来坚持健脾补肾为主治疗肾病综合征。术芪汤（自拟方）是她应用多年的方剂，疗效很好。方中黄芪、白术、党参、山药补气健脾，生地、枸杞子、菟丝子、杜仲、川断补肾。白茅根、泽泻利水。蒲公英、土茯苓、仙鹤草清热解毒，属于辨病治疗，经验用药。

肾病综合征具有容易引起肾衰、血栓、感染的特点。西医大量应用激素，疗程长，不良反应较多，李莹老师不主张应用激素治疗本病，但已经应用者，应逐渐减量，以中药治疗为主，大多数患者仍能取得良好的治疗效果。关于西医肾穿刺活检病理与中医证型的关系，李莹老师的体会是：中医证型脾肾两虚表现明显者，中医药治疗多容易取得疗效，病理类型多为"微小病变型"。

病案4：徐××，女，75岁。2009年6月4日初诊。因间断性腰痛、呕吐、不能进食4天就医。刻诊：腰痛，恶心呕吐，不能进食，乏力，眼睑略肿，畏冷，尿灼热，大便正常。既往结石症多年，体外超声波碎石治疗多次，效果不佳。年龄较大，拒绝手术。舌淡嫩，苔黄腻，脉滑。肾功：肌酐383.0μmol/L，尿素氮15.08mmol/L，尿酸445μmol/L，二氧化碳结合力19mmol/L。彩超：左肾大小11.2cm×5.9cm，集合系统结构紊乱，肾上极集合系统分离，皮质回声增强，左肾内见多个强回声，较大者2.8cm×0.9cm，后有声影，右肾增大，肾实质不清，充满不规则无回声区，肾内见多个强回声，较大者4.0cm×0.5cm，后有声影，右侧输尿管上段扩张2.2cm。中医诊断：肾衰，湿热下注。西医诊断：慢性肾功能不全（失代偿期），双肾结石。治以降逆止呕，补肾排石。方药如下：白术15g，半夏15g，陈皮15g，竹茹15g，桑寄生30g，狗脊30g，鸡内金15g，金钱草50g，海金沙15g，元胡20g，川楝子10g，党参10g，郁金15g，肉苁蓉15g。7付，水煎服。二诊，患者服药后，腰痛逐渐缓解。用药期间，曾多次排出沙石，有大有小。饮食改善，仍乏力，尿黄，大便正常。舌淡嫩，苔薄白，脉滑。考虑患者腰痛已消失，舌淡嫩，苔薄白，为气虚之象，原方加强补气健脾之力，治本为主。调整方药如下：白术15g，人参10g，陈皮10g，半夏10g，桑寄生20g，金钱草50g，海金沙15g，山药15g，白芍15g，防风15g，内金20g，杜仲20g，甘草10g。10付，水煎服，巩固治疗。

［按语］患者为老年女性，因腰痛、恶心、呕吐，进食困难就诊。经查诊断为双肾结石，肾功能不全。因结石症多年，造成梗阻性肾病，肾功能下降。因恶心呕吐，进

食困难。急则治其标，治疗以降逆止呕，补肾排石为主。服药后，腰痛、恶心、呕吐缓解，进食改善，并排出结石多枚。方中金钱草、海金沙、内金均为排石常用药物。金钱草一般用量50g，可用至200g，未见不良反应。恶心、呕吐、进食困难缓解后，缓则治本，以益气健脾补肾为主。中药排石汤中加入补肾药，助肾气化，才能利于结石的排出。中药排石汤有疗效不佳者，分析原因多与未适当加入补肾药有关。

病案5：李×，男性，15岁。1986年7月26日就诊。自述肾炎病史两年，刻诊：浮肿、尿少、面色㿠白、神疲乏力、畏寒肢冷、腰背酸痛、腿软、纳呆。舌淡嫩，有齿痕，苔薄白，脉沉细。血压17/9kPa。理化检查：尿常规蛋白（3+），红细胞3～5个/高倍视野。尿素氮6.3mmol/L，血肌酐139μmol/L，血红蛋白118g/L。高血脂。中医诊断：水肿（脾肾阳虚型）；西医诊断为：慢性肾小球肾炎、肾衰（代偿期）。予黄芪30g，白术30g，山药20g，生地20g，防己10g，白茅根30g，枸杞子20g，黄精20g，狗脊20g，川断20g，茯苓30g，金银花50g，蒲公英20g，麦芽15g，甘草10g，水煎服。服药1个月后，浮肿逐渐消失，腰痛减轻，饮食增加，体力增强，二便正常。查：尿常规蛋白（+）。原方连续治疗3个月后，患者症状全部消失。尿常规检查蛋白（-）。临床治愈。

[按语]李莹老师认为，慢性肾炎多属于中医水肿和腰痛范畴，久病不愈，可导致肾衰。本病当责之于肺、脾、肾三脏功能失调，而脾肾阳衰为重要因素。治疗时应以健脾利湿和扶正益气固本的药物为主。此外，外感邪毒是许多肾炎患者的发病和加重因素，邪毒蕴久化热，与水湿结合，而成湿热互结之证。本方以黄芪、白术、山药、黄精、茯苓益气健脾祛湿；生地、枸杞子、狗脊、川断补肾而固其本为主。防己、白茅根利水，治其标。金银花、蒲公英清热解毒，对治疗和预防感染有积极意义。甘草调和诸药。该方经多年临床观察，对改善水肿、腰痛、疲乏等症疗效较好，能减少尿蛋白，甚至治愈部分肾炎患者。

病案6：吕××，男，64岁。2012年4月13就诊，主诉：间断腰酸痛、倦怠3年。患者3年前腰酸痛，于大安市医院化验血肌酐260μmol/L，先后在吉林省人民医院及我院住院治疗，诊为慢性肾功能不全，口服中药汤剂治疗，并口服尿毒清颗粒。现症：腰酸痛，畏凉，头晕，下肢酸软，倦怠乏力，腹胀，恶心，食少纳呆，夜尿4～5次，大便正常。舌质淡红，苔黄腻，脉滑。辨证为脾肾气虚夹湿热，健脾益肾，兼以清热化湿，处方：熟地15g，杜仲30g，补骨脂20g，白术20g，仙灵脾20g，黄芪30g，红参（单煎）10g，黄连10g，藿香15g，佩兰15g，6付。2012年4月23日二诊：腰酸痛减轻，下肢酸软，恶心减轻，右足有肿胀感，夜尿4次，舌质淡红，苔薄黄腻，脉滑。处方：熟地 15g，杜仲 30g，补骨脂 20g，白术 20g，仙灵脾 20g，黄芪 30g，红参（单煎）10g，半夏 10g，黄连 10g，藿香 15g，佩兰 15g，10 付。2012 年 5 月 6 日三诊，腰略酸痛，时感乏力，下肢酸软，右足肿胀感消失，夜尿 4 次，舌质淡红，苔薄黄腻，脉滑。化验血肌酐 210μmol/L。处方：熟地 15g，杜仲 30g，补骨脂 20g，白术 20g，仙灵脾 20g，黄芪 30g，红参（单煎）10g，半夏 10g，黄连 10g，藿香 10g，佩兰 10g，15 付。2012 年 5 月 28 日四诊，腰略酸，饮食可，下肢无酸软，夜尿 4 次，舌质淡红，苔薄黄腻，脉滑。原方 15 付。

　　[按语] 患者脾肾两虚，湿浊中阻，本虚标实，治疗以双补脾肾为主，熟地、杜仲、补骨脂、白术、仙灵脾、黄芪、红参双补脾肾，半夏、黄连燥湿清热，藿香、佩兰芳香化湿止呕，如此则扶正祛邪，标本并治，收效明显。但毕竟肾功能不全，需长期服药治疗。

# 附件：健脾补肾法治疗慢性肾衰竭脾肾气虚证的临床研究

## 一、研究目的

　　通过临床试验，运用李莹老师健脾补肾法治疗慢性肾衰竭与已知临床常用有效药物尿毒清颗粒进行随机单盲对照观察研究，对李莹老师健脾补肾法治疗慢性肾衰竭脾肾气虚证的有效性做出客观评价。

## 二、病例来源

　　本研究中入组病例 80 例，均为 2009 年 3 月至 2011 年 3 月吉林省中医药科学院肾病科门诊患者，按随机化单盲原则分为对照组和治疗组各为 40 例。要求符合以下诊断和纳入标准。

## 三、病例选择标准

### （一）诊断标准

1. 中医证候诊断标准

　　参照 2002 年 5 月国家食品药品监督管理局制定的《中药新药临床研究指导原则》"中药新药治疗慢性肾衰竭的临床研究指导原则"制定。

脾肾气虚证

主症：倦怠乏力，气短懒言，食少纳呆，腰酸膝软。

次症：脘腹胀满，大便不实，口淡不渴，舌淡有齿痕，脉沉细。

2. 西医诊断标准

参照中华内科杂志编委会肾脏病专业组 1993 年拟定标准制定：

（1）慢性肾衰竭诊断标准

①内生肌酐清除率（Ccr）小于 80ml/min。

②血肌酐（Scr）大于 133μmol/L。

③有累及肾脏的系统性疾病或慢性肾脏疾病病史。

（2）慢性肾衰竭分期标准

①肾功能不全代偿期：Ccr 80 ～ 50ml/min，Scr 为 133 ～ 177μmol/L。

②肾功能不全失代偿期：Ccr 50 ～ 20ml/min，Scr 为 178 ～ 442μmol/L。

③肾衰竭期：Ccr 20 ～ 10ml/min，Scr 为 443 ～ 707μmol/L。

④尿毒症期：Ccr ＜ 10ml/min，Scr ＞ 707μmol/L。

## （二）纳入病例标准

（1）符合慢性肾功能衰竭肾功能不全（代偿期和失代偿期）的西医诊断标准及证候的中医诊断标准。

（2）有效控制感染、酸中毒、离子紊乱、高血压等可控因素。

（3）受试年龄范围为 18 ～ 65 岁。

## （三）排除病例标准

（1）年龄在 18 岁以下或 65 岁以上。

（2）合并心、脑、肝等脏器或造血系统严重病变者。

（3）精神病、传染病患者。

（4）妊娠、哺乳期妇女或近期有生育计划的患者。

（5）未能有效控制感染、代谢性酸中毒、离子紊乱、高血压等情况的患者。

（6）血肌酐＞ 442μmol/L 或＜ 133μmol/L 者。

（7）以往进行过或目前正在进行透析的患者。肾移植患者。

（8）治疗过程中，未按规定用药，无法判定疗效或资料不全等影响疗效判定或安全性判定者。

（四）病例剔除标准

（1）纳入后发现不符合慢性肾衰竭诊断标准而被误纳入者；

（2）纳入病例因各种原因未曾服用试验药物者；

（3）治疗过程中，使用金水宝、海昆肾喜胶囊、包醛氧化淀粉等其他影响本病的有关中、西药物的患者。

（五）病例脱落标准

（1）患者在试验过程中，依从性差，影响有效性和安全性评价者；

（2）发生严重不良事件、并发症和特殊生理变化，不宜继续接受试验者；

（3）盲法试验中非正常破盲的个别病例；

（4）试验过程中自行退出者；

（5）非规定范围内联合用药，特别是合用对本临床试验影响较大的药物，影响有效性和安全性判断者；

（6）因其他各种原因，疗程未结束而退出试验、失访或死亡的病例；

（7）资料不全，影响有效性和安全性判断者应视为脱落。

（六）终止试验标准

（1）疗程未结束而出现过敏反应或严重不良反应者；

（2）试验期间患者病情持续恶化，可能发生危险事件，必须采取紧急措施者；

（3）受试者在临床试验过程中不愿意继续进行临床试验时，应在记录后终止试验。

## 四、试验方法

（一）试验设计

1.对符合纳入标准者，获得患者的知情同意并签署知情同意书，采用随机单盲对照试验，按照入选病例查随机表确定治疗组和对照组，治疗组与对照组病例之比为1：1；贯彻盲法精神，在数据资料统计分析时确保试验者、观察者、资料收集者分离，统计分析工作由专人进行。

2.将全部入选患者按就诊顺序编号，采用 SPSS13.0 软件进行随机化分配，依次装入随机信件分配治疗，并作登记。

3.资料整理：对每一例的原始资料进行系统整理，认真核对，对不符合设计要求、记录有明显错误的资料应予舍弃。

4. 数据处理：计数资料用 $x^2$ 检验，等级资料用 Ridit 分析，计量资料用 $t$ 检验。

5. 样本量计算方法：根据计数资料试验单位估计推算本试验的病例数(n)，$n = (U\alpha + U\beta)2 (1 + 1/k) P (1 - P) / (Pe - Pc)2$ 参考文献，Pe 为健脾补肾法治疗慢性肾衰竭脾肾气虚证的愈显率 71%，Pc 为对照组尿毒清颗粒治疗慢性肾衰竭的愈显率 65%。经计算：$n = 32$ 考虑到失访的影响尚需再加 20% 的样本量故每组需观察 40 例，两组共观察的 80 例（1 ∶ 1 试验组和对照组各 40 例）。

6. 注意观察不良反应，详细记录不良反应的发生时间表现程度，并寻找其原因，认真分析鉴别，是否影响试验的进行。

## （二）治疗方法

1. 基础治疗　优质低蛋白低磷饮食：蛋白质摄入量 0.6g/（kg·d）。热量摄入维持在 30 ～ 35kcal/（kg·d）。高血压者先予降压治疗，将血压控制在（135 ～ 90）/（90 ～ 60mmHg），并在血压稳定两周后入组；服用血管紧张素转换酶抑制剂或血管紧张素受体拮抗剂患者应在用药两个月以上，血压稳定后入组。入组后继续用药。高尿酸血症者予别嘌醇口服，将血尿酸控制在 440μmol/L 以下。有感染情况，予西药抗感染治疗。其他包括维持酸碱平衡、防治电解质紊乱、纠正贫血等对症治疗。

2. 试验药品

（1）治疗组：予中药配方颗粒健脾补肾方。药物组成：生黄芪 20g，党参 15g，山萸肉 10g，熟地 20g，仙灵脾 15g，山药 15g，白术 15g，丹参 10g，大黄 10g，茯苓 10g，炙甘草 10g。中药配方颗粒由北京康仁堂制药有限公司提供。

（2）对照组：予尿毒清颗粒。该药具有通腑降浊、健脾利湿、活血化瘀功效。由大黄、黄芪、桑白皮、苦参、党参、白术、茯苓、何首乌、白芍药、川芎、丹参、菊花、姜半夏、车前草、柴胡、甘草 16 味中药组成。生产药厂为：广州康臣药业有限公司，批准文号：（1997）卫药准字 Z—024 号。尿毒清颗粒作为参照药，是目前国内疗效较为肯定的同类药物，符合公认、有效、可比原则。

（3）用法用量：治疗组给予中药配方颗粒每日 1 剂，等分 3 份，每次 1 包，每日 3 次，温开水冲服；对照组给予尿毒清颗粒，每次 1 包（5g），每日 3 次，温开水冲服。两组疗程均为 8 周（56 天）。

### （三）观测指标

1. 疗效性观测

（1）临床症状积分改善情况：如倦怠乏力、腰膝酸软、脘腹胀满、大便不实、气短懒言、食少纳呆、口淡不渴等脾肾气虚证的症状积分改变。两周为1个考察时间窗，记录患者的中医证候。

（2）理化检查指标：肾功能、总蛋白（TP）、白蛋白（ALB）、血常规、尿常规、电解质（K、Na、Ca、P等）、24小时尿蛋白。

2. 安全性观测

（1）一般体格检查；

（2）便常规；

（3）心电图、肝功能（ALT、AST）检查。

## 五、疗效判定

### （一）疾病综合疗效判定标准

1. 显效　①症状积分减少大于或等于60%。②内生肌酐清除率增加大于或等于20%。③血肌酐降低大于或等于20%。以上①项必备，②、③具备1项，即可判定。

2. 有效　①临床症状积分减少大于或等于30%。②内生肌酐清除率增加大于或等于10%。③血肌酐降低大于或等于10%。以上①项必备，其他具备1项，即可判定。

3. 稳定　①临床症状有所改善，积分减少小于30%。②内生肌酐清除率无降低，或增加小于10%。③血肌酐无增加，或降低小于10%。以上①项必备，②、③具备1项，即可判定。

4. 无效　①未改善临床症状或加重。②内生肌酐清除率下降。③血肌酐增高。以上①项必备，②、③具备1项，即可判定。

### （二）证候疗效判定标准

1. 临床痊愈　中医临床症状、体征消失或基本消失，证候积分减少≥95%。

2. 显效　中医临床症状、体征明显改善，证候积分减少≥70%。

3. 有效　中医临床症状、体征均有好转，证候积分减少≥30%。

4. 无效　中医临床症状、体征均无明显改善，甚或加重，证候积分减少不足30%。

注：计算公式（尼莫地平法）为：[（治疗前积分－治疗后积分）／治疗前积分]×100%。

## 六　安全性评价标准

一级：安全，无任何不良反应；安全性指标检查无异常。

二级：比较安全，有轻度不良反应，不需做任何处理可继续给药；安全性指标检查无异常。

三级：有安全性问题，有中等程度的度不良反应，或安全性指标检查有轻度异常，作处理后可继续给药。

四级：因严重不良反应中止试验；或安全性指标检查明显异常。

## 七、临床资料

所有病历均为吉林省中医药科学院肾病科门诊患者，共观察 80 例。两组患者来源、性别、年龄、病程、病情、原发病、主要症状、肾功、血常规、TB、ALB、尿常规、电解质、24 小时尿蛋白分布比较，经统计学处理，无显著性差异（$P > 0.05$，见表 1～表 11）。

表 1　治疗前两组患者性别比较（例）

| 组　别 | 例数 | 男 | 女 | $\chi^2$ 值 | $P$ 值 |
|---|---|---|---|---|---|
| 治疗组 | 40 | 18 | 22 | 0.02 | > 0.05 |
| 对照组 | 40 | 21 | 19 | | |

从上表可以看出，治疗前两组性别分布比较，经 $\chi^2$ 检验，$\chi^2 = 0.02$，$P > 0.05$，无显著性差异，具有可比性。

表 2　治疗前两组患者年龄比较

| 组别 | 例数 | 年龄段（岁） | | | | | 最小（岁） | 最大（岁） | 平均（岁） |
|---|---|---|---|---|---|---|---|---|---|
| | | 20～30 | 30～40 | 40～50 | 50～60 | 60 以上 | | | |
| 治疗组 | 40 | 4 | 5 | 12 | 11 | 8 | 26 | 65 | 46.6 |
| 对照组 | 40 | 3 | 6 | 10 | 12 | 9 | 28 | 63 | 47.1 |

从上表可以看出，两组患者年龄分布比较经 $\chi^2$ 检验，$\chi^2 = 0.62$，$P > 0.05$，表明无显著性差异，具有可比性。

**表 3　治疗前两组患者病程分布比较（例）**

| 组别 | 例数 | 2～5 | 5～10 | 10～15 | 15 以上 | $\chi^2$ 值 | $P$ 值 |
|------|------|------|-------|--------|---------|------------|--------|
| 治疗组 | 40 | 5 | 15 | 14 | 6 | 0.467 | ＞0.05 |
| 对照组 | 40 | 4 | 17 | 12 | 7 | | |

从上表可以看出，病程在两组患者分布经 $\chi^2$ 检验，$\chi^2$=0.467，$P$＞0.05，表明病程分布在两组患者上无显著性差异，具有可比性。

**表 4　治疗前两组患者病情分布比较（例）**

| 组别 | 例数 | 轻 | 中 | 重 | $\chi^2$ 值 | $P$ 值 |
|------|------|----|----|----|------------|--------|
| 治疗组 | 40 | 11 | 21 | 8 | 0.202 | ＞0.05 |
| 对照组 | 40 | 12 | 19 | 9 | | |

从上表可以看出，病情分布经 $\chi^2$ 检验，$\chi^2$=0.202，$P$＞0.05，表明病程分布在两组患者上无显著性差异，具有可比性。

**表 5　治疗前两组患者原发病分布比较（例）**

| 组别 | 例数 | 慢性肾炎 | 高血压肾病 | 慢性肾盂肾炎 | 尿酸性肾病 | $\chi^2$ 值 | $P$ 值 |
|------|------|----------|------------|--------------|------------|------------|--------|
| 治疗组 | 40 | 23 | 10 | 5 | 2 | 0.212 | ＞0.05 |
| 对照组 | 40 | 22 | 11 | 4 | 3 | | |

从上表可以看出，原发病分布经 $\chi^2$ 检验，$\chi^2$=0.212，$P$＞0.05，表明原发病在两组患者分布上无显著性差异，具有可比性。

**表 6　两组患者在治疗前主要症状比较（例）**

| 主要症状 | 治疗组 | | | | 对照组 | | | | 组间 $P$ 值 |
|----------|--------|------|------|------|--------|------|------|------|-------------|
| | 0分 | 2分 | 4分 | 6分 | 0分 | 2分 | 4分 | 6分 | |
| 倦怠乏力 | 7 | 9 | 11 | 13 | 5 | 10 | 13 | 12 | ＞0.05 |
| 腰膝酸软 | 9 | 12 | 14 | 5 | 8 | 13 | 12 | 7 | ＞0.05 |

| 主要症状 | 治疗组 | | | | 对照组 | | | | 组间 |
|---|---|---|---|---|---|---|---|---|---|
| | 0分 | 2分 | 4分 | 6分 | 0分 | 2分 | 4分 | 6分 | P 值 |
| 大便不实 | 5 | 15 | 14 | 6 | 6 | 17 | 14 | 3 | > 0.05 |
| 脘腹胀满 | 4 | 13 | 16 | 7 | 4 | 13 | 17 | 6 | > 0.05 |
| 气短懒言 | 5 | 17 | 13 | 5 | 4 | 16 | 15 | 5 | > 0.05 |
| 食少纳呆 | 2 | 10 | 18 | 10 | 2 | 12 | 18 | 8 | > 0.05 |
| 口淡不渴 | 3 | 9 | 15 | 13 | 4 | 11 | 13 | 12 | > 0.05 |

对治疗前两组患者主要症状和体征用 Ridit 分析法进行统计学分析，两组患者症状、体征无显著性差异（$P > 0.05$），具有可比性。

表7　两组患者在治疗前肾功比较（$\bar{x} \pm S$）

| 组别 | 例数 | BUN（mmol/L） | CRE（μmol/L） | Ccr（ml/min） |
|---|---|---|---|---|
| 治疗组 | 40 | 12.79 ± 2.28 | 333.85 ± 83.23 | 27.26 ± 3.51 |
| 对照组 | 40 | 13.08 ± 2.43 | 324.60 ± 86.78 | 28.41 ± 3.76 |
| t 值 | | 0.550 | 0.487 | 1.41 |
| P 值 | | > 0.05 | > 0.05 | > 0.05 |

从上表可以看出，对治疗前两组患者的 BUN、CRE、CCR 用 $t$ 检验进行统计学分析，$t$ 值分别为 0.550、0.487 及 1.41，两组患者各项指标无显著性差异（$P > 0.05$），具有可比性。

表8　两组患者在治疗前血常规及 TP、ALB 的比较（$\bar{x} \pm S$）

| 组别 | 例数 | RBC（×10⁹/L） | Hb（g/L） | TP（g/L） | ALB（g/L） |
|---|---|---|---|---|---|
| 治疗组 | 40 | 3.12 ± 0.16 | 105.45 ± 5.1 | 63.5 ± 7.2 | 31.3 ± 5.8 |
| 对照组 | 40 | 3.18 ± 0.26 | 104.35 ± 4.9 | 62.8 ± 7.5 | 30.6 ± 6.2 |
| t 值 | | 1.24 | 0.984 | 0.426 | 0.521 |
| P 值 | | > 0.05 | > 0.05 | > 0.05 | > 0.05 |

从上表可以看出，两组患者治疗前血常规及 TP、ALB 用 $t$ 检验进行统计学分析，$t$ 值分别为 1.24、0.984、0.426 及 0.521，各项指标无显著性差异（$P > 0.05$），具有可比性。

表 9 两组患者在治疗前尿常规的比较（例）

| | 治疗组 | | | | 对照组 | | | | 组间比较 | |
|---|---|---|---|---|---|---|---|---|---|---|
| | − | + | 2 + | 3 + | − | + | 2 + | 3 + | $t$ 值 | $P$ 值 |
| BLD | 2 | 21 | 12 | 5 | 2 | 18 | 13 | 7 | 0.63 | > 0.05 |
| PRO | 3 | 18 | 11 | 8 | 4 | 19 | 10 | 7 | 1.53 | > 0.05 |

从上表可以看出，治疗前两组患者尿常规中 BLD、PRO 用 $t$ 检验进行统计学分析，$t$ 值分别为 0.63 及 1.53，两组比较无显著性差异（$P > 0.05$），具有可比性。

表 10 两组患者在治疗前 Ca、P、$CO_2CP$ 的比较（$\bar{x} \pm S$）

| 组别 | 例数 | Ca（mmol/L） | P（mmol/L） | $CO_2CP$（mmol/L） |
|---|---|---|---|---|
| 治疗组 | 40 | 2.05 ± 0.24 | 1.75 ± 0.63 | 17.65 ± 3.71 |
| 对照组 | 40 | 2.08 ± 0.28 | 1.78 ± 0.65 | 18.19 ± 3.64 |
| $t$ 值 | | 0.517 | 0.21 | 0.657 |
| $P$ 值 | | > 0.05 | > 0.05 | > 0.05 |

从上表可以看出，两组患者在治疗前 Ca、P、$CO_2CP$ 用 $t$ 检验进行统计学分析，$t$ 值分别为 0.517、0.21 及 0.657，无显著性差异（$P > 0.05$），具有可比性。

表 11 两组患者在治疗前 K、Na、Cl 及 24 小时尿蛋白的比较（$\bar{x} \pm S$）

| 组别 | 例数 | K（mmol/L） | Na（mmol/L） | Cl（mmol/L） | 24 小时尿蛋白（mg） |
|---|---|---|---|---|---|
| 治疗组 | 40 | 4.85 ± 0.86 | 130.23 ± 6.9 | 106.4 ± 8.2 | 2.03 ± 0.92 |
| 对照组 | 40 | 4.76 ± 0.81 | 132.35 ± 8.7 | 105.9 ± 8.5 | 1.98 ± 0.96 |
| $t$ 值 | | 1.302 | 0.972 | 0.516 | 0.491 |
| $P$ 值 | | > 0.05 | > 0.05 | > 0.05 | > 0.05 |

从上表可以看出，两组患者在治疗前 K、Na、Cl 及 24 小时尿蛋白用 $t$ 检验进行统

计学分析，$t$ 值分别为 1.302、0.972、0.516 及 0.491，无显著性差异（$P > 0.05$），具有可比性。

## 八、疗效分析

具体见表 12～表 18。

**表 12　治疗后综合疗效的分析**

| 组别 | 例数 | 疗效 [例（%）] | | | 无效 | 总有效稳定率（%） | P 值 |
| --- | --- | --- | --- | --- | --- | --- | --- |
| | | 显效 | 有效 | 稳定 | | | |
| 治疗组 | 40 | 2（5.0） | 25（62.0） | 9（22.5） | 4（10.0） | 90.0 | < 0.05 |
| 对照组 | 40 | 1（2.5） | 20（50.0） | 11（27.5） | 8（20.0） | 80.0 | |

从上表可以看出，治疗组显效率 5.0%，有效率 62.5%，稳定率 22.5%，无效率 10.0%，总有效稳定率为 90.0%；对照组显效率为 2.5%，有效率 50.0%，稳定率 27.5%，无效率 20.0%，总有效稳定率为 80.0%，试验组疗效优于对照组（$P < 0.05$）。

**表 13　两组患者治疗前后证候疗效的比较（$\bar{x} \pm S$）**

| 证候 | 组别 | 治疗前 | 治疗后 |
| --- | --- | --- | --- |
| 倦怠乏力 | 治疗组 | 4.92±2.33 | 2.42±0.87[**△] |
| | 对照组 | 4.87±2.32 | 3.71±0.95[*] |
| 腰膝酸软 | 治疗组 | 3.97±1.52 | 0.73±0.38[*△] |
| | 对照组 | 4.02±1.35 | 0.96±0.29 |
| 大便不实 | 治疗组 | 2.60±1.21 | 1.22±0.86[*] |
| | 对照组 | 2.49±1.55 | 2.07±0.52 |
| 脘腹胀满 | 治疗组 | 4.58±1.26 | 1.07±0.19[*△] |
| | 对照组 | 4.45±1.34 | 1.22±0.25[*] |
| 气短懒言 | 治疗组 | 5.01±1.65 | 1.16±0.26[**△] |
| | 对照组 | 5.06±1.57 | 1.44±0.62[*] |
| 食少纳呆 | 治疗组 | 3.36±1.62 | 0.89±0.31[**] |
| | 对照组 | 3.22±1.00 | 1.12±0.33[*] |

| 证候 | 组别 | 治疗前 | 治疗后 |
|---|---|---|---|
| 口淡不渴 | 治疗组 | $4.67 \pm 1.27$ | $2.81 \pm 0.42^{**\triangle}$ |
| | 对照组 | $4.58 \pm 1.57$ | $3.43 \pm 0.51^{*}$ |

　　如上表所示，对治疗组及对照组的各项症状及体征的治疗前后变化情况，用 Ridit 法进行统计学分析，试验组及对照组的各项症状、体征的治疗前后有程度不同的统计学意义。与治疗前相比 $^{*}P < 0.05$，$^{**}P < 0.01$，两组组间比较，$\triangle P < 0.05$。从上表可以看出，两组均能改善倦怠乏力、脘腹胀满、食少纳呆、气短懒言、口淡不渴症状。治疗组对倦怠乏力、食少纳呆、气短懒言、口淡不渴有明显改善作用（$P < 0.01$），其他各症均有改善作用（$P < 0.05$）。而对照组对腰膝酸软、大便不实症状的改善不明显（$P > 0.05$）。治疗组在改善症状方面明显优于对照组。

**表 14　治疗前后两组肾功能变化比较（$\bar{x} \pm S$）**

| 项目 | 组别 | 例数 | 治疗前 | 治疗后 | 组 内 | | 组 间 | |
|---|---|---|---|---|---|---|---|---|
| | | | | | $t$ 值 | $P$ 值 | $t$ 值 | $P$ 值 |
| BUN（mmol/L） | 治疗组 | 40 | $12.79 \pm 2.28$ | $9.2 \pm 2.14$ | 5.07 | $< 0.01$ | 6.19 | $< 0.01$ |
| | 对照组 | 40 | $13.08 \pm 2.43$ | $11.68 \pm 1.36$ | 3.19 | $< 0.05$ | | |
| Cr（μmol/L） | 治疗组 | 40 | $333.85 \pm 83.23$ | $219.10 \pm 78.31$ | 4.43 | $< 0.01$ | 2.07 | $< 0.05$ |
| | 对照组 | 40 | $324.60 \pm 86.78$ | $254.68 \pm 75.26$ | 3.85 | $< 0.05$ | | |
| Ccr(ml/min) | 治疗组 | 40 | $27.26 \pm 3.51$ | $43.48 \pm 10.43$ | 9.32 | $< 0.01$ | 2.16 | $< 0.05$ |
| | 对照组 | 40 | $28.41 \pm 3.76$ | $38.47 \pm 10.32$ | 5.78 | $< 0.05$ | | |

　　由上表可以看出，肾功能变化用 $t$ 检验进行统计学分析，治疗组治疗前后改善 BUN、Cr、Ccr 均具有极显著性差异（$P < 0.01$），而对照组的治疗前后对 BUN、Cr、Ccr 的改善亦具有显著性差异（$P < 0.05$），两组间进行比较，两组对治疗后 BUN 进行比较，治疗组与对照组比较有极显著差异（$P < 0.01$），而 Cr、Ccr 方面，治疗组与对照组比较有显著性差异（$P < 0.05$），说明治疗组在改善 BUN、Cr、Ccr 方面明显优于对照组。

**表 15　治疗前后两组患者血 Rt 及 TP、ALB 比较（$\bar{x} \pm S$）**

| 项目 | 组别 | 例数 | 治疗前 | 治疗后 | 组内 | | 组间 | |
|---|---|---|---|---|---|---|---|---|
| | | | | | t 值 | P 值 | t 值 | P 值 |
| RBC (x10⁹/L) | 治疗组 | 40 | $3.12 \pm 0.16$ | $3.26 \pm 0.18$ | 2.64 | < 0.05 | 5.96 | < 0.01 |
| | 对照组 | 40 | $3.18 \pm 0.26$ | $3.67 \pm 0.51$ | 5.44 | < 0.05 | | |
| HGB(g/L) | 治疗组 | 40 | $105.45 \pm 5.10$ | $108.95 \pm 5.30$ | 2.10 | < 0.05 | 2.11 | < 0.05 |
| | 对照组 | 40 | $104.35 \pm 4.90$ | $106.5 \pm 5.10$ | 1.91 | < 0.05 | | |
| TP(g/L) | 治疗组 | 40 | $63.50 \pm 7.20$ | $67.26 \pm 4.80$ | 2.01 | < 0.05 | 2.26 | < 0.05 |
| | 对照组 | 40 | $62.80 \pm 7.50$ | $64.91 \pm 4.50$ | 1.53 | < 0.05 | | |
| ALB(g/L) | 治疗组 | 40 | $32.30 \pm 5.80$ | $36.10 \pm 2.10$ | 3.90 | < 0.01 | 2.01 | < 0.05 |
| | 对照组 | 40 | $32.60 \pm 6.20$ | $35.20 \pm 1.90$ | 2.54 | < 0.01 | | |

由上表可以看出，血 Rt 及 TP、ALB 比较用 t 检验进行统计学分析，在治疗组及对照组的治疗前后 RBC、HGB、TP 均具有显著性差异（$P < 0.05$），对于改善 ALB 均有极显著性差异（$P < 0.01$）。同时对两组间治疗后 HGB、TP、ALB 进行比较，亦有显著性差异（$P < 0.05$），说明治疗组在改善 HGB、TP、ALB 方面优于对照组，两组间治疗后 RBC 进行比较，有极显著性差异（$P < 0.01$），说明治疗组在改善 RBC、HGB、TP、ALB 方面优于对照组。

**表 16　治疗前后两组患者尿常规比较**

| 项目 | 组别 | 例数 | 治疗前（例） | | | | 治疗后（例） | | | | 组内 | | 组间 | |
|---|---|---|---|---|---|---|---|---|---|---|---|---|---|---|
| | | | − | + | 2 + | 3 + | − | + | 2 + | 3 + | u 值 | P 值 | u 值 | P 值 |
| BLD | 治疗组 | 40 | 2 | 21 | 12 | 5 | 6 | 27 | 6 | 2 | 2.93 | < 0.01 | 2.45 | < 0.05 |
| | 对照组 | 40 | 2 | 18 | 13 | 7 | 3 | 22 | 9 | 6 | 2.21 | < 0.05 | | |
| PRO | 治疗组 | 40 | 3 | 18 | 11 | 8 | 5 | 23 | 9 | 3 | 4.73 | < 0.01 | 2.31 | < 0.05 |
| | 对照组 | 40 | 4 | 19 | 10 | 7 | 5 | 20 | 10 | 5 | 2.18 | < 0.05 | | |

由表 16 可以看出，治疗组治疗前后用 u 检验进行统计学分析，治疗组对于改善 PRO、BLD 均具有极显著性差异（$P < 0.01$），而对照组对于改善 PRO、BLD 均具有显著性差异（$P < 0.05$），同时对两组间治疗后 PRO、BLD 进行比较，亦有显著性差异（$P$

< 0.05），说明治疗组在改善 PRO、BLD 方面优于对照组。

表 17　治疗前后两组患者钙、磷、二氧化碳结合力比较

| 项目 | 组别 | 例数 | 疗效（$\bar{x} \pm S$) | | 组内 | | 组间 | |
|---|---|---|---|---|---|---|---|---|
| | | | 治疗前 | 治疗后 | $t$ 值 | $P$ 值 | $t$ 值 | $P$ 值 |
| Ca（mmol/L） | 治疗组 | 40 | 2.05 ± 0.24 | 2.28 ± 0.21 | 4.6 | < 0.01 | 1.99 | < 0.05 |
| | 对照组 | 40 | 2.08 ± 0.28 | 2.20 ± 0.19 | 2.24 | < 0.05 | | |
| P（mmol/L） | 治疗组 | 40 | 1.75 ± 0.63 | 1.43 ± 0.25 | 2.99 | < 0.01 | 2.28 | < 0.05 |
| | 对照组 | 40 | 1.78 ± 0.65 | 1.55 ± 0.22 | 2.12 | < 0.05 | | |
| $CO_2CP$（mmol/L） | 治疗组 | 40 | 17.65 ± 3.71 | 19.50 ± 3.14 | 2.41 | < 0.01 | 2.17 | < 0.05 |
| | 对照组 | 40 | 18.19 ± 3.64 | 20.83 ± 2.26 | 3.9 | < 0.05 | | |

由上表看出，治疗前后用 $t$ 检验进行统计学分析，治疗组组内治疗前后进行比较，可见治疗组对于改善钙、磷、二氧化碳结合力具有极显著性差异（$P < 0.01$)，而对照组组内进行治疗前后比较，可见对照组对于改善钙、磷、二氧化碳结合力具有显著性差异（$P < 0.05$)，同时对两组间治疗后钙、磷、二氧化碳结合力进行比较，亦有显著性差异（$P < 0.05$)，说明治疗组改善钙、磷、二氧化碳结合力作用明显优于对照组。

表 18　治疗前后两组患者钾、钠、氯、24 小时尿蛋白（$\bar{x} \pm S$)

| 项目 | 组别 | 例数 | 治疗前 | 治疗后 |
|---|---|---|---|---|
| K（mmol/L） | 治疗组 | 40 | 4.85 ± 0.86 | 4.16 ± 0.57 |
| | 对照组 | 40 | 4.76 ± 0.81 | 4.23 ± 0.68 |
| Na（mmol/L） | 治疗组 | 40 | 130.23 ± 6.9 | 136.15 ± 6.8 |
| | 对照组 | 40 | 132.35 ± 8.7 | 134.43 ± 4.80 |
| Cl（mmol/L） | 治疗组 | 40 | 106.4 ± 8.2 | 107.8 ± 9.1 |
| | 对照组 | 40 | 105.9 ± 8.5 | 106.3 ± 8.9 |
| 24 小时尿蛋白（mg） | 治疗组 | 40 | 2.03 ± 0.92 | 1.10 ± 0.76[*△] |
| | 对照组 | 40 | 1.98 ± 0.96 | 1.63 ± 0.95[*] |

如表 18 所示，治疗前后用 $t$ 检验进行统计学分析，治疗组及对照组钾、钠、氯无明显变化（$P > 0.05$)，治疗组及对照组对改善 24 小时尿蛋白均有显著性差异（[*]$P$

< 0.05），两组组间比较，治疗组明显优于对照组（△ $P$ < 0.05）。

## 九、安全性分析

1. 两组治疗前后不良反应情况比较分析　见表19。

**表 19　两组治疗前后不良反应情况比较分析表**

| 分组 | 例数 | 不良反应（例） | |
| --- | --- | --- | --- |
| | | 有 | 无 |
| 治疗组 | 40 | 0 | 40 |
| 对照组 | 40 | 0 | 40 |

经 $\chi^2$ 检验，$\chi^2 = 0$，$P > 0.05$，两组治疗前后比较治疗后比较均无显著性差异（$P > 0.05$）。可见两组均无不良反应情况发生，具有可比性。

2. 治疗期间毒副反应情况　治疗期间患者未出现明显毒副反应，治疗前后安全性检测结果比较无明显变化（$P > 0.05$），提示本方具有较高的安全性。

3. 病例剔除、脱落与终止试验情况　在临床观察过程中，未出现剔除与脱落病例，亦无试验终止情况的发生。

## 十、讨论与分析

### （一）健脾补肾法为治疗慢性肾衰治病求本之法

李莹老师根据中医经典著作《黄帝内经》中"正气存内，邪不可干；邪之所凑，其气必虚"理论，提出慢性肾衰竭的治疗必须注重扶正，她在临床中反复强调健脾补肾法是治疗本病的根本原则。李莹老师认为慢性肾衰的发病机制以脾肾两虚、浊邪潴留为主，即脾肾虚损为发病基础，标实证湿热、瘀血、痰浊等多是由此而产生的病理产物。

在脏腑关系上，脾与肾是后天之本和先天之本的关系。脾气健运，化生后天之精微，可不断培育和补养先天肾精，肾精才能不断充盈和成熟，行使其气化功能。后天之精，只有在肾阳的推动下，脾气才能健运，化生精微。因此二者相辅相成，相互资助，互相促进。脾与肾生理上相互联系，病理上相互影响，互为因果。故而一脏受损必累及另一脏，久之则形成脾肾两虚。

据此，李莹老师认为慢性肾衰的治疗，健脾补肾法应作为主要治疗方法，或以健脾为主，或以补肾为主，或脾肾双补，求其本，增强脏腑功能，促进脾之运化和肾之气化功能，扶助正气，去除病邪，从而达到延缓慢性肾衰进展的目的，取得较好的疗效。

## （二）慢性肾衰治疗过程中重视降浊排毒

李莹老师认为慢性肾衰的病理演变过程为：病初为正气已损，湿浊邪毒渐盛。随着疾病的进展，正邪不断交争，浊毒、瘀滞、湿浊不断增加，机体益虚；病久则邪盛正虚，终至邪毒内盛，正气衰竭。本病初期的治疗有时也可以驱邪为主，但应注意防止伤正，既病防变，不宜以下法或攻逐之法为常法。她主张应以扶正补虚为主，再针对不同情况佐以祛除湿浊、毒邪、瘀滞之药物。李莹老师指出肾为先天，水火之脏，是一身阴阳之根本，五脏阴阳赖以滋润、温化的源泉，肾中所藏精气是构成人体的基本物质，也是人体生长发育及各种功能活动的物质基础，对机体各方面的生理活动均起着极其重要的作用。脾为后天，气血生化之源，主运化，机体生命活动的持续和气血津液的生化都有赖于脾，脾的运化功能失于健旺，可引起水液在体内的不正常停滞，从而导致湿、痰、饮等病理产物的生成。肾藏精，司泄浊，脾主运化水谷精微。脾肾两虚，水谷不化，浊邪内生，秽浊积久，又会导致脾肾进一步损伤。因此，治疗本病的过程中，亦要重视降浊排毒之治法的运用，从而达到"邪去则正安"的目的。李莹老师临床中常常应用通腑祛毒疗法，绝不拘泥于"满、胀、燥、实"等需攻则攻之证，即使没有可下的实证表现，亦根据疾病的转归及治疗经验适当应用中医通下之法，攻邪外出，使腑气得通，气机得畅，则病可去。她在临证中常常加入大黄、何首乌、肉苁蓉等通下、润下之品。有时也会根据患者病情，给予中药汤剂保留灌肠治疗，起到通腑降浊的作用，灌肠时候大黄等通下药物为必用之品。

## （三）提出活血化瘀对慢性肾衰有一定的增效作用

关于是否应用活血化瘀药物的问题，我和李莹老师之间略有不同。她主张在治疗慢性肾衰时有血瘀表现时才能加入少量活血化瘀药物，而且是在虚证不严重时才能应用。并反对应用三棱、莪术、水蛭等破血逐瘀药物，认为它们破血破气伤正。通过跟随老师三年的学习，我能充分认识到健脾补肾法治疗慢性肾衰具有重要的作用，但如何进一步提高健脾补肾法的临床效果成为摆在自己面前的一项临床课题。结合自己十余年的临床心得，并查阅有关文献，认为在治疗慢性肾衰进行健脾补肾疗法为主的同时，如果能够适当加入活血化瘀药物进行治疗，能提高临床疗效，即活血化瘀疗法对健脾补肾法治疗慢性肾衰有很好的增效作用，其机理可能为：慢性肾衰久病夹瘀，活血化瘀药物能使瘀血消散，重新使血液运行调畅有序，这本身就实现了健脾补肾法之扶正补虚祛邪的目的，另外活血化瘀法能够改善因血瘀造成的脏腑损伤，并防止瘀血这一病邪继续耗损正气。不管是否有明确的血瘀征象，都适当加入活血化瘀药物，能够对治疗慢性肾衰起到增效作用，这是本人对导师李莹老师学术思想、临床经验继承基础上的一点儿创新。

### （四）方药组成及配伍意义

1. **健脾补肾法的药物组成基本方**  生黄芪、党参、山萸肉、熟地、仙灵脾、山药、白术、丹参、大黄、茯苓、炙甘草。主要适用于治疗慢性肾衰竭中医属脾肾气虚证患者。

2. **方解及配伍意义**  方中生黄芪为药中上品，其味甘，性微温，归脾经和肺经，功能补气健脾，升举阳气，且补而不滞。《珍珠囊》：黄芪甘温纯阳，其用有五："补诸虚不足，一也；益元气，二也；壮脾胃，三也……"。《本草逢原》："（黄芪）性虽温补，而能通调血脉，流行经络，可无碍于壅滞也。"李莹老师参考大量现代药理研究，结合多年临床经验认为黄芪能增强机体免疫功能，同时有明显的利尿及减少尿蛋白的作用。药理研究证实本品能消除实验性肾炎蛋白尿，改善贫血现象，并提高肾小球滤过率，促进肾衰动物的肾脏代偿能力，保护和改善残余肾单位的功能。

熟地，甘，微温。归肝肾经。功能补肾填精益髓。"精不足者，补之以味"本药实为益肾填精、大补真水要药。此外，该药也是补阴生血，养血补虚之要药。《本草纲目》记载："填骨髓，长肌肉，生精血，补五脏内伤不足，通血脉，利耳目，黑须发。"

党参，性味甘平，益气健脾。《本草从新》谓："补中益气，和脾胃，除烦渴，中气微弱，用以调补，甚为平妥。"药理研究认为党参可调节胃肠运动，抗溃疡，增强免疫功能，能升高红细胞、血红蛋白，有抗缺氧作用。

白术，甘苦温，益气健脾，燥湿利水。《本草通玄》称："补脾胃之要药，更无出其右者。土旺则能健运，故不能食者，食停滞者，有痞积者，皆用之也。"《本草汇言》："脾虚不健，术能补之，胃虚不纳，术能助之。"

山药甘平。归脾肺肾经。益气养阴，补脾肺肾，固精止带。《神农本草经》："补中，益气力，长肌肉。"《本草纲目》："益肾气，健脾胃"。本品亦食亦药，可长期服用，是调补虚性体质的佳品。除益气健脾补肾作用外，有养阴作用。

山萸肉，酸涩，微温。归肝肾经。补益肝肾，收敛固涩，其特点为温而不燥，补而不峻，既能益精，又可助阳，为平补肝肾之要药。《药性论》："补肾气，兴阳道，添精髓，疗耳鸣。"

仙灵脾，辛甘温。补肾壮阳，祛风除湿。《神农本草经》："主阴痿绝伤，茎中痛，利小便，益气力，强志。"《日华子本草》："治一切冷风劳气，补腰膝，强心力，筋骨挛急，四肢不任，老人昏聩，中年健忘。"药理研究表明本药可促进蛋白质合成，调节细胞代谢，且有降压作用。本品还有改善骨代谢，抗骨质疏松作用，治疗肾性骨病。

茯苓，甘淡平。利水渗湿，健脾宁心，既可祛邪，又可扶正，利水而不伤正气，实为利水消肿之要药。《神农本草经》："利小便，久服安魂、养神、不饥、延年。"

丹参，苦，微寒，活血祛瘀，除烦安神。《日华子本草》："破宿血，补新生血。"《本草便读》："丹参虽有参名，但补血之力不足，活血之力有余，为调理血分之首药。"药理研究表明丹参具有解除微血管痉挛，改善肾脏微循环，增加肾脏排泄的功效，还有扩血管、降压的功效。

大黄，药中四维之一，性味苦寒。具有泻下通肠，荡涤肠胃，推陈致新，逐瘀通经的功效。《神农本草经》："下瘀血，血闭寒热，破癥瘕积聚，留饮宿食，荡涤肠胃，推陈致新，通利水谷，调中化食，安和五脏。"药理研究表明：大黄能减少胃肠道对氨基酸的吸收，降低血尿素氮和肌酐，改善肾功能。

炙甘草甘平。补脾益气，调和诸药。《本草汇言》记载："和中益气，补虚解毒之药也。"

纵观全方，方中黄芪益气健脾，熟地黄厚味填精，二者健脾补肾，共为君药。党参、白术助黄芪益气健脾，恢复、加强脾之运化功能，为臣药。山茱萸、山药滋补肝肾，二者辅助熟地补肾填精；仙灵脾温补肾中之阳，意在微微生长少火，即生肾气也，并有防止大黄苦寒伤正的作用。三者共助熟地补肾，亦为臣药。茯苓利水渗湿，大黄通腑降浊，与健脾补肾药相配，意在补中寓泻，而达到扶正祛邪的效果，皆为佐药。丹参一味，功同四物，具有祛瘀生新而不伤正的作用，是根据慢性肾脏病久病夹瘀理论而设，亦为佐药。炙甘草，补脾和中，调和诸药，为使药。诸药合用，共凑健脾补肾、扶正祛邪之效，可用于慢性肾衰脾肾气虚证。

## （五）疗效分析

1. 从临床总疗效来看　从临床试验的总体疗效上看，40 例治疗组，总有效稳定率达到 90.0%，其中显效 2 例（5.0%），有效 25 例（62.5%），稳定 9 例（22.5%），无效 4 例（10.0%）；对照组 40 例，显效 1 例（2.5%），有效 20 例（50.0%），稳定 11 例（27.5%），无效 8 例 （20.0%）。经统计学处理，治疗组疗效明显优于对照组 （$P < 0.05$）。

2. 从具体指标来看

（1）两组治疗前后证候积分的比较

两组均能改善倦怠乏力、脘腹胀满、食少纳呆、气短懒言、口淡不渴症状。治疗组对倦怠乏力、食少纳呆、气短懒言、口淡不渴有明显改善作用 （$P < 0.01$），其他各症均有改善作用 （$P < 0.05$）。而对照组对腰膝酸软、大便不实症状的改善不明显。治疗组在改善症状方面明显优于对照组。

（2）治疗前后两组肾功能变化比较

肾功能变化用 $t$ 检验进行统计学分析，治疗组治疗前后改善 BUN、Cr、Ccr 均具有极显著性差异 （$P < 0.01$），而对照组的治疗前后对 BUN、Cr、Ccr 的改善亦具有显著性差异 （$P < 0.05$），两组间进行比较，两组对治疗后 BUN 进行比较，治疗组与对照组比较有极显著差异 （$P < 0.01$），而 Cr、Ccr 方面，治疗组与对照组比较有显著性差异 （$P < 0.05$），说明治疗组在改善 BUN、Cr、Ccr 方面明显优于对照组。

（3）治疗前后两组患者血 Rt 及 TP、ALB 比较

血 Rt 及 TP、ALB 比较用 $t$ 检验进行统计学分析，在治疗组及对照组的治疗前后 RBC、HGB、TP 均具有显著性差异（$P < 0.05$），对于改善 ALB 均有极显著性差异（$P < 0.01$）。同时对两组间治疗后 HGB、TP、ALB 进行比较，亦有显著性差异 （$P < 0.05$），说明治疗组在改善 HGB、TP、ALB 方面优于对照组，两组间治疗后 RBC 进行比较，有极显著性差异 （$P < 0.01$），说明治疗组在改善 RBC、HGB、TP、ALB 方面优于对照组。

（4）治疗前后两组患者尿常规比较

治疗组对于改善 PRO、BLD 均具有极显著性差异 （$P < 0.01$），而对照组对于改善 PRO、BLD 均具有显著性差异 （$P < 0.05$），同时对两组间治疗后 PRO、BLD 进行比较，亦有显著性差异 （$P < 0.05$），说明治疗组在改善 PRO、BLD 方面优于对照组。

（5）治疗前后两组患者钙、磷、二氧化碳结合力比较

治疗组组内治疗前后进行比较，可见治疗组对于改善钙、磷、二氧化碳结合力具有极显著性差异 （$P < 0.01$），而对照组组内进行治疗前后比较，可见对照组对于改善钙、磷、二氧化碳结合力具有显著性差异 （$P < 0.05$），同时对两组间治疗后钙、磷、二氧化碳结合力进行比较，亦有显著性差异 （$P < 0.05$），说明治疗组改善钙、磷、二氧化碳结合力作用明显优于对照组。

（6）治疗前后两组患者钾、钠、氯、24 小时尿蛋白比较

治疗组及对照组的血钾、钠、氯的治疗前后无明显变化 （$P > 0.05$），治疗组及对

照组对改善 24 小时尿蛋白均有显著性差异（$^*P < 0.05$），两组组间比较，治疗组明显优于对照组（$^{\triangle}P < 0.05$）。

总之，在总结李莹老师学术思想及临床经验基础上，运用李莹老师健脾补肾法治疗慢性肾衰患者，其疗效已得到临床研究证实，方药配伍得当，组方精练，疗效较好，值得进一步深入学习与研究。

通过运用健脾补肾法治疗对 80 例慢性肾衰（代偿期和失代偿期）脾肾气虚证的患者进行临床研究，按 GCP 要求进行临床观察。从观察的疗效来看，治疗组 40 例的总有效稳定率为 90.0%，其中显效 2 例（5%），有效 25 例（62.5%），稳定 9 例（22.5%），无效 4 例（10.0%）；对照组 40 例，显效 1 例（2.5%），有效 20 例（50%），稳定 11 例（27.5%），无效 8 例（20.0%）。两组病例总有效稳定率、临床显效率经临床统计学处理 $P < 0.05$，表明二者之间有显著性差异，这说明治疗组的疗效优于对照组；健脾补肾法对于治疗慢性肾衰（代偿期和失代偿期）脾肾气虚证具有确切的治疗作用，其能够有效改善临床症状，尤其对倦怠乏力、食少纳呆、气短懒言、口淡不渴有明显改善作用（$P < 0.01$），同时治疗组在改善肾功能、RBC、HGB、TP、ALB、PRO、BLD 方面均优于对照组。

# 第十三节　肾性贫血

## 一、概述

肾性贫血是肾衰竭时肾脏合成红细胞生成素减少、铁摄入减少、叶酸缺乏等因素导致红细胞合成障碍所致，是慢性肾衰最常见的并发症，当内生肌酐清除率下降至每分钟 $30ml/1.73m^2$ 体表面积时即开始出现贫血，随着肾功能的恶化，贫血的程度也随之加重。目前已认识到贫血与慢性肾功能不全的许多临床症状有关，严重贫血亦可诱发心绞痛和心力衰竭，是影响肾衰竭患者生活质量及预后的重要因素，因此，提高肾性贫血治疗水平，对肾衰竭患者至关重要。临床应用重组人促红细胞生成素治疗，能取得满意效果，但因其价格昂贵，有一定不良反应，且有部分患者对促红细胞生成素的治疗产生抵抗，使之在临床应用和推广受到极大的限制。李莹老师临证 50 余载，深入研究了导致肾性贫血的病因病机，运用中医药为主治疗此病，积累了丰富的临床经验，取得了比较满意的效果。

肾性贫血属于祖国医学中"虚痨""肾痨""血痨"范畴，其病位主要在肾，病机特点总属本虚标实，虚实夹杂，以脾肾亏虚，络脉不荣为本，毒邪瘀阻，络脉不通为标。中医认为"脾胃为水谷之海，气血生化之源"。《灵枢·决气》指出："中焦受气取汁，变化而赤，是谓血。"《张氏医通·诸血门》所谓："血之与气，异名同类，虽有阴阳清浊之分，总由水谷精微所化。"脾为谷气之本，其所运化的水谷精微，为生化血液的原料。《灵枢·邪客》说："营气者，泌其津液，注之于脉，化以为血，以营四末，内注五脏六腑。"指出生血之源在脾，因此脾气虚弱则血液生化乏源。肾藏精，主骨生髓，为元气之根，是脏腑功能活动的动力源泉，而脾胃所化生的水谷精微能转化为血，又需肾阳气化作用将谷精变化为精髓，从而化生为血液，故其生化之本在肾。肾虚则肾中精气亏乏，肾亏髓空，不能将阴精生化为血，致肾脏产生的红细胞生成素减少、骨髓造血机能低下等生化血液的功能衰退或障碍，造成机体贫血。此外，肾主水，有主持和调节人体津液代谢的作用，肾虚会导致人体代谢产生的废液排除障碍，致使体内湿热、热毒、瘀血等病理产物滞留，损伤气血而致贫血。

## 二、基本病机

1. 脾肾亏虚，化生不足　肾为先天之本，脾胃为后天之本，后天依赖先天的推动和激发，先天依赖后天的培养和充实，人体一切气血化生都依赖于肾精充足和脾胃运化功能的正常。《张氏医通》云："气不耗，归精于肾而为精，精不泄，归精于肝而化精血……血之源头在乎肾。"脾肾亏虚则精血化生不足，从而导致贫血。

2. 邪实内蕴，新血不生　肾病日久，脾肾脏腑虚损，气化功能障碍，产生水湿、湿热、痰浊、瘀血等，诸邪既为疾病发展的病理产物，又是新的致病因素。邪实内蕴脏腑，进一步阻碍气机运行，耗气伤液，妨碍气血生长；同时瘀血不祛，新血不生，也是导致血虚的原因之一。

3. 五脏俱虚，因虚成劳　肾性贫血呈从无到有、由轻至重的进展性。肾先受邪，封藏失职，尿中精微开始不断流失，此为病之始，贫血尚无；病变持续，或授之于肺，卫表失和，通调失司；或传之于脾，枢机不利，化源不足；或伤之于肝，疏泄失职，藏血不能；或用汗、下、利等法失度，戕伤气血；或用激素等易助阳生热药物，耗气伤血，皆致阳虚阴损，精亏血少，此为病之深入，贫血始现并渐行加重；病至后期，肾亏精不生血，脾虚化源不足，阳虚生血乏力，加之血脉瘀阻，气血运行不畅，终致五脏俱虚，气血阴阳皆不足，由虚成劳，此为病之深重，贫血随之加重。

## 三、辨证论治

### 1.脾胃虚弱

症状：面色萎黄，唇爪无华，少气懒言，倦怠乏力，食欲下降，腹胀便溏，口唇色淡。舌淡胖，有齿痕，苔薄白，脉沉弱无力。

治法：健脾益气。

方药：加味四君子汤加减。人参、黄芪、白术、甘草益气健脾，茯苓、扁豆健脾化湿。若兼胃脘胀满，呕吐嗳气者，加陈皮，半夏和胃降逆。兼食积停滞者，加神曲，麦芽，山楂，鸡内金消食健胃。若气虚及阳，脾阳渐虚，腹痛即泻，手足欠温者，加肉桂，炮姜温中散寒。若脾气亏虚而主要表现为中气不足，气虚下陷者，可改用补中益气汤以补益中气，升阳举陷。兼心气亏虚而见心悸、气短、自汗、神疲、脉微，六君子汤加五味子、玉竹、黄精等益气养心。兼肾气亏虚而见腰膝酸软，小便频数而清，或白带清稀者，可用六君子汤加杜仲、续断、菟丝子、山萸肉等益气固肾。

### 2.肾精不足

症状：面色晦暗或黧黑，皮肤干枯，腰膝酸软，两足萎弱，浮肿尿少，头晕耳鸣，不耐劳作，性欲减退，男子阳痿早泄，女子月经量少或闭经。舌淡，脉沉细无力。

治法：补肾培元。

方药：《济生》菟丝子丸加减。菟丝子20g，肉苁蓉20g，附子10g，鹿茸5g，牡蛎20g，五味子15g，桑螵蛸20g，益智仁15g，山药20，炙甘草10g。

### 3.浊瘀互结

症状：面色晦暗，倦怠乏力，气短懒言，腰酸腿软，口淡不渴，纳差便溏或尿少水肿，胸腹痞闷，恶心呕吐，皮肤瘙痒，肢体困重，头重昏蒙，口唇爪甲紫暗，舌暗红，有瘀点、齿痕，舌苔白腻，脉沉细涩。

治法：化浊祛瘀生血。

方药：党参、生黄芪、女贞子、菟丝子、枸杞子、当归、大黄、丹参、赤芍等。急时治标，可配合中药结肠透析（含大黄、公英、附子、龙骨、牡蛎等），通腑降浊，促毒素排泄，邪去则正安，先去邪后扶正。

### 4.气血两虚

症状：面色无华，头晕目眩，倦怠乏力，心悸气短，舌淡苔薄白，脉细弱。

治法：气血双补。

方药：十全大补丸加味。人参、熟地益气养血，白术、茯苓补脾生血，当归、白芍养血和营，佐以川芎活血行气使气血补而不滞，后加黄芪补气健脾生血，诸药合用，气血双补。

5.肝肾阴虚

症状：面色晦暗，头晕耳鸣，口干咽燥，目晴干涩或视物模糊，渴喜凉饮，五心烦热，全身乏力，腰膝酸软，大便干结，尿少色黄，舌淡红，无苔，脉沉细或弦细。

治法：滋肾养肝、育阴生血。

方药：六味地黄汤合四物汤加减：生地黄、山药、茯苓、山萸肉、泽泻、当归、芍药、川芎、川楝子、沙参、枸杞子、麦冬、紫河车等。

## 验案举例

病案1：于××，男，48岁，2010年4月25日初诊。患者颜面、下肢浮肿反复发作2年，加重20天。诊断为肾小球肾炎，用青霉素等中西药治疗，病情虽有好转，但反复发作，未能痊愈。近20天来，感冒后，病情加重，出现面色萎黄，脘腹痞满，不思饮食，时欲呕恶，口苦口黏，神疲乏力，肢体困重，下肢浮肿，小便短少。舌淡暗、苔黄腻，脉弦滑。查体：T 36.8℃，P 80次/分，R 20次/分，BP 15/8 kPa，实验室检查：$CO_2$-CP：14.8mmol/L，BUN：26.1mmol/L，肝功能各项正常，尿常规检查：蛋白（3+），白细胞0～2个/HP，红细胞0～2个/HP，血常规检查：Hb：60g/L，RBC：$3.62×10^{12}$/L，WBC：$4×10^9$/L，N：0.7，L：0.3。西医诊断：慢性肾衰，肾性贫血。中医诊断为肾衰。辨证为脾胃虚弱，湿热蕴结。治宜健脾益气，清热化湿。药用人参、黄芪、白术、甘草、茯苓、扁豆、木香、砂仁、陈皮、法半夏、淮山药。每日1剂，水煎服。治疗10天后，颜面、下肢浮肿消退，小便清长，食欲转佳，时欲呕恶消失，脘腹痞满减轻，舌苔黄腻已退，舌淡、苔白，脉细弱。

病案2：王××，男，38岁，2012年3月12日初诊。3年前，患者体检发现尿蛋白（2+）、潜血（2+）、肌酐320μmol/L，尿酸455μmol/L。自觉全身乏力，怕冷。此后一直口服中药治疗，但未见明显好转，近1个月出现全身浮肿，颜面部及双下肢中度水肿，食欲欠佳，夜尿2次，舌红，苔薄黄，脉沉。查尿常规示：蛋白（3+），潜血（+）。肾功能示：尿素氮20.7mmol/L，肌酐490μmol/L，尿酸498μmol/L。血常规示：红细胞$2.94×10^{12}$/L，血红蛋白82g/L。西医诊断：慢性肾衰竭，肾性贫血。中医诊断：虚劳（脾肾两虚）。治以健脾补肾。处方：黄芪、当归、陈皮、法半夏、竹茹、党参、白术、茯苓、益母草、牛膝、赤小豆、猪苓、淫羊藿。每日1付，水煎服。服药10付后，晨起干呕及纳食好转，尿中泡沫多，舌淡红，苔薄黄，脉沉。复查尿常规示：潜血（＋），蛋白（3+）。血常规示：红细胞 $3.36 \times 10^{12}$/L，血红蛋白 102 g/L。上方加金樱子、芡实益肾固精。继服 10 付后，乏力减轻，无干呕，舌淡红，苔薄黄，脉沉。复查尿常规示：潜血（＋），蛋白（2+）。肾功能示：尿素氮 15.9 mmol/L，肌酐 $418 \mu$ mol/L，尿酸 $423 \mu$ mol/L。血常规示：红细胞 $3.68 \times 10^{12}$ 个 /L。

［按语］

（1）肾性贫血之治疗，需以补脾益肾为治疗根本。脾虚气弱则生血之源不足，法当健脾益气、补气生血；肾系阴阳亏损则血之生化衰退，可用补阴补阳之品，以期恢复生化之常。

（2）宜选用平和之品，平补脾肾阴阳，而慎用大辛大热及火毒之品。此类药物易助长邪热，灼伤脉络，迫血妄行，加重出血倾向；妄用辛热，易克伐阴津，使阴伤更甚；另外，妄用辛热火毒之品，势必会加重肾功能负担。

（3）重视湿浊瘀血，湿浊瘀血是肾脏疾病的病理产物，又是加重肾性贫血的因素之一。湿浊瘀血壅滞三焦，阻滞气机，气滞血瘀，更加重贫血。故扶正同时，也应重视化浊祛瘀。

（4）气血并重，补气生血，黄芪、党参、太子参、西洋参均为常用之药，尤其喜用黄芪。黄芪功擅补脾益气，气旺则血生，现代药理证明，黄芪能促进脱氧核糖核酸和蛋白质合成，延长动物细胞在体外的生长寿命。

（5）中西医结合治疗。轻中度贫血可单用中医药疗法，中重度贫血应根据患者情况合理使用 EPO 及补充铁剂、叶酸、维生素 $B_{12}$ 等。

（6）益气活血法贯穿始终。气与血不可须臾相离，气旺则血充，气虚则血少。故在临床治疗血虚疾患时，常常配合补气药。

（7）部分重度贫血患者需要透析疗法清除毒素，缓解各系统并发症后，贫血问题才能解决。

（8）饮食调摄。应以优质蛋白饮食为主，营养均衡，适当运动，不可过劳，谨防外感。

肾性贫血是慢性肾衰最常见的并发症之一，贫血程度往往与肾功能减退程度呈正相关。据国际肾脏病协会统计，慢性肾衰患病率呈逐年上升趋势，这就意味着肾性贫血患者也正逐年增多。肾性贫血在慢性肾衰的某一阶段甚至成为主要矛盾，因而纠正贫血在慢性肾衰治疗中占有非常重要的地位，进一步提高肾性贫血的临床疗效仍是临床亟待解决的重要课题之一。近年来，随着中医对肾性贫血认识的不断深入，应用中药治疗肾性贫血的临床报道日益增多，证明了中医药治疗肾性贫血的可行性。中医药是我国的特色，李莹老师在肾性贫血的治疗上，积累了丰富的临床经验，特别是在轻、中度肾性贫血的治疗上，有其独到之处，在不使用促红细胞生成素的情况下，用中医的辨证论治，主要应用益气、补血、调治脾肾，能改善患者自觉症状，提高血红蛋白，在确定有造血物质缺乏的情况下，适当口服补充铁剂、叶酸、维生素 $B_{12}$，更会提高疗效，在肾性贫血得到改善的同时，肾功能亦有改善，在治疗中若适量加入像阿胶、鹿角胶等"血肉有情之品"，更能明显提高疗效，利用中医药治疗肾性贫血实用、有效、方便、可行。

# 第三章　其他系统疾病治疗经验

## 第一节　男科疾病

### 一、前列腺炎

#### （一）概论

前列腺炎是泌尿外科的常见病，在泌尿外科男性患者 50 岁以下中占首位。1995 年 NIH 制定了一种新的前列腺炎分类方法，Ⅰ型：相当于传统分类方法中的急性细菌性前列腺炎。Ⅱ型：相当于传统分类方法中的慢性细菌性前列腺炎。Ⅲ型：慢性前列腺炎 / 慢性盆腔疼痛综合征。Ⅳ型：无症状性前列腺炎。其中非细菌性前列腺炎远较细菌性前列腺炎多见。少数患者有急性病史，多表现为慢性、复发性经过。

#### （二）引经据典

中医称其为"精浊"，将其病机归为"热在下焦"，并对本病的症状作了描述："淋之为病，小便如粟状，小腹弦急，痛引脐中。"《诸病源候论》将淋证的病机进行了高度概括："诸淋者，由肾虚而膀胱热故也。"《千金要方》《外台秘要》将淋证归纳为石、气、膏、劳、热五淋。宋代《济生方》又分为气、石、血、膏、劳淋五种。明清时期，其辨证论治又得到了很大的提高。《景岳全书》提出：淋证初起，虽多因于热，但由于治疗及病情变化各异，又可转为寒、热、虚等不同证型，从而倡导"凡热者宜清，涩者宜利，下陷者宜升提，虚者宜补，阳气不固者宜温补命门"的原则。清代尤在泾在《金匮翼·诸淋》中说："初则热淋、血淋，久则煎熬水液，稠浊如膏如砂如石也。"说明各种淋证可相互转化，或同时存在。同时他提出"开郁行气，破血滋阴"治疗石淋的原则。

### （三）病因病机

前列腺在中医上应该属于"精室"范畴，前列腺疾病也被中医称之为精浊，基本病机为湿热蕴结下焦，肾与膀胱气化不利。病理因素主要为湿热之邪。病理性质有实、有虚，且每见虚实夹杂之证。病理演变：初起多属实证。淋久湿热伤正，每致脾肾两虚，由实转虚。如邪气未尽，正气渐伤，或虚体受邪，则成虚实夹杂之证。出现如尿频、小便黄、小腹坠胀等症状。前列腺疾病的发生都是由外因引起内部变化的，因此中医认为有三方面因素可以引起前列腺病变。

本病病位虽在前列腺，但涉及肝、脾、肾、三焦等脏腑，病情多变化多端，以正气不足为主，或邪气未尽，正气已伤，形成虚实夹杂的病证。

1. 湿热下注　外感湿热之邪，或中焦生湿，与热邪相合而成湿热，湿热下注，下焦气化不利，而见小便短数涩痛，或扰动精室而遗精，或宗筋弛纵而阳痿。

2. 气滞血瘀　郁怒伤肝，或情志不畅，而使肝失条达，气机瘀滞，影响下焦气化而小便不利，或疏泄功能失常则胁肋小腹疼痛，精神抑郁。

3. 肾气不固　多因久病劳损伤肾，或年高，肾气衰弱，致肾气亏虚，封藏固摄失职，不能制约脂液，或见夜尿多而频，或滑精等症。

4. 肾阳不足　过用寒凉药物损伤阳气，或久病伤及肾阳，阳虚气化无权，则小便频数短少，夜间尤甚。

5. 肝肾阴虚　纵欲太过，损伤阴精，阴虚则相火妄动，导致下焦气化不利，或封藏失职。引起前列腺疾病最主要的病因即过食辛辣、过度饮酒、嗜肥甘厚味，由于辛辣生热，酒与肥甘生湿，湿与热一相交，胶合黏连，缠绵不解，或呈湿热下注局面。

### （四）辨证分型治疗

本病多见于青壮年。急性者，发病急骤，寒战高热，腰骶部及会阴部疼痛，常有尿频、尿痛及直肠刺激症状。形成脓肿时常发生尿潴留。直肠指检：前列腺饱满肿胀，压痛明显，局部温度增高。慢性者，包括慢性细菌性前列腺炎、非细菌性前列腺炎、前列腺痛。三者中除慢性细菌性前列腺炎可能有尿路感染症状外，其余临床症状几乎没有差异。主要症状为尿频，排尿后尿道口有白色分泌物溢出。此外，部分患者因病程过长而忧虑，常出现头昏目眩，神疲乏力，腰膝酸软，性功能障碍，早泄，阳痿等症状。临床辨证应辨别虚实，虚实夹杂者，须分清标本虚实之主次，症情之缓急，最后须辨明各型的转化与兼夹。实则清利、虚则补益为淋证的基本治则。具体如下：

1. 湿热下注

证候：小便频数，灼热涩痛，腰骶及会阴部胀痛，阴囊及会阴部潮湿、臊臭，或见恶心呕吐，舌红苔黄腻，脉濡数。

治则：清化湿热。

主方：前列化浊汤加减（李莹经验方）。

方药：茵陈、黄柏、赤白芍、木通、栀子、车前子、甘草、滑石。

临床前列腺液若见大量白细胞或脓细胞者，加蒲公英、夏枯草、土茯苓，以清热解毒消痈，利湿消肿。

2. 气滞血瘀

证候：小便淋漓或滞涩，淋漓不畅，胁腹胀满，或会阴及少腹部刺痛、胀痛，精神烦躁、抑郁，或见早泄，阳事不举，舌质紫黯或有瘀点，脉沉涩。

治则：活血化瘀，利尿通淋。

主方：少腹逐瘀汤加减。

方药：小茴香、干姜、延胡索、没药、当归、川芎、官桂、赤白芍、蒲黄、五灵脂等。

若小便淋漓较重者，加车前子、泽泻、金钱草，以清热通淋。若气虚乏力者，加黄芪、党参以补气行血。

3. 肾气不固

证候：病程日久，耗气伤肾，临床见小便频数而清，夜间尤甚，尿后余沥，或小便淋漓如膏脂，涩痛不显，或早泄，滑精，腰膝酸软，舌淡苔薄腻，脉沉细无力。

治则：补肾固涩。

主方：菟丝子丸加减。

方药：菟丝子、泽泻、肉桂、附子、石斛、干地黄、白茯苓、牛膝、续断、山茱萸、补骨脂、五味子、桑螵蛸、川芎、覆盆子等。

4. 肾阳不足

证候：尿频清冷，会阴部及小腹冷痛，得暖缓解，腰骶酸冷，畏寒喜暖，面色苍白，精神萎靡，或阴冷，勃起功能障碍，舌淡白，脉沉细。

治则：温补肾阳。

主方：金匮肾气丸加减。

方药：干地黄、山药、山茱萸、泽泻、茯苓、丹皮、桂枝、附子等。

若排尿困难，或点滴难下，加肉桂、车前子、川牛膝以温阳化气、活血通淋。

### 验案举例

病案1：刘×，男，54岁。反复尿频、小腹坠胀2年余。2年前因饮酒后，开始出现尿频尿急，尿不尽；晨起大便用力，可出现尿道外口白绸色分泌物；同时伴有会阴隐痛，少腹胀，失眠多梦，记忆力下降。在吉林省人民医院诊断为"慢性前列腺炎"，经抗感染等治疗，症状好转出院。期间饮酒后易发作，每次均口服氟哌酸治疗，仍无明显好转，伴有性功能障碍等症状。于2013年9月份来我科门诊治疗。症见：尿频明显，10多分钟一次，点滴不尽，尿道烧热不适；手足心热，会阴胀痛；失眠多梦，大便干结，阴囊潮湿。舌质红，苔黄腻，脉滑。取前列腺液送细菌培养，前列腺液见：卵磷脂小体少量/HP，白细胞（4+）/HP。肛门指诊前列腺饱满，质中，无压痛，中央沟存在，无结节。诊断：精浊。予中医治疗。辨证：湿热蕴结下焦。治法：清热利湿，行气止痛。主方：八正散加减。方药：车前草10g，瞿麦10g，萹蓄10g，柴胡10g，生大黄8g（后下），山栀仁12g，滑石粉30g（包），青皮10g，川楝子10g，益母草15g，赤芍10g，川芎10g，甘草6g。10付，水煎服，每日一付，分两次服。经一周治疗，患者尿道烧热疼痛减轻，至消失。考虑行方有效，效不更方，继续口服一周治疗，尿频减轻，手足心热消失，会阴胀痛完全消失，见舌脉湿热有消退，在原方基础上加用补肾固涩中药桑螵蛸15g，牡蛎30g（先煎），治疗20天全部症状消失，小便正常，无尿频、尿急，无会阴部胀痛，睡眠及精神好转。

［按语］湿热之躯，或偏嗜醇酒辛辣炙煿，或房事不洁，藏污纳垢，或脏腑功能失调，气血不和，火邪内生，易诱发或加重本病，且酒辣厚腻之品，极易趋位亲和前列腺隐奥之处，滋生湿热浊毒，蓄积内伏腐秽，熏蒸精室，清浊相混，精道阻滞。正如《沈氏尊生书·卷九》所谓："浊病之原，大抵由精败而腐者居半，由湿热流注者居半。"本案治疗上先予清热利湿，佐加行气止痛药物，待湿热消退，加用补肾固涩之品。

病案2：周×，男，37岁，2006年4月11日初诊。尿频，尿急，尿末滴白反复1年余。初诊：尿频，尿急，尿痛，尿道口有热感，尿末有白色分泌物，伴会阴、睾丸胀痛，性欲减退，舌质偏红，脉滑数。前列腺指检：前列腺质地软，轻压痛。前列腺液常规：WBC 3～10/HP，LP（2+）/HP。诊断：湿热久蕴精浊（慢性前列腺炎）。此为"精热""热淋"等，治疗不彻底，湿热余毒未清，蕴于精室，故见尿频、尿急、尿痛，尿末滴白；湿热久蕴，败精瘀浊停留，气滞血瘀，故见会阴、睾丸胀痛；久病及肾，肾元亏虚，故见性欲减退。治法：扶正固本，利湿泄浊，活血化瘀。自拟前列化浊汤加减。处方：茵陈、黄柏、赤白芍、泽泻、栀子、车前子、甘草、滑石、虎杖各12g，乌药 10g，川楝子 15g，仙灵脾 10g，荔枝核 10g，橘核 10g，甘草 6g。水煎服，日 1 付。复诊：服药 12 剂，诸症明显减轻，尿末滴白消失，但仍有性欲低下，偶有睾丸胀痛。前方去滑石、虎杖，加当归、巴戟天各 10g。再服 12 付，诸症俱失。复查前列腺液常规：WBC 0～2/HP，LP（4+）/HP。嘱续服知柏地黄丸 1 个月巩固疗效。

[按语] 李莹老师认为慢性前列腺炎多由肾精亏虚，气滞血瘀而成，年轻患者多因房劳过度而发该病。慢性前列腺炎临床表现多有虚实夹杂、证型兼夹的特点，治应扶正固本、利湿泄浊、理气止痛、活血化瘀、软坚散结。故拟前列化浊方，利湿导浊，通瘀止痛，临床随症加减，如尿道灼痛，可选加黑栀、滑石、灯芯草、甘草梢；小腹、腹股沟、会阴胀痛甚，加川楝子、荔枝核、橘核、延胡索；腰骶酸痛，加杜仲、续断；性功能减退，加仙灵脾、仙茅、白芷；前列腺质硬或有结节者，宜加三棱、鳖甲、田三七、地龙；若肾阴虚表现明显，可加服六味地黄丸；肾阳虚明显，加服金匮肾气丸。本病临床须注意补虚需兼祛邪，祛邪勿忘安正，清利湿热，不可一味苦寒要注意通阳护阴，疏异瘀滞勿忘益气，扶正补虚并宣泄浊。

病案 3：患者，男，32 岁，2015 年 3 月 15 日初诊。患者诉会阴、睾丸胀痛 3 年多。初诊：3 年前患者因劳累后出现会阴、睾丸胀痛，偶有尿道口流出白液，伴腰膝酸软，头目眩晕。曾在外院多次诊治，用药具体不详，疗效不佳。观其：舌质红，苔薄黄，脉细数。诊为：精浊，阴虚火旺证（慢性前列腺炎）。此为房劳过度，伤及肾精，肾精亏虚，腰府失养，故出现腰膝酸软，头目眩晕；同时治疗不彻底，湿热余毒未清，蕴于精室，败精瘀浊停留，故见尿道口流白液；湿热久蕴，气滞血瘀，故会阴、睾丸胀痛；综合舌、脉之象，均为阴虚火旺之征。治法：补肾填精，清泄相火。方拟知柏地黄汤加减。处方：熟地 20g，山茱萸 15g，山药 12g，泽泻 10g，茯苓 10g，丹皮 10g，知母 10g，黄柏 10，小蓟 20g，牛膝 15g，女贞子 20g，旱莲草 20g。水煎服，7 付，每日 1 付。7 付。

[按语] 此证辨证为精浊之阴虚火旺证，多见于年轻人和神经衰弱的慢性前列腺炎患者。由于素体肾阴不足或后天失养，房劳过度，致肾阴亏虚，无以濡润，水不涵木，则阴虚火旺。运用知柏地黄汤加减，滋肾养阴，清泄相火。方中丹皮清血中伏火，甚者加玄参以泄浮游之肾火，并伍牛膝以引热下行；肝肾亏甚者，加女贞子、旱莲草协同熟地以滋肾养阴。

病案 4：杨××，男，68 岁，退休司机。2014 年 8 月 24 日就诊。症见：头晕、乏力、心慌、气短、尿频、尿急、尿不净，夜尿 6 次以上，睡眠差，大便正常，舌质暗，苔白腻，脉沉细无力。既往高血压病病史 20 年；脑梗死 20 年；冠状动脉粥样硬化性心脏病 10 年；前列腺增生、前列腺钙化灶 10 年。体检尿常规未见明显异常，视黄醇结合蛋白 15.1mg/L，肌酐、尿酸、尿素氮均正常。诊为高血压病 3 级（高危险组）；脑梗死；冠状动脉粥样硬化性心脏病；前列腺增生、前列腺钙化灶。证属心肾不交、膀胱虚寒，治宜调补心肾，摄精止遗。处方：归脾汤合缩泉丸加减。方药：人参 10g，茯神 30g，石菖蒲 15g，远志 10g，当归 10g，益智仁 15g，覆盆子 15g，乌药 10g，菟丝子 15g，黄柏 15g，龟甲 15g，小茴香 5g，甘草 10g。6 付，水煎服。二诊：上药服完后来诊。头晕、乏力、心慌、气短好转，尿频、尿急、尿不净好转，夜尿 3 次左右，睡眠好转，大便正常，舌质暗，苔白微腻，脉沉细无力。上方去小茴香，加附子 10g。继服 6 付。三诊：头晕、乏力、心慌、气短好转，尿频、尿急、尿不净好转，夜尿 1～2 次，睡眠好转，大便正常，舌质暗，苔白微腻，脉沉。继以上方去附子，加小茴香 5g，10 付做蜜丸调服。

［按语］患者老年男性，年老体衰，肾气亏虚，肾与膀胱相表里，肾气不摄则膀胱失约，以致频数；心藏神，肾之精气不足，不能上通于心，心气不足，神失所养，故心慌、气短，睡眠差。治宜调补心肾、涩精止遗。方中人参大补元气，合茯神、当归以补益气血，宁心神。乌药、益智仁伍用以温肾祛寒，缩尿止遗，酌加金樱子、菟丝子，以增强补肾、缩尿止遗之力。龟甲滋养肾阴，补心安神。菖蒲、远志安神定志，交通心肾。小茴香辛、温，"主一切诸气……小腹弦气、膀胱水气……其温中散寒，立行诸气，乃小腹少腹至阴之分之要品也"，行气温肾，直达肾与膀胱。黄柏苦寒，入肾经，防止诸药过于温热。诸药合用，则心肾相交，温肾而涩精止遗。

## 二、勃起功能障碍

### （一）概述

勃起功能障碍是指男性阴茎不能持续性地达到或维持足够的勃起而完成满意性交，持续时间至少为 6 个月。勃起功能障碍是男性最为常见的性功能障碍之一，据有关研究报道，我国成年男性勃起功能障碍的发病率约为 26%，随着年龄的增长，其发病率也越高，70 岁以上的老年人群发病率超过 80%。而随着我国近年来生活习惯、工作压力及心理因素等各方面影响，勃起功能障碍的发病率也呈逐年增高及年轻化的趋势，严重影响着广大男性的身心健康及生活质量，也影响着家庭的和谐与人际关系。

中医学认为勃起功能障碍可归属于"阳痿""阴萎""筋萎""阳事不举""阴器不

用"等病证范畴，其临床表现以阴茎萎弱不起，临行房事举而不能坚、坚而不能久为主，同时可有多种伴随症状，如头晕，头痛，耳鸣，倦怠乏力，腰膝酸软，腰痛，畏寒肢冷，汗出过多，阴囊及阴茎冷缩，或阴部湿冷，精液清稀，精子量少、活动力低下，会阴部坠胀、疼痛，小便不畅，淋漓不尽，小便清长，尿频量多等，且常常与遗精、早泄等疾病并见。我国历代医家对本病有着清晰的认识和阐述。如早在《黄帝内经》中即有广泛的论述，《素问·痿论篇》中云："思想无穷，所愿不得，意淫于外，入房太甚，宗筋弛纵，发为筋痿。"《素问·五常政大论篇》："太阴司天，湿气下临，肾气上从，黑起水变，埃冒云雨，胸中不利，阴痿，气大衰而不起、不用，当其时，反腰椎痛，动转不便也。"《素问·本病论》："太阴不退位……湿令不去，民病四肢少力，食饮不下，泄注淋满，足胫寒，阴萎闭塞，失溺小便数。"《灵枢·经筋》："足厥阴之筋，其病……阴器不用，伤于内则不起，伤于寒则阴缩入，伤于热则纵挺不收，阴痿不用。"隋代巢元方代表作《诸病源候论·虚劳阴痿候》中载："肾开窍于阴，若劳伤于肾，肾虚不能荣于阴器，故萎弱也。"《重订济生方》中言："五劳七伤，真阳衰惫……则阳事不举。"《景岳全书》记载："凡惊恐不释者，亦致阳痿。经曰'恐伤肾'，即此谓也。故凡遇大惊卒恐，能令人遗失小便，即伤肾之验。又或于阳旺之时，忽有惊恐，则阳道立痿，亦其验也。"又云："亦有湿热炽盛，以至宗筋弛纵。"《明医杂著》中有云："男子阳痿不起，古方多云命门火衰，精气虚冷，固有之矣。然亦有郁火甚而致痿者，经云壮火食气。"《素问集注》："阴痿，阴事痿矣。"《杂病源流犀烛》中言："有失志之人，抑郁伤肝，肝木不能疏达，亦致阴痿不起。"《临证指南医案》："又有阳明虚则宗筋纵，盖胃为水谷之海，纳食不旺，精气必虚，况男子外肾，其名为势，若谷气不充，欲求其势之雄壮坚举，不亦难乎？治惟有通补阳明而已。"

　　勃起功能障碍的病位在肾和宗筋，且与肝、心、脾、胃等脏腑关系密切，这是因为肾脏为水火之脏，内舍人之元阴元阳，具有主生殖、藏精的生理功能，是人体生长、发育、生殖之根本；肝主筋，阴器为一身宗筋之汇，故肝病可累及宗筋；而心主一身之神明，若心火亢盛，水火不济，不能下济于肾，致心肾不交而引起宗筋弛纵；脾主运化，胃主受纳，二者为水谷、气血之海，气血生化之源，阳明则为宗筋之会。勃起功能障碍的病性既可见邪实，又可见本虚，亦有虚实夹杂之候。

### （二）病因病机

1. 命门火衰　年老体衰，或先天禀赋不足，或由于房事过多、房劳太过，或少年误犯手淫，早婚，均可导致人体精气虚损，真元虚惫，失于温煦，无力启动宗筋，命门火衰而致阳事不举，发为阳痿，即如张景岳《景岳全书》中所言："凡男子阳痿不起，多由命门火衰，精气虚冷所致。"

2. **心脾胃受损**　脾胃为水谷之海、气血生化之源，若因忧愁、思虑不解，或饮食失宜，或劳累过度，或久病失治误治，或药毒所伤，均可导致心、脾胃的损伤，累及阳明冲脉，气血两亏，宗筋失于濡养，而发为阳痿。如《景岳全书》中所言："凡思虑、焦劳、忧郁太过者，多可致阳痿；盖因阴阳总宗筋之会……若是忧思太过，抑损心及脾胃，并可累及阳明冲脉……气血亏虚而阳道不能振矣。"

3. **惊恐伤肾**　由于突然受到大惊恐吓，"惊则气乱，恐则伤肾"，恐则气下，气机逆乱，渐至气血不达宗筋，阳道不振，不能作强，举而不坚，阳事不举而发为阳痿。《景岳全书》中云："忽有惊恐，则阳道立痿，此其验也。"

4. **肝郁不舒**　肝的生理功能是藏血、主疏泄，又主宗筋，肝血在肝气的推动下可以使宗筋快速充盈，从而促进阴茎的勃起；而阴器为一身宗筋之会，阴器的正常活动受到肝气的调节，肝气充盛则可保证阴茎的勃起有力，若其人情志不遂，或思虑过度，或忧思郁怒，均可引起肝气郁结不舒，肝脏失于疏泄条达，不能正常发挥其疏通血气的生理功能，则气血不能畅达前阴，宗筋所聚无能而发为阳痿，正如《杂病源流犀烛》中言："又有失志之人，抑郁伤肝，肝木不能疏达，亦致阴痿不起。"

5. **湿热下注**　平素情志过极而化火，或其人形体丰盛，素有痰湿，加之过食肥甘、醇酒、厚味、辛辣之品，碍胃伤脾，脾胃运化失常，生湿化热，湿热下注于肝肾，热则宗筋弛纵，阳事不举而发为阳痿，经所谓"壮火食气"也；而湿热又可阻滞肝肾、宗筋之脉络，致气血不能下荣宗筋，亦可发为阳痿。如《明医杂著》中有言："阴茎属肝之经络。盖肝者木也，如木得湛露则森立，遇酷热则萎悴。"

6. **外邪侵袭**　久居湿地，寒湿内侵，或湿热之邪由外内侵，均可蕴结于肝经，寒湿、湿热下注于宗筋而发为阳痿。

7. **瘀血阻络**　由于跌打仆倒，或手术外伤，或新婚合房时强力损伤，均可损伤宗筋脉络，致血溢脉外而成瘀血，瘀血内阻于冲、任、督脉，可致宗筋不起而发为阳痿。如《阳痿论》中有言："跌仆则血妄行，每有瘀滞精窍，真阳之气难达阴茎，阳势遂不举。"或由于劳累太过、年高体虚，亦可因虚而导致血瘀。

综上可见，勃起功能障碍（阳痿）的病因病机较为复杂，但临床中总以房劳太过、恣情纵欲、频犯手淫最为多见。其病变脏腑可累及肾、脾、胃、心、肝等，但总以命门火衰最为常见，而湿热下注者较少，正如《景岳全书》中云："阳事不举者，命门火衰者十居七八，而火盛者仅有之一二也。"

## （三）分型论治

### 1.命门火衰

症状：阳事不举，精薄清冷，头晕耳鸣，面色淡白，精神萎靡不振，畏寒肢冷，腰膝酸软，或见腰痛，阴囊、阴茎部冰冷萎缩，或见局部湿冷，舌质淡，苔薄白，脉沉细无力，右尺尤甚。

治法：温补肾阳。

方剂：赞育丹。

药物：当归、熟地黄、杜仲、巴戟天、肉苁蓉、淫羊藿、蛇床子、肉桂、白术、枸杞子、仙茅、山茱萸、韭菜子、附子、党参、鹿茸。

方中以杜仲、巴戟天、肉苁蓉、淫羊藿、蛇床子、肉桂、仙茅、韭菜子、附子、鹿茸等温补肾阳，配伍当归、熟地黄、枸杞子、山茱萸等以滋补肾阴，寓"阴中求阳"之意，人参、白术补脾益气、健运脾胃。诸药合用，阴阳既济，可达到"阴中求阳、阳得阴助而生化无穷"的目的。

随症加减：若见气血亏虚者，可加人参、黄精、龟板胶等；兼有寒湿表现者，加苍术、白蔻仁、茯苓等；病程较久者，加阳起石、菟丝子、补骨脂等。

### 2.肾阴不足

症状：性欲亢进，阴茎可有勃起，但举而不坚，平素房事过频，头晕耳鸣，口干渴而不多饮，五心烦热，腰膝酸软，汗出过多，夜寐不安，多梦，兼见滑精、遗精，舌质嫩红，苔薄黄，脉细数。

治法：滋补阴肾。

方剂：三才封髓丹合六味地黄丸。

药物：熟地黄、天门冬、黄柏、砂仁、人参、牡丹皮、山茱萸、山药、泽泻、茯苓、鳖甲、生牡蛎、枸杞子、龟板胶、甘草。

方中以熟地黄、天门冬、山茱萸、山药、鳖甲、生牡蛎、枸杞子、龟板胶等以滋补肾阴，配伍黄柏、牡丹皮、泽泻等滋阴清热，砂仁、人参、茯苓、甘草健运脾胃，甘草又可调和诸药，诸药合用共奏滋阴补肾之功。

随症加减：阴虚火旺者加知母、地骨皮；伴有肝气郁滞者加郁金、合欢皮；心悸、心神不宁者加酸枣仁、甘松；伴遗精加莲子须、芡实、金樱子；大便干结者加肉苁蓉、玄参。

3. 心脾受损

症状：阳事不举，精神萎靡不振，性欲淡漠，头晕，面色少华，心悸不宁，个性多疑，健忘，倦怠乏力，失眠梦多，纳食不佳，大便溏薄，舌质淡，苔薄白，脉细弱。

治法：补益心脾。

方剂：归脾汤。

药物：白术、党参、黄芪、当归、茯神、远志、酸枣仁、木香、桂圆、炙甘草、大枣。

方中以黄芪、党参、白术、炙甘草、大枣等健脾益气养胃，配伍茯神、酸枣仁、远志、桂圆等养心安神定悸，当归补血活血。诸药合用，共奏补脾和胃、益气补血、养心安神之效。

随症加减：血虚明显者加何首乌、鸡血藤、鹿角胶、熟地黄等；脾虚湿滞者加木香、茯苓、薏苡仁等；伴肾阳虚者加菟丝子、淫羊藿、杜仲等；心悸重者加合欢皮、甘松、牡蛎、龙骨等。

4. 惊恐伤肾

症状：有惊吓史，阳事不举，或举不能坚，行房时甫门即痿，心悸不宁，善惊易恐，多疑胆怯，夜寐不安，寐中易醒，早泄，遗精，舌质淡，苔薄白，脉弦或弦细。

治法：补肾宁神。

方剂：大补元煎加味。

药物：人参、山药、当归、熟地黄、山茱萸、枸杞子、杜仲、龙骨、牡蛎、炙甘草。

方中以熟地、山茱萸、杜仲、枸杞子等补肾之阴阳以培本，配伍人参、当归、山药、炙甘草等补养气血，龙骨、牡蛎镇静安神。全方合用标本兼顾，共奏补肾宁神的功效。

随症加减：肾虚明显者加补骨脂、菟丝子、淫羊藿；失眠重者加酸枣仁、远志；气虚下陷者加升麻、柴胡。

5. 肝郁不舒

症状：其人性格多为内向，或有情志疾病病史，阳痿不举，或举不能坚，情绪抑郁或烦躁、易怒，胸脘部胀闷不适，胁肋满闷，善太息，腹胀，食少，大便溏，舌质暗，苔薄少，脉弦。

治法：疏肝行气解郁。

方剂：柴胡疏肝散加味。

药物：柴胡、陈皮、川芎、枸杞子、当归、香附、枳壳、赤芍、白芍、杜仲、炙甘草。

方中以柴胡、陈皮、香附、枳壳疏肝解郁行气，当归养血柔肝，白芍养肝敛阴，亦可助柴胡疏肝解郁，川芎、赤芍行气开郁、兼以活血，杜仲、枸杞子补肾，炙甘草调和诸药，诸药合用，共同发挥疏肝行气解郁的功效。

随症加减：肾虚明显者加菟丝子、补骨脂；肝郁日久化火者加牡丹皮、山栀子；纳食不馨者加麦芽、砂仁、莱菔子等。

6. 湿热下注

症状：阴茎痿软，阳事不举，或举不能坚，阴囊潮湿，瘙痒臊臭，口苦咽干，少腹部酸胀不适，下肢困重，小便淋漓不畅，尿色黄赤，或见尿急、尿痛，大便黏腻不爽，舌质红，苔黄腻，脉滑数或弦数。

治法：清热化湿。

方剂：龙胆泻肝汤。

药物：龙胆草、山栀子、黄芩、柴胡、生地黄、车前子、泽泻、木通、当归、甘草。

方中以龙胆草、黄芩、山栀子等清热利湿，配伍柴胡疏肝解郁、清热泻火，车前子、木通、泽泻等增强清热利湿之力，当归、生地等益阴养血活血，又可凉血，使"泻中有补，泻火而不伤阴"，甘草调和诸药。全方合用，共奏清热化湿的功效。

随症加减：会阴部胀痛明显、小便余沥不尽者，加虎杖、茵陈、牛膝、赤芍等；大便燥结者加大黄、麻子仁；热盛伤阴而见阴虚者，加知母、黄柏、牡丹皮等；尿急、尿痛重者加小蓟、萹蓄、滑石等。

7. 瘀滞血脉

症状：曾有跌打仆伤史，或强力行房、手术金刃所伤史，阳痿不起，阴茎疼痛，舌质紫黯，或有瘀点、瘀斑，苔薄少，脉细涩。

治法：活血化瘀通窍。

方剂：血府逐瘀汤加减。

药物：当归、桃仁、生地黄、红花、枳壳、赤芍、柴胡、川芎、牛膝、甘草。方中以桃仁、红花、赤芍、川芎等活血化瘀通络，当归既可活血、又可补血、止痛，柴胡、枳壳疏肝理气解郁，生地黄、牛膝补肾兼以活血清热，甘草调和诸药，全方共奏活血化瘀通窍的功效。

随症加减：瘀血重者加苏木、鸡血藤等；阴茎疼痛明显者加延胡索、白芍、蜈蚣等。

**验案举例**

病案 1：黄××，38 岁，已婚，个体。因阳事举而不能坚 8 个月而于 2014 年 7 月 12 日来诊。自诉阳事举而不坚，无晨勃，口干渴喜饮，胸部胀闷不舒，时时嗳气，倦怠神疲，下肢酸软无力，舌质偏红带紫，舌苔薄少，脉细弱。诊断：西医诊断：勃起功能障碍；中医诊断：阳痿（阴虚火旺，气滞血瘀证）。治法滋阴降火、行气活血。处方：三才封髓丹合六味地黄丸加减，药物：熟地黄 15g，天门冬 15g，黄柏 9g，牡丹皮 15g，山茱萸 20g，茯苓 15g，桑寄生 20g，鳖甲（先煎）20g，生牡蛎 15g，枸杞子 20g，香附 10g，龟板胶 15g，蜈蚣 2 条，白蒺藜 25g，石斛 12g，甘草 6g。共 7 付，每日 1 付，水煎取汁 200ml，分早晚 2 次口服。2014 年 7 月 19 日二诊：患者自诉服用上述药物 7 付后，口干渴喜饮、胸部胀闷不舒、嗳气倦怠神疲、下肢酸软无力等症均有减轻，但仍有举而不能坚症状，嘱继续服用前方 7 付。2014 年 7 月 26 日三诊：患者自诉上述症状明显减轻，已有晨勃，嘱续服前方 20 付，以巩固疗效。

［按语］该患者阳痿病史较长，耗伤肾精，肾中精气亏虚，肾阴亏损，日久阴虚生内热，热伤血络而成血瘀，瘀血阻于脉络导致气滞不通。由于肾之精气充盛是宗筋振奋的物质基础，气滞血瘀又可导致宗筋失于濡养，故而发为阳痿。举而不坚、倦怠神疲、下肢酸软无力为肾精不足的表现，口干渴喜饮、舌质红为阴虚内热表现，胸部胀闷不舒、时时嗳气为气滞的表现，舌质紫为血瘀内阻的表现，故该患者为本虚标实之候。方中以熟地黄、山茱萸、桑寄生、鳖甲、生牡蛎、枸杞子、龟板胶等补肾填精滋阴；天门冬、黄柏、牡丹皮、石斛等滋阴降火；茯苓、香附健脾行气开郁，白蒺藜具有苦泄温通、轻扬上浮、疏达气机的特点，可用于解心经火郁、肝气郁结；蜈蚣则有较强的走窜之力，脏腑经络气血凝聚之处皆能达之，故方中加蜈蚣以发挥活血化瘀、助阳温肾之功；甘草调和诸药。诸药合用，使肾精得部，肾阴得滋，瘀血得化，气滞畅达，标本兼顾，故诸症悉除。

病案 2：吕××，男，29 岁，已婚，教师。因阴茎萎软、不能勃起 2 个月，于 2013 年 11 月 13 日就诊。自诉近 3 个月以来出现阴茎痿软不起症状，不能正常进行性生活，伴见头晕耳鸣，眼花，口干苦，夜寐不佳，梦多，胸胁部胀满不舒等症。曾至多家中、西医院就诊并接受治疗，但未收到满意的效果。刻诊：患者外生殖器发育正常，睾丸及附睾均无异常表现，舌质暗红、可见瘀点，舌苔薄白，脉弦细涩。诊断：西医诊断：勃起功能障碍；中医诊断：阳痿（肝郁气滞，瘀血内阻证）。治法疏肝解郁，活血化瘀通络。处方：复元活血汤加减，药物：柴胡 15g，郁金 10g，桃仁 10g，红花 10g，大黄 10g，炮穿山甲 12g，赤芍 15g，当归 20g，川芎 15g，牛膝 15g，三七粉

（冲服）5g，牡丹皮 10g，甘草 9g。共 7 付，每日 1 付，水煎取汁 200ml，分早晚 2 次口服。2013 年 11 月 20 日二诊：患者自诉服用上述药物 7 付后，诸症均明显改善，嘱继续服用前方 7 付。2013 年 11 月 27 日三诊：患者自诉上述症状均已消失，病情得愈。

[按语] 肝主筋，阴茎宗筋之汇，肝脏脉络环绕阴器，该患者平素情志不遂，日久而致肝气郁结，失于条达疏泄，不能正常输布气血，致气滞血瘀，脉络不通而成瘀血阻络之候，宗筋脉络阻塞，失于荣养而发为阳痿不举。故此例患者治疗时不能从肾论治，当从肝论治，且该患者年龄较轻，无明显的肾虚症状，故从肝论治无疑。复元活血汤出自《医学发明》，该方以大队的活血化瘀药物为主，故有较好的活血化瘀通络的功效，配伍柴胡、郁金等疏肝解郁理气之品，牡丹皮、大黄等清热泻火，甘草调和诸药。诸药合用，共奏活血通络、荡涤败血、疏肝行气的功效，使阴器脉络通畅，阴血充盛，故阴茎则举，效果甚佳。

病案 3：王××，男，39 岁，已婚，职员。因阴茎勃起不坚、性功能减退 2 年，于 2015 年 1 月 20 日就诊。自诉 2 年来性生活质量明显下降，阴茎虽能勃起，但勃起不坚，晨勃次数明显减少，伴郁郁不乐，腰膝酸软，倦怠乏力，手足发冷，大便溏薄等症。曾间断性服用西药及中药温阳助性之品，虽有一定效果，但停药后勃起更加困难。刻诊：包皮过长，睾丸、附睾发育正常，舌质淡，舌苔薄白，脉弦细。辅助检查：睾酮、尿常规、血常规、肾功能、甲状腺功能及肝功能等检查均无明显异常结果。诊断：西医诊断：勃起功能障碍；中医诊断：阳痿（肝脾不和，宗筋不荣证）。治法疏肝理脾、温阳起痿。处方：四逆散加味，药物：柴胡 15g，白芍 30g，枳实 10g，蜈蚣 2 条，杜仲 15g，菟丝子 15g，淫羊藿 15g，仙茅 12g，补骨脂 15g，炙甘草 6g。共 7 付，每日 1 付，水煎取汁 200ml，分早晚 2 次口服。2015 年 1 月 27 日二诊：患者自诉上述症状减轻，晨勃有所增加，舌质淡，舌苔薄白，脉弦。嘱续服上方 14 付。2015 年 2 月 10 日三诊：手足发冷症状消失，腰膝酸软、倦怠乏力、大便等均恢复正常，勃起正常，性生活满意。

[按语] 本例患者平素工作繁忙，且工作不顺，情志不遂，致肝气郁结，"肝木克脾土"，致肝脾不和，气滞血瘀，阳气受遏，不能达于四肢，故见情志郁郁不乐、手足发冷等症，肝气犯脾，脾失运化，可见倦怠乏力、大便溏薄等症，肝肾同源，肝病日久及肾，致肾阳虚弱，可见腰膝酸软、阴茎血脉不充、阳痿不举等症。故在治疗时注意疏肝解郁理脾、温阳起痿。方中以四逆散为主药，以疏肝解郁理气，郁开脾气自复；配伍蜈蚣、杜仲、菟丝子、淫羊藿、仙茅、补骨脂等药物以温阳起痿。诸药合用，共奏疏肝理气、解郁和血、调达肝脾、温阳起痿之功。

病案 4：何×，男，54 岁，已婚，退伍军人。因阴茎不能勃起 8 年而于 2015 年 3 月 14 日就诊。患者自诉近 8 年来阴茎不能勃起，曾有手淫史 12 年，嗜烟酒史 15 年。8 年来曾至多家中、西医院就诊，先后数次服用西药及中药补肾壮阳、清热利湿之品，但效果不显。刻诊症见：头晕耳鸣，面色晦暗，精神萎靡不振，胸胁部胀满不舒，少腹部拘急胀闷，腰酸膝软，畏寒肢冷，倦怠乏力，会阴部发冷，夜寐欠佳，小便频数，大便稀溏，舌质淡暗，可见瘀点，舌苔薄白，脉沉细。诊断：西医诊断：勃起功能障碍；中医诊断：阳痿（肾阳不足，气滞血瘀证）。治法温补肾阳、行气活血、通络化瘀。处方：赞育丹加减，药物：当归 20g，仙茅 15g，淫羊藿 20g，枸杞子 15g，杜仲 15g，巴戟天 15g，熟地黄 20g，韭菜子 10g，川芎 15g，蛇床子 15g，香附 10g，山茱萸 20g，牛膝 15g，郁金 10g，甘草 6g。共 7 付，每日 1 付，水煎取汁 200ml，分早晚 2 次口服。2015 年 3 月 21 日二诊：连服 7 付后，患者自诉诸症明显改善，但阴茎勃起不坚。嘱前方加远志 15g，阳起石 15g，锁阳 10g，以坚阳道，再服 10 付。2015 年 3 月 31 日三诊（电话随访）：患者自诉诸症悉除，效果满意。

［按语］本例患者有烟酒史、手淫史等不良习惯，加之年龄较高，体质衰弱，平素服用之药物更伤阳气，致患者肾阳亏虚，阳虚则不能推动气血运行，日久形成气滞血瘀之候，瘀血阻于阴器脉络，阴器失养而发为阳痿。肾阳不足可见精神萎靡不振、腰酸膝软、畏寒肢冷、倦怠乏力、会阴部发冷、小便频数等症，气滞可见胸胁部胀满不舒、少腹部拘急胀闷等症，瘀血内阻可见舌质暗、有瘀点等症。故在治疗时应注意温补肾阳以治本，行气活血化瘀以治标。方中以《景岳全书》赞育丹加减，方中以大量的温补肾阳之药为主，总以扶助肾阳为主要目标，配伍香附、郁金等疏肝理气之品，而郁金、牛膝、当归、川芎等又可行气、兼以活血化瘀通络，甘草调和诸药。诸药配伍，共奏温补肾阳，行气活血之功，使肾阳得补、气滞得行、瘀血得化，标本兼顾，扶正祛邪，阴器得荣而收全功。

## 三、不育

### （一）概述

男性不育是指未采取任何避孕措施有性生活 1 年以上，因为男方因素，而使配偶未能怀孕。不育已经成为当代的一种常见病，给很多家庭造成遗憾和痛苦。中医药方面对此类疾病的治疗积累了丰富经验。

在古代对男性不育上已有相关论述。《素问·上古天真论》云："二八，肾气盛，天癸至，精气溢泻，故能有子""五脏皆衰，筋骨解堕，天癸尽矣，故发鬓白，身体重，行步不正，而无子耳。"说明了男子精气盛衰是能否生育的关键。《金匮要略》曰："男子脉浮弱而涩，为无子，精气清冷"表明男子不育与肾精肾气亏虚有密切关系。巢元方在《诸病源候论》中认为："丈夫无子者，其经如水，冷如冰铁，男子脉得微弱而涩，为无子，精气清冷也。"亦说明男子不育与肾气虚寒有密切关系。

西医方面泌尿生殖系统感染，或内分泌功能紊乱或精索静脉曲张等因素所致的精子异常，或先天性生殖系统异常或遗传性疾病所致异常，或者服药、工作、生活环境及不良嗜好等引起的精子、精液异常等皆可参照本篇论治。

## （二）病因病机

在古代文献中一般认为不育皆与肾亏有关，但在临床实践证明本病虚实寒热皆有，并非一端，而且常虚实错杂，寒热并见，多种证候并存。

### 1.病因

（1）肾气虚弱：若禀赋不足，或房劳色欲过度，或久处潮湿，或起病过久，或长期手淫、早婚等皆可导致肾气肾阳亏虚，导致阳痿或射精无力，或精气虚冷，精子质量下降，出现不育。或久而及阴，导致肾阴阳两亏之证。现代人工作或看电脑、电视，长时间坐着，尤其年轻人长期熬夜上电脑、玩游戏，日久必损伤肾气，出现一系列的症状表现。

（2）肝气郁滞：平素生活工作压力过大，情志内郁或久病生郁，日久肝气郁结，精气不能溢泻，故无子。或气郁化火，子盗母气，导致肝肾阴虚，肝气郁滞，也会出现不育。

（3）湿热下注：久嗜肥甘醇酒、辛辣炙煿，日久生湿化热，湿热下注，精室被扰，导致阳痿或精弱，形成不育症。这主要是因为现代生活水平极大提高，平素暴饮暴食，吃火锅、烤肉、海鲜及大肆饮酒成为许多人的常态，天长日久，食积化热，酿生湿热，导致不育的发生。

（4）心脾两虚：饮食劳倦伤脾，或思伤心脾，脾虚不能生化气血，气虚不能生血，血虚不能化精，精血亏虚，导致不育。现代人劳累过度，工作加班，熬夜，长时间用电脑等不良习惯，都会逐渐损耗人的精气，致使心脾两虚证成为一种较常见证候，即使没出现不育，也常出现心慌、乏力倦怠、睡眠不佳、饮食不佳等一些亚健康表现。

### 2.病机

不育原因众多，或肾气亏虚，日久及阳导致肾阳不足，或日久及阴，导致气阴两虚或阴阳两虚等，肾不足则不能藏精，或生精力弱，或阳痿或射精无力，或精子质量下降，最终导致不育。或情志不遂，肝气久郁，失于疏泄，不能施精化育，或化火伤阴，肝肾阴虚，又久虚及阳，阴阳两虚等。或嗜好肥甘厚味，湿热内生，下注肝经或精室，精子生化异常，或阳痿不能射精。或忧思劳累，心脾受损，精血不能生化，或日久及肾，心脾肾皆虚，导致不育。本病虚实皆有，常虚实错杂，寒热并见，可形成肾虚夹肝郁、夹湿热，心脾两虚夹肝郁，或心脾肾皆虚等复杂证候。

### （三）诊断标准

（1）夫妇双方不采取任何避孕措施。

（2）有正常性生活，即每周 2～3 次性生活。

（3）经过一年没有怀孕。

（4）相关检查：不育通常需做相关西医检查以明确病因。

### （四）辨证要点

首辨虚实、寒热，确定主证、兼证，虚证要辨心、脾、肾哪脏虚为主，实证要辨肝郁、湿热等证候。

### （五）治疗原则

虚证给予补益心脾，补肾；实证给予疏肝，清热化湿。

### （六）辨证治疗

1. 肾阳亏虚

症状：不育，阳痿早泄，畏寒肢冷，腰膝酸软，倦怠乏力，精神不振或嗜睡，射精无力，尿频，检查可见精子稀少或死精子过多，舌淡红或胖或青，苔薄白，脉沉弱或沉细。

治法：补肾助阳。

方药：右归丸加减。

组成：熟地，附子，肉桂，山药，山茱萸，菟丝子，杜仲，鹿角胶，枸杞子，巴戟天，淫羊藿。

熟地、山药、枸杞子补肾填精，以阴中求阳；杜仲、巴戟天、淫羊藿温肾补阳；附子、肉桂温肾化气；山茱萸、菟丝子养肾固精。

加减：畏寒肢冷者加川椒、干姜、仙茅以温阳散寒。乏力食少加党参、白术以补气健脾。尿频加益智仁、乌药以固精缩尿。

2. 肾阴亏虚

症状：婚久不育，腰膝酸软，头晕耳鸣，倦怠，精神不振，手足心热，心烦易怒，性欲旺盛，舌红少苔，脉细或细数。

治法：滋阴补肾。

方药：左归丸加减。

组成：山药，熟地，山茱萸，枸杞子，牛膝，菟丝子，龟板胶，鹿角胶，山楂。

熟地、生地、山茱萸、枸杞子滋补肾阴；山药健脾护中；龟板胶滋阴潜阳；鹿角胶、菟丝子温肾助阳，以阳中求阴；牛膝引诸药下行而归肾；山楂健脾和胃，使补而不滞。

加减：阴虚火旺、盗汗明显者，加知母、黄柏、玄参以滋阴泻火。阴虚肝阳上亢头晕、耳鸣明显者，加磁石、钩藤以平肝潜阳。心烦易怒者加川楝子、丹皮以疏肝泻火。脾虚不运者，表现为食少纳呆，加山药、麦芽以健脾。畏食寒凉者，加干姜以温中护中。

3. 阴阳两虚

症状：畏寒肢冷或手足不温，手足心热，乏力倦怠，腰膝无力，盗汗或自汗、遗精滑泄，头晕眼花、舌红无苔或舌嫩苔薄白，脉沉细数，或脉沉无力。

治法：阴阳双补。

方药：地黄饮子加减。

组成：熟地，山茱萸，石斛，麦冬，五味子，茯苓，肉苁蓉，桂枝，附子，巴戟天，薄荷。

熟地、山茱萸、石斛、麦冬滋阴补肾；肉苁蓉、桂枝、附子、巴戟天温肾助阳；五味子涩肾固精；茯苓利水渗湿，湿去补方得力；薄荷疏肝解郁，使补而不滞。

加减：畏寒肢冷重者加干姜、川椒以温阳散寒；五心烦热重者加女贞子、墨旱莲以滋阴降火。

4. 心脾两虚型

症状：婚久不育，面色萎黄，神疲乏力，少气懒言，食少纳呆，心悸失眠，头晕目眩，健忘，便溏。舌质淡红，苔薄白，脉沉细无力。

治法：补气养血。

方药：归脾汤加减。

白术，党参，黄芪，当归，甘草，茯神，远志，酸枣仁，木香，龙眼肉，生姜，大枣。

白术、党参、黄芪大补心脾之气；当归、龙眼肉养心血而安神；茯神、远志安神定志；木香行气化滞，补而不滞；甘草、姜、枣和中，调和诸药。

加减：头晕目眩明显加白芍、熟地以养血。伴心烦易怒、善太息、口苦等肝郁表现者加香附、柴胡以疏肝，伴腰膝酸软者加巴戟天、仙灵脾、枸杞、菟丝子以温肾。

5.肝经湿热

症状：婚久不育，胁肋胀痛，口苦咽干，目赤，心烦易怒，小便短涩，大便干，舌质红，苔黄腻，脉弦数。

治法：清热化湿兼以疏肝。

方药：龙胆泻肝汤加减。

龙胆草，栀子，黄芩，柴胡，生地，车前子，泽泻，木通，甘草，当归。

龙胆草、栀子、黄芩清热燥湿，泻火平肝；车前子、泽泻、木通利水渗湿；生地、当归滋阴养肝，以养肝体，并防止燥药伤阴；柴胡疏肝解郁，以助肝用；甘草护中，防苦寒败胃。

加减：肝火上炎，头晕脑胀者加石决明、磁石平肝降火。湿热重，口中黏腻，苔黄厚腻者加滑石、茵陈以化湿。伤阴者加玄参，与生地、当归共补肝肾之阴。

6.肝郁气滞

症状：婚久不育，胸胁胀痛，胸闷不舒，烦躁易怒，善太息，阳痿或不射精。舌质淡红，脉弦。

治法：疏肝解郁。

方药：柴胡疏肝散加减。

柴胡，白芍，川芎，陈皮，枳壳，甘草，香附。

柴胡、香附疏肝解郁；川芎行气活血；陈皮、枳壳助柴胡、香附增强疏肝之力；辛燥之品耗伤肝肾之阴，故加白芍以养血柔肝；甘草调和诸药。

加减：肝郁化火用丹栀逍遥散以清泻肝火。脾虚乏力、食少纳呆，加白术、党参以补气健脾。肝阴受损，咽干口燥，加当归、熟地滋补肝阴。

**验案举例**

病案 1：李××，男，38 岁，2011 年 2 月 11 日就诊。婚后 6 年未育，曾查男科精子活动率 50% 左右，长期口服中药汤剂及成药未见效果。现症：腰酸，畏寒肢冷，心烦易怒，善太息，性功能下降，乏力倦怠，嗜卧，舌红苔薄白，脉细弦无力。辨证为肾阴阳两虚，兼肝郁，治以阴阳双补兼疏肝，处方：熟地 30g，山茱萸 20g，石斛

20g，麦冬 20g，五味子 20g，远志 10g，肉苁蓉 15g，桂枝 15g，附子（先下）15g，巴戟天 30g，薄荷 15g，仙茅 20g，女贞子 30g，香附 20g。6 付，水煎服。2011 年 2 月 17 日二诊：畏寒肢冷减轻，心烦易怒反略加重，乏力略减轻，舌红，苔薄白，脉弦细。处方：熟地 30g，山茱萸 20g，石斛 20g，麦冬 20g，五味子 10g，远志 10g，寸云 15g，桂枝 15g，附子（先下）15g，巴戟天 20g，薄荷 15g，仙茅 20g，女贞子 30g，香附 20g，川楝子 15g。五付。水煎服。2011 年 2 月 24 日三诊：患者腰痛、畏寒、心烦易怒减轻，舌淡红，苔薄白，脉弦细。服用上方加减 1 月余，患者诸症皆不明显，脉仍弱，但不细。继续原方巩固治疗。2011 年 6 月其妻怀孕而停药。

[按语] 本患者并非单纯虚证，而是虚实错杂，既有肾阴阳两虚，又伴肝郁，故采用地黄饮子阴阳双补，酌加薄荷、香附、川楝子以疏肝解郁，二诊心烦易怒反加重，可能温补太过反助长肝阳，故温阳药酌减，加川楝子以疏肝泻火。原方加减常服，终至阴阳得复，肝气渐疏，不育亦愈。表明对于虚证必须坚持较长一段疗程，正气方能逐渐恢复，并最终取效。

病案 2：吕××，男，42 岁，2009 年 7 月 19 日就诊。婚后 3 年未育，曾长期嗜酒，有前列腺炎，曾服各种补药、保健药及中药汤剂始终未育。现症：腰酸，手足心热，乏力倦怠，纳呆，心烦易怒，小便不利，尿黄，舌红，苔黄腻，脉沉滑。辨证为肝经湿热，治以清肝泻火、清利湿热，龙胆泻肝汤加减，处方：龙胆草 15g，栀子 20g，黄芩 20g，柴胡 15g，车前子（包）30g，泽泻 20g，木通 20g，甘草 10g，当归 15g，藿香 20g，佩兰 20g，茵陈 30g。6 付水煎服。2009 年 7 月 27 日二诊：乏力倦怠、纳呆减轻，小便较前通畅，舌红，苔黄腻，脉沉滑。处方：龙胆草 10g，栀子 20g，黄芩 15g，柴胡 15g，车前子（包）30g，泽泻 20g，木通 20g，甘草 10g，当归 15g，藿香 20g，佩兰 20g，茵陈 30g，滑石（包）30g。5 付水煎服。2009 年 8 月 5 日三诊：腰酸、手足心热减轻，饮食基本恢复，偶胃不适，舌淡红，苔薄黄腻，脉沉滑。处方：龙胆草 10g，栀子 15g，黄芩 15g，柴胡 15g，车前子（包）30g，泽泻 20g，木通 20g，甘草 10g，当归 15g，藿香 20g，佩兰 20g，茵陈 30g，滑石（包）30g，白豆蔻 10g。8 付，水煎服。2009 年 8 月 18 日四诊：患者小便畅，尿黄不明显，舌红，苔薄黄腻，脉沉弱。处方：柴胡 15g，党参 20g 半夏 15g，黄芩 15g，甘草 15g，白术 20g，茵陈 30g，滑石（包）20g，木通 20g。6 付。以上方加减断续服用，2009 年 12 月 20 日患者告知其妻怀孕。

[按语] 本患者为肝经湿热证，虽有手足心热，不可认为阴虚，否则必犯"实实"之戒，而要四诊合参，方可辨证准确。龙胆泻肝汤为肝经湿热代表方，本方清热燥湿之力极强，应用得当取效颇快，但方中皆大苦大寒之品，有寒凉败胃之虞，必须中病

即止或酌情减量或加入温药以节制寒凉。本患者服药中间胃不适考虑即是久服寒凉之过，故凉药酌减，并加白豆蔻以温中护胃。湿热渐化后转方加入补气健脾之品，化湿之品逐渐减量，体现了同病异治的原则。

病案3：董××，男，40岁，2005年4月29日就诊。婚后5年未育，长期口服各种补肾药，及食疗方，未见效果。现症：腰酸，心烦易怒，胁胀，倦怠，纳呆，小便黄，偶便溏，舌红，苔薄黄，脉弦。辨证为肝气郁滞，治以疏肝解郁，柴胡疏肝散加减，处方：柴胡15g，白芍20g，川芎15g，陈皮20g，枳壳15g，甘草15g，香附20g，丹皮15g，白术20g，6付水煎服。2005年5月8日二诊，胁胀减轻，饮食略增加，口干舌燥，舌红，苔薄黄，脉弦，方药：柴胡20g，白芍30g，川芎15g，郁金20g，枳壳15g，甘草15g，香附20g，丹皮15g，党参20g，6付水煎服。2005年5月16日三诊，心烦易怒减轻，胁胀减轻，饮食可，口干舌燥消失，舌红，苔薄黄，脉弦。方药：柴胡20g，白芍30g，川芎15g，郁金20g，枳壳10g，甘草15g，香附15g，丹皮15g，党参20g，黄芪20g，桑寄生20g，狗脊30g。6付。至2005年7月26日，前方加减共服近3个月，诸症皆不明显，未再服药。2005年9月4日患者告知其妻怀孕。

[按语]本患者年久未育，心情不佳，心烦易怒，胁胀，脉弦，为明显肝郁气滞之证，肝气失于疏泄，则不能施精化育。小便黄，为肝郁化火之象，故采用柴胡疏肝散以疏肝解郁，方中柴胡、川芎、陈皮、枳壳、香附以疏肝气；丹皮以泻肝火；见肝之病，知肝传脾，且患者已出现便溏、食少纳呆等脾虚表现，故加白术、甘草以补气健脾；辛燥久用，易伤肝阴，故加白芍以养血柔肝。服药后出现口干舌燥，为辛燥伤阴之象，故去白术之温燥，换党参，加重白芍用量，并将陈皮、香附等辛燥之品酌减，药后口干舌燥消失。患者又有腰酸痛，表明兼肾气不足，故又加桑寄生、狗脊以补肾，最终疗效满意。

病案4：高××，男，36岁，2005年12月2日就诊。婚后2年未育，于多家医院治疗，并曾口服鹿茸等贵重药品，未见效果。现症：倦怠乏力，神疲懒言，腰酸，心烦易怒，纳呆，寐差，二便正常，舌淡嫩苔薄黄，脉弦无力。辨证为心脾两虚证，归脾汤加减，处方：白术20g，红参（包煎）10g，黄芪30g，当归20g，甘草10g，茯神15g，远志10g，酸枣仁30g，木香15g，龙眼肉20g，大枣5枚，柴胡15g，白芍15g，6付水煎服。2005年12月11日二诊：倦怠乏力略减，仍神疲懒言，腰酸，心烦易怒，纳呆，寐差，舌淡嫩，苔薄黄，脉弦无力，方药：白术20g，红参（包煎）10g，黄芪30g，当归20g，甘草10g，茯神15g，远志10g，酸枣仁30g，木香15g，龙眼肉20g，大枣5枚，柴胡15g，白芍15g，桑寄生20g，狗脊20g，6付水煎服。2005年12月20日三诊，倦怠乏力、神疲懒言减轻，腰酸减轻，心烦易怒，饮食增加，寐差略好转，舌淡嫩，苔薄黄，脉弦无力，原方20付，水煎服。2006年10月13日，患者原方加减，断续服用10个月左右，其妻怀孕。

[按语] 临床上很多病例都不是单一证候，而是虚实寒热并见，多种证候并存。此时要分清主次，根据主要证候选方，次要证候加减即可。本患者倦怠乏力，神疲懒言，纳呆，寐差，舌淡嫩苔薄黄，脉无力，为心脾两虚之证，故采用归脾汤加减；脉弦、心烦易怒，脾虚肝旺之证，故加柴胡、白芍平肝疏肝；腰酸为肾气亏虚证，故加桑寄生、狗脊以补益肾气。全方双补心脾为主，兼以疏肝、补肾，主次分明，标本兼治，虚实并治，疗效满意。

## 四、早泄

### （一）概述

早泄是最常见的射精功能障碍，发病率占成年男子的1/3以上。早泄的定义尚有争议，通常以男性的射精潜伏期或女性在性交中达到性高潮的频度来评价，如以男性在性交时失去控制射精的能力，则阴茎插入阴道之前或刚插入即射精为标准；或以女性在性交中达到性高潮的频度少于50%为标准来定义早泄，但这些都未被普遍接受。因为男性的射精潜伏期受年龄、禁欲时间长短、身体状况、情绪心理等因素影响，女性性高潮的发生频度亦受身体状态、情感变化、周围环境等因素影响。另外，射精潜伏期时间的长短也有个体差异，一般认为，健康男性在阴茎插入阴道2～6分钟发生射精，即为正常。

中医对早泄的认识：早泄是同房过程中过早泄精的总称。本病在古籍中有溢精、鸡精等名称。最早记述这一病症的为《素女经》。在《素女经》中有这样描述："素女日，阴阳有七损八益。""二损谓溢精，溢精者，心意贪爱，阴阳未合而用之，精中道溢。"清代陈士铎《辨证录·种嗣门》："男子有精滑之极，一到妇女之门，即便泄精，欲勉强图欢不可得。"清代沈金鳌《沈氏尊生书》曰："未充即泄，或乍交即泄。"即指早泄一病。

### （二）病因病机

中医学认为精之藏泄虽受制于肾，但早泄的发生与心、肝、肾和阳明经关系密切。早泄其病因繁多，病情复杂，然终不离虚实阴阳，虚多责精亏阴伤、阳气虚弱、气血不足，心脾两虚，心肾不交，阴虚火旺，肾失封藏，纵欲竭精，固摄无权所致。

实则由湿热浊毒，郁怒伤肝，情志抑郁、肝郁心火、血运失畅等，以致心神焦虑不宁、肝之疏泄约束无权、制约无能，肾之封藏固摄乏力，精室藏泄、精窍开合失控而触之即泄。心有欲念，肾火妄动，心肾失交；湿郁精关，相火妄动，开合无权均可导致早泄。在临床上分为以下几种类型进行辨治。

**1. 湿热下注**

临床表现：轻重不同程度的早泄均可发生。性欲如常或亢进，临房即泄，遗精频作，精液稠厚，头晕目眩，口苦口黏，小便黄赤、灼热、不畅，阴囊潮湿、瘙痒或尿道痒痛，或尿道口红，分泌物增多，大便或干或滞或不爽，肛门灼热，舌红苔黄腻，脉弦数或滑数。

治则：清肝利胆，佐以利湿。

方药：龙胆泻肝汤加减。

病因病机：地处湿热、烟酒过度、嗜食肥甘厚味、膏粱辛辣之物，或过服温热壮阳之品，或素为痰湿热盛之体，均为此型之常见病因。

辨治要领：本证型在治疗上必须谨守病机，掌握清热、利湿、泻肝火，切忌妄用补肾固精之品，必要时可适当加入活血通络之品，以促进生殖系统血液流畅。

**2. 肝气郁结**

临床表现：早泄多为轻、中度。性欲亢进、低下或如常。情志不畅，忧郁烦闷，胁肋胀痛，早泄与心情状态关系至为密切。少腹胀满或会阴、睾丸胀痛，舌质紫暗，脉弦数。

治则：疏肝理气。

方剂：柴胡疏肝散加减。

病因病机：本证型多由情志不畅引起，或长期压抑，或久看黄色录像及淫秽读物，或夫妻不睦，或忧虑焦急，或性生活长期不得舒展，诸种精神因素皆可致成本证型。

辨治要领：本型病因为各种情志因素，多可在详询病史中了解到。其治疗上重在疏肝解郁，必要时稍佐活血或补肾之品，不可妄用壮阳之品，以免劫损肝阴，加重病情。

**3. 肾气亏虚，不能固摄**

临床表现：早泄多在中度、重度，阴茎易举，性欲偏低，临房早泄，精液清稀，精液量少，前列腺液常不易取出。可能兼有耳鸣、耳聋、腰酸膝软、夜尿频，精神萎靡，舌淡、苔白，脉沉细或细弱。

治则：益肾固精。

方剂：参芪地黄汤加减。

病因病机：本证型多由房劳过度，或少年频繁手淫，或年事偏高，肾气渐衰，或同房时突遇不测，惊恐伤肾，相火妄动，扰乱精室，以致精关失固，早泄频作。

辨治要领：本证型关键在于"肾虚"，摄精乏力，精关不守。治疗的关键是补气摄精，兼有肾阳不足，辅以补肾壮阳之品；兼有阴气不足，辅以滋阴之品。

4. 心脾两虚

临床表现：早泄多为中度、重度，性欲一般或性欲减退，或觉力不从心，形体消瘦，心悸气短，健忘，失眠多梦，体倦乏力，面色少华，自汗，纳呆便溏，舌质淡，苔薄白，脉细或细弱。

治则：健脾养心，强身止泄。

方剂：归脾汤、麦味地黄汤加减。

病因病机：本证型多由思虑过度，或长期饮食不调，或大病久病失养，或误药误治克伐心脾所致。正如《景岳全书》云："若以忧思太过，抑损心脾，则病及阳明冲脉……气血亏而阳道斯不振矣。"

辨治要领：本证型主要由于思虑或劳心过度，或饮食不调，或有长期失眠、长期腹泻史，或大病失养，或药石误治克伐心脾，气血生化之源不足，阴精失其濡养，血亏气耗，心神虚弱，而阳物失振发为早泄。

5. 肾阴虚亏

临床表现：早泄多在轻、中度，阴茎易举，性欲亢进，精液量少、稠厚，可能兼有耳鸣、耳聋、腰酸膝软、五心烦热、小便黄、大便干，舌质红、苔薄黄，脉细数。

治则：滋补肾阴，清火固泄。

方剂：六味地黄丸合二至丸或大补阴丸加减。

病因病机：本型多由房劳过度，或频繁手淫，或年事偏高，肾阴渐衰；或过服久服壮阳的热性药物，相火妄动，扰乱精室，以致精关失固，早泄频作。

辨证要点：本证型关键在于"阴虚"，阴精不足，阳相对亢盛，治疗上应注意阳中求阴，可酌情壮阳之品，必要时加入清火潜阳之品。

6. 心肾不交

临床表现：本型多见于新婚初恋之人。表现为阳事易举，举则易泄；或心中欲念动则精泄而出，梦遗滑精，伴有心烦心悸，寐少梦多，腰脊酸楚，头晕目眩，倦怠、乏力，溲黄口干，舌尖红赤，苔少或薄黄，脉细数。

治则：滋阴清热，交通心肾。

方剂：济火延嗣丹、天王补心丹或黄连阿胶汤加减。

病因病机：《景岳全书》云："盖精之藏制虽在肾，而精之主宰则在心，故精之蓄泄无非听命于心。"肾藏精，心主神，心肾两脏在性事活动中有主宰始终之功；若性情急躁，郁虑化火，心火过盛，日久不宁，则心肾水火失其平衡，心神动摇于上，精液走泄于下，其本在心，其标在肾，正若《辨证录》所谓："心喜宁静，不喜过劳，过劳则心动，心动则火起而上火，火上炎则水火相隔，心之气不能下交于肾，肾之关大开矣，盖肾之气必得心气相通，而始能藏精而不泄。今心不能摄肾而精焉得而不走乎。"

辨证要点：在《辨证录·种嗣门》中指出："至于望门泄精者，不特君火衰极，相火也未尝盛也。治法补心火之不足，不可泻相火之有余，盖泻相火，则君火益衰耳。"

### 验案举例

病案1：杨×，46岁，工人。患者因阳痿早泄，经多处诊治，服补肾壮阳药效果不佳，于2001年8月来我院就诊。主症：阳痿早泄，多梦少寐，急躁易怒，胸胁胀满，腰膝酸软无力，口干，口中味淡，食少纳差，小便短赤，大便干，舌质红、苔薄黄腻，脉弦滑。诊断：早泄（肾虚兼肝郁湿热）。治则：首用清热利湿，继用滋阴温阳法。方药：首选龙胆泻肝汤加减治疗10付，患者胸胁胀满、急躁易怒、口干等症状缓解消失，舌苔由黄腻转为薄白，后改用六味地黄丸，早晚各服2丸，连服3周，病情痊愈。

病案2：王××，32岁，早泄1年余，逐渐加重。起病源于年少时频繁手淫，25岁结婚，婚后性欲偏低，但尚可勉为行事。1年前，夫妻正在同房时小孩突然闯入，遂当即射精，以后每次同房时都精神紧张，以致插入即泄，甚至未及插入即泄。并伴有阴茎勃举不坚，精液清稀，精液量少，气短、倦怠乏力、耳鸣、腰酸膝软，精神萎靡，房事后冷汗自出，大便溏，小便频等症状。舌质淡、周边有齿痕，苔白，脉沉弱。诊断为：早泄（肾气亏心，不能固摄）。予参芪地黄汤加肉桂、琥珀、仙茅，连服10付。早泄渐除，后继服1个月性功能恢复至较病前更好水平。

### 五、遗精

#### （一）概述

遗精是指不因性生活而精液遗泄的病证。有梦而遗精者，称为梦遗；无梦而遗精，甚至清醒时精液自出者，称为滑精。

本病的记载，首见于《黄帝内经》："精自下"，《灵枢·本神》云："忧惕思虑则伤神，神伤则恐惧，流淫而不止。恐惧而不解则伤精，精伤则骨酸痿厥，精时自下。"认为遗精与恐伤肾有关。《金匮要略·血痹虚劳病脉证并治》称遗精为"梦失精"，并采用桂枝加龙骨牡蛎汤治疗。《诸病源候论·虚劳病诸候》认为遗精："肾气虚弱，故精溢也。见闻感触，则动肾气，肾藏精，今虚弱不能制于精，故因见闻而精溢出也。"提出本病为肾虚不能藏精所致。宋代《普济本事方·膀胱疝气小肠精漏》首次把"遗精"和"梦遗"作为病名提出，并提出补肾、清心、利湿等治法。《济生方·白浊、赤浊、遗精论治》认为遗精与心肾关系密切，指出："心火炎上而不息，肾水散漫而无归，上下不得交养"，并提出"肾病者当禁固之，心病者当安宁之"作为遗精治法。元代《丹溪心法·遗精》提出相火致遗精论，认为："肝与肾皆有相火，每因心火动则相火亦动"，并认为湿热可导致遗精："精滑专主湿热，黄柏、知母降火，牡蛎粉、蛤粉燥湿。"李中梓《医宗必读·遗精》更提出五脏之病皆可引起遗精，但心肾为关键因素，其云："苟一脏不得其正，甚则必害心肾之主精者焉。"

西医学的神经衰弱、前列腺炎等引起的遗精，皆可参考本方案治疗。

### （二）病因病机

1.病因　遗精主要由于劳心太过、欲念不遂、饮食不节、房事过度导致肾不能藏精所致。

（1）劳心太过：思虑不节，劳心劳神，则心火妄动，心火动则相火随，导致心火不能下交于肾，肾水不能上济于心，心肾不交，水亏火旺，下扰精室，导致遗精的出现。《折肱漫录·遗精》对此进行了恰当的论述："梦遗之证，其因不同……非必尽因色欲过度，以致滑泄。大半起于心肾不交，凡人用心太过则火亢于上，火亢则水不升而心肾不交。士子读书过劳，每有此病。"说明用脑过度者易患此疾。《证治要诀·遗精》亦云："有用心过度，心不摄肾，以致失精者。"如平素思虑过度的伤心脾，心伤则肾不固，所谓"神摇于上，而精动于下"，脾伤则不能摄精，精易下行，也可导致遗精。《景岳全书》曰："有因用心思索过度辄遗者，此中气有不足，心脾之虚陷也。"也说明了思伤脾而导致了遗精。

（2）饮食不节：平素嗜食肥甘厚味，损伤脾胃，湿热或痰热内生，或饮食直接酿生湿热，湿热痰浊流注于下，扰动精室，精关不固，发为遗精。《张氏医通·遗精》谓："脾胃湿热之人，及饮酒厚味太过，与酒客辈，痰火为映，多致不梦而遗泄。"《杂病源流犀烛·遗泄源说流》云："有因脾胃湿热，气不化清，而分注膀胱者，亦混浊稠厚，阴火一动，精随而出，此则不待梦而自遗者……有因饮酒厚味太过，痰火为殃者。"说的正是湿热遗精之理。《明医杂著·梦遗滑精》亦云："梦遗滑精……饮酒厚味，痰火湿热之人多有之。"

（3）欲念不遂：年少气盛，心有所慕，而所欲不能遂心，或壮夫久旷，思慕色欲，或见色而心动，皆能导致心火亢盛，心火动则相火随，精室被扰，而发遗精，《金匮翼·梦遗滑精》云："动于心者，神摇于上，则精遗于下也。"《景岳全书·遗精》云："精之藏制虽在肾，而精之主宰则在心，故精之蓄泄无非听命于心。"皆为同一道理。这一点在当代尤其是一个问题，当前媒体过于发达，电脑尤其网络上暴露图片、色情内容过多，而当前的人又痴迷网络，见色心动，欲望频生，可能是当前遗精的一个主要因素。

（4）房劳过度：或结婚过早，或房事过度，或频犯手淫，日久肾气虚或肾阳虚或肾阴不足，精关不固，而致遗精。

（5）他病所致：久患他病不愈或治不得法，脏器亏虚，肾精不固，而导致遗精。

2.病机　遗精基本病机为肾失封藏。病位在肾，但与心脾肝有密切关系。《黄帝内经》云："肾者主蛰，封藏之本"，因劳心太过、欲念不遂导致心火亢盛，相火妄动，神摇于上，而精动于下，肾不能封藏，而精遗于下。或房劳太过或禀赋不足，肾气亏虚或肾阳、肾阴不足，精关不固，导致遗精，日久甚至导致肾气虚冷，下元不固，导致遗精。《景岳全书·遗精》说："有素禀不足，而精易滑者，此先天元气之单薄也。"正是此意。或饮食不节，肥甘厚味酿生湿热痰浊下注，扰动精室，出现遗精。

（三）诊断

（1）不因性生活而遗精，可在睡眠中发生，或在清醒时发生遗精，每周超过2次以上。

（2）伴有耳鸣，头昏，失眠，倦怠乏力，腰膝酸软等症，持续1个月以上者，即可诊断为遗精。

（3）多有劳心太过、欲念不遂、饮食不节、房事过度等诱发因素。

（4）相关西医检查，遗精从西医角度可见于多种器质性疾病，需做前列腺超声、前列腺液及相关男科检查以确定病因。

（四）鉴别诊断

1.与溢精鉴别　溢精指成年未婚男子，或婚后夫妻分居者，1个月遗精1～2次，而无其他不适感觉或其他症状，属于生理现象。《景岳全书·遗精》认为是"精满自溢"表现。

2. 与早泄鉴别　遗精是在没有性交情况下而精液自行流出，而早泄是在性交开始，甚者在交接之前，精液提前泄出。

3. 与精浊鉴别　精浊是指尿道口有白色分泌物流出，但精浊常在大便时或尿完后出现，可伴茎中疼痛，而遗精无疼痛感，多在情欲萌动时发生。

### （五）辨证要点

（1）首先辨虚实寒热，初起多实，久病多虚，但也有很多属初起属虚者，或虚实寒热错杂。

（2）注意有梦治心，无梦治肾。劳心过度，或欲念不遂，色心易动者多与心有关，但注重治心。无梦而遗或房劳过度而肾亏者，注重治肾。

### （六）治疗原则

辨证论治为主。实证以清泄相火、清热利湿，心病者兼用安神；虚证以补涩为主，肾气亏虚者，补肾固精为主；劳伤心脾者，补益心脾为主；肾阳亏虚者，温补肾阳；肾阴虚者，滋阴降火。

### （七）分型治疗

**1. 心肝火旺**

症状：寐差，心悸多梦，梦中遗精，伴有五心烦热，头晕目眩，心烦易怒，口苦咽干，小便短赤灼热，舌红少苔或苔黄，脉弦数。

治法：清心泻火。

方药：滋水清肝饮合朱砂安神丸加减。

方中丹皮、栀子、黄连清心肝之火，而安心神；朱砂、酸枣仁安心神；当归、生地、山药、白芍滋阴降火；茯苓、泽泻利水泄浊，邪去补方得力；柴胡疏肝泄火。

加减：肝郁化火，胁痛明显者加元胡、川楝子以通络止痛。肝肾阴亏重者，加女贞子、墨旱莲滋补肝肾。兼脾虚纳呆者加甘草、党参以健脾补气。兼湿热者加滑石、车前子以清热利湿。

**2. 湿热下注**

症状：遗精，或有梦或无梦，小便短赤灼热，口苦或渴，口中黏腻，便溏黏滞，或见脘痞，食少纳呆，恶心，舌红或淡红，苔黄腻，脉滑数。

治法：清热利湿。

方药：程氏萆薢分清饮。

方中萆薢、茯苓、黄柏、车前子清热利湿；白术、菖蒲健脾化湿；莲子心、丹参清心安神。

加减：若心烦易怒胁痛，属湿热下注肝经，用龙胆泻肝汤苦燥以清热利湿。若饮食不节，过食肥甘醇酒厚味，酿痰湿化热，可合用清中汤以增强化湿作用。小便灼热短涩，加滑石、白花蛇草以增强清热利湿作用。若兼大便秘结，加大黄以攻下热结。

### 3. 心脾两虚

症状：劳则遗精，面色萎黄，心悸，失眠健忘，倦怠乏力，食少纳呆，便溏，舌淡红，苔薄白，脉弱。

治法：补益心脾，养心安神。

方药：妙香散加减。

方中人参、山药、黄芪甘温，补气健脾固精；茯苓、远志、辰砂清心安神；木香理气，使补而不滞。

加减：乏力，便溏明显者，属中气下陷者，采用补中益气汤以升清降浊。腰膝酸痛属肾虚者，合右归丸以双补脾肾。

### 4. 肾虚不固

症状：无梦遗精，甚至滑精，腰酸膝软，眩晕耳鸣，健忘失眠，胫酸乏力，或伴畏寒肢冷，阳痿早泄，夜尿频，小便清长，舌淡有齿痕，苔白滑，脉沉。或手足心热，心烦易怒，舌红少苔，脉细。

治法：补肾益精，固涩止遗。

方药：金锁固精丸加味。

芡实、沙苑子、金樱子补肾固精；莲子、龙骨、牡蛎收涩固精，兼养心安神。加减：肾阴虚，手足心热明显者，用左归丸以滋肾阴。畏寒肢冷明显者，用右归丸或四逆汤以温肾。肾阴阳两虚采用地黄饮子或还少丹加减。

### 验案举例

病案 1：张××，24 岁，未婚，打工，2014 年 5 月 4 日就诊。遗精近 5 个月，平素情欲易动，心情紧张，曾服诸多补肾药，未见效果。刻诊：遗精，面红，乏力，心烦易怒，右胁胀，纳呆，小便短涩灼热，精神萎靡，情绪易紧张，舌红，苔薄黄腻，脉沉滑数。首诊考虑肝肾阴虚兼湿热，采用滋水清肝饮加减：方药：酸枣仁 20g，生地 20g，山药 20g，茯苓 20g，泽泻 15g，丹皮 20g，栀子 20g，柴胡 15g，山茱萸 20g，白芍 20g，车前子 20g，滑石（包）20g，女贞子 20g，墨旱莲 20g，6 付。5 月 12 日二诊，患者遗精未见好转，反出现脘痞纳呆加重，大便黏滞，苔黄腻，脉滑数有力，改为龙胆泻肝汤加减，方药：龙胆草 15g，栀子 20g，黄芩 20g，柴胡 15g，车前子（包）30g，泽泻 20g，川木通 20g，当归 15g，滑石 30g，藿香 20g，佩兰 30g，6 付。5 月 19 日三诊，患者遗精次数大减，面红、心烦易怒减轻，胁痛减轻，小便灼热减轻，苔薄黄腻，脉滑数。方药：龙胆草 10g，栀子 20g，黄芩 20g，柴胡 15g，车前子（包）30g，泽泻 20g，川木通 20g，当归 15g，滑石 30g，藿香 20g，佩兰 30g，厚朴 10g。6 付。5 月 28 日，遗精基本消失，二便正常，进食正常，舌红，苔薄黄腻，脉滑较有力，原方，10 付以巩固疗效。

[按语] 本病例首诊根据面红，心烦易怒，右胁胀，小便短涩灼热，精神萎靡，情绪易紧张辨证为肝肾阴虚，根据舌脉考虑兼湿热证，采用滋水清肝饮滋阴为主，酌加清热化湿之品，但服药后症状未减，反出现脘痞，考虑滋阴太过助长湿热，故二诊改为龙胆泻肝汤以清热化湿为主，药后症状明显减轻，此后采用此方加减最终遗精得愈，诸症得解。本患者虽有面色潮红的阴虚表现，但并非主要矛盾，主要还是湿热为主，故最终从湿热论治取效。表明辨证准确为取效的关键，而分清主次标本也是取效的必要条件。另外注意情志调节，节制欲望，尤其少看色情内容，减少刺激，多看积极向上的书籍等，所谓"移情易性"，注意休息，避免过劳，再配合服药治疗，则精气易固，遗精容易治愈。

病案 2：吕××，40 岁，已婚。2012 年 8 月 23 日就诊。遗精 2 个月余，因平素工作、家庭压力过大常心中思虑，日久心悸，汗出，又出现遗精，更心中恐惧，曾外院口服汤剂及中成药，症状一度好转，随之反复，刻诊：遗精，精神不振，惴惴不安，乏力倦怠，嗜卧，心烦易怒，纳呆，腰酸软，二便正常，舌淡红，苔薄白腻，脉弱。四诊合参辨证为心脾两虚，兼肾气亏虚，妙香散加减，方药：党参 30g，山药 30g，黄芪 30g，茯苓 15g，远志 15g，木香 15g，酸枣仁 20g，山萸肉 20g，熟地 20g，附子（先下）10g，肉桂 10g，菟丝子 30g，当归 15g，鹿角胶 10g，6 付。2012 年 8 月 29 日二诊，患者心悸汗出好转，遗精次数略减少，乏力好转，仍纳呆，舌淡红，苔薄白腻，脉弱。方药：党参 30g，山药 30g，黄芪 30g，茯苓 15g，远志 15g，木香 15g，酸枣仁 20g，山萸肉 20g，熟地 20g，附子（先下）10g，肉桂 10g，菟丝子 30g，当归 15g，鹿角胶 10g，焦三仙各 10g，龙骨 30g，6 付。9 月 7 日三诊，饮食增加，心悸、汗出不明显，遗精次数明显减轻，乏力明显减轻，腰酸仍在，舌淡红，苔薄黄腻，脉弱。方药：党参30g，山药30g，黄芪30g，茯苓15g，远志15g，木香15g，酸枣仁20g，山萸肉20g，熟地20g，肉桂10g，菟丝子30g，当归15g，鹿角胶10g，焦三仙各10g，龙骨30g，薏米30g，6付。9月22日，经原方加减治疗1个月，患者遗精消失，乏力倦怠明显好转，胆气渐增，腰酸减轻，脉略弱。嘱继续口服归脾丸2盒巩固治疗。

[按语]本患者遗精，精神不振，惴惴不安，乏力倦怠，嗜卧，纳呆，腰酸软，脉弱，为心脾两虚，兼肾气亏虚之证，故方药始终以心脾双补兼补肾为主，患者心虚胆怯，故加龙骨以重镇安神，胆怯好转。但逐渐出现黄腻苔，为补益太过，助湿生热所致，故去附子，加薏米以清热化湿，标本兼治。虚证遗精病程稍长，虽症状消失，仍需服药一段时间以培补正气，嘱患者清心少欲，以防止复发。

病案3：王××，26岁，未婚。2013年5月6日就诊。间断遗精2年余，曾服六味地黄丸、知柏地黄丸，多次较长时间服用中药汤剂，时轻时重，始终无明显效果。担心日久不愈会影响婚育。现症：遗精，倦怠乏力，心烦易怒，饮食正常，阴囊潮湿，尿黄，大便正常，舌淡红，苔黄厚腻，脉沉有力。辨证为肝经湿热，草薢分清饮合龙胆泻肝汤加减，方药：草薢20g，茯苓20g，黄柏10g，车前子（包）30g，菖蒲15g，丹参30g，龙胆10g，栀子15g，柴胡15g，泽泻15g，木通15g，甘草10g，当归15g，6付。2013年5月14日二诊，阴囊潮湿减轻，心烦易怒减轻，舌淡红，苔黄腻，脉有力，原方加藿香20g，佩兰20g。6付。2013年5月24日三诊，近期未见遗精，阴囊潮湿不明显，乏力减轻，舌苔黄腻，脉有力，原方，6付。

[按语]本患者为湿热下注导致的遗精，曾自服六味地黄丸等滋阴为主的药物以图补肾，不知正犯"实实"之戒。患者心烦易怒，阴囊潮湿，尿黄，舌淡红，苔黄厚腻，脉沉有力显然肝经湿热下注证，故选草薢分清饮、龙胆泻肝汤以清化湿热，诸症逐渐减轻，最终取得良好效果。说明辨证论治才是中医真正的法宝。舍去辨证妄图以补药固精，不唯不去病，反而增病，病者尚不知晓。

病案4：赵×，43岁，已婚，2009年7月16日就诊。遗精1年余，多在劳累后易出现，曾口服右归丸、肾气丸及保健药品，也间断口服汤药，效果不好，现症：遗精，伴倦怠乏力，易汗出，进食后汗出更多，饮食尚可常，偶便溏，舌淡红，苔薄白腻，脉滑弱。辨证为脾虚不摄，处方：黄芪30g，白术20g，党参20g，陈皮15g，升麻3g，柴胡3g，山药30g，益智仁20g，芡实20g，6付。2009年7月25日二诊，患者乏力减轻，汗出减轻，仍遗精，舌淡红苔薄白，脉滑弱，原方加莲子20g，金樱子20g，6付。2009年8月3日三诊，遗精次数减少，无便溏，进食汗出较多，原方6付。2009

年8月14日四诊，偶遗精，进食汗出不多，原方10付。

[按语] 本患者脾气亏虚，不能摄精，故遗精，进食汗出多也多为脾气亏虚之证，故采用补中益气汤加固精收涩之品，逐渐取效，治疗期间嘱咐患者禁食寒凉辛辣，因皆耗气伤正之物，最终收效明显。本患者曾服右归丸、肾气丸等补肾药，但本患者并无肾气亏虚表现，反倒脾虚之象明显，如乏力、汗出、便溏等，故治疗以健脾为主，最终获得满意疗效。

病案5：陈××，39岁，已婚。2007年4月27日就诊。遗精阳痿1年半，口服各种壮阳药及中药，时好时坏，现症：遗精，阳痿，畏寒肢冷，冬季手足冷如冰，虽夏季也较常人穿衣多，乏力，心烦易怒，饮食尚可常，胁胀，便干，舌淡红，苔薄白，脉滑弱。辨证为肝肾虚寒，治以温补肝肾，处方：附子（先下）15g，干姜20g，甘草15g，吴茱萸15g，当归20g，小茴香20g，乌药15g，肉桂10g，香附20g，紫石英（先下）30g，仙茅20g，仙灵脾30g，6付。2007年5月6日二诊，畏寒肢冷略减，乏力略减，舌淡红苔薄白，脉滑弱，处方：附子（先下）15g，干姜20g，甘草15g，吴茱萸15g，当归20g，小茴香20g，乌药20g，肉桂15g，香附20g，紫石英45g，仙茅20g，仙灵脾30g，葫芦巴15g，6付。2007年5月14日三诊，遗精畏寒肢冷明显减轻，原方15付。2007年6月5日四诊，遗精偶见，手足转温，原方15付。

[按语] 本患者为典型肝肾虚寒证，下焦虚寒，精关不固，故治疗开始即温阳散寒为主，遗精很快减轻，同时嘱咐患者禁食寒凉之品，防止进一步伤阳，最终疗效满意。

# 第二节 风湿性疾病

## 一、痹证概论

### （一）概述

痹者，乃闭阻不通之意也。痹证之名首见于《黄帝内经》，云"风寒湿三气杂至合而为痹也"。主要是指由于人体正气不足、腠理不固，风、寒、湿、热等外邪乘虚袭入，闭阻于经络脏腑，导致气血运行不畅，或化生痰浊、瘀血等实邪，留滞于筋骨、关节及经络，出现肢体、肌肉、关节疼痛、红肿、重着、麻木、屈伸不利，或关节肿大、僵直、变形，甚则肌肉萎缩、累及脏腑的一类病证。由此可见痹证不是指某一个病，而是一类疾病的总称，范围十分广泛。

现代医学中多种疾病均可归属于痹证范畴，如风湿免疫病（如结缔组织病、关节及关节周围软组织疾病），如风湿性关节炎、风湿热、风湿性多肌痛、类风湿性关节炎、皮肌炎、系统性红斑狼疮、强直性脊柱炎、硬皮病、干燥综合征、白塞综合征等，也包括其他如增生性脊柱炎、肩关节周围炎、痛风性关节炎、坐骨神经痛、脉管炎、深静脉栓塞、骨性关节病等。

痹证又可称为"痹病"，并包括"骨痹""皮痹""筋痹""脉痹""肌痹""狐惑病"等病证，中医历代文献中有大量的论述，如《素问·痹论》中记载："帝曰：痹之安生？岐伯曰：风寒湿三气杂至，合而为痹也。其风气胜者为行痹，寒气胜者为痛痹，湿气胜者为着痹也。"《灵素节注类编》载："风为阳，寒湿为阴，三气杂合而成痹病。风阳而性动摇，伤卫气，故风多则流走，名行痹也；寒阴而性凝敛，伤营血，故寒多则身痛，名痛痹也；湿邪浊滞，营卫俱伤，故湿多则气血滞着，身体重，名著痹也。此一病而以邪之多寡分三证也。"《明医指掌》载："风湿寒邪相杂至，袭人经络因成痹。寒者痛而风者行，湿为重着不移处。或中皮脉肌骨筋，内舍心肝脾肾肺。筋挛不仁类乎风，局方风痹同论治。因袭既久未能明，近代明师始分异。内经风痹各有条，诸痹所因出陈氏。"《杂病广要》中言："痹之为病，《黄帝内经》详矣，前人所论，多不出行痹、痛痹、着痹三证。历节是痹之类，既有专门。麻木亦即痹，明人析而立门谬矣。许叔重曰：痹，湿病也。岂以三气中湿最为患乎。"《扁鹊心书·痹病》中云："风寒湿三气合而为痹，走注疼痛，或臂腰足膝拘挛，两肘牵急，乃寒邪凑于分肉之间也，方书谓之白虎历节风……痹者，气血凝闭而不行，留滞于五脏之外，合而为病。又邪入于阴则为痹，故凡治痹，非温不可，方书皆作实治，然属虚者亦颇不少。"《医宗金鉴》："三痹之因风寒湿，五痹筋骨脉肌皮，风胜行痹寒痹痛，湿胜着痹重难支。皮麻肌木脉色变，筋挛骨重遇邪时，复感于邪入脏腑，周同脉痹不相移。"《圣济总录》："《内经》曰，风寒湿三气杂至，合而为痹。又曰：以春遇此者为筋痹。其状拘急，屈而不伸是也。筋痹不已，复感于邪，内舍于肝，是为肝痹。其状夜卧则惊，饮多数小便，上为引如怀。盖淫气乏竭，痹聚在肝。治法以筋痹为先，筋痹既平，则邪弗入于肝矣。"《外台秘要》中载："仲景伤寒论狐惑之病其气如伤寒，嘿嘿但欲卧目瞑不得眠，起卧不安，蚀于喉咽者为惑，蚀于阴者为狐，狐惑之病并恶饮食，不欲闻饮食臭，其面乍赤乍黑乍白，蚀于上部其声嘎，蚀于下部其咽干，蚀于上部，泻心汤主之，蚀于下部，苦参汤淹洗之，蚀于肛外者，雄黄熏之。"《脉经》中言："病患或从呼吸上蚀其咽喉，或从下焦蚀其肛阴，蚀上为惑，蚀下为狐。狐惑病者，猪苓散主之。"《医学纲目》云："病者脉数无热，微烦，默默但欲卧，汗出，初得之三四日，目赤如鸠眼，七八日目黑，若能食者，脓已成也，赤豆当归散主之。"

## （二）病因病机

痹证的发生多为外感风、寒、湿、热等邪气而引起，但"邪之所凑，其气必虚""至虚之处，便是留邪之处"，因此脏腑功能失调、气血亏虚是痹证发生的内因所在，同样不可忽视。

1. 正气不足　"正气"是人体的防御外邪侵袭、抗病及自我调节和康复能力，正气充足是依靠人体精、气、血、津、液等物质的充养。若由于先天禀赋不足，或年高体衰，久病失治误治，或产后气血亏虚及饮食不节，劳倦内伤，房事过度，情志不遂等原因，均可导致脏腑亏虚，正气不足，即体内精、气、血、津、液等不足，致肾虚髓减、骨骼失养、筋脉失濡，同时卫外功能下降、失调，外邪易于乘虚内侵而发病。

2. 外邪侵袭　风、寒、暑、湿、燥、火等称为六气，若六气太过，则成为邪气，当季节、气候变化明显，人体适应及调节能力不足，即可受到外邪侵袭；再者，平素居住于高原、寒冷、野外及潮湿地区，或长期在高温、潮湿的环境中生活、工作，风寒、寒湿、湿热等邪气极易在脏腑正气亏虚的情况下内侵，正如《素问·本病论》中所言："天埃黄气，地布湿蒸，民病四肢不举，昏眩肢节痛，腹满填臆。"外邪内袭，滞留于经络、关节，导致经脉气血运行不畅、闭阻不通，不通则痛而发为痹证。由于外邪的性质各异，其所引起痹证的表现也不相同，其中，以风邪为主者，"风性善行而数变"，故症状表现为痛处游走不定，故称为行痹；以寒邪为主者，"寒凝重浊、凝滞"，易造成气血运行不畅而瘀滞，故疼痛剧烈，痛如锥刺，痛处固定，故称为痛痹；以湿邪为主者，"湿性黏滞重着"，可引起肌肉、关节的麻木、肿胀、疼痛，故称为着痹；以热邪为主者，"火性炎热"，可引起肢体、关节红肿、疼痛，故称为热痹。

综上可见，痹证的病因病机不离内外两个方面，且常常是两个方面共同存在，即正虚、邪实，实邪滞留于关节、肢体、肌肉而发病。

## （三）分型论治

痹证的辨证要点首先是辨别风、寒、湿、热等邪气的不通，其次应辨别风、寒、湿、热的偏胜不同，而对于病程久者，应注意辨别是否存在痰、瘀等邪气，以及气血亏虚、脏腑受损等证候。

1. 行痹

症状：关节疼痛，屈伸不利，痛处游走无定处，或上肢，或下肢，或肌肉，或关节，肢体酸楚，恶风、发热，舌质红，舌苔薄白，脉浮。

治法：祛风通络，除湿散寒。

方剂：防风汤加减。

药物：防风、秦艽、麻黄、桂枝、葛根、当归、赤芍、茯苓、生姜、甘草。

方中以防风、秦艽、麻黄、桂枝等祛风散寒，配伍葛根、赤芍、当归等活血通络、解肌止痛，茯苓健脾渗湿，生姜、甘草调营和中，甘草又可调和诸药。诸药合用，共奏祛风通络、除湿散寒的功效。

随症加减：上肢关节疼痛为主者，加羌活、威灵仙、川芎等；下肢关节疼痛为主者，加独活、牛膝、草薢等；腰部疼痛为主者，加杜仲、菟丝子、补骨脂等；倦怠乏力明显者，加黄芪、党参等。

2. 痛痹

症状：肢体关节疼痛，疼痛剧烈，痛处固定不移，遇寒痛剧，得热则减，关节屈伸不利，肢体肿胀、沉重，舌质淡，舌苔薄白或白腻，脉弦紧。

治法：温经通络散寒，除湿止痛。

方剂：附子理中丸加减。

药物：制附子、干姜、白术、白芍、黄芪、桂枝、杜仲、菟丝子、细辛、甘草。

方中以制附子、干姜、细辛等辛热之品以温经散寒，配伍杜仲、菟丝子增强温补肾阳之力，白术、黄芪等以健脾益气、利水除湿，桂枝通阳散寒，白芍、甘草缓急止痛，甘草又可调和诸药。诸药合用，共奏温经通络散寒、除湿止痛之功。

随症加减：肢体肿胀明显者，加益母草、泽泻；疼痛剧烈者，加乌头、麻黄；关节挛急者，加木瓜、络石藤。

3. 着痹

症状：肢体、关节疼痛、重着，肌肉筋骨疼痛，肢体沉重，行动不利，或见肢体、皮肤顽麻不仁，每于阴雨天加重，舌质淡，舌苔白或白厚腻，脉濡缓。

治法：除湿散寒，祛风通络。

方剂：薏苡仁汤加减。

药物：薏苡仁、苍术、防风、羌活、独活、桂枝、麻黄、当归、川芎、生姜、茯苓、防己、炙甘草。

方中以薏苡仁、苍术以健脾除湿，防风、羌活、独活等祛风胜湿，配伍麻黄、桂枝等温经通阳、散寒利水，茯苓、防己利水消肿，当归、川芎补血活血，生姜、甘草健脾和中。诸药合用，共奏除湿散寒、祛风通络之效。

随症加减：关节肿胀、水湿内蕴者，加姜黄、萆薢、白术等；肌肤麻木不仁者，加豨莶草、海桐皮、络石藤等；膝关节疼痛者，加木瓜、五加皮等。

### 4. 热痹

症状：关节、肢体灼热、红肿、疼痛，痛处得热加剧，得凉痛减，口渴，发热，烦闷不安，恶风、汗出，小便黄赤，大便秘结，舌质红，舌苔黄燥，脉滑数。

治法：清热利湿，祛风通络，宣痹止痛。

方剂：白虎桂枝汤加减。

药物：石膏、知母、桂枝、桑枝、羌活、独活、防己、黄柏、益母草、炙甘草。

方中以石膏、知母清热除烦、益胃生津，桂枝、桑枝疏风通络、利水，羌活、独活祛风胜湿，防己、黄柏清热利湿消肿，益母草利水、兼以活血，炙甘草调和诸药。全方合用，共奏清热利湿、祛风通络、宣痹止痛的功效。

随症加减：烦渴、脉数者，加金银花、连翘、桑叶；关节肿痛明显者，加姜黄、威灵仙、海桐皮；皮肤见红斑者，加牡丹皮、赤芍、生地黄。

### 5. 痰瘀阻络

症状：肢体、肌肉、关节疼痛，时轻时重，痛处固定不移，夜间尤甚，可见关节肿大、变形、屈伸不利、活动受限，肢体麻木，皮肤色暗，胸闷呕恶、痰多，舌质紫暗，可见瘀点、瘀斑，舌苔白腻，脉细涩。

治法：化痰祛瘀，蠲痹通络。

方剂：桃红饮加减。

药物：桃仁、红花、川芎、当归、鸡血藤、制南星、陈皮、地龙、牛膝、僵蚕、炙甘草。

方中以桃仁、红花活血化瘀、通络止痛，当归、鸡血藤补血活血，川芎、地龙、牛膝善行、性走窜，可畅通经络、行气活血，制南星、陈皮化痰、涤痰，僵蚕搜剔关节中之痰邪，炙甘草调和诸药。诸药合用，共同发挥化痰祛瘀、蠲痹通络的功效。

随症加减：瘀血征象明显者，加穿山甲、丹参、地鳖虫；痰邪阻络者，加白芥子、竹茹；皮下结节者，加天竺黄、贝母等。

### 6. 气血亏虚

症状：关节疼痛，反复发作，经久不愈，面色少华或无华，少气懒言，倦怠乏力，肢体沉重，腰脊部冷痛，关节屈伸不利，大便微溏，舌质淡，舌苔薄白，脉细弱。

治法：补气养血，祛风除湿。

方剂：八珍汤加味。

药物：党参、白术、茯苓、川芎、熟地黄、当归、鸡血藤、赤芍、白芍、独活、杜仲、苍术、甘草。

方中以党参、白术、苍术、茯苓、甘草等健脾益气、利水除湿，配伍赤芍、川芎活血行气化瘀，促进新血再生，当归、鸡血藤补血活血止痛，熟地黄、白芍养肝血、滋肾阴，促进生血，独活祛风除湿，杜仲温肾阳、止腰痛，甘草调和诸药。全方合用，共奏补气养血、祛风除湿、止痛的功效。

随症加减：腰膝酸软、乏力明显者，加黄芪、续断、补骨脂等；兼畏寒肢冷者，加干姜、肉桂、细辛等；肌肤麻木者，加防己、丹参、海桐皮等；大便稀溏、次数明显增多者，加肉豆蔻、山药、泽泻。

7. 肝肾亏虚

症状：关节屈伸不利，疼痛掣骨，皮肤干枯，身体消瘦，步履艰难，口干渴喜饮，头晕，耳鸣，视物昏花，手足心热，小便色黄，大便干，舌质红，舌苔薄少，脉细数。

治法：滋补肝肾，强筋壮骨。

方剂：左归丸加减。

药物：山药、熟地黄、枸杞子、鹿角胶、牛膝、山茱萸、菟丝子、桑寄生、杜仲、独活、金毛狗脊、白芍。

方中以熟地黄、枸杞子、鹿角胶、山茱萸等滋补肝肾之阴，山药、菟丝子、杜仲、金毛狗脊补肾填精、强筋壮骨、止痛，独活祛风胜湿，白芍柔肝止痛。全方合用，共奏滋补肝肾、强筋壮骨的功效。

随症加减：兼气虚证者，加党参、黄芪、白术等；阴虚内热者，加牡丹皮、生地黄、地骨皮等；视物昏花者，加枸杞、菊花；大便干结不通者，加玄参、麻子仁、肉苁蓉。

8. 肾阳虚衰

症状：腰膝部冷痛，遇寒加重，得热则舒，肢体疼痛、屈伸不利，面色无华，畏寒肢冷，倦怠乏力，小便清长，大便溏，舌质淡，舌苔白，脉沉细。

治法：温肾助阳，蠲痹通络。

方剂：右归丸加减。

药物：杜仲、肉桂、干姜、熟地黄、菟丝子、淫羊藿、山药、山茱萸、枸杞子、当归、鸡血藤、独活、续断。

方中以干姜、肉桂等温补阳气，杜仲、淫羊藿、菟丝子、续断等温补肾阳、止痛，熟地黄、山茱萸、枸杞子、山药等滋补肾阴以济刚柔，当归、鸡血藤活血通络、兼以补血止痛，独活祛风除湿通络。诸药合用，共奏温肾助阳、蠲痹通络的功效。

随症加减：兼脾气亏虚者，加黄芪、党参、白术；兼瘀血者，加丹参、赤芍、延胡索等；大便稀溏者，加吴茱萸、补骨脂、五味子等。

另外，还有一种"脏腑痹"，即素有痹证，复感于邪，内含于脏腑，使脏腑受伤而表现出相应的症状，成为脏腑痹。其中尤以"心痹"较为多见，这是由于痹证患者，外邪循经络而内侵于心，影响心脏的功能，可见心悸、气短、动则加重，面色少华，脉结代等，属心气亏虚、阴血不足证。治疗上应以益气养血、滋阴复脉为法，方选炙甘草汤。

## 验案举例

陆××，女，36岁，已婚，个体。因双下肢强直、疼痛，站立困难2个月，于2014年5月12日来我处就诊。患者自诉2个月前开始出现双下肢强直、疼痛，站立困难等症状，每遇寒冷、阴雨天加重，患者的工作性质是多在水中劳作，曾至某西医院就诊，诊断为"坐骨神经痛"，并给予对症治疗，患者虽能坚持治疗，但效果不佳，故来我处求中医药治疗。刻诊症见：双下肢强直、疼痛，站立困难，活动受限，得温痛减，肢体沉重，肌肤麻木不仁，舌质淡，舌苔白腻，脉濡滑。查体：双膝关节肿大，双侧小腿抽搐、挛缩，臀部肌肉见萎缩象，内展、外展、内翻、外翻、内旋、外旋等动作皆可使疼痛加重，双足背伸动作困难。辅助检查：类风湿因子阴性，抗"O"261U。诊断：西医诊断：坐骨神经痛；中医诊断：痹证（着痹）。治法除湿散寒，祛风通络。处方：薏苡仁30g，苍术10g，防风10g，独活15g，桂枝10g，当归20g，川芎15g，干姜5g，茯苓25g，桑寄生20g，木瓜10g，威灵仙10g，牛膝15g，炙甘草9g。共7付，每日1付，水煎取汁200ml，分早晚2次口服。2014年5月19日二诊：患者自诉服用7付后，下肢疼痛、拘挛等症状较前减轻。上方不变，续服7付。2015年5月16日三诊：患者已能扶拐杖行走，疼痛症状显著减轻。二诊方去干姜、威灵仙，加杜仲20g，续断20g，枸杞子15g，继续服药。续服三诊方2个月后，下肢疼痛、麻木、沉重等症状均消失，行动如常人，随访6个月未见复发。

［按语］该患者由于长时间在水下工作，致湿邪侵袭下肢关节，湿邪留恋于关节，致脉络痹阻而发为着痹，且湿为阴邪，亦从寒化，故而又可见寒邪作祟。故在治疗上以除湿散寒、祛风通络为法。所选方中薏苡仁、茯苓、苍术健脾益气、利水除湿，防风、独活祛风、散寒、除湿，桂枝温通经络，使邪有出路，当归、川芎活血通络止

痛，干姜温阳散寒，桑寄生、牛膝滋补肝肾、强筋壮骨，木瓜舒筋活络，威灵仙祛风除湿、通络止痛，炙甘草调和诸药。诸药合用，共奏除湿散寒、祛风通络的功效，使风寒祛、实邪除、脉络通，邪去则正安，效果显著。

## 二、类风湿关节炎

### （一）概述

类风湿关节炎种以侵蚀性关节炎为主要表现的全身性自身免疫病。本病以女性多发，男女患病比例约 1 ： 3，可发生于任何年龄，以 30 ～ 50 岁为发病的高峰。我国大陆地区的类风湿关节炎患病率为 0.2% ～ 0.4%。本病表现为以双手和腕关节等小关节受累为主的对称性、持续性多关节炎。病理表现为关节滑膜的慢性炎症、血管翳形成，并出现关节的软骨和骨破坏，最终可导致关节畸形和功能丧失。此外，患者尚可有发热及疲乏等全身表现。血清中可出现类风湿因子（RF）及抗环瓜氨酸肽（CCP）抗体等多种自身抗体。

中医学认为类风湿关节炎可归属于"尪痹""历节病"。"痹"最早见于《黄帝内经》，《素问·痹论》指出："风寒湿三气杂至，合而为痹，其风气胜者为行痹，寒气胜者为痛痹，湿气胜者为著痹也。""所谓痹者，各以其时重感于风寒湿者也。"这是有关痹证最早的也是最系统的论述。汉代张仲景《金匮要略·中风历节病脉证并治》首立"历节病"之名，其病以"历节痛，不可屈伸""其痛如掣""诸肢节疼痛，身体魁羸，脚肿如脱"为主要特征，治疗上，仲景分不同情况，拟定了桂枝芍药知母汤、乌头汤两方，奠定了治疗本病的理法方药。汉代以后，又出现了"历节风""白虎病""白虎历节风"等病名，在病因、临床表现、治疗方法方面有了更深入的认识。唐代孙思邈《千金药方·卷八·贼风第三》谓："历节风着人，久不治者，令人骨节蹉跌"，形象地描述了本病晚期关节变形的特点，此外，孙氏还补充了结节病由"热毒流于四肢"这一致病因素。王焘《外台秘要·卷十三·白虎方》即把本病的病因概括为"大都是风寒暑湿之毒，因虚所致。将摄失理，受此风邪，经脉结滞，畜于骨节之间，或在四肢。"又指出本病有疼痛剧烈、昼轻夜剧的特点："其疾昼静而夜发，发即彻髓，酸疼乍歇，其病如白虎之啮，故名曰白虎之病也。"此后，明代《普济方·历节风》有"手指弯曲"的记载；清·《张氏医通》亦谓本病久不愈，可见"肢节如槌"状。在辨证与治疗上，严用和《济生方》根据《素问·痹论》的病因病机，把本病执简驭繁地分作风、寒、湿三种类型，以"痛如掣者为寒多，肿满如脱者为湿多，汗出者为风多。"《千金药方》

《外台秘要》《太平圣惠方》《普济方》等书，都收载了治疗历节病的处方、丸、散、膏、丹、针灸、按摩等方法。为后人治疗本病留下了宝贵的经验。

## （二）病因病机

关于类风湿关节炎的病因病机，《素问·痹论》"风寒湿三气杂至合而为痹也"一语道尽痹证之病因，指出风寒湿等邪气，闭阻于经络脏腑，导致气血运行不畅，从而出现肌肉、筋骨、关节疼痛、麻木、重着或屈伸不利，甚至关节红肿、变形等症状。之所以能"三气杂至"，是因为"邪气所凑，其气必虚"。所谓"其气必虚"，李莹老师认为是指肝肾亏虚而言，因为"肝主筋，肾主骨"。肝肾亏虚，一方面可致营卫气血涩滞不行，壅遏于骨节周围而化热，酿痰、留瘀，使关节肿胀变形疼痛，屈伸不利；另一方面，又因卫外不固，易于感受外邪，风寒湿热之邪乘虚袭入，阻遏营卫，壅滞经络，深入筋骨，促使病情加剧。

中医认为其发病原因不外乎正虚和邪侵。

1. **正虚** 肝脾肾气血亏虚为本。初起主要为禀赋素虚，肝肾亏虚，阳气不足，腠理不密，卫外不固，以致风、寒、湿邪乘虚而入，流注经络、关节，阻碍气血运行而发病。《素问·痹论》所述："病久而不去者，内舍于其合也""骨痹不已，复感于邪，内舍于肾"。肾主骨，肝主筋，筋骨关节皆赖肝肾精血濡养。邪客筋骨，筋损伤肝，肝肾损伤则筋骨失养，肌肉不充。而致关节拘急掣痛，屈伸不利，甚则导致肌萎、筋缩、骨损、关节畸形僵硬、行动艰难等功能严重障碍。

2. **邪侵** 风寒湿热痰瘀为标。正气不足，则邪气易侵，如汗出当风，久居湿地，饮食所伤、七情郁结、跌仆损伤，或风寒湿热之邪反复侵袭，以致痹阻脉络、深入经络筋骨，流注关节，造成气血运行不畅而成瘀血，不通则痛；或湿浊黏滞而成痰饮，痰瘀交阻则流注关节，瘀阻经络，形成骨节僵硬肿胀、畸形，日久难复。

## （三）辨证论治

行医 50 年来，经李莹老师诊治的类风湿关节炎患者至今已近百余例，积累了丰富的诊疗经验。根据临床表现，李莹老师分四型论治：

1. 风湿痹阻型

症状：肢体关节疼痛、重着，或有肿胀，痛处游走不定，关节屈伸不利，舌质淡红，苔白腻，脉濡或滑。

治法：祛风除湿，通络止痛。

方药：《百一选方》蠲痹汤加减。羌活 15g，片姜黄 15g，当归 15g，黄芪 30g，赤芍 30g，防风 15g，甘草 10g。疼痛较重者，酌加白花蛇、川芎、地龙等通络止痛。

2. 寒湿痹阻型

症状：肢体关节冷痛，局部肿胀，屈伸不利，关节拘急，局部畏寒，得寒痛剧，得热痛减，皮色不红，舌胖，舌质淡暗，苔白腻或白滑，脉弦缓或沉紧。

治法：温经散寒，祛湿通络。

方药：《张氏医通》改定三痹汤。人参 10g，黄芪 20g，白术 20g，当归 15g，川芎 10g，白芍 30g，茯苓 20g，桂枝 10g，防己 10g，防风 15g，川乌 10g，细辛 5g，生姜 3 片，大枣 2 个。本方选自《张氏医通》，主治"风寒湿气合病，气血凝滞，手足拘挛"。上肢疼痛明显，加羌活；下肢疼痛明显，加独活；关节屈伸不利明显者，加桑枝、伸筋草；活血通络，可酌加鸡血藤、威灵仙、桑寄生等。

3. 湿热痹阻型

症状：关节肿痛，触之灼热或有热感，口渴不欲饮，烦闷不安，或有发热，舌质红，苔黄腻，脉濡数或滑数。

治法：清热除湿，活血通络。

方药：《温病条辨》宣痹汤加减。防己 15g，杏仁 15g，滑石 20g，连翘 15g，山栀 10g，薏苡仁 50g，半夏 10g，晚蚕砂 10g，赤小豆皮 10g。痛甚者加片姜黄 10g、海桐皮 10g 以宣络止痛；热盛加栀子以泻火、清热解毒，助解骨节热炽烦痛。

4. 肝肾亏虚型

症状：关节肌肉疼痛，肿大或僵硬变形，屈伸不利，腰膝酸软无力，关节发凉，畏寒喜暖，舌红，苔白薄，脉沉弱。

治法：补益肝肾，蠲痹通络。

方药：《备急千金要方》独活寄生汤加减。独活 20g，桑寄生 15g，杜仲 15g，怀牛膝 15g，细辛 5g，秦艽 10g，茯苓 20g，肉桂 10g，防风 10g，川芎 10g，当归 10g，人参 10g，干地黄 20g，芍药 30g，甘草 10g。本方所治之证，乃风寒湿三气痹着日久，肝肾不足，气血两虚所致。若疼痛较甚者，可酌加制川乌、白花蛇、地龙、红花以助搜风通络，活血止痛；寒邪偏重者，加附子；湿邪偏重者，加防己。


## 验案举例

病案 1：王×，女 26 岁，办公室职员。2012 年 2 月 26 日就诊。全身关节疼痛 5 年余，加重 1 个月。患者于 5 年前因受凉后致全身关节痛，经某医院给予服用"白芍总苷胶囊""双氯芬酸钠"等药物治疗，未见明显好转。1月前全身关节痛加重伴发双手指关节疼痛，晨僵，活动不灵，曾在某医院门诊查血沉 60mm/h、类风湿因子阳性、类风湿关节炎"四项"阳性，诊断为"类风湿关节炎"，经门诊中西药物治疗，效果不佳，遂请李莹老师诊治。证见面色苍白，精神不佳，肢体关节冷痛，双手中指、无名指关节肿大变形，屈伸不利，皮色不红，自诉疼痛剧烈，遇冷疼痛加剧，得热则疼痛略减。舌胖，舌质淡暗，苔白滑，脉沉紧。辨为寒湿痹阻型。治以温经散寒，祛湿通络，兼以扶正。药用《张氏医通》三痹汤加减：人参 10g，黄芪 30g，生地 20g，白芍 30g，川芎 10g，当归 10g，桂枝 15g，防风 10g，细辛 5g，防己 15g，白术 20g，附子 10g，羌活 10g，独活 10g，甘草 10g，生姜 3 片，大枣 1 枚。连服上方 15 付后，周身疼痛明显减轻，手指关节痛亦缓解。原方去杜仲、续断加附子 15g，桑枝 15g，木瓜 10g。又进药 15 付，周身疼痛消失，手指关节痛明显减轻，面色红润，舌红，苔薄白，脉沉。诸证皆除，故停药观察。

[按语] 类风湿关节炎，属于中医"痹症"范畴，具体对应为"尪痹"。历来医家治疗本病多从"风、寒、湿"入手，大量应用祛风、散寒、除湿等药，幸得短期之效，但复发者易多。为此李莹老师阅读了大量的中医古籍，潜心研究中医药治疗痹症的方法，特别推崇《素问》《医宗必读》《医门法律》等古籍中有关痹症的论述。《素问·痹论》云："痹……其寒者，阳气少，阴气多，与病相益，故寒也。"《临证指南医案·痹》云："风湿肿痹，举世皆以客邪宜散，愈治愈剧，不明先因劳倦内伤也。"《类证治裁·痹证》云："良由营卫先虚，腠理不密，风寒湿乘虚内袭，正气为邪所阻，不能宣行，因而留滞，久而成痹。"《医宗必读·痹》云："治外者，散邪为急，治脏者，养正为先。治行痹者，散风为主，御寒利湿仍不可废，大抵参以补血之剂，盖治风先治血，血行风自灭也。治痛痹者，散寒为主，疏风燥湿仍不可缺，大抵参以补火之剂，非大辛大温，不能释其凝寒之害也。治着痹者，利湿为主，祛风解寒亦不可缺，大抵参以补脾补气之剂，盖土强可以胜湿，而气足自无顽麻也。"诸家所言的"阳气少""劳倦内伤""正气为邪所阻""大抵参以补血之剂，……补火之剂、……补脾补气之剂"等，均说明"正气虚损"是痹症的根本原因。且李莹老师在临床过程中发现每每寻求中医治疗的类风湿患者多为西医治疗妄效、或由于不良反应大不能耐受的人，这些患者病情迁延日久、变化多端，伴肝肾亏虚、气血不足之证的十之有九，所以李莹老师强调治疗本病扶正是根本，驱邪是关键，扶正以"补气、补血、温阳、温经"为主，驱邪以"祛风、散寒、化湿、通络、止痛"为辅，临床常以《张氏医通》之"改定三痹汤"加减治疗本病，得心应手，效如桴鼓。

病案2：刘×，男，64岁。1998年6月出现两手指关节疼痛红肿，经"吉大一院"系统检查诊断为："类风湿关节炎"，当时对症给予"塞来昔布"以消炎止痛治疗，症状略有缓解。8月21日，患者出现两手指关节疼痛加重，肿胀如梭形，且伴双侧膝关节、足拇指关节红肿作痛，入夜后疼痛加剧，不能行动，食纳可，大便微溏，小便黄，舌质红，苔黄腻，脉弦滑。辨证为湿热痹阻型。治宜清热除湿，活血通络。予《温病条辨》宣痹汤加减：防己15g，杏仁15g，滑石20g，连翘15g，山栀10g，薏苡仁50g，半夏10g，晚蚕砂10g，赤小豆皮10g，海桐皮10g，栀子10g，地龙10g，土茯苓30g，白芍30g。10付水煎服。10付药用毕复诊，疼痛明显缓解，关节肿胀明显消退。继续巩固10付。患者病情明显好转，停药观察。

［按语］《素问·痹论》"风寒湿三气杂至合而为痹也。"《金匮要略》谓："经热则痹"，吴鞠通在《温病条辨》中谓"湿聚热蒸，蕴于经络""痹之兼乎热者亦复不少"，主用宣痹汤。李莹老师深明其意，用宣痹汤少佐虫类药通络，故消肿止痛而获速效。

# 第三节　消化系统疾病

## 一、慢性胃炎

### （一）概述

慢性胃炎系指不同病因引起的各种慢性胃黏膜炎性病变，是一种常见病，其发病率在各种胃病中居首位。自纤维内镜广泛应用以来，对本病认识有明显提高。常见慢性浅表性胃炎、慢性糜烂性胃炎和慢性萎缩性胃炎。后者黏膜肠上皮化生，常累及贲门，伴有G细胞丧失和胃泌素分泌减少，也可累及胃体，伴有泌酸腺的丧失，导致胃酸，胃蛋白酶和内源性因子的减少。慢性胃炎属于中医"胃脘痛"范畴。胃脘痛是由于胃气阻滞，胃络瘀阻，胃失所养，不通则痛导致的以上腹胃脘部发生疼痛为主症的一种脾胃肠病证。本病在脾胃肠病证中最为多见，人群中发病率较高，中药治疗效果颇佳。古典医籍中对本病的论述始见于《黄帝内经》。如《素问·六元正纪大论篇》谓："木郁之发，民病胃脘当心而痛，上支两胁，膈咽不痛，食饮不下。"《素问·至真要大论篇》也说："厥阴司天，风淫所胜，民病胃脘当心而痛。"说明胃痛与木气偏胜，肝胃失和有关。《素问·举痛论篇》还阐发了寒邪入侵，引起气血壅滞不通而作胃痛的机理。《伤寒论·辨厥阴病脉证并治》曰："厥阴之为病，消渴，气上撞心，心中疼热，饥而不欲食，食则吐蛔，下之，利不止。"其中的"心中疼"，即是胃痛，此为后世辨治寒热错杂胃痛提供了有益的借鉴。后世医家因《黄帝内经》胃脘当心而痛一语，往往将心痛与胃痛混为一谈，如《千金要方·卷十三·心腹痛》中有九种心痛，九种心痛是虫心痛、注心痛、风心痛、悸心痛、食心痛、饮心痛、冷心痛、热心痛、去来心痛。这里所说的心痛，实际上多指胃痛而言。《济生方·腹痛门》对胃痛的病因作了较全面的论述：九种心痛"名虽不同，而其所致皆因外感，内沮七情，或饮啖生冷果实之类，使邪气搏于正气，邪正交击，气道闭塞，郁于中焦，遂成心痛。"《和剂局方》《太平圣惠方》《圣济总录》等书，采集了大量医方，其治胃痛，多用辛燥理气之品，如白豆蔻、砂仁、广藿香、木香、檀香、丁香、高良姜、干姜等。金元时期，《兰室秘藏·卷二》立"胃脘痛"一门，论其病机，则多系饮食劳倦而致脾胃之虚，又为寒邪所伤导致。论其治法，大旨不外益气、温中、理气、和胃等。《丹溪心法·心脾痛》谓："大凡心膈之痛，须分新久，若明知身受寒气，口吃冷物而得病者，于初得之时，当与温散或温利之药；若病之稍久则成郁，久郁则蒸热，热久必生火。"胃痛亦有属热之说，至丹溪而畅明。胃痛与心痛的混淆引起了明代医家的注意，如明代《证治准绳·心痛胃脘痛》中写道："或问丹溪言心痛即胃脘痛然乎？曰心与胃各一脏，其病形不同，因胃脘痛处在心下，故有当心而痛之名，岂胃脘痛即心痛哉？"《医学正传·胃脘痛》更进一步指出前人以胃痛为心痛之非："古方九种心痛，详其所由，皆在胃脘而实不在心也。"从而对两病进行了较为明确的区分。其后《景岳全书·心腹痛》对胃痛的病因病机、辨证论治进行了较为系统的总结。清代《临证指南医案·胃脘痛》的"久痛入络"之说，《医林改错》《血证论》对瘀血滞于中焦，胀满刺痛者，采用血府逐瘀汤治疗，都做出了自己的贡献。

## （二）病因病机

1. 寒邪客胃　寒属阴邪，其性凝滞收引。胃脘上部以口与外界相通，气候寒冷，寒邪由口吸入，或脘腹受凉，寒邪直中，内客于胃，或服药苦寒太过，或寒食伤中，致使寒凝气滞，胃气失和，胃气阻滞，不通则痛。正如《素问·举痛论篇》所说："寒气客于肠胃之间，膜原之下，血不得散，小络急引，故痛。"

2. 饮食伤胃　胃主受纳腐熟水谷，其气以和降为顺，故胃痛的发生与饮食不节关系最为密切。若饮食不节，暴饮暴食，损伤脾胃，饮食停滞，致使胃气失和，胃中气机阻滞，不通则痛；或五味过极，辛辣无度，或恣食肥甘厚味，或饮酒如浆，则伤脾碍胃，蕴湿生热，阻滞气机，以致胃气阻滞，不通则痛，皆可导致胃痛。故《素问·痹

273

论篇》曰："饮食自倍，肠胃乃伤。"《医学正传·胃脘痛》曰："初致病之由，多因纵恣口腹，喜好辛酸，恣饮热酒煎爆，复餐寒凉生冷，朝伤暮损，日积月深，故胃脘疼痛。"

3.肝气犯胃　脾胃的受纳运化，中焦气机的升降，有赖于肝之疏泄，《素问·宝命全形论篇》所说的"土得木而达"即是这个意思。所以病理上就会出现木旺克土，或土虚木乘之变。忧思恼怒，情志不遂，肝失疏泄，肝郁气滞，横逆犯胃，以致胃气失和，胃气阻滞，即可发为胃痛。所以《杂病源流犀烛·胃病源流》谓："胃痛，邪干胃脘病也。唯肝气相乘为尤甚，以木性暴，且正克也。"肝郁日久，又可化火生热，邪热犯胃，导致肝胃郁热而痛。若肝失疏泄，气机不畅，血行瘀滞，又可形成血瘀，兼见瘀血胃痛。胆与肝相表里，皆属木。胆之通降，有助于脾之运化及胃之和降。《灵枢·四时气》曰："邪在胆，逆在胃。"若胆病失于疏泄，胆腑通降失常，胆气不降，逆行犯胃，致胃气失和，肝胆胃气机阻滞，也可发生胃痛。

4.脾胃虚弱　脾与胃相表里，同居中焦，共奏受纳运化水谷之功。脾气主升，胃气主降，胃之受纳腐熟，赖脾之运化升清，所以胃病常累及于脾，脾病常累及于胃。若素体不足，或劳倦过度，或饮食所伤，或过服寒凉药物，或久病脾胃受损，均可引起脾胃虚弱，中焦虚寒，致使胃失温养，发生胃痛。若是热病伤阴，或胃热火郁，灼伤胃阴，或久服香燥理气之品，耗伤胃阴，胃失濡养，也可引起胃痛。肾为先天之本，阴阳之根，脾胃之阳，全赖肾阳之温煦；脾胃之阴，全赖肾阴之滋养。若肾阳不足，火不暖土，可致脾阳虚，而成脾肾阳虚，胃失温养之胃痛；若肾阴亏虚，肾水不能上济胃阴，可致胃阴虚，而成胃肾阴虚。胃失濡养之胃痛。

此外，若气滞日久，血行瘀滞，或久痛入络，胃络受阻，或胃出血后，离经之血未除，以致瘀血内停，胃络阻滞不通，均可引起瘀血胃痛。《临证指南医案·胃脘痛》早已有关于这种病机的论述："胃痛久而屡发，必有凝痰聚瘀。"若脾阳不足，失于健运，湿邪内生，聚湿成痰成饮，蓄留胃脘，又可致痰饮胃痛。本病病因，初则多由外邪、饮食、情志不遂所致，病因多单一，病机也单纯，常见寒邪客胃、饮食停滞、肝气犯胃、肝胃郁热、脾胃湿热等证候，表现为实证；久则常见由实转虚，如寒邪日久损伤脾阳，热邪日久耗伤胃阴，多见脾胃虚寒、胃阴不足等证候，则属虚证。因实致虚，或因虚致实，皆可形成虚实并见证，如胃热兼有阴虚，脾胃阳虚兼见内寒，以及兼夹瘀、食、气滞、痰饮等。本病的病位在胃，与肝脾关系密切，也与胆肾有关。基本病机为胃气阻滞，胃络瘀阻，胃失所养，不通则痛。

### （三）辨证要点

1. **肝胃气滞证**　胃脘胀满或胀痛，胁肋胀痛，症状因情绪因素诱发或加重，嗳气频作，胸闷不舒，舌苔薄白，脉弦。

2. **肝胃郁热证**　胃脘饥嘈不适或灼痛，心烦易怒，嘈杂反酸，口干口苦，大便干燥，舌质红苔黄，脉弦或弦数。

3. **脾胃湿热证**　脘腹痞满，食少纳呆，口干口苦，身重困倦，小便短黄，恶心欲呕，舌质红，苔黄腻脉滑或数。

4. **脾胃气虚证**　胃脘胀满或胃痛隐隐，餐后明显，饮食不慎后易加重或发作，纳呆，疲倦乏力，少气懒言，四肢不温，大便溏薄，舌淡或有齿印，苔薄白，脉沉弱。

5. **脾胃虚寒证**　胃痛隐隐，绵绵不休，喜温喜按，劳累或受凉后发作或加重，泛吐清水，神疲纳呆，四肢倦怠，手足不温，大便溏薄，舌淡苔白，脉虚弱。

6. **胃阴不足证**　胃脘灼热疼痛，胃中嘈杂，似饥而不欲食，口干舌燥，大便干结，舌红少津或有裂纹，苔少或无，脉细或数。

7. **胃络瘀阻证**　胃脘痞满或痛有定处，胃痛拒按，黑便，面色暗滞，舌质暗红或有瘀点、瘀斑，脉弦涩。

### （四）辨证论治

1. **肝胃气滞证**

治法：疏肝理气。

方药：柴胡疏肝散加减。组方：柴胡、香附、川芎、枳壳、白芍、陈皮、甘草。肝主疏泄，性喜条达，其经脉布胁肋循少腹。若情志不遂，木失条达，则致肝气郁结，经气不利，故见胁肋疼痛，胸闷，脘腹胀满；肝失疏泄，则情志抑郁易怒，善太息；脉弦为肝郁不舒之征。遵《黄帝内经》"木郁达之"之旨，治宜疏肝理气之法。方中以柴胡功善疏肝解郁，用以为君。香附理气疏肝而止痛，川芎活血行气以止痛，二药相合，助柴胡以解肝经之郁滞，并增行气活血止痛之效，共为臣药。陈皮、枳壳理气行滞，芍药、甘草养血柔肝，缓急止痛，均为佐药。甘草调和诸药，为使药。诸药相合，共奏疏肝行气、活血止痛之功。若气胀明显酌加佛手；闷痛明显酌加乌药。

2. **肝胃郁热证**

治法：疏肝清热。

方药：化肝煎合左金丸加减。组方：黄连、吴茱萸、青皮、佛手、牡丹皮、栀子、白芍、白术、柴胡、煅瓦楞子、蒲公英、白芍、甘草。方中黄连、吴茱萸取左金丸之意，清泻肝火，降逆止呕；陈皮、青皮、佛手疏肝理气，解郁止痛；牡丹皮、栀子、白芍、白术、柴胡取丹栀逍遥散之意，疏肝泄热，理脾和胃；煅瓦楞子制酸止痛，促进溃疡愈合；蒲公英清热解毒，抑制幽门螺杆菌；白芍、甘草酸甘化阴，缓急止痛，甘草还能调和众药。上药合用，共奏疏肝理气解郁，泄热和胃制酸之功效。若口苦明显酌加金钱草；反酸明显酌加乌贼骨。

3. 脾胃湿热证

治法：清热化湿。

方药：黄连温胆汤加减。组方：黄连、半夏、竹茹、枳实、陈皮、茯苓、甘草。方中黄连苦寒，清中焦湿热，半夏和胃健脾，除湿化痰，下逆气止呕共为君药；竹茹凉心缓脾，清胆和胃，止呕除烦，枳实下气行气，气顺则痰下，二者共为臣药；陈皮理气化痰，茯苓健脾利湿，二者共为佐药；甘草调和营卫，益脾气，调和诸药，为使药。若身重困倦明显，酌加滑石、白蔻仁。

4. 脾胃气虚证

治法：健脾益气。

方药：香砂六君子汤加减。组方：党参、炒白术、茯苓、陈皮、木香、法半夏、炙甘草。方中党参、白术、茯苓、木香、陈皮、半夏、砂仁、甘草取香砂六君子汤之意，健脾益气和胃，理气止痛；柴胡气质轻清，能疏解少阳之郁滞；厚朴、枳实理气畅中；当归养血活血；建曲、麦芽、山楂健胃消食，化积调中；甘草调和诸药。上药合用，共成健脾益气，调中和胃之剂，能调节胃肠功能，缓解胃脘痞满、闷胀不舒、嗳气不爽等症状。若泄泻肠鸣者，加酌葛根、淮山药；腹痛喜温、畏寒肢冷者，酌加干姜、桂枝。

5. 脾胃虚寒证

治法：温中健脾。

方药：黄芪健中汤合理中汤加减。组方：黄芪、桂枝、生姜、饴糖、法半夏、白芍、大枣、甘草。本方以黄芪、大枣、甘草补脾益气，桂枝、生姜温阳散寒，白芍缓急止痛，饴糖补脾缓急。重在温养脾胃，是治疗虚寒性胃痛的主方。用于气虚里寒，腹中拘急疼痛，喜温慰，自汗，脉虚。若泛酸者，可去饴糖，加吴茱萸暖肝温胃以制酸，另可再加瓦楞子。泛吐清水较多者，可加干姜、陈皮、半夏、茯苓等以温胃化饮。如阳虚寒甚而痛甚，可用大建中汤建立中气，或理中丸以温中散寒，中阳得运，则寒邪自散，诸症悉除。

6.胃阴不足证

治法：养阴益胃。

方药：沙参麦冬汤加减。组方：北沙参、麦冬、玉竹、花粉、生扁豆、生甘草、桑叶、生地、玉竹、百合、乌药、佛手、生甘草。方中沙参、麦冬清养肺胃，玉竹、花粉生津解渴，生扁豆、生甘草益气培中、甘缓和胃，配以桑叶，轻宣燥热，合而成方，有清养肺胃、生津润燥之功。如气胀不舒明显，酌加乌药、佛手；若口渴明显者酌加生地、黄精。

7.胃络瘀阻证

治法：活血通络。

方药：丹参饮合失笑散加减，选用丹参、檀香、砂仁、五灵脂、蒲黄。前方中重用丹参为君，取其活血化瘀止痛而不伤气血。配辛温芬芳之檀香、砂仁行气止痛，为臣药。三药合用，使气血通畅而疼痛自止。后方中五灵脂、蒲黄活血祛瘀、通利血脉以止痛，用黄酒或醋冲服，加强活血止痛作用，并调制五灵脂的腥气。本方药性平和而效佳，服药者每于不觉之中诸症悉消，不禁欣然失笑，故名为"失笑散"。若便溏明显者酌加砂仁；疼痛明显者酌加元胡、川芎。

## 验案举例

病案1：陈××，女，40岁，既往胃脘作痛病史6年余，胃镜检查确诊为浅表性胃炎，1个月前复查胃镜提示慢性浅表性胃炎伴糜烂。现自觉胃脘胀满或胀痛，食后加重，嗳气不舒，胁肋胀痛，症状因情绪刺激或生气后加重，嗳气频作，胸闷不舒，舌苔薄白，脉沉弦。诊断为胃脘痛，肝胃气滞型。治宜疏肝理气，给予柴胡疏肝散加减。方药：柴胡15g，香附10g，防风10g，枳壳10g，白芍6g，陈皮6g，佛手6g，甘草6g，5付，水煎服。二诊患者自觉胃痛渐止，自觉饮食欠佳，上方加焦三仙各10g，莱菔子6g，5付，水煎服。三诊胃痛已愈，并嘱其注意控制饮食，以易消化饮食为主，加强锻炼，以增强体质。

[按语]患者既往胃痛6年余，病情反复，服用多种药物，疗效不佳。李莹老师根据其脉象沉弦，嗳气不舒，生气后加重等脉证，断为肝胃气滞型。肝气郁结日久，横逆犯胃，投以疏肝理气调畅气机，以解肝郁，立收止痛之效。且初诊之后，胃脘始终未再发生。在辨证上，脉象沉弦乃典型的肝郁脉象，下手脉沉，便知是气，弦主肝郁，此征多见于性格内向，爱生闷气之人，女性多见，当从肝郁治之。方中中药防风的运用，更有深意，一则除湿，所谓湿盛者，助风以平之；二则升阳，使清阳上升则

脾运；三则疏肝，风药以辛为用，乃肝之所喜，所谓"肝欲散，急食辛以散之"也。

病案2：李××，女，61岁，长春市人，因间断性上腹部疼痛5年，加重1天来我院就诊，患者自述上腹部胀痛，嘈杂反酸，口干口苦，时有头晕，左侧上下肢时有麻木感，倦怠乏力，饮食差，睡眠欠佳，小便正常，大便干。舌质淡，苔白，脉沉。诊断为胃脘痛，肝胃郁热夹瘀型。清热化湿，活血化瘀，给予黄连温胆汤加减。方药：黄连20g，半夏15g，陈皮15g，茯苓10g，枳实10g，竹茹10g，黄芩10g，木香6g，香附6g，5付，水煎服。二诊，患者服药后上腹部疼痛缓解，上腹部胀痛减轻，偶有反酸、嗳气，倦怠乏力。查体：舌质淡，苔白，脉沉。现症见腰痛明显，上方之中加杜仲10g，狗脊10g，川断10g，5付，水煎服。三诊，患者一般状态尚可，无腹痛、腹胀，偶有反酸、嗳气，倦怠乏力减轻。查体：舌质淡，苔白，脉沉。继续守前法，原方投之。

[按语]根据其舌、脉、症，中药汤剂中增加行气、活血化瘀之品，胃乃多气多血之腑，气滞则血瘀，血行则无郁。

病案3：牛××，女，50岁。2012年4月25日首诊。患者胃胀，纳呆4年，经胃镜诊断为浅表性胃炎，口服胃康宁、香砂养胃丸，胃乐新等药，症状改善不明显。现症：胃胀，偶有恶心，心烦易怒，口苦，呃逆，纳呆食少，乏力倦怠，尿黄，大便黏滞，舌淡红，苔黄腻，脉弦滑。辨证为肝郁化火，化肝煎合左金丸加减。组方：黄连10g，吴茱萸5g，青皮15g，佛手15g，牡丹皮20g，栀子15g，白芍20g，白术15g，柴胡15g，煅瓦楞子20g，5付。2012年5月4日二诊，患者胃胀减轻，口苦，易怒，无恶心，时呃逆，饮食增加，舌淡红，苔黄腻，脉弦滑，处方：黄连10g，吴茱萸5g，青皮15g，佛手15g，牡丹皮20g，栀子15g，白芍20g，白术15g，柴胡15g，煅瓦楞子20g，郁金20g，5付。2012年5月11日三诊，诸症基本消除，舌淡红，苔薄黄腻，脉缓滑，原方6付。

[按语]本患者胃胀为主，中医谓之痞证、心下痞。伤寒论中有五泻心汤，皆治疗痞证，或寒热错杂之痞，如半夏泻心汤、甘草泻心汤、生姜泻心汤、附子泻心汤，或火热之痞，如大黄黄连泻心汤。本患者并无寒证表现，而表现为胃胀，纳呆口苦，心烦易怒，呃逆，尿黄，大便黏滞，脉弦滑，显然肝郁化火证，故采用化肝煎合左金丸加减，有"火郁发之"之意，最终肝气得舒，诸症自解。

## 二、溃疡性结肠炎

### （一）概述

溃疡性结肠炎是一种病因尚不十分清楚的结肠和直肠慢性非特异性炎症性疾病，病变局限于大肠黏膜及黏膜下层。病变多位于乙状结肠和直肠，也可延伸至降结肠，甚至整个结肠。病程漫长，常反复发作。本病见于任何年龄，但20～30岁最多见。溃疡性结肠炎属于"久痢"范畴，多因脾肾虚弱，中气不足所致。临床表现为大便常带黏液血液，排便时腹部隐痛，排出无力，甚或脱肛，食欲减退，形体消瘦等。《圣济总录》曰：久痢不瘥，则谷气日耗，肠胃损伤，湿气散溢，肌肉浮肿，以胃土至虚故也。虫因虚动，上蚀于膈，则呕逆烦闷，下蚀肠中，则肛门疮烂，久而不瘥，变成痔，或下赤汁，水血相半，腥不可近，是谓五脏俱损而五液杂下，此为难治。

### （二）病因病机

1. **外感六淫**　《诸病源候论》指出："由脾胃大肠虚弱，风邪乘之，则泄痢虚损不复，遂连滞涉引秽，则为久痢也。"本条指出脾虚虽为本，但风邪侵袭是本病的病因，久而不愈则为"久痢"，是本病的病机。

2. **饮食不节**　《黄帝内经》云："饮食不节，起居不时者，阴受之……，阴受之则入五脏……入五脏则𪣻满闭塞，下为飧泄，久为肠澼。"肠澼之主症是便血、下白沫、下脓血、飧泄、身热，与溃疡性结肠炎症状甚相吻合。

3. **湿热滞肠**　《血证论》中总结出："是以大肠之病，有由中气虚陷，湿热下著者。有为肺经遗热，传入大肠者。有由肝经血热，渗入肠者。"其所论虽中气虚为本，但湿热下注、肺经遗热、肝经血热渗入肠则为客邪。

4. **肝气乘脾**　《黄帝内经》云："厥阴之胜……肠鸣飧泄、少腹痛。"即因抑郁恼怒、情志不遂为病因，肝木克脾土为病机。

5. **脾胃虚弱**　丹波元坚指出："脾土强者自能胜湿，无湿则不泻，故经曰'湿多成五泻'。"脾虚一般由先天禀赋不足加之后天失养。

### （三）辨证要点

1. **大肠湿热证**　腹痛，腹泻，便下黏液脓血，肛门灼热，里急后重，身热，小便短赤，口干口苦，口臭，舌质红，苔黄腻，脉滑数。

2. **脾虚湿蕴证**　大便溏薄，黏液白多赤少，或为白冻，腹痛隐隐，脘腹胀满，食少纳差，肢体倦怠，神疲懒言，舌质淡红，边有齿痕，苔白腻，脉细弱或细滑。

3. **寒热错杂证** 下痢稀薄，夹有黏冻，反复发作，腹痛绵绵，四肢不温，腹部有灼热感，烦渴，舌质红，或舌淡红，苔薄黄，脉弦，或细弦。

4. **肝郁脾虚证** 腹痛即泻，泻后痛减，常因情志或饮食因素诱发大便次数增多，大便稀溏，或黏液便，情绪抑郁或焦虑不安，嗳气不爽，食少腹胀，舌质淡红，苔薄白，脉弦或弦细。

5. **脾肾阳虚证** 久泻不止，夹有白冻，甚则完谷不化，滑脱不禁，形寒肢冷，腹痛喜温喜按，腹胀，食少纳差，腰酸膝软，舌质淡胖，或有齿痕，苔薄白润，脉沉细。

6. **阴血亏虚证** 排便困难，粪夹少量黏液脓血，腹中隐隐灼痛，午后低热，盗汗，口燥咽干，头晕目眩，心烦不安，舌红少津，少苔或无苔，脉细数。

## （四）辨证论治

### 1. 大肠湿热证

治法：清热化湿，调气行血。

方药：芍药汤（《素问病机气宜保命集》）加减。组方：黄连、黄芩、木香、槟榔、大黄、炒当归、炒白芍、肉桂、炙甘草。本方中黄芩、黄连性味苦寒，入大肠经，功擅清热燥湿解毒，以除致病之因，为君药。重用芍药养血和营、缓急止痛，配以当归养血活血，体现了"行血则便脓自愈"之义，且可兼顾湿热邪毒熏灼肠络，伤耗阴血之虑；木香、槟榔行气导滞，"调气则后重自除"，四药相配，调和气血，是为臣药。大黄苦寒沉降，合芩连则清热燥湿之功著，合当归、白芍则活血行气之力彰，其泻下通腑作用可通导湿热积滞从大便而去，体现"通因通用"之法。方以少量肉桂，其辛热温通之性，既可助当归、白芍行血和营，又可防呕逆拒药，属佐助兼反佐之用。炙甘草和中调药，与芍药相配，又能缓急止痛，亦为佐使。诸药合用，湿去热清，气血调和，故下痢可愈。本方立意不在止痢，而重在治其致痢之本。其配伍特点是：气血并治，兼以通因通用；寒热共投，侧重于热者寒之。如苔黄而干，热甚伤津者，可去肉桂，加乌梅，避温就凉；如苔腻脉滑，兼有食积，加山楂、神曲以消导；如热毒重者，加白头翁、银花增强解毒之力；如痢下赤多白少，或纯下血痢，加丹皮、地榆凉血止血。

### 2. 脾虚湿蕴证

治法：健脾益气，化湿助运。

方药：参苓白术散（《太平惠民和剂局方》）加减。组方：人参、白术、茯苓、山药、莲子肉、白扁豆、薏苡仁、砂仁、桔梗、甘草。本方中人参、白术、茯苓益气健脾渗湿为君。配伍山药、莲子肉助君药以健脾益气，兼能止泻；并用白扁豆、薏苡仁助白术、茯苓以健脾渗湿，均为臣药。更用砂仁醒脾和胃，行气化滞，是为佐药。桔梗宣肺利气，通调水道，又能载药上行，培土生金；炒甘草健脾和中，调和诸药，共为佐使。综观全方，补中气，渗湿浊，行气滞，使脾气健运，湿邪得去，则诸症自除。若兼里寒而腹痛者，加干姜、肉桂以温中祛寒止痛。

3. 寒热错杂证

治法：温中补虚，清热化湿。

方药：乌梅丸（《伤寒论》）加减。组方：乌梅、黄连、黄柏、附子、干姜、桂枝、川椒、细辛、人参、当归。本方中乌梅酸涩，可涩肠止泻；黄连、黄柏苦寒，能清热燥湿止痢；附子、干姜、桂枝、川椒、细辛皆温热之品，可温肾暖脾而助运；人参、当归益气补血而扶正。诸药相合，具有温中补虚、清热燥湿止痢之功，对于寒热错杂、正气虚弱之久泻、久痢亦可奏效。若烦渴明显者酌加玉竹、生地；若反酸明显者酌加煅瓦楞子。

4. 肝郁脾虚证

治法：疏肝解郁，健脾益气。

方药：痛泻要方（《景岳全书》引刘草窗方）加减。组方：炒陈皮、白术、白芍、防风。方中白术苦甘而温，补脾燥湿以治土虚，为君药。白芍酸寒，柔肝缓急止痛，与白术相配，于土中泻木，为臣药。陈皮辛苦而温，理气燥湿，醒脾和胃，为佐药。配伍少量防风，具升散之性，与术、芍相伍，辛能散肝郁，香能舒脾气，且有燥湿以助止泻之功，又为脾经引经之药，故兼具佐使之用。四药相合，可以补脾胜湿而止泻，柔肝理气而止痛，使脾健肝柔，痛泻自止。若久泻者，加炒升麻以升阳止泻；舌苔黄腻者，加黄连、煨木香以清热燥湿，理气止泻；水湿下注者，加茯苓、车前子，利湿止泻。

5. 脾肾阳虚证

治法：健脾补肾，温阳止泻。

方药：理中汤（《伤寒论》）加减。组方：干姜、人参、炒白术、炙甘草。方中干姜温运中焦，以散寒邪为君；人参补气健脾，协助干姜以振奋脾阳为臣；佐以白术健脾燥湿，以促进脾阳健运；使以炙甘草调和诸药，而兼补脾和中，以蜜和丸，取其甘缓之气调补脾胃。诸药合用，使中焦重振，脾胃健运，升清降浊机能得以恢复，则吐泻腹痛可愈。若腰膝酸软明显酌加补骨脂、吴茱萸；若舌苔白腻，酌加肉豆蔻、五味子。

6.阴血亏虚证

治法：滋阴清肠，养血宁络。

方药：驻车丸（《备急千金要方》）加减。组方：黄连、阿胶（烊化）、当归、干姜、党参、麦冬、五味子、白芍、枳壳、地榆炭、白及、槐花、芡实、三七粉（冲服）、甘草。方中黄连清热燥湿止泻，阿胶滋阴养血，当归养血活血，干姜温中散寒，四药配合取驻车丸之意以滋阴清热养血，固肠止痢；党参、麦冬、五味子，取生脉散之意以益气养阴；白芍阴柔养阴，缓急止痛；枳壳行气导滞；地榆炭、白及、槐花清热解毒，凉血止血，化瘀敛疮生肌，促进溃疡愈合；芡实固涩止泻；三七化瘀止血；甘草调和诸药。上药合用，共成滋阴养血，益气固肠，化瘀生肌之剂。若便中带血酌加藕节、蒲黄；若大便难出，酌加火麻仁、郁李仁。

## 验案举例

病案1：刘××，男，40岁，间断性腹痛腹泻反复3年，加重3天。患者长期以来大便时溏时泻，每天3～6次不等，质软稀不成形，有时夹有完谷不化或少许黏液血丝，开始大便软畅，近半年来泄后便意不尽，左腹部压痛按之为甚，食欲不振，食后脘闷不舒，伴乏力神萎，畏寒怕冷，稍受凉或进食后腹痛泄泻加重，曾3次做肠镜检查诊断为溃疡性结肠炎，曾用美沙拉嗪片1g，日2次治疗，症状缓解逐渐减量维持治疗1年左右症状消失。稍有受凉进食油腻或劳累以后，左腹部疼痛隐隐，大便稀软，日行1～2次，近半年来症状明显继服美沙拉嗪片症状未见改善，并上腹部不适，大便稀，日行3～4次，未见脓血，有完谷不化。诊断为久痢，治宜健脾补肾，温阳止泻。方药：理中汤合四神丸加减。方药：党参15g，干姜10g，炒白术10g，甘草10g，补骨脂10g，肉豆蔻10g，川芎10g，诃子肉10g，5付，水煎服。二诊，患者自觉症状明显改善，腹痛基本消失，大便日行1～2次，食欲尚可，苔薄白，脉细弦，继服前方，5付。三诊，患者症状消失，疾病痊愈。

[按语]溃疡性结肠炎患者其临床表现多为腹痛，泄泻二大主症。吴鹤本指出"泻责之脾，痛责之肝"，在此基础上应考虑泻责之湿浊，痛责之气血。对于泄泻为主者应以脾虚湿浊或脾虚及肾，脾肾两虚，寒湿，湿热为患；治宜健脾，温肾，清化温化湿浊。

病案2：于××，男，56岁，患者因间断性腹泻4年，加重3天就诊。患者腹痛腹泻4年，每日清晨起床即觉腹痛、肠鸣，随后便泻，泻后痛止，泻下物清稀，1日3次左右，舌淡，苔薄白，脉沉细，曾经纤维肠镜检查，确诊为慢性溃疡性结肠炎。中医辨证属脾肾阳虚，肝郁乘脾，湿热为患。治疗宜温肾健脾，疏肝行气，清利湿热。方以痛泻要方加味：防风 10g，苍术 12g，白芍 13g，炙甘草 15g，党参 15g，内金 10g，麦芽 15g，砂仁 8g，黄连 5g，破故纸 12g，石榴皮 13g，车前子 12g，陈皮 10g，5 付。服后诸症减轻，效不更方，继服原方 5 付诸症消除而愈。

[按语] 慢性溃疡性结肠炎临床可有多种症状，有的表现腹痛腹泻，有的则表现为大便秘结，临床以前者最为多见，其总的病机是正虚邪盛。正虚是指脾肾阳虚，如果晨起即泻，泻下清稀，多属肾阳虚，方中可用破故纸、干姜、附子、肉桂等温阳散寒；如果食后不久作泻，多属脾虚，药用党参、苍术、砂仁等；如肠鸣腹痛较甚，泻后痛止者，属肝郁脾虚，肝气乘脾。邪盛是指局部湿热壅滞，在治疗上，既要温阳散寒，健脾补肾，又要清利湿热，所以用药特点是寒热并用，攻补兼施，如常用的药对有：附子与大黄、党参与大黄、黄连与肉桂、黄连与干姜、吴萸等，如何掌握其配伍比例是取效的关键，清利湿热效果好的药物有败酱草、秦皮、马齿苋、白头翁等。如泻下物中有脓血及黏冻样物，且泻下不爽，多是湿热与气相搏结，阻滞肠腑，治疗时切不可妄用收涩补益药，而应通泻导滞，即通因通用之法，药用大黄、槟榔片、莱菔子、枳壳等，邪去则正得；如病程较久，腹痛隐隐，泻后仍痛不止者，多久病入络，局部出现瘀血阻滞，治疗宜兼以活血化瘀止痛用药如乳香、没药等。如临床以大便秘结为主症者，多是血虚津亏，湿热壅滞，治疗宜养血润燥，清利湿热。总之，此病一般病程较长，病机复杂，虚实寒热兼存，处方精心设计，切中病机，方能取效。

### 三、功能性消化不良

#### （一）概述

功能性消化不良又称消化不良，是指具有上腹痛、上腹胀、早饱、嗳气、食欲不振、恶心、呕吐等不适症状，经检查排除引起上述症状的器质性疾病的一组临床综合征。症状可持续或反复发作，病程超过一个月或在过去的十二月中累计超过十二周。功能性消化不良是临床上最常见的一种功能性胃肠病。功能性消化不良属于"胃痞"范畴。本病的病变以正虚为本，包括气虚、阳虚和阴虚三种基本病变，三种基本病变往往互相交错。另外，本病还可能存在湿浊、宿食、瘀血、火热、水饮、气滞等邪气因素，使其病变呈现较为复杂的状况。

#### （二）病因病机

1.感受外邪　外感六淫，表邪入里，或误下伤中，邪气乘虚内陷，结于胃脘，阻塞中焦气机，升降失司，遂成痞满。如《伤寒论》曰："脉浮而紧，而复下之，邪反入里，则作痞，按之自濡，但气痞耳。"

2. **内伤饮食** 暴饮暴食，或恣食生冷，或过食肥甘，或嗜酒无度，损伤脾胃，纳运无力，食滞内停，痰湿阻中，气机被阻，而生痞满。如《伤寒论》云："胃中不和，心下痞硬，干噫食臭""谷不化，腹中雷鸣，心下痞硬而满"。

3. **情志失调** 抑郁恼怒，情志不遂，肝气郁滞，失于疏泄，横逆乘脾犯胃，脾胃升降失常，或忧思伤脾，脾气受损，运化不力，胃腑失和，气机不畅，发为痞满。如《景岳全书·痞满》言："怒气暴伤，肝气未平而痞。"

脾胃同居中焦，脾主运化，胃主受纳，共司饮食水谷的消化、吸收与输布。脾主升清，胃主降浊，清升浊降则气机调畅。肝主疏泄，调节脾胃气机。肝气条达，则脾升胃降，气机顺畅。上述病因均可影响到胃，并涉及脾、肝，使中焦气机不利，脾胃升降失职，而发痞满。

痞满初期，多为实证，因外邪入里，食滞内停，痰湿中阻等诸邪干胃，导致脾胃运纳失职，清阳不升，浊阴不降，中焦气机阻滞，升降失司出现痞满；如外感湿热、客寒，或食滞、痰湿停留日久，均可困阻脾胃而成痞；肝郁气滞，横逆犯脾，亦可致气机郁滞之痞满。实痞日久，可由实转虚，正气日渐消耗，损伤脾胃，或素体脾胃虚弱，而致中焦运化无力；湿热之邪或肝胃郁热日久伤阴，阴津伤则胃失濡养，和降失司而成虚痞。因痞满常与脾虚不运、升降无力有关，脾胃虚弱，易招致病邪内侵，形成虚实夹杂、寒热错杂之证。此外，痞满日久不愈，气血运行不畅，脉络瘀滞，血络损伤，可见吐血、黑便，亦可产生胃痛或积聚、噎膈等变证。

总之，痞满的基本病位在胃，与肝、脾的关系密切。中焦气机不利，脾胃升降失职为导致本病发生的病机关键。病理性质不外虚实两端，实即实邪内阻（食积、痰湿、外邪、气滞等），虚为脾胃虚弱（气虚或阴虚），虚实夹杂则两者兼而有之。因邪实多与中虚不运，升降无力有关，而中焦转运无力，最易招致病邪的内阻。

### （三）辨证要点

1. **脾虚气滞证** 胃脘痞闷或胀痛，食少纳呆，纳少泛恶，嗳气，呃逆，疲乏无力，舌淡，苔薄白，脉细弦。

2. **肝胃不和证** 胃部胀痛，两胁胀满，每因情志不畅而发作或加重，痞塞不舒，心烦易怒，善太息，舌淡红，苔薄白，脉弦。

3. **脾胃虚寒** 胃寒隐痛或痞满，喜温喜按，泛吐清水，食少纳呆，神疲倦怠，手足不温，大便溏薄，舌淡苔白，脉细弱。

4. **脾胃湿热证**　脘腹痞满或疼痛，口干口苦，身重困倦，恶心呕吐，小便短黄，食少纳呆，舌苔黄腻，脉滑。

5. **寒热错杂证**　胃脘痞满或疼痛，遇冷加重，肢冷便溏，嗳气纳呆，嘈杂泛酸，舌淡苔黄，脉弦细滑。

## （四）辨证论治

### 1. 脾虚气滞证

治法：健脾理气。

方药：香砂枳术丸加减。组方：枳实、白术、香附、木香、砂仁（后下）、枳壳、陈皮、山楂、麦芽、神曲。方中枳实下气、化滞、祛痰、消积除满，白术健脾祛湿，助脾气之运化，二药等量齐观，消补并重，共为君药；香附舒胸膈之气，枳壳下气宽中焦，木香梳理三焦气滞，砂仁燥湿行气，开胃进食，陈皮理气健脾而降痰，气机通畅，气行滞消，气顺痰降而中满除，共为臣药；山楂、麦芽、神曲，消食化积为佐使；全方行气化滞，健脾祛湿。若舌苔白腻者，酌加茯苓、薏苡仁；若乏力加重者，酌加党参、黄芪。

### 2. 肝胃不和证

治法：疏肝和胃。

方药：柴胡疏肝散加减。醋柴胡、炒枳壳、炒白芍、川芎、香附、陈皮、法夏、佛手、木香、炙甘草等。组方：柴胡、香附、川芎、枳壳、白芍、陈皮、甘草。肝主疏泄，性喜条达，其经脉布胁肋循少腹。若情志不遂，木失条达，则致肝气郁结，经气不利，故见胁肋疼痛，胸闷，脘腹胀满；肝失疏泄，则情志抑郁易怒，善太息；脉弦为肝郁不舒之征。遵《黄帝内经》"木郁达之"之旨，治宜疏肝理气之法。方中以柴胡功善疏肝解郁，用以为君。香附理气疏肝而止痛，川芎活血行气以止痛，二药相合，助柴胡以解肝经之郁滞，并增行气活血止痛之效，共为臣药。陈皮、枳壳理气行滞，芍药、甘草养血柔肝，缓急止痛，均为佐药。甘草调和诸药，为使药。诸药相合，共奏疏肝行气、活血止痛之功。若气胀明显酌加佛手、香橼；闷痛明显酌加乌药、海螵蛸。

### 3. 脾胃虚寒证

治法：温中散寒。

方药：理中汤加减。组方：干姜、人参、炒白术、炙甘草。方中干姜温运中焦，以散寒邪为君；人参补气健脾，协助干姜以振奋脾阳为臣；佐以白术健脾燥湿，以促进脾阳健运；使以炙甘草调和诸药，而兼补脾和中，以蜜和丸，取其甘缓之气调补脾胃。诸药合用，使中焦重振，脾胃健运，升清降浊机能得以恢复，则吐泻腹痛可愈。若腰膝酸软明显酌加骨脂、吴茱萸；若舌苔白腻，酌加肉豆蔻、五味子。

4. 脾胃湿热证

治法：清热祛湿。

方药：连朴饮加减。组方：黄连、姜厚朴、焦栀、香豉、芦根、石菖蒲、法半夏。方中黄连清热燥湿，厚朴理气化湿，均为君药，焦栀、香豉清郁热，除烦闷，芦根清热生津，均为臣药，石菖蒲芳香化浊，半夏化湿和中，均为佐使药。诸药相伍，共奏清热化湿，理气和中之效。若大便黏滞者，酌加黄芩、薏苡仁；口干渴者酌加生地、玉竹。

5. 寒热错杂证

治法：辛开苦降。

方药：半夏泻心汤加减。组方：法半夏、干姜、黄芩、黄连、干姜、人参、大枣、炙甘草。本方是由小柴胡汤化裁得到，即去柴胡、生姜，而加川连、干姜。本方中法夏、干姜辛温除寒，和胃止呕；黄连、黄芩苦寒泄降除热，清肠燥湿；人参、大枣、炙甘草补中益气，养胃。若反酸明显者，酌加煅瓦楞子；痞满明显者，酌加姜厚朴。

## 验案举例

病案1：李××，女，42岁，一汽工人。主诉：胃脘痞满3月余。现病史：患者胃脘痞满、早饱，餐后饱胀加剧，胃镜提示："轻度浅表性胃炎"，其他消化系统检查未见异常。3个月前曾在吉林大学第一医院诊断为"功能消化不良"，应用多潘立酮治疗，效果也不明显，现为求中西医结合治疗，特来我院就诊，现症状：胃脘痞满、胸胁胀闷，纳呆，餐后饱胀加剧、恶心、嗳气，大便时干时溏，舌淡红，脉弦滑。诊断：脾虚气滞之胃痞。治宜健脾理气，给予四君子汤合香砂枳术丸加减。方药：党参15g，白术15g，茯苓20g，炙甘草10g，姜半夏15g，陈皮15g，厚朴15g，枳实15g，柴胡15g，白芍15g，炙甘草10g，炒莱菔子30g，5付，水煎服。二诊：患者恶心、嗳气消失，胃脘痞满、胸胁胀闷减轻，中药继服原方5付，诸症悉除。

[按语] 功能性消化不良，类似属中医"胃脘痛""痞满""嘈杂"等范畴。中医学对胃肠动力的认识源远流长，在古医籍中虽没有"胃肠动力"这一名词，但在古医籍

中所谓"胃气""脾气"等功能已涵括其中。故有"脾主运化""胃主受纳通降""六腑以通为用"的理论。胃的生理功能是受纳、腐熟水谷；"胃主通降"是胃具有使食糜向下输送到小肠、大肠和促进粪便排泄等生理作用。胃的通降作用主要依据胃气的推动作用，胃气运动的特点是"降"，先要保持"通"；正如《临证指南医案·脾胃》："胃宜降则和。"因此，任何原因影响胃的通降作用，就会形成胃气郁滞而致纳食减少、脘腹胀满、便秘等。饮食物的消化过程是脾胃二气共同作用完成的；胃主受纳、脾主运化，共主饮食物的消化、吸收和精微的输布；脾气主升，胃气主降，脾胃共居中焦，升降得宜，相辅相成，则饮食物消化吸收才能正常进行。在病理状态下，胃与脾也相互影响，若胃失和降，影响脾的升清和运化。则出现腹胀、泄泻等证。脾虚运化失职，清气不升，又可影响胃的受纳与和降，则出现食少、恶心、呕吐、脘腹腹胀痛等症。其生理、病理特征与现代医学胃肠动力的生理、病理变化表现是一致的。

病案2：张××，女，49岁，因"胃脘部堵塞感1年，加重2天"来我院门诊就诊，现症：胃脘部堵塞感，按之无包块，按之不痛，遇冷加重，肢冷便溏，嗳气纳呆，嘈杂泛酸，舌淡苔黄，脉弦滑。诊断：胃痞，证属寒热错杂。治宜辛开苦降，给予半夏泻心汤加减。方药：清半夏15g，黄芩15g，黄连10g，干姜5g，党参10g，生甘草10g，姜厚朴10g，煅瓦楞子15g，5付，水煎服。二诊：上述诸症减轻，现自觉肢冷便溏明显，舌质淡，苔白，脉弦滑。治法同上，原方加肉桂5g，山萸肉5g，党参10g，白术10g，以健脾温阳止泻，5付，水煎服。三诊：上述诸症减轻，舌质淡，苔白，脉弦。

[按语]患者自觉胃脘部堵塞感，不打嗝后好转，按之无包块，按之不痛，舌淡苔黄，脉弦滑，故辨病为寒热错杂之胃痞。给予半夏泻心汤化裁。吴昆《医方考》："伤寒下之早，胸满而不痛者为痞，此方主之。伤寒自表入里……若不治其表，而用承气汤下之，则伤中气，而阴经之邪乘之矣。以既伤之中气而邪乘之，则不能升清降浊，痞塞于中，如天地不变而成否，故曰痞。泻心者，泻心下之邪也。姜、夏之辛，所以散痞气；芩、连之苦，所以泻痞热；已下之后，脾气必虚，人参、甘草、大枣所以补脾之虚。"《伤寒论·辨太阳病脉证并治》："但满而不痛者，此为痞，柴胡不中与之，宜半夏泻心汤。"

病案3：杨××，女，61岁。2006年2月19日就诊。下利1个月，口服黄连素，头孢类效果不佳。现症：食油腻则腹泻，多者日4次，少则2次，口干口黏腻，不喜饮水，食少纳呆，手足凉，乏力，舌紫暗，苔黄腻，脉滑。辨证为湿浊内蕴，给予化湿健脾为主，方药：黄连10g，厚朴15g，豆豉15g，石菖蒲10g，半夏15g，藿香20g，佩兰20g，白术20g，黄芪20g，茯苓20g，泽泻20g，桂枝10g，丹参20g，砂仁10g，郁金20g。4付。2006年2月25日二诊：患者腹泻略减轻，乏力，食少纳呆，手足凉，原方6付。2006年3月5日三诊：仍腹泻，日1～3次，处方：黄连10g，厚朴15g，豆豉15g，石菖蒲15g，藿香20g，佩兰20g，白术20g，黄芪20g，茯苓20g，泽泻20g，桂枝10g，丹参20g，砂仁10g，郁金20g，肉桂10g，干姜15g。6付。2006年3月13日四诊：腹泻明显减轻，日1～2次，且接近成形，进食增加，乏力减轻，无口黏腻，舌紫暗，苔白腻，脉滑。原方6付。2006年3月21日五诊：大便基本成形，日1～2次，手足转温，略尿频，舌紫暗，苔白腻，脉滑，处方：黄连10g，厚朴15g，豆豉10g，藿香15g，佩兰15g，白术20g，黄芪20g，茯苓20g，桂枝10g，丹参20g，砂仁10g，郁金20g，肉桂10g，干姜15g。10付。2006年4月8日六诊，大便正常，时感乏力，进食正常，舌紫，苔薄白腻，脉滑。方药：陈皮15g，半夏15g，茯苓20g，甘草10g，白术20g，党参20g，肉桂10g，干姜10g，砂仁10g。6付。

［按语］本患者为湿浊内蕴证，用连朴饮加藿香、佩兰以理气化湿，加黄芪、白术以健脾。舌青紫，为瘀血证，加丹参、砂仁、郁金以活血。服后效果不大，腹泻仅有减轻，考虑患者四肢冷，脾阳亏虚，故加干姜、肉桂以温阳，服后效果明显，大便成形，化湿药逐渐减量，防止祛湿太过反而伤正，最终改为六君子汤健脾和胃而收功。

### 四、肠易激综合征

#### （一）概述

肠易激综合征是一组持续或间歇发作，以腹痛、腹胀、排便习惯和（或）大便性状改变为临床表现，而缺乏胃肠道结构和生化异常的肠道功能紊乱性疾病。典型症状为与排便异常相关的腹痛、腹胀，根据主要症状分为：腹泻主导型；便秘主导型；腹泻便秘交替型。精神、饮食、寒冷等因素可诱使症状复发或加重。腹泻型肠易激综合征属于中医"泄泻"范畴。多因感受外邪，或被饮食所伤，或情志失调，或脾胃虚弱，或脾肾阳虚等原因引起的以排便次数增多，粪便稀溏，甚至泄如水样为主证的病证。一般根据病因病机运用淡渗，升提，清凉，疏利，甘缓，酸收，燥脾，温肾，固涩的方法治疗。

#### （二）病因病机

1.感受外淫　六淫外邪伤人，主要以湿为主，常夹杂寒、暑、热等病邪，导致肠胃功能失调，皆使人发生泄泻，脾脏喜燥而恶湿，外来之湿入侵则最容易困遏脾阳，从而影响脾的运化功能而导致泄泻。寒邪或者暑邪也能直接影响脾胃，使脾胃功能失调，运化失常，清浊不分，而成泄泻。

2. 饮食所伤 脾胃为仓廪之官，脾主运化水谷和水液；胃主受纳，腐熟水谷。故饮食不当，如饮食过量导致宿食内停；或过食肥甘厚味，呆胃滞脾，湿热内蕴；或误食馊腐不洁之物，伤及肠胃；或过食生冷，导致寒湿交阻等，皆可影响脾胃的运化功能，致使脾胃的传导失司，升降失调，水谷停滞而导致泄泻。

3. 情志不舒 郁怒伤肝，肝失疏泄，木横乘土，脾胃受制，运化失常，或忧思气结，脾运阻滞，均致水谷不化，下趋肠道为泻。若素体脾虚湿盛，运化无力，复因情志刺激、精神紧张或于怒时进食，均可致肝脾失调，易形成泄泻。

4. 脾胃虚弱 脾主运化，胃主受纳，若因长期饮食失调，劳倦内伤，久病缠绵，均可导致脾胃虚弱，中阳不健，运化无权，不能受纳水谷和运化精微，清气下陷，水谷糟粕混杂而下，遂成泄泻。

5. 脾肾阳虚 久病之后，肾阳损伤，或年老体衰，阳气不足，命门火衰，不能助脾腐熟水谷，水谷不化，而为泄泻。

6. 中气下陷 久病失治误治，导致中气被损伤引起中气下陷，不能提升阳气，故而不能温煦腐熟水谷，水谷不化，成为泄泻。

## （三）辨证要点

1. 肝郁脾虚证 每因情志怫郁即腹痛肠鸣泄泻，泻后痛减，脘痞胸闷，急躁，易怒，嗳气少食，舌边红，苔薄白，脉弦。

2. 脾胃虚弱证 腹痛隐隐，胸闷不舒，餐后即泻，大便时溏时泻，夹有黏液，面色萎黄，肢体倦怠，舌淡苔白，脉沉细弱。

3. 脾肾阳虚证 晨起腹痛即腹泻，完谷不化，腹部冷痛，得温痛减，形寒肢冷，腰膝酸软；不思饮食，舌淡胖，苔白滑，脉沉细。

4. 脾虚湿盛证 大便时溏时泻，餐后即泻，夹有黏液，腹痛隐隐，绵绵不休，劳累或受凉后发作或加重，神疲纳呆，四肢倦怠，舌淡边有齿痕，苔白腻，脉虚弱。

## （四）辨证论治

1. 肝郁脾虚证

治法：抑肝扶脾。

方药：痛泻药方加减。组方：炒陈皮、白术、白芍、防风。方中白术苦甘而温，补脾燥湿以治土虚，为君药。白芍酸寒，柔肝缓急止痛，与白术相配，于土中泻木，为臣药。陈皮辛苦而温，理气燥湿，醒脾和胃，为佐药。配伍少量防风，具升散之性，与白术、白芍相伍，辛能散肝郁，香能舒脾气，且有燥湿以助止泻之功，又为脾经引经之药，故兼具佐使之用。四药相合，可以补脾胜湿而止泻，柔肝理气而止痛，使脾健肝柔，痛泻自止。若久泻者，加炒升麻以升阳止泻；舌苔黄腻者，加黄连、煨木香以清热燥湿，理气止泻；水湿下注者，加茯苓、车前子，利湿止泻。

2. 脾胃虚弱证

治法：健脾益气。

方药：参苓白术散加减。组方：人参、白术、茯苓、山药、莲子肉、白扁豆、薏苡仁、砂仁、桔梗、甘草。本方中人参、白术、茯苓益气健脾渗湿为君。配伍山药、莲子肉助君药以健脾益气，兼能止泻；并用白扁豆、薏苡仁助白术、茯苓以健脾渗湿，均为臣药。更用砂仁醒脾和胃，行气化滞，是为佐药。桔梗宣肺利气，通调水道，又能载药上行，培土生金；炒甘草健脾和中，调和诸药，共为佐使。综观全方，补中气，渗湿浊，行气滞，使脾气健运，湿邪得去，则诸症自除。若兼里寒而腹痛者，加干姜、肉桂以温中祛寒止痛。

3. 脾肾阳虚证

治法：温补脾肾。

方药：四神丸加减。组方：补骨脂、吴茱萸、肉豆蔻、五味子、生姜、大枣。方中补骨脂补命火，散寒邪，为君药；吴茱萸温中散寒，肉豆蔻温暖脾胃，涩肠止泻，均为臣药；五味子收敛固涩，是为佐药；生姜暖胃散寒，大枣补益脾胃，同为使药；共成温肾暖脾，涩肠止泻之功。若气虚明显酌加人参、白术；若舌苔白腻，酌加茯苓、砂仁。

4. 脾虚湿盛证

治法：健脾祛湿。

方药：香砂枳术丸加减。组方：枳实、白术、香附、木香、砂仁（后下）、枳壳、陈皮、山楂、麦芽、神曲。方中枳实下气、化滞、祛痰、消极除满，白术健脾祛湿，助脾气之运化，二药等量齐观，消补并重，共为君药；香附舒胸膈之气，枳壳下气宽中焦，木香梳理三焦气滞，砂仁燥湿行气，开胃进食，陈皮理气健脾而降痰，气机通畅，气行滞消，气顺痰降而中满除，共为臣药；山楂、麦芽、神曲，消食化积为佐使；全方行气化滞，健脾祛湿。如脾虚日久者，酌加山药、党参；若湿盛重浊者，酌加茯苓、薏苡仁；若久泄不止者，酌加莲子、芡实。

**验案举例**

病案1：王××，男，47岁，一汽干部，因"腹泻10余年，加重3天"特来门诊就诊。患者自诉腹泻10余年，不论春夏秋冬，从未间断，少则日泻3～4次，多则日泻7～8次，泻出稀溏便；若遇饮食不适，或稍事劳作，其泻必大作，甚则肠鸣腹痛，肛部及大腹部有坠胀感，所泻粪便中常夹有不消化食物残渣。由于长期泄泻，体质逐渐衰弱，不仅精神疲乏，面色无华，形体消瘦，食纳减少，睡眠欠佳。舌淡苔薄白，脉细而虚。诊断：泄泻，脾胃虚弱型，治宜益气健脾。给予参苓白术散加减。方药：人参15g，白术15g，茯苓10g，桔梗10g，山药10g，砂仁10g，莲肉10g，5付，水煎服。二诊患者腹泻症状好转，日2～3次，肛门坠胀感好转，继续口服前方10付治疗。三诊患者大便略稀薄，日1次，嘱其注意饮食，调情志，加强锻炼。

［按语］患者腹泻10余年可知为虚证。精神疲乏，面色无华，形体消瘦，食纳减少，可知此为脾虚泄泻。"清气在下，则生飧泄"。脾虚不能升清则泻，治疗当益气升阳、健脾止泻。

病案2：何××，男，32岁，教师，因"腹泻，伴乏力腰痛2年，加重5天"来我院门诊就诊，现症：腹泻，日3～5次，晨起6点左右大便2～3次，乏力，腰痛，多梦，出虚汗，大便不成形，食欲不佳，眼干，舌质淡，苔薄白边有齿痕，脉弦。诊断：泄泻，证属脾肾阳虚，治宜温补脾肾。给予四神丸加减。方药：补骨脂15g，肉豆蔻15g，吴茱萸10g，五味子10g，茯苓10g，白术10g，诃子10g，5付，水煎服。二诊服药后便样成形，腹胀好转。舌红，脉沉弦，处方同前加砂仁15g，5付，水煎服。三诊患者症状消失。

［按语］本案由于肾阳虚，命火衰，不能温煦脾阳，脾不运化，水湿停滞肠间，得大肠当旺时将便排出。方用四神丸温补脾肾，涩肠止泻。

## 五、功能性便秘

### （一）概述

功能性便秘又称习惯性便秘，指原发性持续性便秘。便秘作为症状是指比健康是便次减少，粪质坚硬，患者有不适感。功能性便秘是指由于生活规律改变、情绪抑郁、饮食因素、排便习惯不良、药物作用等因素所致的便秘，例如，外出旅行的人，由于生活规律、周围环境的改变，以及劳累等因素的影响，多会出现便秘，这种便秘则属于功能性便秘。功能性便秘的患者，除肠道易激综合征外，均可通过生活规律化，合理饮食、调畅情志、养成良好排便习惯以及去除其他病因等手段达到治愈便秘的目的。而患有肠道易激综合征的患者，其发生的便秘虽属功能性便秘，但必须去医院做进一步的检查。功能性便秘属于中医"便秘"范畴。便秘由于大肠传导功能失常导致的以大便排出困难，排便时间或排便间隔时间延长为临床特征的一种大肠病证。《黄帝内经》中已经认识到便秘与脾胃受寒，肠中有热和肾病有关，如《素问·厥论篇》曰："太阴之厥，则腹满脘胀，后不利。"《素问·举痛论篇》曰："热气留于小肠，肠中痛，瘅热焦渴，则坚干不得出，故痛而闭不通矣。"《灵枢·邪气脏腑病形》曰："肾脉微急，为不得前后。"仲景对便秘已有了较全面的认识，提出了寒、热、虚、实不同的发病机制，设立了承气汤的苦寒泻下，麻子仁丸的养阴润下，厚朴三物汤的理气通下，以及蜜煎导诸法，为后世医家认识和治疗本病确立了基本原则，有的方药至今仍为临床治疗便秘所常用。李东垣强调饮食劳逸与便秘的关系，并指出治疗便秘不可妄用泻药，如《兰室秘藏·大便结燥门》谓："若饥饱失节，劳役过度，损伤胃气，及食辛热厚味之物，而助火邪，伏于血中，耗散真阴，津液亏少，故大便燥结。""大抵治病，不可一概用巴豆、牵牛之类下之，损其津液，燥结愈甚，复下复结，极则以至引导于下而不通，遂成不救。"程钟龄的《医学心悟·大便不通》将便秘分为"实秘、虚秘、热秘、冷秘"四种类型，并分别列出各类的症状、治法及方药，对临床有一定的参考价值。

### （二）病因病机

便秘的病因是多方面的，其中主要的有外感寒热之邪，内伤饮食情志，病后体虚，阴阳气血不足等。本病病位在大肠，并与脾胃肺肝肾密切相关。脾虚传送无力，糟粕内停，致大肠传导功能失常，而成便秘；胃与肠相连，胃热炽盛，下传大肠，燔灼津液，大肠热盛，燥屎内结，可成便秘；肺与大肠相表里，肺之燥热下移大肠，则大肠传导功能失常，而成便秘；肝主疏泄气机，若肝气郁滞，则气滞不行，腑气不能畅通；肾主五液而司二便，若肾阴不足，则肠道失润，若肾阳不足则大肠失于温煦而传送无力，大便不通，均可导致便秘。其病因病机归纳起来，大致可分如下几个方面：

1. 肠胃积热　素体阳盛，或热病之后，余热留恋，或肺热肺燥，下移大肠，或过食醇酒厚味，或过食辛辣，或过服热药，均可致肠胃积热，耗伤津液，肠道干涩失润，粪质干燥，难于排出，形成所谓"热秘"。如《景岳全书·秘结》曰："阳结证，必因邪火有余，以致津液干燥。"

2. 气机郁滞　忧愁思虑，脾伤气结；或抑郁恼怒，肝郁气滞，或久坐少动，气机不利，均可导致腑气郁滞，通降失常，传导失职，糟粕内停，不得下行，或欲便不出，或出而不畅，或大便干结而成气秘。如《金匮翼·便秘》曰："气秘者，气内滞而物不行也。"

3. **阴寒积滞**　恣食生冷，凝滞胃肠；或外感寒邪，直中肠胃；或过服寒凉，阴寒内结，均可导致阴寒内盛，凝滞胃肠，传导失常，糟粕不行，而成冷秘。如《金匮翼·便秘》曰："冷秘者，寒冷之气，横于肠胃，凝阴固结，阳气不行，津液不通。"

4. **气虚阳衰**　饮食劳倦，脾胃受损；或素体虚弱，阳气不足；或年老体弱，气虚阳衰；或久病产后，正气未复；或过食生冷，损伤阳气；或苦寒攻伐，伤阳耗气，均可导致气虚阳衰，气虚则大肠传导无力，阳虚则肠道失于温煦，阴寒内结，便下无力，使排便时间延长，形成便秘。如《景岳全书·秘结》曰："凡下焦阳虚，则阳气不行，阳气不行则不能传送，而阴凝于下，此阳虚而阴结也。"

5. **阴亏血少**　素体阴虚，津亏血少；或病后产后，阴血虚少；或失血夺汗，伤津亡血；或年高体弱，阴血亏虚；或过食辛香燥热，损耗阴血，均可导致阴亏血少，血虚则大肠不荣，阴亏则大肠干涩，肠道失润，大便干结，便下困难，而成便秘。如《医宗必读·大便不通》说："更有老年津液干枯，妇人产后亡血，及发汗利小便，病后血气未复，皆能秘结。"

上述各种病因病机之间常常相兼为病，或互相转化，如肠胃积热与气机郁滞可以并见，阴寒积滞与阳气虚衰可以相兼；气机郁滞日久化热，可导致热结；热结日久，耗伤阴津，又可转化成阴虚等。然而，便秘总以虚实为纲，冷秘、热秘、气秘属实，阴阳气血不足所致的虚秘则属虚。虚实之间可以转化，可由虚转实，可因虚致实，而虚实并见。归纳起来，形成便秘的基本病机是邪滞大肠，腑气闭塞不通或肠失温润，推动无力，导致大肠传导功能失常。

## （三）辨证要点

1. **肠道气滞证**　大便干结，腹痛腹胀，每于情志不畅时便秘加重，胸闷不舒，喜善太息，嗳气频作，心情不畅，脉弦。

2. **肠道热结证**　大便硬结难下，舌红，苔黄燥，少津，少腹疼痛，按之胀痛，口干口臭，脉数。

3. **肺脾气虚证**　大便并不干硬，虽有便意，但排便困难，用力努挣则汗出短气，便后乏力，神疲懒言，舌淡苔白，脉弱。

4. **脾肾阳虚证**　大便干或不干，排出困难，脉沉迟，腹中冷痛，得热则减，小便清长，四肢不温，舌淡苔白。

5. **气阴两虚证**　大便干结，乏力纳呆，舌红少苔或舌淡苔白，口干少津，眩晕耳鸣，腰膝酸软，心悸怔忡，两颧红，脉弱。

## （四）辨证论治

### 1. 肠道气滞证

治法：顺气导滞。

推荐方药：六磨汤加减。组方：木香、乌药、沉香、枳实、槟榔、大黄。六磨汤治疗该病出于《太平惠民和剂局方》，由木香、枳壳、乌药、沉香、槟榔、大黄组成，具有行气导滞、消肿止痛、通腑导下的功效。方中大黄、枳壳、槟榔三药合用以攻积导滞、通腑泻泄；木香、沉香、乌药疏肝行气、理气导滞。两组药物合用加强行气通便的功效。若大便干结者，酌加火麻仁、郁李仁；腹胀攻痛者，酌加莱菔子、小茴香；虫积者酌加使君子；兼血瘀者，酌加桃仁、红花。

### 2. 肠道热结证

治法：清热润肠。

推荐方药：麻子仁丸加减。组方：火麻仁、杏仁、白芍、大黄、厚朴、枳实。方中麻子仁润肠通便为君；杏仁降气润肠，芍药养阴和营为臣；枳实、厚朴消痞除满，大黄泻下通便，共为佐使。诸药同用，共奏润肠通便之功。若兼血虚，加熟地黄、当归；兼气虚，加人参、白术、黄芪；便血，加槐花、地榆。

### 3. 肺脾气虚证

治法：益气润肠。

推荐方药：黄芪汤加减。组方：炙黄芪、麻子仁、陈皮、白蜜。方中黄芪补脾肺之气，麻仁、白蜜润肠通便，陈皮理气。若气虚较甚，可加人参、白术。

### 4. 脾肾阳虚证

治法：温润通便。

推荐方药：济川煎加减。组方：当归、牛膝、肉苁蓉、泽泻、升麻、枳壳。方中肉苁蓉温肾益精，润燥滑肠；当归养血和血，辛润通便，牛膝补肾强腰，其性下降；枳壳宽肠下气，泽泻入肾泄浊；少加升麻以升清阳，使清升而浊降。张景岳称此方是："用通于补之剂。"故适宜于肾虚便闭者。若患者气虚，可酌加人参、黄芪；若肾虚，则去枳壳，酌加熟地；若肠燥便秘日久，去泽泻，酌加锁阳、火麻仁。

5. 气阴两虚证

治法：益气养阴，生津润便。

推荐方药：四君子汤加减。组方：人参、炒白术、茯苓、甘草。方中人参为君，甘温益气，健脾养胃；臣以苦温之白术，健脾燥湿，加强益气助运之力；佐以甘淡茯苓，健脾渗湿，苓术相配，则健脾祛湿之功益著。使以炙甘草，益气和中，调和诸药。四药配伍，共奏益气健脾之功。若恶心呕吐者酌加法半夏、竹茹；腹胀食少者酌加鸡内金、谷麦芽。

## 验案举例

病案1：李××，女，36岁，工人，因"大便秘结10年"来我院就诊。患者大便秘结难出10余年，最多6天一行，曾多方诊治，就诊于长春各大医院，服用过番泻叶等药物，并多次给予灌肠治疗，效果不佳。现大便干结，乏力纳呆，口干少津，畏寒，时有胸闷，腰膝酸痛，心悸怔忡，五心烦热，舌红少苔，脉弦细无力。诊断：便秘（气阴两虚）。治则：益气养阴，生津润便。治宜四君子汤加减。方药：党参15g，炒白术15g，茯苓15g，甘草10g，黄芪20g，枳壳15g，生地10g，当归10g，火麻仁10g，5付，水煎服。二诊：自诉服药后病情好转，现：腰痛，心慌气短，倦怠乏力。查体：舌红，苔白腻，脉沉弦。现症见腰痛明显，继续守前法，上方之中加杜仲15g，狗脊15g，川断15g，水煎服。三诊：服药后便秘有好转，3日一行，便干，畏寒腰痛，倦怠乏力好转。现症：便秘，心慌，腰痛。查体：舌红，苔白腻，脉沉。继续守前法，原方投之。四诊：服药后四肢发凉，便秘腰痛好转。现症：便秘，畏冷，四肢发凉，关节畏冷，自觉有痰难以咳出，查体：舌淡红，苔微滑，脉沉。治法仍以益气生津，润肠通便为主，给予补中益气汤加减，加强其益气生津之功效。方药：黄芪30g，炒白术20g，陈皮15g，升麻10g，柴胡10g，党参20g，当归15g，火麻仁15g，枳壳15g，杜仲15g，狗脊15g，5付，水煎服。五诊：服药后腰痛已愈，便秘，后背及四肢凉缓解，现症：两侧肩痛，受风后明显，怕凉，查体：舌质淡，苔白厚，脉沉细。气乃身之本，气虚则易生他病，卫外不固，易受风邪，以补气同时兼以通络止痛，守前法，继续给予补中益气汤，加入鸡血藤30g，以通络止痛。此患者再未就诊，后经电话随访，便秘，气短乏力，平素怕冷均已痊愈。此例病患终以治愈告终。

[按语] 便秘，《黄帝内经》称为"后不利、大便难"便秘病因不外寒、热、虚、实四个方面，其病位在大肠，病机为大肠传导功能失常，与肺脾肾三脏相关。此病例实属虚秘，肺与大肠相表里，脾主运化，肺脾气虚，运化失职，大肠传导无力，故见

虽有便意，无力排除，气虚，津液化生无源，故大便干，口干，肺气虚则气短，乏力，脾气虚则倦怠，气虚甚者阳气失于温煦，故见畏寒，气虚，气行不畅则滞，故时见胸闷。舌脉均为气阴不足之象。治法以益气生津，润肠通便。给予经方四君子汤，加入火麻仁等润肠滑肠之品，病有好转，兼见腰痛等兼证，随证治之。后改为补中益气汤加味调治，方变，法不变，补其脾胃之气，益气生津，运化功能改善，大肠传导如常，便秘自愈。

病案2：患者张××，男，66岁，因"大便秘结10余年"来我院就诊。患者体质素虚，大便4～7日一行，解时不畅，有时有便意，解时无力努挣，即使解一点，仍有未完之感觉，欲解无力，舌质淡、苔白，脉细弱。诊断：便秘，脾肾阳虚型。治宜温润通便，给予济川煎加减。方药：怀牛膝12g，肉苁蓉15g，炮附子6g，生大黄（后下）6g，黄芪15g，当归10g，山萸肉10g，怀牛膝10g，连服10付。二诊：大便2日一行，腹部有轻度胀感。前方加乌药6g，木香6g，又进6付。三诊：大便有时每日一行，有时2日一行，续进5付，以巩固疗效。四诊：大便略干，1日一行，续进5付，以巩固疗效。

［按语］脾肾阳虚性便秘，其病因主要是年老体衰或久病体虚，其病表现在肠，但与脾肾关系甚密，尤以肾为主，脾肾阳气虚损，寒气内结，胃肠传导功能低下，粪便停聚于肠而秘。重用炮附子、肉苁蓉温肾祛寒，黄芪与当归相配补气生血，气血旺盛，胃肠得以濡养，增液行舟。老年人常久坐少动，往往气机郁滞，虚中夹实，故以大黄、枳壳合用，一则行气通腑，补而不滞，二则取补中化食，推陈致新之功。全方调和阴阳，恢复正气，腑气得通，大便得畅。

# 第四节　代谢与营养疾病

## 一、糖尿病

### （一）概述

糖尿病是由遗传和环境因素共同作用而引起的一组以糖代谢紊乱为主要表现的临床综合征。胰岛素分泌、胰岛素作用或两者同时存在的缺陷引起碳水化合物、脂肪、蛋白质、水和电解质等代谢紊乱，临床以慢性（长期）高血糖为主要的共同特性，最严重的急性并发症是糖尿病酮症酸中毒、非酮症高渗性昏迷或乳酸性酸中毒。长期糖尿病可引起多个系统器官的慢性并发症，导致功能障碍和衰竭，成为致残或病死的主要原因。而现代医学上的糖尿病可以与中医中的消渴病相关联。消渴是以多饮、多食、多尿、形体消瘦、乏力为主要临床表现的病症。消渴在内经中以"消瘅""消中""内消""食消"记载，它的主要证候是"多食数溲，谓之消中"。而在临床中以病位命名消渴又分为"上消""中消""下消"。以口渴多饮为主症的称为"上消"；以消谷善饥为主症的称为"中消"；以小便量多或浑浊为主症的称为"下消"。但以上三消也可以互相兼见，故有称三消为之统称。

消渴之名首见于《素问·奇病论》"帝曰：有病口甘者，病名为何？何以得之？岐伯曰：此五气之溢也，名曰脾瘅……此肥美之所发也。此人必数食甘美而多肥也。肥者令人内热，甘者令人中满，故其气上溢，转为消渴……"《灵枢·五变》："五脏皆柔弱者，善病消瘅。"《灵枢·本脏》："心脆则善病消瘅热中。"《金匮要略》中有关消渴的论述是对《黄帝内经》的补充，如"男子消渴，小便反多，以饮一斗，小便一斗，肾气丸主之。"《小品方》中提到"食物皆消作小便而去，而渴不止""令人虚极短气"。《诸病源候论·消渴病诸侯·消渴候》中以"消渴"为病症总名，其中提道："夫消渴者，渴不止，小便多。"《外台秘要》中提到"凡积久饮酒，未有不成消渴……酒性酷热，物无以加""当知此病虚热之所致""内有热则喜渴"。《简易方·消渴》中提道："渴疾有三，曰消渴，曰消中，曰消肾，分上、中、下三焦而言之……若热气上腾，心虚受之，火气散漫而不收敛……名曰消渴，属于上焦，病在标也；若热蓄于中，脾虚受之，伏阳蒸内……名曰消中，又曰脾消，属于中焦，病在水谷之海也；若热伏于下焦，肾虚受之……名曰消肾，又曰急消，属于下焦，病在本也。"《圣济总录》中提出"脾，土也，土弱则不能制水……脾土受湿而不能有所制，则泛溢妄行于皮肤肌肉之间，聚为浮肿胀满而成水也。"

## （二）病因病机

消渴的病因归纳起来多为以下几种：

1. 禀赋不足　先天禀赋不足是引起消渴的内在因素。《灵枢·五变》中提到："五脏皆柔弱者，善病消瘅。"其中以阴虚体质最易罹患。

2. 饮食不节　长期过食肥甘，醇酒厚味，辛辣香燥，损伤脾胃，致脾胃运化失职，积热内蕴，化燥伤津，消谷耗液，发为消渴。《素问·奇病论》："此肥美之所发也，此人必数食甘美而多肥也，肥者令人内热，甘者令人中满，故其气上溢，转为消渴。"《丹溪心法·消渴》中提到："酒面无节，酷嗜炙煿……于是炎火上熏，脏腑生热，燥热炙盛，渴饮水浆而不自荣。"

3. **五志过极** 五志过极是郁怒伤肝，肝气郁结，或劳心竭虑，营谋强思，用心太过的结果，皆致心火内燔、郁热伤津，产生消渴。《临证指南医案·三消》："心境愁郁，内火自燃，乃消渴症大病。"

4. **房事不节** 《外台秘要》中提到："房事过度，致令肾气虚耗，下焦生热，热则肾燥，肾燥则渴。"

5. **燥热致病** 火燥之消，指天时岁令多火热，或热病燥热，或过服温燥所致。《三消论》"或因大病阴气损而血液肾虚，阳气悍而燥热郁热所成也。"

### （三）辨证要点

1. **辨病位** 对消渴，应首辨三消脏腑定位，上消主要是肺燥，证见口渴多饮，大便如常，溲多而频。中消主要是胃火燔烁，善渴善饥，能食而瘦，溺赤便闭。下消主要是肾虚火旺，精髓枯竭，引水自救，随即溲下，小便稠浊如膏。及其病久，多有传变，或合病。

2. **辨虚实** 消渴多火、多虚。其中正虚为本，火亦多为虚火。《景岳全书》："此三消者，古人悉数认为火证，然有实火者，以邪热有余也，有虚火者，真阴不足也，使治虚证而不辨证虚实则未有不误者矣。"

### （四）分证论治

1. 上消（燥热伤肺）

证见：烦渴多饮，口干舌燥，尿频量多，舌边尖红，苔薄黄，脉洪数。

治法：清热润肺，生津止渴。

选方：消渴方。

加减：口干燥甚，火灼津燥，加麦冬养阴生津，葛根生津以救肺。若肺胃并热，心烦，渴而引饮，多食善饥，大便干结，舌苔黄腻，脉洪大，宜清肃肺胃，生津益气，用白虎加人参汤。若热伤肺阴，宜清热养肺，二冬汤或琼玉膏。若阴伤气耗（肺中气阴两伤），宜益气养阴，生脉散或生津甘露饮。气虚卫弱者合用黄芪饮。若金水两虚，腰膝酸软，梦遗滑精，夜半咽干，脉细数，宜双补肺肾，兼清金水，方用加减一阴煎、黄芪汤。

2. 中消

（1）胃火炽盛

证见：多食易饥，口渴多饮，小便频数，形体消瘦，大便秘结，苔黄燥，脉滑实有力。

治法：清胃泻火，养阴增液。

选方：玉女煎。

加减：火盛为主，有口苦大便秘结，舌苔黄，脉滑数的，加重石膏用量，加葛根；口渴特别严重者，加乌梅；若胃中坚燥，大便秘结，宜选调胃承气汤，通泄火郁以救胃津或大黄甘草饮子，滋液缓下。若火旺伤阴，舌质红而干，脉细数，宜清养肺胃，方选竹叶石膏汤或生津甘露饮。若胃火已降，阴气难复，宜甘淡养胃，方用五阴煎加减。

（2）脾胃气衰，谷精不守

消渴，饥饿不能食或虽能食消饥则缓，怔忡不安，渴饮不多，多饮则肿，溲清而甘，体疲乏力，大便溏，舌淡，脉弱。

治法：益气摄精。

选方：七味白术散加减。

加减：消渴证健脾务在生津摄气，只宜甘淡养胃，升清益气，不可用枯燥之法，且应依据病情酌加酸甘化阴之品，如乌梅、五味子、人参之品。

3. 下消

（1）消伤肾阴，阴虚火旺

主症：尿频量多，口干舌燥，腰膝酸软，尿甜，尿浑浊如膏汁，或兼烦躁，遗精，失眠，舌红，脉细数。

治法：滋阴固肾。

选方：六味地黄丸加减。

加减：若肾阴不足，虚火内灼，潮热盗汗，腰酸遗精，宜养阴清热，固精潜阳，加黄柏，知母。若尿量多而浑浊者，宜益肾缩尿，加益智仁，桑螵蛸。若气阴两虚，伴困倦，气短，舌淡红者，宜酌加党参，黄芪等益气之品。

（2）阴虚及阳，火不升腾

小便频数，甚至饮一溲二，尿色清白如水，或见浑浊如膏，口渴少饮，面色黧黑憔悴，耳轮焦干，浮肿或少尿，或五更泄泻，腰膝酸软，形寒肢冷，阳痿早泄，舌质淡嫩，有齿痕，苔白滑，脉沉细。

治法：温阳滋肾固摄。

选方：八味地黄丸加减。

加减：尿量多而浑浊者，加益智仁、桑螵蛸；肾体困乏，气短乏力者，可加党参、黄芪；阳痿，加巴戟天、淫羊藿；阳虚畏寒者，可酌加鹿茸粉。

**验案举例**

张×，男，22岁，学生，自述多饮、多食、多尿1年余，加重伴乏力3天来我院门诊，查血糖19.6mmol/L，尿糖（2+），酮体（+），根据患者症状及理化检查结果，考虑患者为糖尿病，建议应用胰岛素治疗，患者未予重视，仅想门诊口服中药治疗，考虑患者年龄偏小，发现糖尿病时间尚不久，同时身体强壮，故交代患者病情后，允许其门诊口服中药治疗，嘱患者控制主食，并控制饮水量，同时注意运动锻炼以达到降血糖目的，查体：血压120/70mmHg，P 74次/分，舌质暗，苔白腻，脉沉。辨消渴病气阴两虚夹瘀证，治法：滋补阴阳，活血化瘀。处方：黄芪30g，熟地20g，葛根15g，知母15g，桂枝10g，肉苁蓉20g，茯苓15g，丹皮15g，泽泻15g，山药15g，五味子15g，桃仁10g，红花10g，牛膝10g，地龙10g。上药10付连服。1个月后患者复诊，四肢转温，舌瘀之象改善，尿酮体（－），血糖15.6mmol/L，患者症状改善明显，故继续上方治疗连服10付。此后患者症状全消。

## 二、高脂血症

### （一）概述

高脂血症是指血浆中胆固醇和（或）三酰甘油水平高于正常参考值。高脂血症实际上是血浆中某类或某几类脂蛋白水平升高的表现，严格说来应称为高脂蛋白血症。近年来，已逐渐认识到血浆中高密度脂蛋白降低也是一种血脂代谢紊乱。因而，有人建议采用脂质异常血症，并认为这一名称能更为全面准确地反映血脂代谢紊乱状态。但是，由于高脂血症使用时间长且简明通俗，所以仍然广泛沿用。

古代中医文献中无高脂血症病名，根据现代医学高血脂症的临床表现及特点，多数文献资料认为，其可属于中医学"痰证""脂浊""肥人""眩晕""胸痹""中风"等病证范畴。在《黄帝内经》中明确提出了"脂""膏"的概念。《素问·生气通天论》中言："膏粱之变，足生大丁。"《灵枢·血络论》云："血气俱盛而阴气多者，其血滑，刺之则射，阳气蓄积，久留而不泻者，其血黑以浊，故不能射。"其中"其血黑以浊"，形象地说明了气血津液代谢失调，以致痰浊胶结于血脉中的状况，与现代高脂血症、高黏血症的概念非常接近。《灵枢·五癃津液别》指出："五谷之津液和合而为膏者，内渗于骨空，补益脑髓，而下流于阴股。"《灵枢·卫气失常论》中载："人有脂，有膏，有肉。"《三因方》："饮食饥饱，生冷甜腻聚结不散或作痞块、膨胀满闷。"张志聪《黄帝内经灵枢集注》中云："中焦之气，蒸津化液，其精微……溢于外则皮肉青肥，余于内则膏肓丰满。"《医学心悟》指出："凡人嗜食肥甘，或醇酒乳酪，内湿从内受。或山岚瘴气久雨阴晦，或远行涉水，坐卧湿地，则湿从外受。湿生痰、痰生热、热生风，故猝然昏倒无知也。"

## （二）病因病机

现在中医学认为，高脂血症的病因由素体脾虚痰盛；或胃火素旺，饮食不节，恣食肥甘，痰浊内生；或年老体虚，脏气衰减，阳虚痰滞，终致痰积血瘀，化为脂浊，滞留体内而为病。各种原因导致脾肝肾三脏功能失调，脾失健运，肝失疏泄，肾水失司，痰、湿、瘀、气滞等病理产物交阻，清浊不分是本病的基本病机。

1. 脾失健运，痰浊内生 高脂血症多发生于中老年患者，中年之后，脾的运化功能减退，脾为后天之本，气血生化之源，又过食肥甘，使脾气更虚，或素体脾虚，平素暴饮暴食、长期饮食不节，使脾气愈亏，气血运行不畅，脾胃呆滞，脾之运化失司；阳热偏亢，或有胃热偏盛者，食欲亢进，恣食肥甘，脾运不及，脾失健运，脾失升清降浊，清气不升，浊气不降。《素问·阴阳应象大论》曰："清气在下，则生飧泄；浊气在上，则生䐜胀"，若清阳不升，浊阴不降，阴阳升降运动反常，水谷精微失于输布，痰湿内盛，致脂浊郁积。脾主运化水湿，即脾将水谷中多余的水分转输到肺肾，通过肺肾的气化功能，化为汗和尿而排泄于体外。脾虚失于健运，就会导致水液内停，形成湿、痰、饮等病理产物，聚于体内，致脂浊郁积；此所谓"脾为生痰之源"。

2. 肝失疏泄，气滞痰阻 肝主疏泄，主谋虑，在志为怒。若肝疏泄功能正常，气血调畅，经络通利，则痰浊不生。肝失疏泄，肝气郁结，气不行水致痰浊内生，或气不行血致瘀血内停，痰浊瘀血壅于五脏，影响五脏正常的功能。肝有疏土助运的功能。正常情况下，肝气条畅，能助胆汁泄注于胃肠而促进脾胃的消化。若疏泄失常，肝木乘土，则脾胃运化不健，不能运化水湿，痰浊内生，痰之为病，随气升降，流动不测，周身内外，五脏六腑，无处不到，流于血脉，致脂浊郁积。肝气郁滞日久也可导致肝火炽盛，气有余便是火，肝火夹痰浊内阻于内，"痰为诸病之源"，留恋五脏，横窜经络，流于血脉，而成高脂血症。肝藏血，调节血量，肝的疏泄功能正常，气机调畅，使气血运行无阻，才能维持血液的生成和循行。若肝失疏泄或肝不藏血，日久气病及血而成血瘀，痰阻血瘀，血脉壅塞，膏脂内生。

3. 肾虚水运失司 肾为先天之本，水火之藏，是一身阴阳之根本，肾为水脏，主津液，是调节水液代谢的主要脏器，其调节功能赖肾阴、肾阳的相互作用。《素问·阴阳应象大论》云："年四十阴气自半也"，进入中年以后，肾气渐衰，气虚无力推动水湿运行而致血脉痰浊凝聚，在血中形成脂浊。久病气虚不能运化血液，或痰浊血液不能正常运行，导致瘀血内生，与痰浊交阻，形成膏脂，缠绵不愈。肾的精气有肾阴、肾阳之分。肾阴又称真阴、元阴；肾阳又称真阳、元阳，亦称"命门之火"。两者相互为用，是维持脏腑功能活动的物质基础和动力。肾阳具有温煦全身的作用，肾阳不足，不能蒸水化气，三焦气化不利，水不暖土而脾失健运，水湿不化，津液阻滞脉中，形成脂浊。肾阴具有滋养润泽的作用，肾阴不足，失于润泽，营血运行不畅而致血脉瘀滞，痰浊凝聚，形成膏脂或肝肾阴虚滋生内热，灼津炼液酿而成痰，熬而成脂。

4.痰瘀内阻，变生他病　高脂血症的基本病机就是各种原因导致脏器的功能异常，导致痰浊内生，形成膏脂，久病入络，瘀血内生，久病易变生他病。因为痰湿内停日久，阻滞气血运行，可致气滞或血瘀。而气滞、痰湿、瘀血日久，常可化热，而成郁热、痰热、湿热、瘀热。积热内蕴，化燥耗津，发为消渴。燥热伤阴，病至后期可表现为阴虚阳亢，发为眩晕。久病肝风内动，夹痰夹瘀，气血逆乱，上冲于脑，则为中风。久病痰浊，上犯心胸，阻遏心阳，胸阳失展，气机不畅，心脉闭阻，而成胸痹。

## （三）辨证分型治疗

高脂血症在目前临床中比较常见，根据其临床多表现有头晕、胸闷、乏力、脘痞、舌苔厚腻等属于中医湿邪为主的临床症状，中医学对高脂血症主要从肝论治，养肝、柔肝、滋阴之法，常可达到降低血脂的目的。根据痰浊与瘀血这两大高脂血症的病理产物，结合肝、脾、肾三脏功能失调导致痰湿内聚，阻遏气机，进而引起血瘀而造成痰瘀互阻的病机，应将治疗高脂血症的辨证重点，立足于以调整脾肝肾三脏功能为本，从痰、瘀论治为标。

1.痰湿内阻

症状：体态肥胖，头晕、头昏，胸部脘痞胀闷，心悸，腹部胀满，恶心欲呕，气短，肢麻沉重，倦怠乏力，食少纳呆，大便黏腻不爽，舌质淡胖，舌苔白腻，脉滑或弦滑。

治法：利湿降浊，化痰降脂。

方剂：连朴饮加减。

药物：厚朴、石菖蒲、法半夏、黄连、陈皮、茯苓、枳实、柴胡、芦根、豆豉、白术、薏苡仁。

方中以石菖蒲、茯苓、白术、薏苡仁等健脾利湿，柴胡、黄连、芦根、豆豉等清郁热、燥湿、生津，厚朴理气化湿，法半夏、陈皮、枳实燥湿化痰行气。诸药相伍，共奏化湿降浊、化痰降脂之效。

随症加减：若头晕、头重如蒙者，加白术、天麻；脾虚明显者，加黄芪、苍术以健脾益气，振奋中气以化痰浊；痰阻气滞者，可加枳壳、香附等以行气。

2. 痰瘀互结

症状：头晕、头痛，恶心欲呕，胸闷、气短，心前区刺痛，腹部胀满，肢体麻木，倦怠乏力，舌质暗，或见瘀点、瘀斑，舌苔白腻，脉滑涩或结代。

治法：化痰解浊，活血祛瘀。

方剂：加味二陈汤。

药物：法半夏、陈皮、泽泻、茯苓、川芎、赤芍、山楂、大黄、丹参、桃仁、甘草。

方中以二陈汤利湿化痰，配伍泽泻增强化痰之力，以川芎、赤芍、丹参、桃仁等活血祛瘀止痛，山楂亦有较好的活血化瘀作用，同时又可降血脂，大黄活血、泻浊解毒。诸药合用，共奏化痰解浊、活血祛瘀、止痛降脂的作用。

随症加减：心前区疼痛较重者，加延胡索、当归、鸡血藤；瘀血重者，加三七、红花；乏力重者，加山药、杜仲、党参、黄芪。

3. 肝肾阴虚

症状：头晕、耳鸣，口干渴，健忘，胸闷，腰膝酸软，神倦乏力，时有汗出，五心烦热，夜寐差，小便色黄，大便干结，舌质红，少苔，脉细数。

治法：滋阴壮水，补肝益肾。

方剂：六味地黄汤加味。

药物：熟地黄、山药、茯苓、牡丹皮、泽泻、山茱萸、川芎、山楂、枸杞子、丹参、女贞子、甘草。

方中以熟地黄、山药、山茱萸、枸杞子、女贞子以滋补肾阴，茯苓、泽泻利水渗湿，牡丹皮清虚热，川芎、丹参、山楂以活血化瘀降血脂，甘草调和诸药。诸药合用，共奏滋阴壮水、补肝益肾的功效。

随症加减：头晕、耳鸣重者，加墨旱莲、龟板、鳖甲；两目干涩者，加石斛、菊花；失眠梦多者，加炒酸枣仁、龙骨、牡蛎等。

4. 气虚血滞

症状：胸胁胀闷，心前区刺痛，头晕，气短，心烦不安，倦怠乏力，食少纳呆，舌质紫黯，可有瘀点或瘀斑，舌苔薄少，脉细涩。

治法：益气扶正，活血祛瘀。

方剂：补阳还五汤加味。

药物：黄芪、川芎、地龙、红花、党参、白术、陈皮、葛根、生山楂、当归、赤芍、桃仁。

方中以黄芪、党参、白术以益气补虚，川芎、地龙、红花、生山楂、当归、赤芍、桃仁等活血化瘀、通络止痛，陈皮以行气化痰，葛根以升阳、助气运血行。诸药合用，共奏益气扶正、活血祛瘀、通络止痛的功效。

随症加减：瘀血征象重者，加丹参、三七；纳差食少者，加砂仁、炒麦芽、六神曲等；胸胁胀闷重者，加柴胡、黄芩、郁金等。

5. 肝阳上亢，痰浊内阻

症状：头晕、头痛，急躁易怒，胸闷、气短，心悸不宁，神疲倦怠，乏力，失眠，食少纳呆，小便色黄赤，大便秘结，舌质红，苔白腻，脉弦细。

治法：平肝潜阳，降浊化痰。

方剂：柴胡加龙骨牡蛎汤加减。

药物：柴胡、甘草、黄芩、当归、郁金、龙骨、牡蛎、茯苓、白术、法半夏、大黄。

方中以柴胡、黄芩、郁金等疏肝解郁，龙骨、牡蛎等以平肝潜阳，茯苓、法半夏、白术等以燥湿、健脾化痰，当归、郁金、大黄泻下导滞、活血祛瘀、兼以降浊，甘草益气化痰、调和诸药。诸药合用，共奏平肝潜阳、降浊化痰的功效。

随症加减：伴面色红赤者，加鳖甲、龙齿；兼瘀血者，加丹参、赤芍、红花等；夜眠不安者，加珍珠母、石决明等；大便秘结不同者，加麻子仁、郁李仁。

6. 脾肾阳虚，血瘀浊阻

症状：头晕，面色淡白，胸闷，脘腹胀满，食少纳呆，神疲乏力，腰膝酸软，大便溏薄，面浮肢肿，畏寒，舌质淡暗，边有齿痕，可见瘀点或瘀斑，舌苔滑腻，脉沉弦滑。

治法：温补脾肾，活血化浊。

方剂：附子理中汤加味。

药物：干姜、制附子、人参、白术、川芎、陈皮、郁金、红花、赤芍、泽泻、补骨脂、杜仲、菟丝子、甘草。

方中以干姜、制附子等大辛大热之品以温阳，配伍白术、人参等温脾阳，杜仲、补骨脂、菟丝子等温肾阳，川芎、郁金、红花、赤芍等活血化瘀，陈皮、郁金、泽泻等化痰解浊，甘草调和诸药。诸药合用，共奏温补脾肾、活血化浊的功效。

随症加减：伴胸痛者，加丹参、延胡索、山楂；大便稀溏者，加吴茱萸、肉豆蔻、五味子等；浮肿明显者，加茯苓、桂枝、猪苓等。

**验案举例**

病案1：吕××，男，48岁，已婚，个体。因头晕伴四肢麻木2个月，于2014年6月30日初诊。患者自诉因个体经营需要，平素有较多的应酬，应酬时饮酒过多，并进食很多肥甘、厚味等富含脂肪的食物，且较少进行运动。刻诊症见：头晕、头胀，面色淡黄，四肢麻木明显，体型肥胖，神疲乏力，腰膝酸软，食少、纳食不馨，夜寐欠佳，大便尚可，舌质淡暗，可见瘀点，舌苔白腻，脉弦滑。辅助检查：空腹血糖5.2mmol/L；餐后2小时血糖8.1mmol/L；血脂：总胆固醇6.51mmol/L，三酰甘油2.73mmol/L，高密度脂蛋白1.90mmol/L，低密度脂蛋白3.92mmol/L，载脂蛋白A2.24g/L，载脂蛋白B2.36g/L，脂蛋白a663mg/L；肝功能及肾功能未见异常；心电图：窦性心律，心电轴不偏，正常心电图；头颅CT：各脑室未见明显异常。诊断：西医诊断：高脂血症；中医诊断：眩晕（脾肾亏虚，痰瘀阻络证）。治法健脾补肾、活血祛瘀。处方：白术15g，黄芪25g，茯苓15g，泽泻15g，墨旱莲20g，熟地黄10g，女贞子15g，枸杞子12g，山茱萸15g，菊花10g，丹参20g，地龙10g，夏枯草20g，生山楂20g。共10付，每日1付，水煎取汁200ml，分早晚2次口服。同时嘱患者调整饮食结构，以低脂饮食为主，进行适当的体育运动。2014年7月10日二诊：患者自诉服用上述药物10付后，头晕、头胀等症状已消失，四肢麻木有所减轻，去前方中菊花、夏枯草、熟地黄等，加牛膝15g，续服14剂。2014年7月24日三诊：患者自诉上述已无头晕、头胀、四肢麻木、倦怠乏力、腰膝酸软等症状，体重下降3.5kg。复查血脂：总胆固醇5.54mmol/L，三酰甘油2.08mmol/L，高密度脂蛋白1.52mmol/L，低密度脂蛋白2.79mmol/L，载脂蛋白A2.08g/L，载脂蛋白B2.11g/L，脂蛋白a337mg/L；肝功能、肾功能均正常。

[按语] 该患者发病的病因病机十分明确，即平素嗜食厚味、醇酒、肥甘之品，缺少运动，致脾胃受伤，脾失健运，胃不消谷，日久酿生痰浊，可见，食少、纳食不馨、神疲乏力等症；病久累及于肾，致肾阴不足，不能涵木而引起肝阳上亢，则见头晕、头胀、腰膝酸软等症；痰浊滞久可化生瘀血，痰瘀互结于内，阻滞人体脉络，血气不通，故见四肢麻木症状。故所选方中白术、黄芪、茯苓、泽泻等益气健脾、利水化湿，配伍墨旱莲、熟地黄、女贞子、枸杞子、山茱萸等滋阴补肾、潜阳平肝，菊花、夏枯草疏肝解郁、清利头目、降血脂，丹参、地龙、山楂活血化瘀通络、降血脂。诸药合用，健脾补肾、活血祛瘀，使脾肾得补、肝阳得潜、瘀血得去、血脂得降，故效果显著。

病案2：齐××，女，61岁，已婚，退休。既往高脂血症病史4年、脂肪肝病史2年，于2014年8月31日初诊。患者自诉平素口苦明显，口中有异味，伴有倦怠乏力，四肢沉重，失眠梦多，小便色微黄，大便不成形、质稀，舌质淡暗，舌苔薄白，脉沉滑。辅助检查：血脂：总胆固醇6.31mmol/L，三酰甘油2.78mmol/L，脂蛋白a 579mg/L；肝功能：丙氨酸氨基转移酶117U/L，谷氨酸氨基转移酶62U/L；颈动脉彩超：颈动脉粥样硬化斑块形成。诊断：西医诊断：高脂血症，脂肪肝；中医诊断：血浊（脾虚湿阻，痰瘀互结证）。治法益气健脾利湿，祛痰化浊逐瘀。处方：黄芪25g，茯苓25g，白术20g，猪苓10g，泽泻15g，薏苡仁25g，山药20g，赤芍15g，郁金20g，陈皮10g，决明子20g，益母草20g，酸枣仁30g，制何首乌10g，枸杞子20g，山茱萸20g，牛膝30g，丹参20g，山楂10g。共12付，每日1付，水煎取汁200ml，分早晚2次口服。2014年9月12日二诊：患者自诉服用上述药物12付后，口苦、口中有异味、倦怠乏力等症均见好转，去前方中猪苓、陈皮、郁金，加地龙10g，女贞子20g，旱莲草20g，远志15g，续服15付。2014年9月27日三诊：患者自诉上述已无口苦、口中有异味等症状，倦怠乏力症状显著改善，其他自觉症状已不明显，睡眠可，二便正常，舌质淡红，舌苔薄白，脉沉细。复查血脂：总胆固醇5.42mmol/L，三酰甘油1.74mmol/L，脂蛋白a 312mg/L。

[按案] 该患者有明确的高脂血症、脂肪肝病史，由于平素饮食不节，损伤脾胃，致脾气亏虚，不能运化输布水谷，日久生湿，化为痰浊、瘀血等实邪，终成脾虚湿阻，痰瘀互结之候，而见口苦、口中有异味、倦怠乏力、四肢沉重、失眠梦多等症。故所选方中以黄芪、茯苓、白术、猪苓、泽泻、薏苡仁、山药等健脾益气、利水渗湿化痰，配伍陈皮、郁金等益气化痰，郁金、赤芍、益母草、牛膝、丹参、山楂等活血祛瘀化浊，山楂、决明子等降血脂，酸枣仁、制何首乌安神助眠，枸杞子、山茱萸等滋阴，以防利水药物太过而伤阴。诸药合用，共奏益气健脾利湿、祛痰化浊逐瘀的功效。

病案3：陈×，男，47岁，已婚，职员。因2日前体检时发现血脂增高，而于2015年3月27日初诊。患者自诉平素饮食无节，嗜食肥甘、厚味、油炸、辛辣之品，体重较以往有明显的增加，刻诊症见：体态肥胖，面色红，口干苦，有明显的口臭，倦怠乏力，恶心、欲呕，嗳腐，夜寐不安，小便色黄，大便干，已2日未解，舌质红，舌苔黄腻，脉弦滑。体检报告中血脂检查结果：总胆固醇10.23mmol/L，三酰甘油6.07mmol/L，脂蛋白a 625g/L。诊断：西医诊断：高脂血症；中医诊断：脂浊（阳明腑实证）。治法通腑泻浊降脂。处方：大黄10g，麻子仁10g，郁李仁10g，玄参15g，麦门冬15g，生地黄15g，枳实10g，竹茹15g，何首乌20g，决明子20g，山楂15g，绞股蓝 15g。共 7 付，每日 1 付，水煎取汁 200ml，分早晚 2 次口服。2015 年 4 月 3 日二诊：患者自诉服用 7 付后，恶心、欲呕、嗳腐等症显著改善，大便已解，每日 1 次。上方去大黄、麻子仁，加肉苁蓉 20g，续服 15 付。2015 年 4 月 18 日三诊：患者自诉已无口干苦、口臭、恶心、欲呕、嗳腐等症，夜寐安，二便正常。嘱以决明子、山楂各等分，每日取 10g 用开水冲泡，代茶饮，连续服用 2 个月后复查血脂，结果显示各项指标均已恢复正常。

[按语]该患者因平素饮食无节，过食肥甘、厚味、油炸及辛辣之品，致热邪内生、阳明腑实，大便秘结，而见口干苦、口臭等症。故选方以泻下导滞为主，药用大黄、麻子仁、郁李仁、枳实等，并配合"增水行舟"之意，药用玄参、麦门冬、生地黄等滋阴生液，配伍竹茹清热，何首乌安神，并与决明子、山楂、绞股蓝等合用以降血脂。诸药合用，泻下导滞泻浊，清热降脂。

病案 4：曲×，女，53 岁，已婚，教师。2 周前因高血压就诊于某医院心血管，查血脂升高，血压控制平稳后，而于 2013 年 12 月 1 日来我处初诊。刻诊症见：体态肥胖（体重 79kg），头晕，头昏，恶心欲呕，胸部胀闷，腹胀，四肢沉重，倦怠乏力，食少，大便黏腻，1 日 1 行。舌质淡胖，舌苔白腻，脉滑。查：血压 145/90mmHg。辅助检查：血脂总胆固醇 6.49mmol/L，三酰甘油 2.45mmol/L，低密度脂蛋白 4.37mmol/L，高密度脂蛋白 1.08mmol/L；消化系统彩超：轻度脂肪肝，肝囊肿；颈部血管彩超：左侧锁骨下动脉硬化斑块形成。诊断：西医诊断：高脂血症；中医诊断：脂浊（痰湿内阻证）。治法利湿降浊，化痰降脂。处方：连朴饮加减，药物：厚朴 10g，石菖蒲 20g，法半夏 9g，陈皮 10g，茯苓 30g，枳实 10g，柴胡 12g，甘草 6g，白术 30g，薏苡仁 25g，天麻 10g。共 14 付，每日 1 付，水煎取汁 200ml，分早晚 2 次口服；同时口服降压药以控制血压。2013 年 12 月 15 日二诊：患者自诉服用上药后，头晕、头昏、恶心欲呕等症状明显改善，四肢沉重、倦怠乏力等症减轻，血压 140/85mmHg。嘱续服上方 15 付。2013 年 12 月 30 日三诊：患者自诉无明显自觉症状，体重下降 4kg，血压 135/85mmHg。复查血脂：总胆固醇 5.36mmol/L，三酰甘油 1.42mmol/L，低密度脂蛋白 2.65mmol/L，高密度脂蛋白 1.40mmol/L。

[按语]该患者辨证为痰湿内阻证，痰湿的特点是黏腻，易于流窜于经络之中，发病缓慢，其发生与平素饮食不节或劳累过度，致伤脾胃，脾胃不能运化水谷，水湿凝聚而成。故选方连朴饮加减，方中厚朴、石菖蒲、法半夏、陈皮等化痰降浊，茯苓、白术、薏苡仁等健脾利水渗湿，枳实、柴胡疏肝行气导滞，天麻熄风利头目，甘草益气化痰，兼以调和诸药。诸药合用，共奏利湿降浊，化痰降脂的功效。

### 三、高尿酸血症及痛风

#### （一）概述

高尿酸血症是尿酸合成增加和（或）尿酸排泄减少所引起，属于一种代谢性疾病，常与多种脑血管疾病的危险因素伴随发生，多伴发糖代谢紊乱及脂代谢紊乱。高尿酸血症是指血液中的尿酸浓度高出正常范围的一种病理状态，多数患者疾病早期多无明显症状，随着病情的发展，部分患者可发展至急性关节炎、慢性关节炎、痛风石、肾结石、高尿酸血症肾病等，近年来的临床及实验研究表明，高尿酸血症不仅是以上各种疾病发生的重要生化基础，同时也与高血压、高脂血症、动脉粥样硬化、肥胖、胰岛素抵抗的发生密切相关，现已成为威胁人类健康的严重代谢性疾病之一。而痛风则是一组由嘌呤代谢紊乱所引起的疾病，其病理特点是高尿酸血症及由此引起的痛风性急性关节炎、关节畸形，又常常累及于肾脏，引起慢性间质性肾炎及尿酸肾结石的形成。

高尿酸血症是痛风的重要生化基础，然而痛风的发病率则远低于高尿酸血症。近年来，多项国内外的流行病学调查研究都显示高尿酸血症及痛风的发病率呈逐渐上升趋势，渐已成为一个重要的致残性疾病。在过去，高尿酸血症及痛风多发于欧美等发达国家。而近些年来，随着亚洲各国及我国经济的不断发展和社会进步，高尿酸血症及痛风在我国的发病率呈明显升高趋势。高尿酸血症及痛风多发生于 50 岁以上的中、老年人群，且男性的发病率大于女性，故以往一般认为高尿酸血症及痛风患者以中老年男性为主。然而，由于近年来随着社会的不断发展、人们生活水平的显著提高及饮食结构的变化，高尿酸血症及痛风的发病率有年轻化的趋势。据日本的一项流行病学调查发现，儿童高尿酸血症的发病率也较高，其中男孩约为 8.8%，女孩约为 0.6%。由此可见，高尿酸血症和痛风不仅仅是中老年人群的常见病，而且已呈现出年轻化的趋势。

因高尿酸血症早期多无症状，故而中医学历史中鲜有对高尿酸血症的记载，而统将高尿酸血症及其所致的痛风归属于"痹证""痹病""痛风""白虎历节风"等病证范畴；而尿酸性结石可归属于"淋证""石淋""血淋""腰痛"等病证范畴，高尿酸血症肾病可归属于"腰痛""水肿""虚劳"等病证范畴。我国历代医家对痛风、痹证有着一些清晰的认识，朱丹溪《格致余论》中言："彼痛风者，大率因血受热已自沸腾，其后或涉水或立湿地，或卧当风，寒凉外搏，污浊凝涩，不得运行，所以作痛"。其中发作突然、痛位不定者为"痛风"；局部赤肿灼痛者为"热痹"；病在骨节、痛剧而部位移走者，为"历节"或"白虎历节"。明代名医张景岳《景岳全书》中言："外是阴寒水湿，今湿邪袭人皮肉筋脉；内由平素肥甘过度，湿壅下焦；寒与湿邪相结郁而化热，停留肌肤……病变部位红肿潮热，久则骨蚀。"林佩琴《类症治裁》云："痛风，痛痹之一症也……初因风寒湿郁痹阴分，久则化热致痛，至夜更剧。"《医学正传》记载："脉涩而紧者痹，少阴脉浮而弱，弱则血不足，浮则为风，风血相搏，则疼痛如掣，盛人脉涩小，短气自汗出，历节痛不可屈伸，此皆饮酒汗出当风所致也……味酸则伤筋，筋伤则缓，名曰泄，味咸则伤骨，骨伤则痿，名曰枯，枯泄相搏，名断泄，荣气不通，卫不独行，荣卫俱微，三焦无御，四属断绝，身体羸瘦，独足肿大，黄汗出，胫冷，假令发热，变为历节风，疼痛不可屈伸……夫古之所谓痛痹者。即今之痛风也。诸方书又谓之白虎历节风，以其走痛于四肢骨节，如虎咬之状，而以其名名之耳。丹溪曰：大率因血虚受热，其血已自沸腾，或加之以涉水受湿，热血得寒，污浊凝滞，不得营运，所以作痛。夜则痛甚，行于阴也。治以辛温，监以辛凉，流散寒湿，开通郁结，使血行气和，更能慎口节欲，无有不安者也。"《医学入门》中有云："痛风历节分怯勇，形怯瘦者，多内因血虚有火；形肥勇者，多外因风湿生痰。以其循历遍身，曰历节风。甚如虎咬，曰白虎风。痛必夜甚者，血行于阴也。痛多兼肿或不肿。痛多痰火，肿多风湿。然痰火虽内因六欲七情，或病后亡津，血热已自沸腾，亦必略感外邪，而后发动，骨节痛极，久则手足蜷挛；风湿虽外因涉冷从湿，当风取凉，然亦必血热而后凝滞污浊，所以作痛，甚则身体块瘰。痰火、风湿全者，古龙虎丹主之。"《幼科铁镜》曰："四肢上或身上一处肿痛，或移动他处，色红不圆块，参差肿起，按之滚热，便是痛风。"《明医指掌》中言："遍体烦疼曰痛风，湿痰风热苦相攻。或因血弱寒凝涩，流注浑身骨节中。夫痛风者，遍身骨节走痛是也，古人谓之白虎历节风。大率因血受热已自沸腾，或涉冷受湿取凉，热血得寒则污浊凝涩，不得营运，所以作痛。夜痛甚者，行于阴分也。亦有阴湿与痰流注为痛者，有因痰与热者。盖肥人多是湿痰流注经络，瘦人多是血虚与热。大法以行气流湿疏风，导滞血，养新血，降阳升阴。治有先后，须验肿与不肿，及上下部分，引而导之。"《女科撮要》："历节痛，或因饮食起居失节，或因七情六淫失宜，以致脾胃亏损，腠理不密，外邪所侵，或为肝火内动，肝血耗损；或为肢体疼痛；或为肢节难伸；或为卒然制痛；或为走痛无常；或内热晡热，自汗盗汗；或经候不调，饮食不甘。"

## （二）病因病机

高尿酸血症及痛风的病因病机比较复杂，或因饮食不节、嗜食肥甘，或因七情所伤、劳倦过度等，均可导致高尿酸血症及痛风的发生，上述原因导致脾运失健、肝失疏泄、肾失开阖，人体升降出入失常，气血运行不畅，气滞血凝，湿浊痰瘀等邪气积聚于关节、肾脏，从而导致脏腑生理功能的异常。

1. 病因

（1）饮食不节，湿浊内生。平素过食肥甘、醇酒、厚味、膏粱、辛辣之品，滞脾碍胃，脾胃运化功能失常，食物不能正常运化，日久酿生湿邪、湿浊。湿浊随气血运行于周身各处，浸淫百脉，留滞于关节、肾脏等处而致病。

（2）禀赋失调，脏腑失和。人体处于正常之时，各个脏腑发挥自身的生理功能，对人体各项生理活动进行调节和疏解，使各种代谢产物正常运化并排出体外，不会蓄积于体内而为害，人体也处于相对无毒的生理状态。若由于先天禀赋不足，阴阳失衡，导致各脏腑功能失常，湿热、湿浊、痰浊等邪气不能被及时的排泄，则可蕴结于体内，过量而化成浊毒，对机体造成急剧、严重的损害而发病。

（3）年高体衰，脾肾亏虚。高尿酸血症及痛风多发生于中老年人群，说明本病的发生与年高体衰、脏腑功能衰退、脾肾亏虚有着密切的关系。若肾精亏损，肾虚不能气化泄浊，脾气亏虚，酿湿生湿，湿蕴日久生热，每致湿浊、热毒滞留为患。

2. 病机变化

（1）湿浊留恋是致病之本。如前所述，饮食不节、素禀失调等可以直接化生湿浊，而年高体衰、脾肾亏虚不能及时的利湿化浊，故而可引起高尿酸血症及痛风的发生。

（2）湿浊留恋，酿成邪毒。湿浊之邪不能及时的被排泄，久滞于脏腑脉络之中，致病毒性日益增强，最终化成湿毒、浊毒、瘀毒等毒邪，并直接为害。

（3）湿浊毒邪，积留骨节。湿浊邪毒内生不能被排泄，滞留于血脉之中，随气血鼓动运行于周身。若至骨节、筋络盘结，血脉不畅之处，则易留积而为患。由于湿浊邪毒属于阴邪，其性趋下，且由于夜间人体血行迟缓，故湿浊毒邪发病部位多在下肢骨节处，且每于夜间发病。再者，湿浊毒邪稽留日久可蕴结化热，热邪又可伤阴耗气灼血，终酿成瘀热浊毒，留滞于关节而见关节部位红肿热痛，且疼痛剧烈而不可忍。

（4）浊毒蕴结，伤津耗液，酿成砂石。湿浊邪毒随气血流动布散全身，可以耗伤人体气血津液，日久化生痰瘀，久则酿成砂石。由于痰瘀之邪可在全身多处致病，故痛风石可发生于骨节软骨、滑囊、耳轮、腱鞘、骨节周边、肤下与肾等部位，同时可引起相应的临床表现，如关节疼痛、畸形等。正如林佩琴《类证治裁》中记载："其手弯曲，身多块瘰，其肿如脱，渐致摧落，其痛如掣，不可曲伸。"

（5）浊毒久羁下焦，耗伤肾体。湿热浊毒本应由脾肾之生理功能而被蒸腾气化而由膀胱排出体外，但由于毒邪猖盛而正气受损，正气无力运化实邪，滞浊毒久滞，留恋于肾脏，损伤肾中阴阳，日久化生砂石，阻塞气机而为害。且痛风可反复发作，日久可使肾体严重受损，最终出现癃闭、关格等恶候。

### （三）辨证分型治疗

从高尿酸血症及痛风的临床发病特点来看，喜嗜食醇酒、辛辣等湿热之品者，过食膏粱厚味等高嘌呤、高脂肪、高蛋白饮食者，体型肥胖、痰湿内蕴之体者均好发此病，其共同病理特点是体内湿盛。湿浊之邪贯穿于高尿酸血症及痛风的发病始终。久病者湿浊蕴结体内，炼液成痰、阻遏经络气机，血行不畅，日久成瘀，痰瘀互结流注于体内各处，形成结节痰核，或溃流脂液，气血痰瘀胶着形成痛风。

1.痛风急性期　因潮湿，或饱餐饮酒等湿热之品，或在劳累、创伤或感染体虚情况下，外湿引动内湿，搏击而"湿阻"。常于深夜下肢关节痛醒，痛不可忍，疼痛高峰持续 24～48 小时，关节及周围组织肿胀，活动痛增。治疗上从"湿"论治，以祛风除湿、化浊止痛为法。临床上常分湿热痹阻型及寒湿痹阻型。

（1）湿热痹阻

症状：下肢关节疼痛，以足趾等骨节为主，关节局部灼热红肿疼痛，痛不可触，得冷则舒，每于过食辛辣、醇酒后发作，且多在夜间突然发病，妨碍活动，伴发热，恶风，口干渴，烦躁易怒，舌质红或暗红，舌苔黄腻，脉弦滑数。

治法：清热解毒，利湿止痛。

方剂：四妙散加味。

药物：苍术、黄柏、牛膝、薏苡仁、金银花、野菊花、忍冬藤、秦艽、蒲公英。

方中以苍术、薏苡仁以健脾利湿，牛膝补肾兼以活血、引热下行，黄柏、秦艽清热利湿解毒，而金银花、野菊花、忍冬藤、蒲公英等为较好的清热解毒之品。诸药合用，具有较强的清热解毒、利湿止痛的功效，使湿热之邪速去，邪去则正安而症状速止。

随症加减：关节疼痛剧烈者，加延胡索、姜黄、海桐皮；关节肿胀明显者，加萆薢、土茯苓、泽兰；伴发热者，加青蒿、石膏；口干苦者，加天花粉、葛根等；兼有瘀象者，加鬼箭羽、赤芍、当归。

（2）寒湿痹阻

症状：关节肿胀疼痛，下肢关节常见，关节局部怕冷，遇热则痛减，得寒则痛增，关节肿大、屈伸不利，伴有畏寒、恶风，腰骶部疼痛，肢体困重，小便清长，舌质淡红或暗红，舌苔白或薄白，脉弦紧沉弦。

治法：祛风散寒，除湿止痛。

方剂：大乌头煎合苓桂术甘汤加味。

药物：制川乌（先煎）、桂枝、白术、茯苓、猪苓、泽泻、甘草。

方中以制川乌大辛大热之品以散寒邪、祛风湿，配伍桂枝通阳化气、散寒祛风，茯苓、白术、猪苓、泽泻等健脾利水渗湿，甘草解药毒、调和诸药。全方合用，共奏祛风散寒，除湿止痛的功效。

随症加减：关节剧痛者，加细辛、延胡索；关节肿胀变形者，加茯苓皮、泽兰、山慈姑等；伴抽搐痉挛者，加白芍，并增加甘草用量。

2. 痛风慢性期

久病患者，病程缠绵，反复发作，肿痛时有发作，程度略轻，不能自行缓解。由于体内实邪（如湿邪、痰浊、瘀血）胶着，阻滞于经络，可累及脾、肝、肾等脏腑。故此期多从"痰瘀"论治，并注意扶正祛邪。

（1）脾虚湿阻

症状：关节肿胀疼痛，头晕，胃脘部痞满，倦怠乏力，肢体沉重，周身酸楚，纳食不馨，小便清长，大便稀溏，舌质淡嫩，体胖大，舌苔白滑，脉细滑。

治法：健脾益气，利水化湿。

方剂：四君子汤合五苓散加味。

药物：党参、茯苓、猪苓、泽泻、白术、桂枝、山药、黄芪、大腹皮、甘草。

方中以党参、黄芪、山药等健脾益气以扶正，茯苓、猪苓、泽泻、白术以利水化湿，大腹皮行气利水，甘草调和诸药。诸药合用，共奏健脾益气，利水化湿之效。

随症加减：若关节疼痛较剧者，加延胡索、全蝎；大便次数明显增多者，加补骨脂、肉豆蔻、苍术；若胃脘部胀满者，加砂仁、厚朴等。

（2）痰瘀阻络

症状：肌肉关节部位多可见肿块痰核，伴肿胀、刺痛，疼痛持续，关节屈伸不利、活动受限，或关节僵硬变形，肢体麻木不仁或重着，双眼睑浮肿，痰多，胸闷、气短，舌质淡暗，可见瘀点、瘀斑，苔白，脉滑涩或弦涩。

治法：活血祛痰，化瘀通络。

方剂：桂枝茯苓丸加味。

药物：桂枝、茯苓、牡丹皮、赤芍、白芍、桃仁、延胡索、法半夏、陈皮、佩兰、甘草。

方中以桃仁、牡丹皮、赤芍、延胡索等活血化瘀、通络止痛，配伍白芍、甘草以养血和血、又可去瘀养血、瘀血去、新血生，桂枝可温通血脉以助活血化瘀之力，同时又可配伍白芍以调和体内气血，茯苓淡渗利湿，法半夏、陈皮、佩兰等祛湿化痰，甘草调和诸药。综合全方，化瘀生新、调和气血，共奏活血祛痰，化瘀通络止痛之效。

随症加减：瘀血重者，加三七、穿山甲；皮下痰核结节多者，加胆南星、竹茹；关节局部温度较低者，加细辛、干姜；关节活动障碍者，可伸筋草、络石藤。

（3）肝肾亏虚

症状：关节疼痛不甚，屈伸不利，关节畸形，足部、下肢酸软无力，周身乏力，腰膝酸软，肌肤麻木不仁，头晕耳鸣，口干渴，心烦不宁，肌肉瘦削，五心烦热，男子遗精，小便色黄，大便干，舌质淡红，舌苔白少津，脉沉细或细数。

治法：滋补肝肾，化瘀通络。

方剂：独活寄生汤加减。

药物：独活、桑寄生、杜仲、牛膝、续断、川芎、当归、茯苓、萆薢、浙贝母、白芍、赤芍、熟地黄、秦艽、甘草。

方中以独活、秦艽、萆薢祛风除湿、散寒止痛，配伍杜仲、牛膝、桑寄生、熟地黄、续断补肝滋肾、强筋壮骨，祛风除湿，当归、白芍、川芎养血和血，川芎、赤芍、当归活血化瘀通络，甘草调和诸药。诸药合用，共奏滋补肝肾、化瘀通络、止痹之功。

随症加减：肝阴不足明显者，加木瓜、麦门冬；肾阴不足、潮热盗汗者，加龟板、知母、山茱萸；苔黄、口干苦者，加黄柏、虎杖；大便干结者，加玄参、生地黄。

3. 痛风缓解期

此期患者多无明显的临床症状，仅表现为血尿酸水平增高，此期多从"热"论治，如肝胃郁热、胃肠湿热、痰热互结等。同时注意饮食调理，治疗目标为降低血尿酸水平，预防痛风的发作。

（1）肝胃郁热

症状：口干渴，口苦，胸胁胀满，心烦易怒，腹部闷胀，小便色黄，大便秘结不通，舌质红，舌苔黄，脉数。

治法：疏肝解郁，清热开胃。

方剂：大柴胡汤加减。

药物：柴胡、黄芩、白芍、枳实、大黄、半夏、黄连、甘草。

方中以柴胡疏肝解郁，配伍黄芩清肝解热以调肝用，白芍柔肝敛肝以补肝体，枳实、大黄泄热导滞通便，半夏、黄连清热化痰，甘草调和诸药。众药配伍，共奏疏肝解郁、清热开胃的功效，使热清、满消、便通，尿酸得降。

随症加减：大便干结不通者，加麻子仁、郁李仁；口干苦而臭者，增加黄连用量，加竹茹；胁胀重者，加郁金、川楝子等。

（2）胃肠湿热

症状：口干渴，口苦，面色红，心烦，失眠，小便色赤短少，大便不成形，色黄质黏而臭，舌质红，舌苔黄厚腻，脉滑数。

治法：清热利湿解毒。

方剂：葛根芩连汤加味。

药物：葛根、黄芩、黄连、忍冬藤、草薢、苍术、厚朴、甘草。

方中以苦寒之黄芩、黄连以清热燥湿、厚肠胃，配伍葛根升津液、起阴气、止下利，忍冬藤、草薢增强清热利湿解毒之力，苍术健脾利湿，厚朴行气利水，甘草和中、调和诸药。诸药相配，共奏清热利湿解毒的功效，使热清湿利毒解，尿酸下降。

随症加减：心烦失眠者，加酸枣仁、柏子仁；兼瘀血征象者，加丹参、延胡索；兼见肝郁症状者，加柴胡、郁金、香附等。

（3）痰热内结

症状：体态肥胖，腹部胀大，痰多、色黄，发热，口渴，胸闷、气短，面色红赤，小便色黄，大便黏滞不爽，舌质红，舌苔黄腻，脉滑数。

治法：清热涤痰。

方剂：小陷胸汤加味。

药物：黄连、法半夏、瓜蒌、陈皮、苦杏仁、枳实、甘草。

方中以黄连清热泻火，法半夏、陈皮行气化痰开结，枳实、苦杏仁、瓜蒌等荡热涤痰、宽胸行气散结，甘草清热化痰、调和诸药。诸药合用，共奏清热化痰、宽胸行气、散结之效。

随症加减：口渴重者，加天花粉、葛根；热盛伤阴者，加女贞子、枸杞子、墨旱莲；胸闷、气短明显者，加青皮、枳壳等。


## 验案举例

病案1：赵××，男，62岁，已婚，退休。因双膝关节处疼痛、难以屈伸6天，于2014年7月17日初诊。患者自诉8年前曾出现足跟、手腕部位终胀疼痛，遂至某西医院就诊，查血尿酸升高，肾功、类风湿因子等均正常，诊断为"痛风"，经给予降尿酸、止痛等治疗后，病情明显好转。此后病情间断性发作，6天前因饮食不节后出现双膝关节处疼痛、难以屈伸等症状，遂来我处就诊。刻诊症见：双膝关节处疼痛，屈伸不利，局部无红肿，各关节未见畸形，疼痛遇寒加重，得温痛减，睡眠欠佳，舌质淡暗，见瘀点，舌苔白厚腻，脉弦滑。辅助检查：血尿酸587.3μmol/L；血常规、血脂、肝功能、肾功能等均正常。诊断：西医诊断：痛风；中医诊断：痹证（风寒湿内蕴、脉络瘀阻证）。治法祛风散寒除湿、活血通络止痛。处方：制川乌（先煎2小时）9g，苍术20g，薏苡仁30g，黄柏15g，汉防己30g，秦皮15g，威灵仙20g，草薢15g，茯苓15g，牛膝15g，当归20g，鸡血藤20g。共15付，每日1付，水煎取汁200ml，分早晚2次口服。2014年8月1日二诊：患者自诉服用上方后，双膝关节疼痛症状明显减轻，仍有屈伸不利，舌苔白腻，舌质暗红，脉弦滑略数，复查血尿酸为500.1μmol/L。嘱上方去制川乌，加黄芪25g，白术30g，继服15付。2014年8月16日三诊：患者自诉双膝关节疼痛已消失，关节仅有轻微屈伸不利，余症均显著好转，舌苔薄白，脉沉细。复查血尿酸为446.9μmol/L。将二诊方改为丸剂继服2个月，定期复查血尿酸。

[按语]该患者年龄较高、病程较长，致脾肾亏虚，无力推动体内气血津液及水谷的正常输布和运行，日久形成湿邪，化生瘀血；正虚卫外不固，风寒邪气袭表内侵，与湿浊、瘀血等内邪相合，痹阻于双膝关节而发为痹证，可见关节疼痛、屈伸不利等症状。故在治疗上应以祛风散寒除湿、活血通络止痛为主。处方中以制川乌以祛风散寒，苍术、薏苡仁、黄柏、汉防己、秦皮、威灵仙、草薢、茯苓等除湿散寒降尿酸，牛膝、当归、鸡血藤等补肾活血、化瘀止痛，诸药合用，使风寒湿去、瘀血活而痛止。制川乌为大毒之品，故应先煎，但仍留有毒气，故二诊症状缓解后即去掉，以防药毒伤肾。

病案2：洪××，男，46岁，已婚，工人。因反复性血尿酸增高2年，加重伴右足趾关节疼痛7天，于2015年3月16日初诊。患者自诉2年前因体检时发现血尿酸增高，但并未在意，饮食无节，缺少运动，曾出现手指关节、足趾关节疼痛等症。7天前因过食海鲜后而出现右足趾关节疼痛症状。刻诊症见：右足趾关节肿痛，面色苍白，口中黏腻，倦怠乏力，腰酸膝软、腰痛，畏寒怕冷，夜尿频多，大便黏滞不畅，舌质淡暗，舌苔黄腻，脉沉细。辅助检查：血尿酸581.2μmol/L，尿素氮7.0mmol/L，血肌酐90μmol/L。诊断：西医诊断：高尿酸血症；中医诊断：痛风（肾阳亏虚，浊瘀内蕴证）。治法温补肾阳，降浊化痰。处方：桂枝10g，杜仲20g，淫羊藿20g，菟丝子20g，赤芍15g，姜黄15g，延胡索20g，苍术20g，白术25g，桃仁10g，陈皮10g，贝母

9g。共 14 付，每日 1 付，水煎取汁 200ml，分早晚 2 次口服。2015 年 3 月 30 日二诊：患者自诉右足趾关节肿痛症状明显减轻，畏寒怕冷、夜尿频多等症好转，药证对应，故起效显著，"效不更方"，续服上方 14 剂付。并告知患者注意控制饮食，忌酒。2015 年 4 月 13 日三诊：患者自诉已无明显自觉症状，复查血肌酐 82μmol/L，尿素氮 6.4mmol/L，尿酸 403.8μmol/L。

[按语] 高尿酸血症属于一种代谢性疾病，与饮食关系密切，发病时虽为实邪作祟，但总属本虚标实之证，本例患者即表现为肾阳亏虚，兼有浊瘀实邪内蕴。故在治疗时注意以温肾阳以治本，化瘀降浊以治本。方中杜仲、淫羊藿、菟丝子等温肾助阳，桂枝通阳化气、利于邪气的排出，赤芍、姜黄、延胡索、桃仁等活血化瘀、通络止痛，苍术、白术等健脾利水渗湿，陈皮、贝母行气化痰。诸药合用，共奏温补肾阳，降浊化痰的功效，标本兼顾，扶正祛邪。

## 四、骨质疏松症

### （一）概述

骨质疏松症是指一种以骨量减少、骨组织的微观结构发生退化（包括松质骨骨小梁变细、断裂、数量减少，及皮质骨多孔、变薄等）为主要特征，并容易导致骨的脆性增高及骨折危险性增高的全身性骨骼系统疾病，其发病机理主要是由于骨的吸收超过了骨形成。据有关流行病学显示，在 20 世纪 90 年代，全球约有 7500 万人骨质疏松症患者，并有超过 2 亿人受到了骨质疏松的威胁。美国 50 岁以上男性及女性骨质疏松症的发病率分别为 3%～6% 与 13%～18%，加拿大一项研究结果显示，女性腰椎骨质疏松症和股骨颈骨质疏松症的患病率分别 12.1%、7.9%，总发病率高达 15.8%，而男性则分别为 2.9%、4.8% 及 6.6%，可见女性患者明显多于男性。而我国 60 岁以上人群骨质疏松症患者约 2900 万人，并有低骨量患者 1700 万人。骨质疏松症造成的严重后果是骨折，以腰椎、髋骨及腕骨骨折最为多见。随着我国人口老龄化的到来，骨质疏松症已成为一种常见病、多发病，其发病率也呈明显升高趋势，给人们的健康带来严重的危害，也日益得到人们和医学界的关注。

中医学认为骨质疏松症可归属于"骨痿""骨萎""骨痹""骨极""骨虚实""腰痛""骨枯""精极"等病证范畴，其临床表现以腰背疼痛、腰膝酸软、下肢疼痛痿弱、步履艰难等为主，同时可有多种伴随症状，如头晕、目眩，骨折，肢体软弱无力，肌肉枯萎瘦削，不能持重等。我国历代医家对本病有着清晰的认识和阐述。《圣济总录》中言：

"论曰肾脏虚损，骨痿羸瘦者，盖骨属于肾，肾若虚损，则髓竭骨枯，阳气既衰，身体无以滋养。所以骨痿、肌肤损削而形羸瘦也。经曰、骨者髓之府。不能久立，行则振掉，骨将惫矣，此之谓也。治肾气虚损，骨痿羸瘦，心烦腹急，腰重耳鸣，行坐无力。鹿茸丸方。"《灵素节注类编》载："《素问·痿论》帝曰：五脏使人痿，何也？岐伯曰：……肾气热，则腰脊不举，骨枯而髓减，发为骨痿。……肾藏一身之精而主骨，肾气热，则精耗而骨枯髓减，故腰脊不能举动而成骨痿也。"《女科百病问答补遗》："骨痿：人身之骨，肾所主也。先天本经禀气不足，则骨软而不坚不实，且髓不满骨，筋无血养以束骨，荣卫弱，故骨痿而骨变也。若初长之花木，经风一折受伤，致有欹斜歪横，形质之义同也。古今骨病俱不能治，余用返本还元药，及补肾清肺热药品味，十有二三愈者。"《素问·长刺节论篇》中云："病在骨，骨重不可举，骨髓酸痛，寒气至，名曰骨痹。"《中藏经》记载："骨痹者，乃嗜欲不节，伤于肾也。肾气内消，则不能关禁，不能关禁，则中上俱乱，中上俱乱，则三焦之气痞而不通，三焦痞而饮食不糟粕，饮食不糟粕则精气日衰，精气日衰则邪气妄入，邪气妄入则上冲心舌，上冲心舌则为不语，中犯脾胃则为不充，下流腰膝则为不遂，旁攻四肢则为不仁。寒在中则脉迟，热在中则脉数，风在中则脉浮，湿在中则脉濡，虚在中则脉滑，其证不一，要在详明。"《千金要方》中载："骨极者，主肾也。肾应骨，骨与肾合。若肾病则骨极，牙齿苦痛，手足疼，不能久立，屈伸不利，身痹脑髓酸。以冬壬癸日中邪伤风，为肾风。风历骨，故曰骨极。"《圣济总录》云："骨虚实：论曰肾生骨髓，骨髓者、肾气之余。其气虚、则骨弱酸疼；倦而无力，其气实、则骨热苦烦，津液内燥。当随证以治之。"《类经》中言："大骨枯，大肉陷下，胸中气满，喘息不便，其气动形，期六月死，真藏脉见，乃予之期日。大骨大肉，皆以通身而言。如肩脊腰膝，皆大骨也；尺肤臀肉，皆大肉也。肩垂项倾，腰重膝败者，大骨之枯也。尺肤既削，臀肉必枯，大肉之陷下也。肾主骨，骨枯则肾败矣。脾主肉，肉陷则脾败矣。"

### （二）病因病机

骨质疏松症的病位在骨，但与脾、肾、肝等脏腑关系密切，其中以肾虚为主，且与瘀血、风寒等实邪有一定的关系，具体如下：

1. **脾胃不足，生化乏源** 中医学认为肾主骨生髓，骨骼坚韧的特性需要由骨髓的不断充养而维持，由于肾主骨生髓，故而肾精充足，则精髓充实，骨骼健壮，若肾精亏虚，则骨枯、骨痿。肾为先天之本，脾胃为后天之本，主肌肉四肢，亦主运化水谷、输布精微，化生气血，充养肾脏，使肾所藏之精气充足，即所谓补后天以养先天。正如《素问·五脏生成篇》所云："肾之合骨也。其荣在发，其主脾也。"而章虚谷《医门棒喝》中亦谓："脾胃之能生化者，实有肾中元阳之鼓舞，而阳以固密为贵，其所以能固密者，又赖脾胃生化阴精以涵育耳。"若饮食不节、劳累过度、情志不遂等，或药毒伤胃，或滋补药物碍胃等，均可导致脾胃亏虚，运化功能失调，不能运化水谷，气、血、精化生不足，日久无力滋养肾精，肾精亏虚，骨髓失养，筋、骨、皮、肉、血脉等均弱，骨脆不坚而发为骨质疏松。

2. 肾精亏虚，骨髓失养　肾者，主骨、生髓，髓内藏于骨质，以滋养骨骼。《黄帝内经》中云："肾实则骨有生气。"若肾精充足，则骨髓生化有源，骨骼坚固而有力；若由于先天禀赋不足、年高体衰、房劳过度、他病久病等原因，均可导致肾气不足，肾精亏少，骨髓失其化源，骨髓失充而引起骨质疏松症的发生。《黄帝内经·上古天真论》中云："女子七七，任脉虚，太冲脉衰少，天癸竭，地道不通，故形坏而无子也……男子七八，肝气衰，筋不能动，天癸竭，精少，肾藏衰，形体皆极。"说明了随着年龄的不断增长，人体肾精逐渐亏虚，天癸衰退，出现"形体皆极"的机体衰退状态，不能滋养骨髓，从而发生骨质疏松症。

3. 肝郁化火，灼伤阴血　"人之衰老，肝为先导"，清代名医叶天士认为"女子以肝为先天"，说明肝脏在女性衰老过程中具有重要的地位和作用。骨质疏松症以中老年人居多，尤其是绝经后的女性人群最为常见，这可责之于肝脏。由于绝经期女性多存在情志不遂，导致肝气郁结，气郁日久而化火，灼伤肝之阴血，引起阴血不足，《素问·五脏生成篇》中有云："足受血而能步，掌受血而能握，指受血而能摄。"说明人体足、掌、指及其他关节部位及骨骼等均需要有阴血的滋养才能维持其正常生理功能。若肝气郁结化火，导致肝阴血虚，不能濡养筋骨肌肉而引起肢体疼痛、屈伸不利等骨质疏松症状。再者，肾与肝为"母子相生"的关系，精血同源，肝主筋、肾主骨，筋骨密切相连，若肝阴血衰少亦可引起肾精亏虚，肾精亏虚，髓枯筋燥，亦可发为骨萎。

4. 瘀血内阻，风寒外袭　脾肾气虚或阳虚，无力温煦血脉、推动血液的正常运行，日久可化生瘀血；气虚、气滞等亦可引起瘀血；或因外伤、手术等原因均可导致瘀血。瘀血内阻于骨髓脉络，也是骨质疏松症发病的原因之一，也是病情进展的重要病理因素。而风寒邪气外袭，阻滞于脉络，则可使加重关节、后背疼痛及腰痛等症状，亦不可忽视。

## （三）分型论治

### 1.脾胃气虚

症状：腰脊疼痛，肌肉枯萎、瘦削，肢体软弱无力，渐成缓纵不收，面色淡白无华，心悸，倦怠神疲，食少纳呆，大便溏薄，或久泻不止，舌质淡，舌苔薄白，脉细弱无力。

治法：健脾益气养胃。

方剂：理中丸加味。

药物：党参、白术、干姜、茯苓、白扁豆、陈皮、山药、莲子、砂仁、黄芪、甘草。

方中以党参、黄芪、山药以健脾益气，白术、茯苓以健脾行气利水，干姜温振脾阳，白扁豆、莲子、砂仁养胃和胃除胀，陈皮行气化痰，甘草健脾、调和诸药。诸药合用，共奏健脾、益气、养胃和胃的功效。

随症加减：浮肿明显者，加泽泻、薏苡仁、苍术等；肌肉萎缩者，加灵芝、鸡血藤、当归等；心悸不宁者，加甘松、太子参、生地黄等。

### 2.肝肾阴虚

症状：腰脊疼痛，背痛，头晕、耳鸣，口干咽燥，腰膝酸软，五心烦热，形体消瘦，筋惕肉瞤，下肢乏力，潮热盗汗，遗精早泄，失眠梦多，舌质红少津，舌苔薄少或无苔，脉细数。

治法：滋养肝肾，填精壮骨。

方剂：左归丸加减。

药物：熟地黄、山药、山茱萸、杜仲、枸杞子、菟丝子、牛膝、鹿角胶、龟板、知母、黄柏、五味子。

方中以熟地黄、山茱萸、龟板、枸杞子等以滋补肾阴、填精益髓，杜仲、菟丝子、鹿角胶、牛膝等补肾助阳止痛，配伍黄柏、知母等以滋阴清热，五味子益肾敛汗。诸药合用，共奏滋养肝肾、填精壮骨之功。

随症加减：关节烦疼，伴发热者，加鳖甲、桑葚、女贞子、地骨皮等；筋脉拘急者，加木瓜、白芍、甘草；筋惕肉瞤明显者，加牡蛎、龙骨；兼见血瘀征象者，加赤芍、丹参、川芎、延胡索。

### 3.气血不足

症状：腰部肿胀疼痛，背痛，肢体倦怠，面色萎黄，神疲乏力，少气懒言，自汗，失眠，食少纳呆，大便微溏，舌质淡，舌苔薄少，脉细弱。

治法：补气养血，健脾。

方剂：八珍汤加减。

药物：党参、白术、茯苓、川芎、当归、熟地黄、白芍、酸枣仁、续断、杜仲、狗脊、炙甘草。

方中以党参、白术、茯苓、炙甘草即四君子汤以健脾益气，配伍川芎、当归、熟地黄、白芍即四物汤以养血生血，续断、杜仲、狗脊以补肾壮骨、止痛，酸枣仁养血安神。诸药合用，共奏补气养血、健脾安神、止痛之效。

随症加减：血虚明显者，加鸡血藤、鹿角胶等；兼有气滞者，加木香、香附、陈皮等；大便稀溏者，加肉豆蔻、补骨脂、五味子等；失眠重者，加合欢皮、远志、柏子仁等。

### 4. 肾阳虚衰

症状：腰背冷痛，畏寒肢冷，肢体疼痛，面色苍白，精神萎靡不振，颜面可有浮肿，头晕，短气乏力，不能久坐，下肢微肿，性欲减退，夜尿频多，大便溏，舌质淡胖，苔薄白，脉沉细无力，尺部尤甚。

治法：温补肾阳，壮骨止痛。

方剂：右归丸加味。

药物：熟地黄、山药、山茱萸、枸杞子、鹿角胶、巴戟天、菟丝子、杜仲、续断、当归、肉桂、制附子、炙甘草。

方中以制附子、肉桂以温肾助阳，配伍巴戟天、菟丝子、杜仲、续断等增强温阳之力，又可补肾壮骨止痛，山茱萸、枸杞子、鹿角胶以滋阴补肾，阴中求阳，当归补血活血、止痛，炙甘草调和诸药。全方合用，扶住阳气，共奏温补肾阳、壮骨止痛的功效。

随症加减：气虚便溏者，加黄芪、茯苓、肉豆蔻；浮肿明显者，加猪苓、泽泻、苍术；夜尿过多者，加龙骨、牡蛎、桂枝。

### 5. 瘀血阻络

症状：腰背疼痛、骨痛，性质为刺痛，且痛处固定不移，口唇色黯，肢体麻木，筋肉挛缩，皮下可见瘀斑，肌肤甲错，舌质紫黯，可有瘀斑、瘀点，舌苔薄少，脉细涩或沉涩。

治法：行气活血，化瘀通络。

方剂：补阳还五汤加味。

药物：黄芪、赤芍、川芎、当归、地龙、牛膝、丹参、木香、党参、续断、枸杞子、延胡索、甘草。

方中以赤芍、丹参、延胡索以活血化瘀、通络止痛，黄芪、党参以健脾益气助血行，川芎、地龙、牛膝性走窜，善于活血通络祛瘀，木香行气止痛，当归补血活血止痛，续断、枸杞子补肾壮骨，甘草调和诸药。诸药合用，共同发挥行气活血、化瘀通络、养血止痛的功效。

随症加减：瘀血重者加莪术、乳香、没药；兼见阴虚症者，加牡丹皮、生地黄、女贞子；血瘀气滞者，加香附、郁金、枳壳等。

## 验案举例

病案1：庄××，女，68岁，已婚，退休，因腰背痛10年，加重伴间断性四肢"抽筋"3个月，于2014年12月13日初诊。患者自诉10年前出现腰背痛症状，时轻时重，严重时服用止痛药以止痛。近3个月来出现间断性四肢"抽筋"症状。刻诊症见：腰背痛，倦怠乏力，肢体酸痛，夜间、受凉或劳累后疼痛明显加重，并出现四肢抽筋，腰部活动受限，下肢轻度浮肿，不能持重，形体偏瘦，手足不温，畏寒，纳食减少，夜尿频多，大便稀溏，舌质淡暗，舌苔薄白，脉沉细涩。辅助检查：骨密度显示重度骨质疏松。诊断：西医诊断：骨质疏松症，中医诊断：腰痛（脾肾阳虚夹瘀证），治法补肾壮骨、健脾活血、温阳利水，处方：杜仲20g，补骨脂20g，菟丝子20g，怀牛膝15g，当归15g，川芎15g，鸡血藤20g，益母草30g，党参20g，黄芪25g，茯苓25g，白术15g，桂枝10g，肉豆蔻12g，五味子9g。共15付，每日1付，水煎取汁200ml，分早晚2次口服。并同时注意适当活动，补充钙剂及维生素$D_3$。2014年12月28日二诊：患者自诉服用上述药物15付后，腰背痛、肢体疼痛等症状减轻，手足不温、畏寒等症状好转，大便成形。1日1行，上方去肉豆蔻、五味子，加丹参20g，续服15付。2015年1月12日三诊：患者自诉腰背痛、肢体疼痛等症状显著减轻，余症状均有好转，舌质淡暗，舌苔薄白，脉沉细。续服2诊方2个月，复检骨密度显示有所改善。

[按语] 该患者为老年女性，属于骨质疏松症的高发人群，平素脾胃亏虚，气血生化乏源，不能滋养先天，脾病及肾，日久成脾肾阳虚而见诸症，依据其临床表现，辨证为脾肾阳虚夹瘀证，故应治以补肾壮骨、健脾活血、温阳利水。所选方中以杜仲、补骨脂、菟丝子等补肾助阳，党参、黄芪、茯苓、白术等健脾益气、利水消肿，当归、鸡血藤补血活血止痛，益母草利水消肿兼以活血，川芎、怀牛膝、桂枝温阳利水、活血化瘀通络，肉豆蔻、五味子补肾收敛止泻。诸药合用，共奏补肾壮骨、健脾活血、温阳利水之效。药证相应，故效果理想，但骨质疏松症的治疗是一个长期的过

程，应坚持辨证论治，方可收到满意的效果。

病案 2：曲×，女，62 岁，已婚，退休。因反复性腰背疼痛 7 个月，加重 3 天，于 2014 年 5 月 21 日初诊。患者自诉 7 个月前于劳累后出现腰背疼痛症状，经休息后能缓解，故未予重视，未至任何医疗单位就诊。3 天前因操持家务，劳累过度，出现腰背疼痛加剧，经休息后未见缓解，故来我处就诊。刻诊症见：腰背疼痛，腰膝酸软，劳累后加重，两胁胀闷，倦怠乏力，肢体沉重，不思饮食，失眠梦多，小便正常，大便秘结，舌质淡暗，舌苔薄白，脉虚细无力。辅助检查：腰椎 X 线片：腰椎退行性改变，无骨折征；骨密度检查：中度骨质疏松。诊断：西医诊断：骨质疏松症；中医诊断：骨痹（脾胃虚弱，气滞血瘀证）。治法益气健脾养胃，活血行气通络，处方：四君子汤合补阳还五汤加减，白术 25g，党参 20g，茯苓 20g，黄芪 20g，赤芍 15g，当归 20g，砂仁 9g，枳壳 10g，地龙 10g，红花 7g，木香 10g，陈皮 10g，炙甘草 9g。共 10 付，每日 1 付，水煎取汁 200ml，分早晚 2 次口服。2014 年 5 月 31 日二诊：患者自诉服用上述药物 10 付后，腰背疼痛、倦怠乏力、腰膝酸软等症状减轻，食欲、睡眠有所改善，续服上方 10 付。2015 年 6 月 11 日三诊：患者自诉腰背痛症状显著减轻，余症好转，舌质淡暗，舌苔薄白，脉细。续服前方 1 个月。3 个月后随访时患者自诉无明显自觉症状，复检骨密度显示有改善。

［按语］该患者为老年女性，脏腑功能衰退，加之素体脾胃虚弱，又因劳累过度伤、饮食不节而致脾胃益虚，不能运化水谷，致肾精无以滋养骨髓而发为骨痹，同时该患者兼见气滞血瘀证候。故在治疗上应健运脾胃，佐以行气活血。选方以四君子汤健脾益气养胃，配伍补阳还五汤以行气通络、活血化瘀，配伍砂仁、陈皮行气除胀、消食。诸药合用，共奏益气健脾养胃、活血行气通络的功效。

病案 3：朱××，女，56 岁，已婚，退休。因腰背痛 2 年，加重 1 周，于 2013 年 8 月 29 日初诊。患者自诉 2 年前开始出现腰背痛症状，未接受治疗，近 1 周内明显加重。刻诊症见：腰背痛，晨僵，肢体沉重，活动轻度受限，倦怠乏力，腰膝酸软，脊柱有压痛，失眠，小便尚可，大便正常，舌质淡，舌苔薄白，脉沉细。辅助检查：骨密度检查显示为中度骨质疏松。诊断：西医诊断：骨质疏松症；中医诊断：骨痿（肾精虚衰，脾气不足证）。治法补肾填精、健脾、壮骨。处方：熟地黄 20g，淫羊藿 20g，补骨脂 20g，黄精 15g，杜仲 20g，肉苁蓉 30g，陈皮 10g、炒白术 25g，山药 30g，当归 15g，鸡血藤 20g，黄芪 15g，党参 20g，木香 10g。共 15 付，每日 1 付，水煎取汁 200ml，分早晚 2 次口服。2013 年 9 月 13 日二诊：患者自诉服用上药半个月后，诸症状均有不同程度的减轻，但睡眠仍欠佳。在前方中加炒酸枣仁 20g，远志 10g，续服 14

付。2013 年 9 月 27 日三诊：患者自诉晨僵、腰背痛等症显著，步履轻松，睡眠正常。嘱按二诊方续服 1 个月，并口服六味地黄丸巩固疗效。

　　[按语] 本例患者年龄较大，先天肾气亏虚，加之劳累过度、饮食失宜，导致脾胃虚弱，不能运化水谷、化生精微，致先天之本肾精无以滋养，终成脾气不足、肾精虚衰证，骨髓失于濡养而发为骨痿。治疗方面应注意脾肾同补，方中熟地黄、淫羊藿、补骨脂、黄精、杜仲、肉苁蓉阴阳并补、补肾填精、止腰痛，炒白术、山药、黄芪、党参等健脾养胃益气，当归、鸡血藤补血活血止痛，木香、陈皮行气导滞止痛。诸药合用，补肾填精、健脾益气、壮骨止痛的功效，用于治疗本病，效果明显。

# 第五篇 遣方用药

# 第一节　方剂举要

## 一、术芪汤

术芪汤药物组成及用量：黄芪 15～30g，白术 15～30g，党参 10～30g，蒲公英 15～30g，甘草 5～15g，生地 10～15g，土茯苓 15～30g，白茅根 15～30g，泽泻 10～15g，山药 10～30g，枸杞子 10～30g，菟丝子 10～20g，杜仲 15～30g，川断 15～20g，仙鹤草 15～30g。

功效：健脾补肾、利湿解毒。

主治：肾病综合征，中医辨证为水肿（脾肾气虚型）。

方解：黄芪、白术、党参、山药补气健脾，生地、枸杞子、菟丝子、杜仲、川断补肾强腰。白茅根、泽泻利水。蒲公英、土茯苓、仙鹤草清热解毒，属于辨病治疗，经验用药。

黄芪味甘，性微温，归肺和脾经。该药补气健脾，升阳举陷，益气固表，利尿消肿。现代药理研究：黄芪能促进机体代谢，抗疲劳，促进血浆蛋白的生成，增强、调节机体免疫功能，同时有明显的利尿及减少尿蛋白的作用；改善贫血；调节血糖；兴奋呼吸；提高机体抗病力；抗感染、抗病毒；抗心律失常，提高心肌收缩力，扩冠降压；降低血脂，抗衰老、抗缺氧、保肝等作用。炙黄芪补中益气作用增强。

党参补中，益气，生津，用于肾病患者表现为气虚者，主治脾胃虚弱，气血两亏，症见体倦无力，食少，口渴，久泻等。《本草从新》记载："补中益气，和脾胃，除烦渴。"《纲目拾遗》记载："治肺虚，益肺气。"

黄芪与党参，二者配伍，补气健脾，用于肾衰之气虚证，适合脾气虚弱，倦怠乏力，食少便溏者。此外，可温运阳气以利水消肿，用于气虚不运，水湿内停之小便不利、水肿之证。

白术用于肾病患者脾虚食少，腹胀泄泻，痰饮眩悸，水肿，自汗等。该药健脾益气，燥湿利水，止汗，安胎。白术生用取其健脾而不燥，炒用则燥湿力量增加，炒焦则用在脾湿有寒，土炒则补脾止泻。

山药甘平，归肺脾肾三经，补脾益气，滋养脾阴，补肺气，滋肺阴，补肾气，滋肺阴，补肺脾肾三脏，固精止带。药理研究表明，对实验大鼠脾虚模型有预防和治疗作用，对离体肠管运动有双向调节作用，有促进消化作用，对细胞免疫和体液免疫有较强的促进作用，具有降血糖、抗氧化等作用。

杜仲常用于各种原因引起的腰痛。《神农本草经》："主腰脊痛，补中益精气，坚筋骨，强志，除阴下痒湿，小便余沥。"《日华子本草》："治肾劳，腰脊挛。"该药具有补肝肾，强筋骨，安胎气的功效。该药适用于：①肝肾亏虚：证见眩晕、腰膝酸痛、筋骨痿弱等。多见于高血压肾病、肾性高血压、慢性肾炎等疾病。②肾气不固：证见尿频或尿有余沥、阴下湿痒、阳痿等。用于慢性肾脏病伴有前列腺疾病、性功能障碍、不育症等患者。现代药理研究表明该药具有降压作用、利尿作用。杜仲中富含的微量元素，其与人体内分泌系统、免疫系统、生长发育系统的结构和功能有密切关系，特别是与抗衰老有密切关系。

菟丝子，常用于治疗肾虚患者。味甘，性温。能滋补肝肾，固精缩尿，明目，止泻，安胎。用于阳痿遗精、尿有余沥、遗尿尿频、腰膝酸软、目昏耳鸣、脾肾虚泻。药理研究表明该药有壮阳作用，增强心脏的收缩力和降血压的作用，有延缓白内障形成的作用。

生地，常用于治疗肾阴虚证或阴虚阳亢患者。具有清热凉血、养阴生津功效，常用于肾性血尿和消渴肾病。鲜生地味甘苦性大寒，作用与干地黄相似，滋阴之力稍逊，但清热生津，凉血止血之力较强。

枸杞，性甘、平，归肝肾经，具有滋补肝肾，养肝明目，扶正固本，生精补髓、益气安神、强身健体、延缓衰老之良药，又名"却老子"。作为滋补强壮剂，治疗肾虚症及肝脏疾病疗效甚佳，能显著提高人体中血浆睾酮素含量，达到强身壮阳之功效。现代医学研究表明，它含有胡萝卜素、甜菜碱、维生素 A、维生素 $B_1$、维生素 $B_2$、维生素 C 和钙、磷、铁等，对体外癌细胞有明显的抑制作用，可用于防止癌细胞的扩散和增强人体的免疫功能。具有增加白细胞活性、促进肝细胞新生的药理作用，还可降血压、血糖、血脂。

川断主要成分：含续断碱、刺楸皂苷 A、川续断皂苷 B、生物碱、挥发油、维生素 E 等成分。药理作用：续断有免疫增强作用；有促进组织新生和止痛作用；促进子宫收缩作用；抗维生素 E 缺乏症；止血、镇痛作用；抑制肺炎双球菌；够杀死阴道毛滴虫。治疗慢性肾炎、慢性狼疮性肾炎之蛋白尿有一定的效果。对腰酸腰痛的症状改善较快。

土茯苓，味甘、淡、平，归胃、肝经。土茯苓具有除湿、解毒、通利关节之功效，用于治疗梅毒、筋骨挛痛、肾炎水肿、淋浊、带下、湿热疮毒、痈肿、瘰疬等。药理作用：①抗癌作用《本草纲目》记载土茯苓有治疗恶疮痈肿作用，对膀胱肿瘤、肝癌、子宫颈癌、肺癌、食道贲门癌有抑制作用。②土茯苓对心血管疾病的防治有重要意义。在药理实验中表现出抗心肌缺血作用、β - 受体阻滞作用及抗动脉粥样硬化作用，因而在临床实践上能防治冠心病。细胞免疫抑制作用。利尿作用，能增加尿 $Na^+$ 排出量，但对尿 $K^+$ 排出没有明显改变。镇痛作用。保护实验性肝损伤作用。治疗滴虫性阴道炎。治疗霉菌性肠炎。治疗乙肝，对促 HbsAg 转阴有明显效果。治疗急性扁桃体炎或化脓性扁桃体炎。治疗梅毒、银屑病、扁平疣、复发性口疮、无名高热、顽固性头痛、慢性铅中毒。解除药毒。

泽泻，常用于治疗肾衰伴水肿患者。具有利水，渗湿，泄热功效。治水肿胀满、尿道涩痛、小便不利及痰饮等，常配伍通草、茯苓。该药药理研究具有降血脂作用，保护肝脏作用，减少心输出量和心率以及左心室压力作用，增加冠脉流量作用，还有利尿作用。常用量为 5 ~ 10g。

白茅根，常用于治疗肾衰伴血尿和水肿患者。有凉血，止血，清热，利尿作用。治淋病，小便不利，水肿。《神农本草经》记载："主劳伤虚羸，补中益气，除瘀血、血闭寒热，利小便。"本品可以大量单用，也可配小蓟、藕节等同用。白茅根的作用主要在于缓解肾小球血管痉挛，从而使肾血流量及肾滤过率增加而产生利尿效果；同时因肾缺血改善，肾素产生减少，可使血压恢复正常，故对急性肾炎疗效良好。常用量为 15 ~ 30g。

蒲公英，常用于肾病表现热毒患者。性味归经：苦、甘，寒，归肝、胃经。功能主治：清热解毒，消肿散结，利湿通淋。对湿热引起的淋证有较好的疗效，常与白茅根、金钱草、车前子等同用，以加强利尿通淋的效果。此外，本品还有清肝明目的作用，以治肝火上炎引起的目赤肿痛。

仙鹤草，性苦、味涩、微甘，平。归经：入肺、肝、脾、大肠四经。功效主治：①收敛止血：其性平不偏，故寒性、热性出血均可应用。②补虚止痢：仙鹤草微甘，补虚，入肺肝脾经，既能补气，又能补血，又因味苦则燥湿，入大肠经，除大肠湿热而止痢。故有补虚止痢之功效。常用于痢疾等证。③杀虫解毒：仙鹤草味苦微甘，苦能杀虫，甘能解毒，故能杀虫解毒，常用于阴痒，疮癣等证。④截疟。⑤活血消肿之功。配茅根：茅根甘寒，凉血止血，清热利尿，与仙鹤草合用，则清热，凉血，止血。常用于治尿血。药理研究：①止血作用。②对心血管及平滑肌的作用：能增加心脏收缩振幅，增加之程度与浓度呈正比。肠管低浓度兴奋，高浓度则抑制。仙鹤草内脂能降低离体兔肠的收缩幅度及张力，并使肠运动停止于松弛状态，也能抑制在体小鼠肠的蠕动。③抗感染作用：水提取物及醇、水提取物对芥子油或葡萄球菌感染引起的家兔结膜炎皆有消炎作用，对前者醇、水提取物消炎效果较好，对后者则水提取物较好，体外试验对葡萄球菌的抑制，也以水提取物作用较强。其消炎作用在于仙鹤草中含有能生成缩合型鞣酐的鞣质的收敛作用之故。④抗菌及抗寄生虫作用：热水或乙醇浸液在试管内对枯草杆菌及金黄色葡萄球菌有一定抑制作用，对人型结核杆菌有微弱的抑制作用。对草履虫有杀灭作用，有效成分可溶于醚及氯仿。对链霉素、对氨基水杨酸已耐药者亦有效。乙醇提取物在小鼠具抗病毒作用。⑤抗癌作用。

临床观察：李莹教授1994年曾采用"术芪汤"治疗肾病综合征（中医证型脾肾阳虚型）98例。一般资料，该组病例98例，其中男32例，女66例。年龄5～75岁。病程1～28年。治疗方法：术芪汤加减。每日1付，水煎服，服药两个月。治疗结果统计：完全缓解26例，基本缓解24例，有效34例，无效14例，总有效率85.71%。（《中国乡村医学》2004年第4卷第24期。）

## 验案举例

病案1：韩×，男，29岁，2009年1月22日就诊。水肿3个月。吉林大学二院化验"尿常规：蛋白质（3+），血浆白蛋白低，胆固醇高"，诊断为"肾病综合征"，因有乙型肝炎病史，未用激素治疗，故来我处就诊。刻诊：乏力，恶心，全身浮肿，尿少，腰部酸痛，腹部胀满，饮食、睡眠一般，大便可。舌淡胖，苔黄腻，脉沉细。理化检查：24小时尿蛋白定量4.8g。尿常规：PRO（3+）。血脂：总胆固醇7.84mmol/L，三酰甘油5.00mmol/L。肝功 TP 41.3g/L，ALB 20.2g/L。血肌酐153μmol/L。中医诊断：水肿，脾肾两虚证。西医诊断：肾病综合征2型，肾功能不全。中药处方，健脾补肾利水。茯苓15g，木瓜10g，泽泻10g，山萸肉10g，丹参10g，当归10g，大腹皮10g，白术20g，黄芪30g，白芍15g，薏米30g，焦三仙各15g，陈皮10g，党参15g，甘草10g，益母草10g。5付，水煎300ml/付，100ml/次，日两次，口服。二诊，患者仍乏力，腰酸，但浮肿减轻，腹无胀痛，饮食增加，睡眠一般，二便可。舌淡胖，苔黄腻，脉沉细。颜面微肿。调整处方，以健脾补肾为主；茯苓10g，木瓜10g，白术20g，山芋肉10g，丹参10g，当归10g，苍术10g，黄芪50g，白芍15g，薏米30g，焦三仙各15g，陈皮10g，连翘10g，甘草10g，益母草15g，20付，水煎服。三诊，患者体力增强，无腰酸、浮肿，饮食、睡眠良好，二便正常。舌淡胖，苔薄黄，脉沉细。检查：尿常规：PRO（－）。血肌酐 109μmol/L。肝功 TP 60.3g/L，ALB 30.2g/L。尿蛋白转阴，血浆蛋白在逐渐上升过程中。以术芪汤为主方加减，巩固治疗 20 剂。四诊，患者无任何症状，理化检查恢复正常。临床治愈。服用金匮肾气丸三个月善后。随访两年，肾病一直未发，身体健康超过从前。

病案 2：高××，男，68 岁，吉林省公主岭人，2014 年 10 月 21 日就诊。间断性双下肢水肿 6 个月。6 个月前劳累后出现双下肢水肿，经吉林大学第一临床检查尿常规：蛋白质（3+），24 小时尿蛋白定量 5.9g，血浆白蛋白 16.5g/L，诊断为"肾病综合征"，拟肾穿刺活检、激素疗法，患者拒绝，曾回到当地个体中医治疗，效果不佳，后来我处就诊。刻诊：疲乏无力，双下肢浮肿，24 小时尿量 800ml，轻度腰痛、腹胀、畏寒，饮食、睡眠一般，大便每日 1 行。舌淡胖，苔白腻，脉沉细。我院门诊理化检查：24 小时尿蛋白定量 5.7g。尿常规：PRO（3+），隐血（－）。血脂：总胆固醇 8.15mmol/L，三酰甘油 4.69mmol/L。肝功 TP 40.9g/L，ALB 17.1g/L。血肌酐 146μmol/L。中医诊断：水肿，脾肾阳虚证。西医诊断：肾病综合征。中药处方，健脾补肾利水。黄芪 30g，白术 20g，党参 15g，蒲公英 15g，甘草 10g，生地 15g，土茯苓 20g，白茅根 15g，泽泻 10g，山药 15g，枸杞子 15g，菟丝子 15g，杜仲 20g，川断 15g，仙鹤草 15g，茯苓 15g，木瓜 10g，山芋肉 10g，丹参 10g，当归 10g，大腹皮 10g，薏米 30g，陈皮 10g。5 付，水煎服，100ml/次，日 2 次，口服。2014 年 10 月 28 日，二诊，患者乏力、腰酸、浮肿减轻，饮食略有增加，睡眠一般，二便可。舌淡胖，苔白腻，脉沉细。调整处方，以健脾补肾为主；黄芪 50g，茯苓 10g，山药 20g，白术 20g，苍术 10g，陈皮 10g，蒲公英 10g，甘草 10g，仙鹤草 15g，10 付，水煎服。2014 年 11 月 12 日，三诊，患者体力增强，无腰酸、浮肿，饮食、睡眠良好，二便正常。舌淡胖，苔薄白，脉沉细。检查：尿常规：PRO（2+）。24 小时尿蛋白定量 2.13g。处方同上。20 付，水煎服。2014 年 12 月 12 日，四诊，患者精神状态佳，无明显不适，饮食、睡眠、二便良好。舌脉同上。复查：尿常规：PRO（1+）。24 小时尿蛋白定量 0.78g。血肌酐 95μmol/L。肝功 TP 62.9g/L，ALB 33.7g/L。尿蛋白明显下降，血浆蛋白上升。继续以术芪汤为主方加减治疗 20 付。五诊，患者无任何症状，理化检查：尿常规：PRO（±）。24 小时尿蛋白定量 0.31g。血肌酐、肝功 TP、ALB 正常。处方同上，再进 20 付。六诊，患者自觉身体康复，复查：尿常规：PRO（－），临床治愈，停药。随访两年，患者病情稳定，一直无水肿复发。尿蛋白偶有（＋）或（±），多数时候正常。

病案 3：薛××，男，18 岁，吉林省德惠市人，2014 年 3 月 16 日因双下肢水肿 1 个月就诊。1 个月前劳动汗出后外感发热，体温 37.8℃，经吉林大学白求恩一院住院全面检查后诊断为"肾病综合征"，因拒绝肾穿刺活检和激素疗法而来我院就诊。刻诊：双下肢中度浮肿，颜面轻微浮肿，尿少，略觉乏力，腰部酸痛，饮食、睡眠、大便正常。舌淡胖，苔白腻，脉沉细。实验室检查：尿常规：PRO（3+），BLD（＋）。24小时尿蛋白总量5.96g。血脂：总胆固醇9.62mmol/L，三酰甘油4.89mmol/L。肝功TP 39.8g/L，ALB 15.6g/L。血肌酐102μmol/L。中医诊断：肾水，脾肾气虚证。西医诊断：肾病综合征1型。治则：健脾补肾、利水消肿。处方：黄芪30g，白术20g，党参20g，蒲公英20g，甘草10g，生地20g，土茯苓30g，白茅根20g，泽泻10g，山药15g，枸杞子15g，菟丝子15g，杜仲20g，川断15g，仙鹤草15g，茯苓15g，山萸肉10g，丹参10g，当归10g，大腹皮10g，薏米30g，陈皮10g，益母草10g。15付，水煎服。二诊，患者浮肿、腰痛减轻，仍乏力，饮食、睡眠、二便正常。舌淡胖，苔白腻，脉沉细。治疗有效，大法不变，调整中药处方，仍以健脾补肾为主：茯苓15g，白术20g，山萸肉10g，丹参10g，当归10g，黄芪50g，薏米30g，陈皮10g，连翘10g，甘草10g，麦芽15g，20付，水煎服。三诊，患者无浮肿、腰痛，自觉有力，饮食、睡眠及二便均正常。舌脉同前。复查：尿常规：PRO（2+），血肌酐86μmol/L。肝功TP 52.3g/L，ALB 29.4g/L。尿蛋白减少，血浆蛋白上升，疗效显著。处方：茯苓15g，白术20g，山萸肉15g，丹参15g，当归15g，黄芪50g，薏米30g，陈皮10g，蒲公英20g，甘草10g，麦芽15g，20付，水煎服。四诊，患者无任何症状，理化检查：尿常规：PRO（＋）。肝功TP 60.6g/L，ALB 34.5g/L。尿蛋白减少，血浆蛋白接近正常。上方不变，20付，水煎服。五诊；患者无任何不适，饮食、二便良好，体重增加，理化检查恢复尿常规：PRO（－）。肝功TP、ALB恢复正常。临床治愈。服用益肾化湿颗粒两个月巩固治疗。2015年8月随访，患者身体健康，从事大量体力劳动，每月复查一次尿常规，蛋白阴性，肾病一直未复发。远期疗效巩固。

［按语］肾病综合征理化检查以大量蛋白尿、血浆蛋白低为要点，常常伴有不同程度的高脂血症。西医通常以激素和免疫抑制剂为主治疗，优点是对激素敏感者见效快，但疗程长、不良反应多、复发率高。少数患者可以无水肿或仅表现为轻度水肿，根据症状，可按腰痛或虚劳辨证治疗，但临床通常以高度水肿为临床特点，故多数属于中医水肿范畴。

《素问·至真要大论》记载："诸湿肿满，皆属于脾。"《景岳全书》认为："凡水肿等症，乃肺脾肾三脏相干之病。盖水为至阴，其本在肾；水化于气，故其标在肺；水惟畏土，故其制在脾。今肺虚气不化精而化水，脾虚土不制水而反克，肾虚水无所主而妄行。水不归经则逆而上泛，故传入于脾而肌肉水肿，传入肺则气急喘息。虽分言之而三脏各有所主，然合而言之，则总由阴盛之害，而病本皆归于肾。"李莹老师非常认同医学家张景岳对本病的病机认识，血浆蛋白的生成下降与脾虚不运或运化无力有关，而肾虚失去固摄精微能力，尿中出现大量蛋白尿。脾虚则水失土制；肾虚，主水不利，脾肾两脏亏虚，导致水肿。故她治疗本病从肺脾肾三脏入手，并且认为脾肾两脏尤其关键。中医证型以脾肾两虚型多见。老师多年来坚持健脾补肾为主治疗肾病综合征，20世纪90年代，李莹老师研制了术芪汤治疗肾病综合征，取得了很好的疗效。成凯、杨楠等曾用术芪汤加减为主的联合疗法治疗难治性肾病综合征18例，疗效较好。（《中华实用医药杂志》2004年第4卷第24期发表。）

西医认为肾病综合征容易出现呼吸道感染、泌尿系感染、腹腔感染，脑血栓、心肌梗死、肢体血栓，肾功能衰竭等并发症。李莹老师认为通过"术芪汤"治疗，患者水肿逐渐缓解，同时没有西药利尿剂离子紊乱之虞，体力明显改善，增强了抵御外邪的能力，发生感染的几率较低，尿蛋白逐渐减少，最终缓解或痊愈。愈后很少复发，有的患者体质甚至超过病前。她不主张一见到本病就应用激素治疗，已经应用者，应逐渐减少激素用量，最终停用激素，完全以中药为主治疗，大多数患者取得了良好的治疗效果。随着西医肾穿刺活检病理技术的推广、普及，我们发现：病理类型为"微小病变型"者中医证型多为脾肾两虚，西医认为此类型激素敏感，预后好，中医药治疗也容易取得疗效。而膜性肾病、局灶节段性硬化等激素不敏感者，中医药疗效也差。

## 二、益肾汤

药物组成：黄芪25g，生地15g，茯苓25g，山药15g，白术25g，防己15g，白茅根25g，枸杞子25g，黄精25g，狗脊15g，川断15g，金银花50g，蒲公英15g，川楝子15g，甘草15g。

功效：补肾健脾，益气固本。

主治：对慢性肾炎的脾肾两虚者症见腰部酸痛，倦怠乏力，面色苍白，头晕耳鸣，气短懒言，饮食欠佳，颜面或下肢、足跗浮肿，舌质淡，苔白，脉细弱或濡缓无力。

方解：方中以黄芪、白术、山药、黄精、茯苓等药物以益肾健脾；生地、枸杞子、狗脊、川断等药物补肾而固其本；防己、白茅根利水消肿治其标；川楝子以行气疏肝为其使药；金银花、蒲公英清热解毒，对治疗和预防感染有其效；甘草兼以调和诸药。全方共奏补肾健脾，益气固本的功效。亦可治疗慢性肾炎伴有浮肿或者上感、尿路感染。

现代药理研究：药理研究表明，益肾方具有多种药理作用，包括提高机体免疫、利尿、抗病毒、抗感染、抑菌功能等。如金银花、蒲公英有较广的抗菌谱，对金黄色葡萄球菌、肺炎双球菌、大肠杆菌、幽门螺旋杆菌等均有抑菌作用；而黄芪、枸杞子、川断等均具有调节机体免疫功能的药理作用。

适应证：本方主要用于慢性肾炎的治疗，亦可用于慢性前列腺炎、尿路结石并发尿路感染，辨证属于脾肾两虚，湿热下注者。

### 三、健脾补肾汤

健脾补肾汤为笔者经验方之一，主要应用于各种慢性肾脏病属脾肾两虚夹湿浊者，临床主要表现为腰酸、乏力倦怠，食少纳呆，腹胀，恶心呕吐，口干，口苦，尿黄，便干或溏等。方药组成：熟地15g，杜仲30g，补骨脂20g，白术20g，仙灵脾20g，黄芪30g，红参10g，半夏15g，丹参30g，黄连15g。其方解如下：

杜仲，甘微温，归肝肾经，补肝肾，强筋骨。《神农本草经》云："主腰脊痛，补中益精气，坚筋骨，强志，除阴下痒湿，小便余沥。"《药性论》："主肾冷腰痛，腰病人虚而身强直，风也。腰不利加而用之。"《日华子本草》："治肾劳，腰脊挛。入药炙用"。

人参，甘微苦，微温，入肺脾心经，大补元气，补脾益肺，安神益智。《医学启源》："补元气，止渴，生津液。"《本草汇言》："补气生血，助精养神之药也。"本药为峻补元气之品，大补元气，与杜仲配伍，一补脾，一补肾，先后天并补，共为君药。

熟地，甘微温，入肝肾经，补肾养血、填精益髓。《本草纲目》云："填骨髓，长肌肉，生精血，补五脏内伤不足，通血脉，利耳目，黑须发，男子五劳七伤，女子伤中胞漏，经候不调，胎产百病。"《本草从新》曰："滋肾水，封填骨髓，利血脉，补益真阴聪耳明目，黑发乌须。"《药品化义》曰："能益心血，更补肾水。凡内伤不足，苦志劳神，忧患伤血，纵欲耗精，调经胎产，皆宜用此。安五脏，和血脉，润肌肤，养心冲，宁魂魄，滋补真阴，封填骨髓，为圣药也"。诸家论述证明了熟地为益肾填精之要药。熟地味厚滋补，所谓"精不足者，补之以味"，与诸多阳药配伍，可发挥"阴中求阳"作用。为臣药。

黄芪，味甘，微温，入脾肺经，善于补气健脾，利水消肿，升阳举陷，益卫固表，为补中气之要药。《本草汇言》曰："补肺健脾，实卫敛汗，驱风运毒之药也。"《医学衷中参西录》云："能补气，兼能升气，善治胸中大气下陷。"

白术，甘苦，温，入脾胃经，补气健脾，燥湿利水。《本草通玄》曰："白术，补脾胃之药，更无出其右者。土旺则能健运，故不能食者，食停滞者，有痞积者，皆用之也。土旺则能胜湿，故患痰饮者，肿满者，湿痹者，皆赖之也。土旺则清气善升，而精微上奉，浊气善降，而糟粕下输，故吐泻者，不可阙也。"白术与黄芪相须为用，共助人参大补元气，为臣药。

补骨脂，苦辛温，入脾胃肾经，补肾助阳；补脾止泻，纳气平喘。《本草经疏》曰："补骨脂，能暖水脏，阴中生阳，壮火益土之要药也。其主五劳七伤，盖缘劳伤之病，多起于脾肾两虚，以其能暖水脏、补火以生土，则肾中真阳之气得补而上升，则能腐熟水谷、蒸糟粕而化精微。"《药性论》云："主男子腰疼，膝冷囊湿，逐诸冷痹顽，止小便利，腹中冷"。《开宝本草》曰："主五劳七伤，风虚冷，骨髓伤败，肾冷精流及妇人血气堕胎。"本药既助人参补脾，又助杜仲补肾，两善其功，为臣药。

仙灵脾，辛温，入肝肾经，补肾阳，祛风湿。《本草纲目》云："淫羊藿，性温不寒，能益精气，真阳不足者宜之。"《本草经疏》曰："淫羊藿，其气温而无毒。《本经》言寒者，误也。辛以润肾，甘温益阳气，故主阴痿绝阳，益气力，强志。茎中痛者，肝肾虚也，补益二经，痛自止矣"。仙灵脾温肾助阳，助杜仲增强补肾作用，为臣药。

脾肾亏虚则生湿浊，发呕吐，故加半夏，辛温，入脾胃肺经，燥湿化痰，降逆止呕。《药性论》曰："消痰涎，开胃健脾，止呕吐，去胸中痰满，下肺气，主咳结……气虚而有痰气，加而用之。"《日华子本草》曰："治吐食反胃，霍乱转筋，肠腹冷，痰疟。"《本草图经》："主胃冷，呕哕"。《本草纲目》："治腹胀，目不得瞑，白浊，梦遗，带下。"

黄连，苦寒，入心脾胃胆大肠经，清热燥湿，泻火解毒。《珍珠囊》曰："去中焦湿热"。《神农本草经》曰："肠澼腹痛下利"。黄连与半夏相伍，辛开苦降，共化湿浊，为佐药。

久病生瘀，故加丹参，苦，微寒，归心、心包、肝经，活血祛瘀止痛，《本草便读》曰："丹参，功同四物，能祛瘀以生新，善疗风而散结，性平和而走血。"《神农本草经》曰："主心腹邪气，肠鸣幽幽如走水，寒热积聚；破症除瘕，止烦满，益气。"为佐药。

诸药相伍，双补脾肾，化湿活血，扶正为主，祛邪为辅，体现了标本兼治之功。

## 验案举例

病案1：尹××，女，52岁。2012年9月8日首诊。腰酸、乏力2年。2年前腰酸、乏力，于我院化验肾功：肌酐172μmol/L，诊断为慢性肾衰、高血压3级，口服中药汤剂及金水宝胶囊、降压药，病情时轻时重。现症：腰酸，乏力，食少，腹胀，小腿浮肿，尿黄，便干。舌青紫，苔黄腻，脉滑弱。肾功：血肌酐 226μmol/L，尿常规：蛋白（3+）。辨证为脾肾气虚、湿热内蕴，治以双补脾肾，清热化湿，处方：熟地黄15g，杜仲30g，补骨脂20g，仙灵脾20g，女贞子15g，红参（单煎）10g，黄芪30g，白术20g，黄连10g，清半夏15g，制大黄5g，丹参30g，白豆蔻10g，茯苓20g。6付。2012年9月16日二诊，患者腹胀减，饮食增加，尿黄略少，大便不干，舌紫，苔黄腻，脉滑弱。原方去白豆蔻，加车前子（包）30g，茵陈30g，6付。2012年9月26日三诊，浮肿不明显，时乏力，饮食正常，略腹胀，尿黄，大便正常，舌紫，苔黄腻，脉弱。处方：熟地黄15g，杜仲30g，补骨脂20g，仙灵脾20g，女贞子15g，红参（单煎）10g，黄芪30g，白术20g，黄连10g，清半夏15g，制大黄5g，丹参30g，车前子（包）30g，15付。2012年10月14日四诊，无浮肿，乏力，饮食少，腰酸，大便正常，舌淡红，苔薄黄腻，脉滑弱。复查肾功：肌酐 204μmol/L，尿常规：蛋白（3+），血（+）。原方去大黄，15付。2012年11月06日五诊，略乏力，饮食正常，腰酸，大便干，原方加大黄3g，20付。2012年12月1日六诊，略乏力，腰酸，大便正常，舌紫，苔黄腻，脉滑。复查肾功肌酐 174μmol/L，尿常规：蛋白（3+），血（+）。原方20付。

病案2：刘××，男，60岁。2014年2月10日就诊。患者乏力，腹胀6个月。6个月前因腹胀，乏力于多家医院就诊，化验肾功：血肌酐 300～320μmol/L，诊断为慢性肾衰、高血压，口服肾衰宁、尼福达等药，效果不佳。现症：乏力，腹胀，畏寒，恶心，尿黄，便干，舌暗红，苔黄腻，脉滑缓无力。肾功：血肌酐 325μmol/L，尿常规：潜血（3+），蛋白（2+）。辨证为脾肾阳虚，湿浊内蕴，治以温补脾肾，化湿降浊，处方：杜仲30g，补骨脂20g，仙灵脾20g，女贞子15g，红参10g，黄芪30g，白术20g，黄连10g，清半夏15g，制大黄10g，肉桂10g，丹参30g。6付。2014年2月18日，二诊，腹胀减轻，恶心减轻，便略溏，舌暗红，苔黄腻，脉滑无力，原方去大黄，加瓜蒌20g，藿香15g，薏米30g，6付。2014年2月26三诊，患者乏力减轻，未见恶心，饮食增加，大便干，舌淡红，苔黄腻，脉滑弱，复查肾功：肌酐 272μmol/L，原方加川断30g，川椒15g，6付。2014年3月7日，四诊。偶恶心，饮食可，口干，大便干，舌淡红，苔薄黄腻，脉滑弱。处方：杜仲30g，补骨脂30g，仙灵脾20g，仙茅20g，女贞子15g，红参10g，黄芪30g，白术20g，黄连10g，清半夏15g，制大黄3g，丹参30g，15付。2014年3月26日五诊，口干舌燥，乏力，便干，尿黄，心烦，舌淡红，苔黄腻，脉滑。复查肾功：肌酐 268μmol/L，尿常规：蛋白（2+）。原方大黄改成10g，加栀子10g，10付。2014年4月12日六诊，患者时乏力，口干舌燥减轻，大便正常，无心烦，舌淡红，苔薄白，脉滑弱。原方20付。

病案3：董×，男，63岁。2014年9月1日就诊。间断倦怠乏力2年，恶心2天。2年前出现乏力倦怠，在吉大一院化验肾功：肌酐186μmol/L，诊断为慢性肾功不全，予金水宝、尿毒清及对症处置，效果不佳，2天前出现恶心，乏力加重，于吉大四院化验肾功：血肌酐685μmol/L。现症：倦怠乏力，恶心，食少，腹胀，便干，尿黄。舌淡暗，苔白腻，脉沉细。辨证为脾肾气虚兼湿浊，治以健脾补肾，兼化湿浊，处方：熟地20g，杜仲20g，补骨脂20g，丹参20g，仙灵脾20g，女贞子15g，红参（单煎）10g，茯苓15g，黄芪30g，白术20g，黄连10g，半夏15g，6付。2014年9月12日就二诊。恶心消失，乏力减轻，腰酸，舌淡暗，苔白腻，脉沉细。原方加肉苁蓉30g，6付。2014年9月19日三诊。倦怠乏力，尿略少，夜尿3次，大便正常，舌淡红，苔薄白，脉细弱。复查肾功：肌酐543μmol/L，原方加大腹皮10g，10付。2014年10月7日四诊，腰酸腿软，劳累后倦息，二便正常，舌淡红苔薄白，脉弱。复查肾功：肌酐：531μmol/L。原方10付。2014年10月23日五诊，腰酸，乏力，微恶心，饮食正常，二便正常，原方加山药15g，肉苁蓉15g，20付。

[按语] 以上3例皆为慢性肾衰，笔者根据长期临床经验，体会到本病为本虚标实之证，脾肾两虚证为本，表现为腰酸，乏力倦息，食少纳呆，湿浊证为标，表现为腹胀，恶心呕吐，口干，口苦，尿黄，便干或溏等，并据此总结出健脾补肾汤，以双补脾肾为主，兼化湿降浊。具体应用时应分清脾虚、肾虚的轻重，脾虚重者补脾为主，肾虚重者益肾为主，脾虚、肾虚皆明显者，双补脾肾。方中可加入大黄降浊排毒，以利于清除毒素，但用量不可过大，防止伤正，正虚明显者不加大黄。总的治疗原则仍以扶正为主，祛邪为辅，不可本末倒置。另外慢性肾脏病多为久病，久病则入络，故瘀血证在各种慢性肾脏病中很常见，故方中常需要加活血药，但要注意脾肾两虚是根本，瘀血是气虚不能运血而导致的结果，因此用药时要分清主次，活血药不可乱用或无原则的多用，防止消导太过伤及正气。

## 四、参芪地黄汤

参芪地黄汤为李莹老师经验方之一，主要应用于各种慢性肾炎属脾肾两虚夹湿浊者，临床主要表现为腰部酸痛，乏力，头晕，眼睑浮肿，食少纳呆，腹胀，恶心呕吐，口干，口苦，双下肢浮肿，尿黄，便干或溏等。方药组成：黄芪30g，党参20g，生地20g，山萸肉20g，白术20g，山药20g，茯苓15g，泽泻20g，石苇25g，丹参30g，牛膝15g，地龙15g，白茅根25g，马齿苋25g。

用法：每日1付，取汁400ml，每次200ml早晚分服。

功效：健脾补肾，利湿消肿。

主治：慢性肾炎，脾肾两虚夹湿浊。

方解：慢性肾炎日久不愈及肾病综合征多属于中学"水肿"范畴，其病因病机主要是脾肾两虚，气不化水，水湿内蕴；脾失升清，肾失封藏，固摄无权，大量精微从尿液中外泄体外，以蛋白尿的形成流出，是本病的标实之候，本方以地黄汤加黄芪、党参目的以健脾补肾为主，其中黄芪、党参、白术又以四君子之试以增强健脾之功，而地黄汤的方底则意在补肾，这样脾肾双补，使先天之本肾脏功能得复，而后天之本脾脏的功能亦强，达到了补气行水，益气摄精的目的。上药相互作用，以黄芪、党参益气固精为君药；生地、山萸肉、白术、山药四药共同作用，辅佐君药以力达健脾补肾之功，共为臣药，生地、山萸肉侧重于补益肾精，而山药、白术则侧重于补益脾气，四药相互作用更能加强健脾补肾之功，是临床中常用的药物，也是效果较佳的用药组合。上方中的茯苓、泽泻、石苇、白茅根、马齿苋五味中药是佐使药，其作用是利湿降浊，通过利小便的方法将湿浊之邪从小便而除，然李莹老师选用这几位中药，还有自己独到的认识慢性肾炎的方法，李莹老师提出，肾病日久不愈，久病湿浊之邪内化生热，热毒之邪灼伤脉络及尿道亦可以导致血尿、蛋白尿的生成，其中临床中化湿降浊的方法许多，例如燥湿降浊等，而选利湿清热解毒的方法，就是考虑到致病因素及慢性肾炎特殊的发病规律，故选用清热利湿解毒的方法使邪气清除更加干净，做到真正的祛邪不留寇。方中丹参、牛膝、地龙、石苇三种中药也是佐使药，作用是化瘀利水通络，久病体瘀，丹参、牛膝、地龙可以活血行瘀，改善瘀血之表现，同时石苇利水通络，也能在利尿的同时改善瘀血的表现。全方益气扶正以治本，活血行气行水的同时兼顾健脾补肾，从而在根本上解决了标本兼治的治疗思想，共同起效以达到健脾补肾，利湿消肿的作用。

黄芪，味甘，微温，入脾肺经，善于补气健脾，利水消肿，升阳举陷，益卫固表，为补中气之要药。《本草汇言》曰："补肺健脾，实卫敛汗，驱风运毒之药也。"《医学衷中参西录》云："能补气，兼能升气，善治胸中大气下陷。"气血亏虚，疮疡难溃难腐，或溃久难敛黄芪以其补气之功还能收托毒生肌之效。疮疡中期，正虚毒盛不能托毒外达，疮形平塌，根盘散漫，难溃难腐者，可用本品补气生血，扶助正气，托脓毒外出，常与人参、当归、升麻、白芷等品同用，如托里透脓散（《医宗金鉴》）。溃疡后期，因气血虚弱，脓水清稀，疮口难敛者，用本品补气生血，有生肌敛疮之效。常与人参、当归、肉桂等品同用，如十全大补汤（《和剂局方》）。此外对于气虚导致的血瘀、血滞，筋脉失养，症见肌肤麻木或半身不遂者，亦常用本品补气以行血。治疗气血瘀滞，宜与独活等祛风湿药和川芎、牛膝等活血药配伍。治中风后遗症，常与当归、川芎、地龙等品同用，如补阳还五汤（《医林改错》）。

党参甘微苦，微温，入肺脾心经，大补元气，补脾益肺，安神益智。《医学启源》："补元气，止渴，生津液。"《本草汇言》："补气生血，助精养神之药也。"本药为峻补元气之品，大补元气，与杜仲配伍，一补脾，一补肾，先后天并补，共为君药。

生地，古书上常叫干地黄，甘微寒，色黑，入肝肾心经，滋阴清热，凉血安神，《本草经疏》云："干地黄，乃补肾家之要药，益阴血之上品。"《本经逢原》云："干地黄，内专凉血滋阴，外润皮肤荣泽，患者虚而有热者宜加用之。"戴元礼曰："阴微阳盛，相火炽强，来乘阴位，日渐煎熬，阴虚火旺之症，宜生地黄以滋阴退阳。"皆表明生地黄为滋肾阴之要药，故六味、八味皆重用此品。

山萸肉，酸涩微温，归肝肾经，补益肝肾。《药品化义》曰："山茱萸，滋阴益血，主治目昏耳鸣。"《医学衷中参西录》曰："山茱萸，大能收敛元气，振作精神。"

白术，甘苦，温，入脾胃经，补气健脾，燥湿利水。《本草通玄》曰："白术，补脾胃之药，更无出其右者。土旺则能健运，故不能食者，食停滞者，有痞积者，皆用之也。土旺则能胜湿，故患痰饮者，肿满者，湿痹者，皆赖之也。土旺则清气善升，而精微上奉，浊气善降，而糟粕下输，故吐泻者，不可阙也。"白术与黄芪相须为用，共助人参大补元气，为臣药。

山药甘平，入肺脾肾经，益气养阴，平补肺脾肾。《本草正义》曰："山药，能健脾补虚，滋精固肾，治诸虚百损，疗五劳七伤。"《本草经读》曰："山药，能补肾填精，精足则阴强、目明、耳聪。"《神农本草经》云："补中，益气力，长肌肉。"都说明了山药为补虚损之品。

茯苓，甘淡平，入脾肺肾经，利水消肿，健脾渗湿，《用药心法》曰："茯苓，淡能利窍，甘以助阳，除湿之圣药也。味甘平补阳，益脾逐水，生津导气。"《汤液本草》曰："茯苓，伐肾邪，小便多能止之，小便涩能利之，与车前子相似，虽利小便而不走气。酒浸与光明朱砂同用，能秘真。"茯苓甘淡，可渗去脾肾湿邪，邪去补方得力，为佐药。

久病生瘀，故加丹参，苦，微寒，归心、心包、肝经，活血祛瘀止痛，《本草便读》曰："丹参，功同四物，能祛瘀以生新，善疗风而散结，性平和而走血。"《神农本草经》曰："主心腹邪气，肠鸣幽幽如走水，寒热积聚；破症除瘕，止烦满，益气。"为佐药。

脾肾两虚日久会出现以面色㿠白，四肢不温，夜尿频急，属肾阳虚，故可以适当酌加仙灵脾 15g，巴戟天 15g，肉苁蓉 15g，干姜 10g 以温肾补阳；若见头晕目眩，咽干口苦，舌红少苔，则为肾阴亏虚，酌加女贞子 15g，墨旱莲 15g，枸杞子 15g，鳖甲 20g 以滋补肾阴。而脾肾两虚，湿浊之邪偏盛，则会出现呕吐，胸膈满闷，故加半夏，辛温，入脾胃肺经，燥湿化痰，降逆止呕。《药性论》曰："消痰涎，开胃健脾，止呕吐，去胸中痰满，下肺气，主咳结……气虚而有痰气，加而用之。"《日华子本草》曰："治吐食反胃，霍乱转筋，肠腹冷，痰疟。"《本草图经》："主胃冷，呕哕。"《本草纲目》："治腹胀，目不得瞑，白浊，梦遗，带下。"黄连，苦寒，入心脾胃胆大肠经，清热燥湿，泻火解毒。《珍珠囊》曰："去中焦湿热"。《神农本草经》曰："肠癖腹痛下利"。黄连与半夏相伍，辛开苦降，共化湿浊，为佐药。

诸药相伍，双补脾肾，化湿活血，扶正为主，祛邪为辅，体现了标本兼治之功。

## 验案举例

病案 1：李××，男，50 岁。2013 年 10 月 8 日首诊。间断性腰部酸痛 10 年余，加重伴眼睑浮肿 2 天。患者 10 年前因劳累后出现腰部酸痛，乏力，于我院化验尿常规：蛋白（2+），潜血（2+）；肾功能：肌酐 115μmol/L，诊断为慢性肾小球肾炎；高血压 3 级，口服中药汤剂及金水宝胶囊、降压药，病情时轻时重。现症：腰部酸痛，乏力，眼睑浮肿，头晕，头痛，口干、口渴，胸闷、气短，心慌，纳差，腹胀，双下肢浮肿，尿黄，便干。舌青紫，苔黄腻，脉滑弱。肾功：血肌酐 126μmol/L，尿常规：蛋白（3+）。辨证为脾肾两虚、湿热内蕴，治以双补脾肾，化湿降浊，处方：黄芪 20g，党参 15g，熟地黄 20g，山萸肉 15g，山药 15g，茯苓 15g，泽泻 15g，丹皮 15g，白术 15g，土茯苓 25g，白茅根 25g，马齿苋 25g，牛膝 15g，地龙 15g，制大黄 10g。连服 10 付。2013 年 11 月 10 日二诊，患者眼睑浮肿减轻，乏力改善，时有胸闷、气短，偶有头晕，偶有腰部酸痛，时有心慌，纳差，尿黄略少，大便不干，舌紫，苔黄腻，脉滑弱。原方去白茅根，加车前子（包）30g，茵陈 30g，10 付。2013 年 12 月 12 日三诊，浮肿明显改善，时乏力，饮食正常，略腹胀，尿黄，大便正常，舌紫，苔黄腻，脉弱。处方：熟地黄 15g，山萸肉 20g，山药 20g，白术 20g，党参 15g，黄芪 20g，黄连 10g，清半夏 15g，制大黄 5g，丹参 30g，车前子（包）30g，15 付。2014 年 01 月 14 日四诊，无浮肿，乏力，饮食少，腰酸，大便正常，舌淡红，苔薄黄腻，脉滑弱。复查肾功：肌酐 104μmol/L，尿常规：蛋白（+），隐血（+）。原方去大黄，5 付。2014 年 2 月 6 日五诊，略乏力，饮食正常，腰酸，大便干，原方加大黄 10g，20 付。

病案 2：王××，男，56 岁。2014 年 2 月 10 日就诊。患者因间断性眼睑浮肿 6 个月，加重伴乏力 2 天。患者因 6 个月前劳累后出现眼睑浮肿，乏力等症状，遂往吉林省中医院门诊就诊，化验尿常规提示：尿蛋白（3+），潜血（3+），肾功：血肌酐102μmol/L，诊断为慢性肾炎，口服金水宝胶囊及中药汤剂等药治疗后，患者症状有所改善，但效果不佳。此次患者2天前因劳累后出现眼睑浮肿，并伴有明显乏力症状，为进一步改善浮肿症状，特来我门诊，症见：眼睑浮肿，乏力，腹胀，畏寒，恶心，尿黄，便干，舌暗红，苔黄腻，脉滑缓无力。尿常规：潜血（3+），蛋白（2+）。辨证为脾肾阳虚，湿浊内蕴，治以温补脾肾，化湿降浊，处方：熟地20g，党参20g，黄芪20g，白术15g，山萸肉15g，肉苁蓉20g，补骨脂20g，仙灵脾20g，丹参20g，牛膝15g，地龙15g，土茯苓25g，白茅根25g，马齿苋25g，仙鹤草20g，金荞麦20g，连翘20g。6付。2014年3月1日，二诊，眼睑浮肿明显改善，腹胀减轻，恶心减轻，乏力，便略溏，舌暗红，苔黄腻，脉滑无力，原方去连翘，金荞麦，加藿香15g，薏米30g，6付。2014年3月16日三诊，患者乏力减轻，未见恶心，饮食增加，大便干，舌淡红，苔黄腻，脉滑弱，复查尿常规提示：尿蛋白（2+），潜血（+），原方加草薢20g，泽泻20g，车前子15g，6付。2014年3月31日，四诊。复查尿常规：蛋白（+）。原方加栀子10g，10付。2014年4月12日六诊，患者时乏力，口干舌燥减轻，大便正常，无心烦，舌淡红，苔薄白，脉滑弱。原方20付。

病案3：张××，女，60岁。2014年7月4日首诊。患者间断性尿频、尿急1年，加重伴眼睑浮肿2天。患者1年前因受凉后出现尿频、尿急，患者未予特殊重视，仅自行口服头孢类抗生素治疗，尿频、尿急未见明显改善，遂往吉大一院门诊就诊，查尿常规提示白细胞（3+），潜血（3+），蛋白（2+）；血尿定位提示异型红细胞占85%；24小时尿蛋白定量提示0.96g/24h；诊断为慢性肾小球肾炎合并尿路感染，给予金水宝胶囊及呋喃坦定对症处置，经治疗后效果不佳，此后患者间断出现尿频、尿急症状，或伴有尿痛，或伴有眼睑浮肿，偶有双下肢浮肿，此次患者2天前因受凉后出现尿频、尿急，时有尿痛，偶有排尿难，眼睑浮肿，头晕，倦怠乏力，胸闷、气短，时有心慌，偶有心前区疼痛，恶心，食少，腹胀，便干，尿黄。舌淡暗，苔腻，脉弦。辨证为脾肾两虚兼湿浊，治以健脾补肾，兼化湿浊，处方：熟地20g，黄芪20g，党参20g，山萸肉20g，土茯苓20g，白茅根25g，马齿苋25g，草薢15g，栀子20g，连翘25g，蒲公英20g，仙鹤草20g，车前子20g，泽泻20g，牛膝15g，益母草25g，连服10付。2014年8月2日就二诊。尿痛消失，尿频、尿急症状明显改善，但仍有乏力，胸闷、气短，时有心前区不适，眼睑浮肿改善，双下肢浮肿明显减轻，时有腰部酸痛，偶有排尿困难，舌淡暗，苔白，脉弦。原方减连翘、栀子、仙鹤草、白茅根，加白术15g，山药15g，白扁豆15g，当归15g，丹参30g，10付连服。2014年9月7日三诊。

尿路症状以基本消失，但仍有倦怠乏力，胸闷、气短症状以明显改善，时有心慌，无心前区疼痛，睡眠改善，仍有腰部酸痛，大便正常，舌淡红，苔白，脉弱。复查尿常规提示：尿蛋白（±），潜血（＋），原方加桃仁10g，红花10g，10付。2014年10月7日四诊，腰酸腿软，劳累后倦怠，二便正常，舌淡红苔薄白，脉弱。症状较初诊时已明显改善。

[按语] 慢性肾小球肾炎的临床中一种比较顽固的慢性肾脏疾病，西医在对于这种疾病的治疗上手段偏于单一，效果往往不佳，中医中药对于这类慢性肾脏病有着自己独到的见解和治疗方法，在临床往往能取得较佳的临床效果。以上3病例皆为李莹老师治疗慢性肾炎，笔者根据李莹老师对于这类疾病的临床经验，及李莹老师的言传身教，总结此类疾病属于本虚标实之证，脾肾两虚证为本，表现为腰部酸痛，乏力倦怠，胸闷、气短，食少纳呆；湿浊证为标，表现为腹胀，恶心呕吐，口干，口苦，尿黄，便干或溏等，并据此总结出参芪地黄汤，以健脾补肾为主，兼化湿降浊。具体应用时应分清脾虚、肾虚的轻重，脾虚重者补脾为主，肾虚重者益肾为主，脾虚、肾虚皆明显者，双补脾肾。审病机，关键在于脾肾；辨证候，需要分清寒热虚实；论证治，重在扶正祛邪。方中可加入大黄降浊排毒，以利于清除毒素，但用量不可过大，防止伤正，正虚明显者不加大黄。总的治疗原则仍以扶正为主，祛邪为辅，不可本末倒置。另外慢性肾脏病多为久病，久病则入络，故瘀血证在各种慢性肾脏病中很常见，故方中常需要加活血药，但要注意脾肾两虚是根本，瘀血是气虚不能运血而导致的结果，因此用药时要分清主次，活血药不可乱用或无原则的多用，防止消导太过伤及正气。

## 五、肾炎1号

药味及药量组成：黄芪20g，肉桂5g，萆薢15g，淮山药15g，杜仲15g，益母草15g，牛膝10g，大黄10g，土茯苓10g，甘草5g。

黄芪：味甘、微温，归脾、肺经，可益气健脾，升阳举陷，利尿消肿。

肉桂：味辛、甘、大热，归肾、脾、心、肝经，可补火助阳，散寒止痛，温通经脉，引火归原。

萆薢：味苦、平，归肾、胃经，可利湿化浊。

淮山药：味甘、平，归脾、肺、肾经，可补脾肺肾，益气固本。

杜仲：味甘、温，归肝、肾经，可补肝肾，强筋骨。

益母草：味辛、苦，归心、膀胱经，可利水消肿，清热解毒。

牛膝：味苦、甘、酸、平，归肾、肝经，可补肝肾，利水通淋，引药下行。

大黄：味苦、寒，归脾、胃、大肠、肝经，可泻下攻积、清热泻火、祛瘀解毒。

土茯苓：味甘、淡，归肝、胃经，可利湿去热，解毒。

甘草：味甘、平，归脾、胃、肾经，可补脾益气，清热解毒，调和诸药。

功能主治：补肾健脾、降逆清浊。主要用于脾肾阳（气）虚、浊毒内蕴型慢性肾衰竭。

方解：方中以黄芪健脾补气、利水消肿，肉桂补肾壮阳、固精暖脾，萆薢利湿化浊，三者相伍，补肾助阳、益气健脾、利水化浊，共为君药；淮山药补脾益气、益肾固本，杜仲补肾扶正，益母草解毒行水，三者助君药利水消肿，解毒化浊，共为臣药；大黄泻下导滞、降浊解毒，牛膝引药下行，土茯苓利湿解毒，三者助君臣降逆下行、清浊解毒，共为佐药；甘草调和诸药，为使药，全方共奏补肾健脾、降逆化浊之效。

### 验案举例

病案：李×，男性，16 岁，一汽工人，2014 年 07 月 26 日就诊，自述肾炎病史 2 年，症见：腰膝酸软、倦怠乏力、面色㿠白、脘腹胀满、咽部肿痛、浮肿少尿。舌质淡，苔白，脉细弱。理化检查：尿常规：蛋白（3+），红细胞 3～5/HPE；肾功：尿素氮 6.3mmol/L，血肌酐 119μmol/L；血常规：血红蛋白 118g/L。中医诊断为：水肿（脾肾两虚型）；西医诊断为：慢性肾小球肾炎。予肾炎 1 号胶囊口服，一次 4 粒，一日 3 次。服药治疗 1 个月后，浮肿逐渐消失，腰痛减轻，饮食增加，体力增强，二便正常。理化检查：尿常规：蛋白（＋）。服药治疗 3 个月后，患者症状全部消失，尿常规检查蛋白阴性，临床治愈。

### 六、肾炎 2 号

肾炎 2 号方为笔者经验方，主要作用是滋肾健脾，止血解毒，临床用于慢性肾炎或其他慢性肾脏病属气阴两虚证者，临床主要表现为倦怠乏力，食少纳呆，手足心热，自汗盗汗，下肢浮肿，咽干咽痛，便溏，尿频，腰膝酸软，头晕目花等症。其方药组成为：生地 20g，山药 20g，山萸萸 20g，枸杞子 20g，白术 20g，双花 15g，鸡内金 15g，茯苓 20g，白茅根 20g，黄芪 20g，金樱子 15g，龟甲 15g，狗脊 15g，川断 15g，桑寄生 15g，甘草 15g，仙鹤草 15g，血余炭 15g。

方解：

方中生地，古书上常叫干地黄，甘微寒，色黑，入肝肾心经，滋阴清热，凉血安神，《本草经疏》云："干地黄，乃补肾家之要药，益阴血之上品。"《本经逢原》云："干地黄，内专凉血滋阴，外润皮肤荣泽，患者虚而有热者宜加用之。"戴元礼曰："阴微阳盛，相火炽强，来乘阴位，日渐煎熬，阴虚火旺之症，宜生地黄以滋阴退阳。"皆表明生地黄为滋肾阴之要药，故六味、八味皆重用此品。

黄芪，味甘，微温，入脾肺经，善于补气健脾，利水消肿，升阳举陷，益卫固表，为补中气之要药。《本草汇言》曰："补肺健脾，实卫敛汗，驱风运毒之药也。"《医学衷中参西录》云："能补气，兼能升气，善治胸中大气下陷。"黄芪与生地配伍，一补气，一补阴，共为君药。

枸杞子，甘平，入肝肾经，善滋补肝肾之阴。《本草经疏》云："枸杞子，润而滋补，兼能退热，而专于补肾、润肺、生津、益气，为肝肾真阴不足、劳乏内热补益之要药。"《本草通玄》曰："枸杞子，补肾益精，水旺则骨强，而消渴、目昏、腰疼膝痛无不愈矣。枸杞平而不热，有补水制火之能，与地黄同功。"

龟甲，甘寒，入肝肾心经，滋阴潜阳，益肾健骨，养血补心。《本草纲目》云："补心，补肾，补血，皆以养阴也，观龟甲所主诸病，皆属阴虚血弱。"《本草通玄》曰："大有补水制火之功，故能强筋骨，益心智，止新血。"表明龟板亦为滋阴之佳品。龟板、枸杞子皆滋肝肾，共助生地增强滋阴补肾之功，皆为臣药。

山药，甘平，入肺脾肾经，益气养阴，平补肺脾肾。《本草正义》曰："山药，能健脾补虚，滋精固肾，治诸虚百损，疗五劳七伤。"《本草经读》曰："山药，能补肾填精，精足则阴强、目明、耳聪。"《神农本草经》云："补中，益气力，长肌肉。"都说明了山药为补虚损之品。

白术，甘苦，温，入脾胃经，补气健脾，燥湿利水。《本草通玄》曰："白术，补脾胃之药，更无出其右者。土旺则能健运，故不能食者，食停滞者，有痞积者，皆用之也。土旺则能胜湿，故患痰饮者，肿满者，湿痹者，皆赖之也。土旺则清气善升，而精微上奉，浊气善降，而糟粕下输，故吐泻者，不可阙也。"《本草崇原》曰："凡欲补脾，则用白术，凡欲运脾，则用苍术，欲补运相兼，则相兼而用，如补多运少，则白术多而苍术少，运多补少，则苍术多而白术少，品虽有二，实则一也。"白术、山药皆入中焦脾胃为主，二者共助黄芪大补脾胃元气，化湿消肿，共为臣药。

山茱萸，酸涩微温，归肝肾经，补益肝肾。《药品化义》曰："山茱萸，滋阴益血，主治目昏耳鸣。"《医学衷中参西录》曰："山茱萸，大能收敛元气，振作精神。"

金樱子，酸涩平，如肾膀胱经，固精缩尿。《蜀本草》曰："治脾泄下痢，止小便利，涩精气。"《本草备药》认为本药："固精秘气，治梦泄遗精，泄痢便数。"

山茱萸、金樱子皆酸涩之品，补肾固精，助生地增强滋阴固肾作用，共为佐药。

狗脊，甘温，入肝肾经，补肝肾，强腰膝，祛风湿。《神农本草经》云本品："主腰背强，机关缓急，周痹寒湿，膝痛。颇利老人。"《本草纲目》曰："强肝肾，健骨，治风虚。"

桑寄生，苦，甘平，入肝肾经，补肝肾，强筋骨，祛风湿。《神农本草经》曰："主腰痛，小儿背强，痈肿，安胎，充肌肤，坚发、齿，长须眉。"《生草药性备要》曰："消热，滋补，追风。养血散热，作茶饮，舒筋活络。"

川断，苦辛温，入肝肾经，补益肝肾，强筋健骨。《药品化义》曰："苦能坚肾，辛能润肾，可疗小便额数，精滑梦遗，腰背酸疼，足膝无力，此皆肾经症也。"

狗脊、桑寄生、川断皆补肾之品，但性偏温，与生地、枸杞等相伍发挥"阳中求阴"的作用。为方中佐药。

鸡内金，甘平，入脾胃，消食健胃，《滇南本草》曰："宽中健脾，消食磨胃。"本品与方中诸补药配伍，可使补而不滞。

茯苓，甘淡平，入脾肺肾经，利水消肿，健脾渗湿，《用药心法》曰："茯苓，淡能利窍，甘以助阳，除湿之圣药也。味甘平补阳，益脾逐水，生津导气。"《汤液本草》曰："茯苓，伐肾邪，小便多能止之，小便涩能利之，与车前子相似，虽利小便而不走气。酒浸与光明朱砂同用，能秘真。"茯苓甘淡，可渗去脾肾湿邪，邪去补方得力，为佐药。

慢性肾炎皆有尿血，故加白茅根，甘寒，入肺、胃、膀胱经，凉血止血，利尿消肿。《本草纲目》云："白茅根，甘能除伏热，利小便，故能止诸血。"《滇南本草》曰："止吐血，衄血，治血淋，利小便。"本药为凉血止血之良药，尤其伴阴虚内热效果更佳。

仙鹤草，苦涩平，入肺肝脾经，有收敛止血，并有强健作用。

血余炭，苦涩平，入肝胃肾经，化瘀止血。《药性论》云："能消瘀血"。《本草纲目》曰："发乃血余，故能治血病，补阴，疗惊痫，去心窍之血。"三者皆止血之品，相须为用，可消除尿血，为佐药。

慢性肾炎常伴咽炎，表现为咽痛、咽干，故加金银花，甘凉，入肺胃经，清热解毒利咽，消除咽痛，为佐药。

甘草，甘平，既可补气健脾，又可调和诸药。即是佐药，又是使药。

诸药相伍，气阴双补为主，兼止血解毒，标本兼治，寒热并用，为治慢性肾炎气阴两虚证之效方。

**验案举例**

病案1：刘××，男，60岁，退休。2014年10月21日就诊。因反复镜下血尿5年，加重伴腰痛1周。长期间断口服中药汤剂，镜下血尿始终存在。1周前复查尿常规：潜血（2+），蛋白（2+），红细胞116.21个/μl。现症：腰酸痛，纳少，足心时热，咽干，口苦，乏力倦怠，劳累后双下肢略浮肿，尿黄，舌红，苔薄黄腻，脉沉数无力。辨证为气阴两虚证，治以气阴双补，肾炎二号方加减：生地20g，山药20g，山茱萸20g，枸杞子20g，白术20g，金银花15g，鸡内金15g，茯苓20g，白茅根20g，黄芪20g，金樱子15g，龟甲（先下）15g，狗脊15g，川断15g，桑寄生15g，甘草10g，仙鹤草15g，6付。2014年10月29日二诊，腰酸，足热减轻，乏力略减轻，舌红苔，薄黄腻，脉沉数无力，原方加薏米20g，15付。2014年11月18日三诊，腰酸、足热不明显，乏力减轻，食少，下肢浮肿消失，舌红苔薄黄，脉沉无力。复查尿常规：潜血（2+），蛋白（+），红细胞65.20个/μl，原方15付。2014年12月11日四诊，无咽干，时倦怠，饮食可，尿时黄，原方黄芪增为30g，去金银花，15付。

[按语]本患者乏力，纳少，足热，咽干，为气阴两虚之象，尿黄，浮肿，苔黄腻，兼湿热证，故采用肾炎二号方加减，加薏米以祛湿热，加黄芪以补气利水，诸症日趋减轻。方中生地、枸杞子柔腻碍脾，为避免部分患者可能会食减纳呆，故方中始终加鸡内金以消食健胃，使补而不滞。本病病程长，非短期所能彻底治愈，需在用药准确基础上坚持较长时间服药才能取得满意疗效。

病案2：沈×，女，55岁，退休。2013年11月12日就诊。20年前受寒后出现发热、颜面浮肿，于长春朝阳区医院诊断为急性肾炎，静脉滴注青霉素后发热、浮肿消失，此后未再复查尿常规及做相关检查。2个月前又出现颜面、下肢浮肿，现症：颜面、双下肢轻度浮肿，腰酸痛，手足心热，烘热，时胸闷心悸，头晕，饮食少，畏食寒凉，盗汗，夜尿2～3次，大便正常，舌淡嫩，苔薄白腻，脉沉弱。尿常规：潜血（3+），红细胞86.3个/μl，辨证为气阴两虚证，予肾炎二号方加减：生地20g，山药20g，山茱萸20g，枸杞子20g，白术20g，鸡内金15g，茯苓20g，白茅根20g，黄芪20g，金樱子15g，龟甲（先下）15g，狗脊15g，川断15g，桑寄生15g，甘草10g，仙鹤草15g，血余炭15g，6付。2013年11月20日二诊，手足心热、烘热减轻，浮肿无明显变化，时便溏，舌淡嫩，苔薄白腻，脉沉弱，处方：生地20g，山药20g，山茱萸20g，枸杞子20g，白术20g，鸡内金15g，茯苓20g，白茅根20g，黄芪30g，金樱子15g，龟甲（先下）15g，狗脊15g，川断15g，桑寄生15g，甘草15g，仙鹤草15g，血余炭15g，干姜

10g，砂仁 5g。6 付。2013 年 11 月 29 日三诊，浮肿明显减轻，饮食增加，盗汗减轻，胸闷心悸减轻，无便溏。复查尿常规：潜血（＋），红细胞红细胞 36.5 个／μl，原方 15付。2013 年 12 月 22 日四诊：浮肿偶发，饮食正常，手足心略热，无烘热，大便正常。原方 20 付。2014 年 1 月 20 日五诊，浮肿消失，手足偶热，胸闷心悸不明显，腰酸不明显，舌淡红，苔薄白，脉弱。原方 20 付。

[按语]患者手足心热，烘热，盗汗，阴虚证明显，饮食少，畏食寒凉，夜尿 2～3次，舌淡嫩，脉沉弱，为脾气亏虚之象，故以气阴双补为法，服药后浮肿未减，又出现便溏，为寒凉太过进一步损及脾气，故加干姜、砂仁温中健脾，并黄芪加量以健脾利水，服后脾气渐复，进食增加，浮肿渐减，此后守方常服，疗效满意，说明对于气阴两虚证要分清哪个为主，从而使全方力量有所侧重，避免顾此失彼。

病案 3：虞××，男，50 岁。2013 年 7 月 10 日就诊。因腰酸、午后头痛 2 年，曾在我院住院治疗，诊断为高血压肾病，尿蛋白（3+）。平素口服尼福达 20mg，日 1 次。现症：腰酸痛，午后头痛，汗出明显，动则加重，进食汗出如洗，纳少，手足热，乏力倦怠，无浮肿，二便正常，舌红苔薄黄，脉滑数无力。辨证为气阴两虚证，予肾炎二号方加减：生地 20g，山药 20g，山茱萸 20g，枸杞子 20g，白术 20g，茯苓 20g，黄芪 30g，金樱子 15g，龟甲（先下）15g，狗脊 15g，川断 15g，桑寄生 15g，甘草 15g，五味子 15g，麻黄根 10g，浮小麦 30g，6 付。2013 年 7 月 18 日二诊，头痛减轻，汗出未减轻，舌红，苔薄黄，脉滑数无力，处方：生地 20g，山药 20g，山茱萸 30g，枸杞子 20g，白术 20g，人参 10g，茯苓 20g，黄芪 30g，金樱子 15g，龟甲（先下）15g，狗脊 15g，川断 15g，桑寄生 15g，甘草 15g，五味子 15g，麻黄根 10g，浮小麦 30g，6 付。2013 年 7 月 28 日三诊，头痛偶发，汗出减轻，乏力减轻，腰酸减轻，舌红，苔薄黄，脉滑数无力，原方 15 付。

[按语]本患者也为气阴两虚之证，尤其气虚明显，因汗出如洗，首诊补气之力不足，故效果不显，二诊加人参以大补元气，山茱萸增量以收涩敛汗，效果即显，继续服用则进一步取效。此时滋阴不可太过，因滋阴多为寒凉，易伤中气，导致症状加重，故滋阴补气必须比例恰当，并随病情变化而加减，方可取得佳效。

病案 4：汪××，女，71 岁，退休。2012 年 8 月 30 日，主诉：腰酸倦怠 3 年。患者 3 年前腰酸倦怠，于吉林省中医院化验尿潜血（3+），尿定位肾小球源性血尿，间断口服中药汤剂，潜血反复发生。现症：腰酸痛，倦怠乏力，右下肢浮肿，手足心热，饮食正常，尿黄，大便略溏，日 2 次。舌紫暗，苔黄腻，脉弱。辨证为气阴两虚夹湿夹瘀，治以气阴双补兼化湿活血，方药：生地 20g，山药 20g，山茱萸 20g，枸杞子

20g，白术 20g，鸡内金 15g，茯苓 20g，白茅根 20g，黄芪 20g，龟甲 15g，狗脊 15g，川断 15g，桑寄生 15g，甘草 10g，仙鹤草 15g，血余炭 15g，茜草 15g，赤芍 15g。6 付。

2012 年 9 月 8 日二诊，腰酸痛，乏力，尿黄而频，大便不爽，舌紫暗，苔黄腻，脉弱。方药：生地 20g，山药 20g，山茱萸 20g，枸杞子 20g，白术 20g，鸡内金 15g，白茅根 20g，黄芪 20g，龟甲 15g，狗脊 15g，川断 15g，桑寄生 15g，甘草 15g，仙鹤草 15g，血余炭 15g，金樱子 20g，藿香 15g，赤芍 15g。6 付。2012 年 9 月 20 日三诊，腰酸痛，乏力略减，右下肢浮肿减轻，尿黄，不频，手足心热消失，舌紫黯，苔黄腻，脉弱。化验尿潜血（+）。方药：生地 20g，山药 20g，山茱萸 20g，枸杞子 20g，白术 20g，鸡内金 15g，白茅根 20g，黄芪 20g，龟甲 15g，狗脊 15g，川断 15g，桑寄生 15g，甘草 10g，仙鹤草 15g，血余炭 15g，金樱子 20g，藿香 15g，茜草 15g。10 付。

［按语］本患者气阴两虚，采用肾炎 2 号方加减，方中生地、山药、山茱萸、枸杞子、龟甲滋阴补肾；狗脊、川断、桑寄生补肾益气；白术、黄芪补气健脾；鸡内金健脾消食，使补而不滞；患者苔黄腻、舌紫暗，为湿热瘀血之证，故茯苓、白茅根清热化湿；仙鹤草、血余炭、茜草、赤芍化瘀止血；甘草调和诸药。二诊患者尿频，为肾气阴两虚，加之茯苓白茅根清利所致，故去茯苓，加藿香以芳香化湿，加金樱子以补肾固精。本病例气阴两虚为主，且兼湿热瘀血，虚实寒热并存，故用药虚实并用，气阴双补为主，兼以化瘀祛湿，做到扶正不助邪，祛邪不伤正。

## 七、六二合剂

药物组成：熟地黄 20g，山茱萸 20g，山药 30g，茯苓 20g，牡丹皮 15g，泽泻 15g，女贞子 15g，墨旱莲 15g。

功效：补益肝肾，滋阴止血。

主治：对肝肾阴虚所引起的诸证均有较好的治疗效果，症见头晕目眩，耳鸣耳聋，口干渴喜饮，鼻燥咽干，牙齿动摇，五心烦热，消渴，骨蒸潮热，腰膝酸软，盗汗，遗精，小儿囟开不合，小便淋沥、色赤，大便干，舌质红，苔薄少，脉细数等。

方解：六二合剂由《小儿药证直诀》中的六味地黄丸及《扶寿精方》中的二至丸合方而成。《医方集解》谓："六味地黄丸，今用通治大小证治肝肾不足，真阴亏损，精血枯竭，憔悴羸弱，腰痛足酸，自汗盗汗，水泛为痰，发热咳嗽，头晕目眩，耳鸣耳聋，遗精便血，消渴淋沥，失血失音，舌燥喉痛，虚火牙痛，足跟作痛，下部疮疡等。"《成方便读》言："此方大补肝脾肾三脏，真阴不足，精血亏损等证。故用补必兼泻邪，邪去则补乃得力。故以熟地之大补肾脏之精血为君，必以泽泻分导肾与膀胱之邪浊为佐；山萸之补肝固精，即以丹皮能清泄厥阴、少阳血分相火者继之；山药养脾阴，茯苓渗脾湿，相和相济，不燥不寒，乃王道之方也。"《扶寿精方》云二至丸："每夜酒下百丸，旬日间膂力加倍，发白返黑，健腰膝，强阴不足，能令老者，无夜起之劳。"《医便》中云："二至丸，清上补下第一方，价廉而功极大，常服屡有奇效……其功甚大，初服便能使老者无夜起之累，不旬日使体力加倍，又能变白须发为黑，理腰膝，壮筋骨，强阴不足、酒色痰火之人服，尤更奇效。"方中以熟地黄滋阴补肾、填精益髓，女贞子、墨旱莲、山茱萸增强补肾滋阴之力，同时又可养肝阴，使肝肾之阴得复；山药补脾益肺，兼以补肾，亦可固精，五味药物配伍，可滋补肝肾，收补肾治本之功。泽泻泻肾降浊，牡丹皮清肝泻火，茯苓淡渗水湿，使补中有泻，补泻并用，相辅相成，共同发挥补益肝肾、滋阴止血的功效。

现代药理研究：药理研究表明，六二合剂具有多种药理作用，包括调节机体免疫功能、降血压、降血脂、降血糖、抗氧化、延缓衰老、扩张血管、抗血栓形成、抑制血小板聚集、改善血液流变性、减轻心肌缺血、保肝护肝、抗肿瘤等药理作用；另外，六二合剂有较好的改善肾血流、促进肾小管分泌及肾脏排泄尿素、利尿排钾、降低蛋白尿、保护缺血肾脏及肾功能等作用，尚有改善性腺功能障碍、促进性激素分泌及精子生成、提高精子活动率、增强性功能等作用。

适应证：本方可用于多种肾脏病的治疗，如隐匿性肾小球肾炎、慢性肾小球肾炎、狼疮性肾炎、糖尿病肾病、高血压性肾病、慢性肾功能不全、泌尿系统感染、泌尿系统结石等证属肝肾阴虚者，降低血尿、蛋白尿、血肌酐、尿素氮水平，维持水及电解质平衡；此外，该方亦可用于慢性前列腺炎、不育、遗精等疾病的治疗。

## 八、肾炎 3 号

李莹老师认为，慢性肾炎在临床上虽然表现不尽相同，但就其疾病的演变过程，其基本病机主要在于脾、肾虚衰，如《诸病源候论·水病诸候》所云："水肿无不由脾虚所为，脾肾虚则水妄行，盈溢皮肤而周身肿满"。因水属至阴，其本在肾，主利水而藏精。肾为至阴之脏，水受其引而归于肾，肾阳散达，入肾之水随阳气散布而出；脾位中州，水唯畏土，其制在脾，所谓"肾，水也，脾土制之，水乃下行"。同时，肾主闭藏之功皆赖于脾胃阴精之涵育，肾火之藏纳皆赖水土润燥以平衡。作强之官的封藏功能与脾胃之土关系甚密。若脾虚则土不制水而反克，肾虚则水无所主而妄行。故慢性肾炎之为病，一方面受肾阴损耗影响，潜吸之力不足，水饮无以下注；一方面因肾阳虚弱，气化之力无以散布阴水，壅滞不行，阻遏窍道。肾虚的产生可因六淫所发或因劳累所诱，在慢性肾病的发生、发展过程中，因虚致实，因实而更虚，阴损及阳，阳损及阴，终致阴阳两虚，病势反复、缠绵难愈。复因脾胃亏虚，土病无以制水，水失屏障，所以水湿之邪贯穿于慢性肾炎的始终。脾土升清失职，谷气下流，精微下注，血气失于统摄，加之肾虚封藏失司，肾气不固，故见蛋白尿及血尿等症状。故李莹老师认为，当慢性肾炎证见肾虚为主，兼有脾胃虚弱，本虚标实者，治疗上应攻补兼施，补虚为务。以补肾为枢，健脾为纽的治疗大法，总结多年临床经验制订"肾炎3号方"：熟地黄30g，黄芪30g，山药20g，白术20g，泽泻15g，薏苡仁30g，白茅根30g，山茱萸20g，龙眼肉20g，制首乌20g，金钱草30g，连翘15g，血余炭15g，仙鹤草15g，龟板15g，杜仲15g，补骨脂15g，甘草15g。

方中以熟地黄，黄芪为共为君药，熟地黄味甘、性温，归肝、肾经。功效补血滋阴、益精填髓。《景岳全书》称其："味甘微苦，味厚气薄，沉也，阴中有阳。本草言其入手足厥、少阴经，大补血衰，滋培肾水，填骨髓，益真阴，专补肾中元气，兼疗藏血之经。此虽泛得其概，亦岂足以尽之妙。"黄芪，味甘，性温。归肺、脾经。功效补气固表、利尿托毒、排脓、敛疮生肌。《珍珠囊》："黄芪甘温纯阳，其用有五：补诸虚不足，一也；益元气，二也；壮脾胃，三也；去肌热，四也；排脓止痛，活血生血，内托阴疽，为疮家圣药，五也。"肾为先天之本，脾为后天之本，前者内寄真阴、真阳，受之于父母之先天之精，后者则为气血生化之源，二者相辅相成。《侣山堂类辨》云："夫有生之后，皆属后天，故藉中焦水谷之精，以养先天之精，复藉先天之元气以化水谷精微，中下二焦互为资益"。《景岳全书·肿胀》明确提出："水肿等证，以精血皆化为水，多属虚败，宜温补脾肾，此正法也……且温补即所以化气，气化而全愈者，愈出自然。"补脾土以制水，盖脾居中焦，肾居下焦，中焦健运，则水安其位而不得妄行；若脾虚不运，中焦失职，则下焦之水邪易泛而上凌。因此，治疗本病时应脾肾并治，补后天以强先天，使脾胃健运，肾气得复。熟地、黄芪相合，共领填精益气，利水消肿之向。

再入山茱萸专功补益肝肾，敛精益阴。《本草新编》言"补阴之药，未有不偏盛者也，独山茱萸大补肝肾，性专而不杂，既无寒热之偏，又无阴阳之背，实为补阴之冠"，与熟地共用，补肾中之水，又有涩精之妙，肾阴得补，五脏则安。山药味甘，性平。归脾、肺、肾经。功效补脾养胃、生津益肺、补肾涩精。治诸虚百损，疗五劳七伤。气轻性缓，非堪专任，故补脾必主芪术，补肾必君茱地。白术其味甘浓，其性纯阳，功能健脾益气。燥湿利水脾虚不健，术能补之，胃虚不纳，术能助之，无出其右者。薏苡仁性燥除湿，味甘能入脾补脾，使脾胃得安，中焦得治，四肢得荣养，血脉得通利。《本草新编》言薏苡仁"最善利水，不至损耗真阴之气，凡湿盛在下身者，最宜用之……共助君药健脾益气，补肾养髓。"龙眼肉补益心脾，《泉州本草》述其能"壮阳益气，补脾胃"。制首乌益肾养血，可坚肾气，止赤白便浊，共同地黄。后者可峻补先天真阴之药，前者可调补后天营血之需。《本草正义》言首乌"专入肝肾，补养真阴，且味固甚厚，稍兼苦涩，性则温和，皆与下焦封藏之理符合，故能填益精气，具有阴阳平秘作用，非如地黄之偏于阴凝可比。"龟板味咸甘，无毒，为阴中至阴之物。补阴治血。可使阴气复通而上行，补肾气以充盈。杜仲沉下入肾，苦而能坚，以利肾气。方氏《直指》赞杜仲"凡下焦之虚，非杜仲不补；下焦之湿，非杜仲不利。"补骨脂，助阳纳气，温脾止泻，为壮火益土之要药。本病根在虚证，以补骨脂温暖水脏，调节肾之阴阳；助火生土，复脾胃运化之功。以上山茱萸、山药、白术、薏苡仁、制首乌、龟板、杜仲、补骨脂共为臣药，助君药益肾补脾。

方中佐以白茅根、金钱草、血余炭、仙鹤草止血、利水，盖因本病之病机在于脾胃亏虚，土病无以制水。又因脾土升清失职，谷气下流，精微下注，血气失于统摄，加之肾虚封藏失司，肾气不固，精微随水液流失，故以佐药改善慢性肾炎的特征症状水肿、血尿等。血余炭与首乌相和，可增益补肾、止血之功。仙鹤草入血分的同时，亦能健脾扶胃。李莹老师于方中少佐连翘一味可谓精妙，纵观全方，皆为滋补之品，连翘佐之，可防滋补之功过虞而生虚火，药量虽小，其义甚彰。最后，以甘草为使甘草，取其中和之性，调补之功。刚药得之和其性，下药得之缓其速。助黄芪、白术成气虚之功，助熟地、山茱萸疗阴虚之危。随气药入气，随血药入血，无往不可。

## 验案举例

病案 1：刘××，女，34 岁。2012 年 10 初诊。症见下肢水肿，腰酸时作，纳呆食少，食后腹胀，经前乳胀，小便不利，大便溏薄，舌淡有齿印，苔薄白，脉沉细。西医确诊为慢性肾炎，中医辨证为脾肾两虚，予肾炎 3 号方加柴胡 15g，白芍 20g。服 10 付后复诊，水肿及腰痛症状减轻，纳食转良，大便稍溏，舌脉同前。复查血常规、尿常规指标水平均好转，以上方去柴胡，加桂枝 10g 温阳化气巩固治疗。服 10 付后三诊，见患者水肿、腰痛症状消失，复查血常规、肝肾功能均无异常，尿蛋白（±）。

病案 2：周××，男，24 岁。2013 年 2 月初诊。2000 年于居住地附近医院确诊为慢性肾炎，患者述因家庭因素近日劳作辛苦，起夜时受凉，入院时见下肢浮肿，腰痛阵阵，鼻塞，咽痛微肿，纳差，饮食无味，大便稀，舌淡苔薄，脉沉细。入院时检查尿蛋白（3+），红细胞、颗粒管型少许。辨证为脾肾两虚，兼有风寒表邪，方用肾炎3号方加减，于经验方中加荆芥10g，防风10g，桔梗10g，以疏风解表治其标。服10付后复诊，鼻塞、咽痛症状消失，水肿减轻，食欲增加，但尚有腰痛，故方去荆芥、防风、桔梗，加独活10g，桑寄生15g，蜂房10g，以增益强筋健骨、缓急止痛之功。上方服15付后，腰痛症状减轻，遂更服15付，腰痛症状消失，复查血常规、肝肾功能均无异常，尿蛋白（＋）。随诊1年，病情稳定。

[按语] 纵观李莹老师立方之法，补肾多用山药、山萸肉、补骨脂、金樱子、芡实、杜仲等；补脾药多用黄芪、白术、党参、太子参等。诸上药物皆属药性平和，补而不滞，滋而不腻，温而不燥之品，温养滋补，缓缓图治，以达到少火生气的目的。李莹老师主张"治主当缓"，即补益应以平补、缓补为主，慎用附子、肉桂、巴戟天等温阳辛热之品，以久取效，避其峻烈之药性损耗虚浮之阳气。运用补肾药物时，最要注重"阳中求阴，阴中求阳"，于温阳药中佐以养阴之品，以滋阴长阳，并防温燥伤阴，使阴虚阳不易复；滋阴药中常辅以温阳之品，以振奋阳气，阳生阴长，防滋腻碍胃，使药食难进。在肾炎3号方中，于熟地、山茱萸诸多补阴药中加入补骨脂、杜仲，即对应此法。

李莹老师常言：阴虚者，阳必亢于上。以滋阴为要，勿用清凉。慢性肾炎病情进展过程中，虽有热象表现，但皆为肾中之火，故用药切勿使用苦寒之品，以防寒凉遏阳，伤脾败胃，徒伤中气，伐伤正气。脾为后天之本，气血生化之源，人体气血的化生，全赖脾运化之水谷精微。脾胃功能健旺，则化生水谷精微充足，气血旺盛，正气有力抗邪，机体抵御外邪及康复能力增强，自然有利于疾病的痊愈。脾胃是后天之本，为气血生化之源，脾胃之气最宜固护，故在慢性肾病的治疗过程中必须时刻注意顾护中焦。若入食膏粱厚味过多，易生痰湿，有碍气机运化，《脾胃虚实传变论》曰："脾胃之气既伤，而元气亦不能充，而诸病之所由生也。"脾胃健运，则谷气旺盛，全身气血充足，五脏安和。若脾气虚弱，脾失健运，清阳不升，脾虚不固。所谓治杂病、疑病者，宜以脾胃为主。如李东垣所言："补肾不若补脾"，李莹老师主张治疗慢性肾炎在内的多种慢性疾病皆应注重调理脾胃、健脾益气，脾胃之气的存亡甚至是主宰疾病转归的基本。慢性肾病具有较长的病程，期间邪正相争日久，日日耗伤正气，若能顾护中焦脾胃，维持气机升降平衡，后天气血生化有源，则有利于整个治疗过程取得成功。

### 九、益肾清感方

药物组成：生地黄20g，桑葚15g，桑寄生15g，墨旱莲15g，山茱萸20g，怀牛膝

15g，续断 15g，山药 15g，白术 20g，益智仁 15g，桑螵蛸 15g，覆盆子 20g，连翘 15g，冬葵子 15g，血余炭 15g，地榆炭 15g，甘草 15g。

功效：补肾健脾，解毒通淋。

主治：对急性尿路感染失治误治、病情迁延日久，或尿路感染反复发作，正气亏虚，湿热邪气仍伏留于体内，耗伤肾阴，湿热留恋之慢性尿路感染，症见尿频、尿急，涩痛不甚，但淋沥不已，时作时止，尿浊，腰酸膝软，腰痛，倦怠乏力，病程缠绵难愈，小腹胀，大便略干，舌质淡红，苔薄黄，脉细弱等。

方解：方中以生地黄、桑葚、桑寄生、墨旱莲、怀牛膝、山茱萸等补肾滋阴，续断补肾阳，寓"阳中求阴"之意；山药、白术、甘草健脾益气利湿；益智仁、桑螵蛸、覆盆子、山茱萸补肾固涩缩尿；连翘、冬葵子清热解毒、利湿通淋；血余炭收敛止血、化瘀利尿，地榆炭清热解毒、凉血止血；甘草兼以调和诸药。全方共奏补肾健脾，清热解毒，利湿通淋的功效。或谓，益智仁、桑螵蛸、覆盆子、山茱萸等为收涩之品，何以通淋？正如《医学入门》中所言："本涩剂也，何以能通发耶？盖诸病皆系下部虚寒，用之补养肝肾，以益其源，则五脏安和，闭者通而利者止，非若他药轻飘疏通之谓也。"连翘味苦，性微寒，归肺、心、小肠经，功效清热解毒、消肿散结、疏散风热，临床中多用于外感风热、温病初起以及痈肿疮毒、瘰疬痰核，但连翘苦寒通降，兼有清心利尿之功，故亦可用于尿路感染的治疗，如《药性论》中言："连翘主通利五淋，小便不通，除心家客热。"冬葵子味甘、涩，性凉，归大肠、小肠、膀胱经，甘寒而润且滑利，具有利尿通淋的功效，临床中可用于各种淋证的治疗，如热淋、血淋、石淋、气淋、妊娠子淋等。

现代药理研究：药理研究表明，益肾清感方具有多种药理作用，包括解毒、抗炎、抗变态反应、抑菌、提高机体免疫功能、止血等。如连翘有较广的抗菌谱，对金黄色葡萄球菌、痢疾杆菌、肺炎双球菌、霍乱弧菌、大肠杆菌、幽门螺旋杆菌等均有抑菌作用；山茱萸、地榆炭、覆盆子等对葡萄球菌、霍乱弧菌、伤寒杆菌、同心性毛癣菌、许兰黄癣菌、奥杜盎小芽孢菌、铁锈色小芽孢菌、脑膜炎双球菌、钩端螺旋体等均有一定的抑制作用；而山茱萸与生地黄、怀牛膝、桑葚等均具有调节机体免疫功能的药理作用。

适应证：本方主要用于病情迁延难愈、湿热留恋之慢性尿路感染的治疗，亦可用于慢性前列腺炎、尿路结石并发尿路感染，辨证属于脾肾亏虚，湿热蕴结者。

### 十、温肾逐瘀汤

药物组成：附子、黄芪、川芎、大黄、益母草。

功效：温肾健脾，化瘀通络。

主治：对脾肾两虚，瘀血阻络引起的慢性肾炎，慢性肾盂肾炎，慢性肾衰竭，证见面浮肢肿，排尿异常，疲倦乏力，腰酸腿软，纳呆呕恶，头胀痛，或畏寒肢冷，体重下降、面色少华或㿠白、心悸；舌质淡，苔白或腻，脉沉细或沉滑。

方解：方中以附子、黄芪共为君药。附子：性味归经：辛、甘，大热；有毒。归心、肾、脾经。功效：回阳救逆，补火助阳，散寒止痛。附子具有回阳救逆，补火助阳，逐风寒湿邪之功效。主治亡阳虚脱，肢冷脉微，阳痿，宫冷，心腹冷痛，虚寒吐泻，阴寒水肿，寒湿痹痛等。《本草汇言》云："附子，回阳气，散阴寒……凡属阳虚阴极之候，肺肾元热证者，服之有起死之殊功。"黄芪：性味与归经：甘，温。归肺、脾经；黄芪性微温，味甘，有补气固表、止汗脱毒、生肌、利尿、退肿之功效。用于治疗气虚乏力，中气下陷，久泻脱肛，便血崩漏，表虚自汗，痈疽难溃，久溃不敛，血虚萎黄，内热消渴，慢性肾炎，蛋白尿，糖尿病等。炙黄芪益气补中，生用固表托疮。黄芪的药用历史迄今已有 2000 多年了，始见于汉墓马王堆出土的帛书《五十二病方》，《神农本草经》列为上品。明《本草纲目》载"耆长也，黄芪色黄，为补者之长故名……。"《本草汇言》载"黄芪，补肺健脾，卫实敛汗，驱风运毒之药也……。"《本草逢原》载"黄芪能补五脏诸虚，治脉弦自汗，泻阴火，去肺热，无汗则发，有汗则止。"二者共为君药，标本兼治，既扶正治本，又化瘀治标，相辅相成，扶正不碍邪，祛邪不伤正。方中川芎为臣药。川芎：性味归经：辛，温，归肝、胆、心包经。具有活血止痛，行气开郁，祛风燥湿之功。方中大黄为佐药：性味归经：苦、寒，归脾、胃、大肠、肝、心经，具有泻下攻积、清热泻火、解毒、活血化瘀之功效，主治胃肠积滞，大便秘结，痈肿疔毒，瘀血诸证。《神农本草经》：大黄"破癥瘕积聚，留饮宿食，荡涤肠胃，推陈致新，通利水谷，调中化食，安和五脏。"方中以益母草为使药，性味归经：微寒，苦辛，可去瘀生新，活血调经，改善微循环障碍，改善血液流动性，抗血栓形成，调经活血，散瘀止痛，利水消肿等作用

现代药理研究证明：温肾逐瘀汤有提高机体免疫力，改善肾小球硬化等作用。其有效成分川芎嗪，作用机理为：①可抑制血小板中磷脂酰肌醇－4－磷酸激酶和 24KD 蛋白质的磷酸化，从而抑制血小板聚集。②改善微循环，减轻肾组织缺血缺氧。③抗氧化，减轻肾小球脂质过氧化损伤。④抗纤维化，延缓肾小球硬化的进程。⑤调节花

生四烯酸包括前列腺素和血栓素 A2。⑥具有钙离子拮抗作用，减轻肾小球代偿性肥大。大黄主含蒽醌衍生物，一部分为游离状态，如大黄酸、大黄素等。大部分为结合状态，如大黄酸－8－葡萄糖苷、大黄素甲醚葡萄糖苷、芦荟大黄素葡萄糖苷及番泻苷 ABCEF 等。大黄有泻下、抗感染、健胃利胆、保肝、降压、降低血清胆固醇等作用。大黄可减少肠道对合成尿素的原料氨基酸的吸收，升高血中必需氨基酸的浓度，并利用氨合成蛋白质使肝、肾组织合成尿素减少，从而降低体内尿素来源并促进尿素和肌酐从肾脏排出。大黄还能通过抑制肾脏代偿性肥大和高代谢状态；抑制肾小球系膜细胞增殖及其功能转变，清除氧自由基、纠正脂质代谢紊乱及改善低钙高磷血症等机制缓解尿毒症状。大黄酸蒽醌葡萄糖苷、大黄蒽酯通过抑制肾小球系膜细胞 DNA 和蛋白质合成引发系膜细胞生长抑制，减缓残余肾组织肾小球硬化进展。

适应证：诸药合用，共奏健脾补肾，降浊化瘀之功效。适应脾肾两虚挟有瘀邪之慢性肾炎，慢性肾衰竭，肾囊肿等肾脏疾病。

## 十一、黄连温胆汤

黄连温胆汤为李莹老师经验方之一，主要应用于各种湿热内蕴导致的各种慢性肾脏疾病，湿热内蕴的临床主要表现为身热不甚，虚烦不眠，或呕吐呃逆，以及惊悸不宁，胸闷，烦躁，失眠、恶梦纷纭，口干苦，大便秘结，小便黄赤，舌苔黄腻，脉弦滑。方药组成：黄连 10g，竹茹 20g，枳实 15g，半夏 15g，橘红 15g，甘草 10g，生姜 10g，茯苓 15g。

用法：每日 1 付，取汁 400ml，每次 200ml 早晚分服。

功效：清化痰热。

主治：痰热内扰所致的虚烦、虚热，或呕吐呃逆所导致的各种慢性肾脏病。

方解：本方所治疗的各种症状，均属于痰热为患。胆属木，为清净之府，喜温和而主生发，失其常则木郁不达，胃气因之不和，进而化热生痰。痰热内阻，胃气上逆，则呕吐呃逆。痰热上扰，心神不安，则惊悸不宁，虚烦不眠；蒙蔽清窍，则发为癫痫。治疗应以利胆和胃，涤痰清热，方中黄连清热降火除烦为君，半夏降腻和胃，燥湿化痰，以竹茹，清热化痰，止呕除烦，枳实行气消痰，使痰随气下，两药共为臣药，佐以陈皮理气燥湿，茯苓健脾渗湿，除湿消痰。使以姜、枣、甘草益脾和胃而协调诸药。综合全方，共奏理气化痰、清胆和胃之功。对于痰热内扰之惊悸，服之可使疾化热清。对于胆热胃逆之烦热、呕吐，服之则胆清胃和，烦除呕止。在《成方便读》中记载"夫人之六腑，皆泻而不藏，惟胆为清净之府，无出无入，寄付于肝，又与肝相为表里。此方纯以二陈竹茹枳实生姜，和胃豁痰，破气开郁之品，内中并无温胆之药，而以温胆名方者，亦以胆为甲木，常欲其得气温和之意耳。"

黄连清热燥湿，泻火解毒，用于湿热痞满，呕吐吞酸，痢疾，黄疸，高热神昏，心火亢盛，心烦不寐，血热吐衄，目赤，牙痛，消渴，痈肿疔疮；外治湿疹，湿疹，耳道流脓。酒黄连善于清上焦火热，用于目赤、口疮。姜黄连清胃和胃止呕。用于寒热互结，湿热中阻，痞满呕吐。用于肝胃不和，呕吐吞酸。竹茹具有清热化痰，除烦，止呕的功效，用于痰热咳嗽，胆火夹痰，惊悸不宁，心烦失眠，中风痰迷，舌强不语，胃热呕吐，妊娠恶阻，胎动不安。枳实具有破气散痞泻痰消积的功效，用于积滞内停，痞满胀痛。半夏具有燥湿化痰，降逆止呕，用于痰多咳喘，痰饮眩晕，痰多头痛，呕吐反胃，胸膈脘痞等症状。橘红具有燥湿化痰。甘草益脾和中，协调诸药。生姜既可以助君臣祛痰止呕，又可解半夏之毒。茯苓甘淡平，入脾肺肾经，利水消肿，健脾渗湿，《用药心法》曰："茯苓，淡能利窍，甘以助阳，除湿之圣药也。味甘平补阳，益脾逐水，生津导气。"《汤液本草》曰："茯苓，伐肾邪，小便多能止之，小便涩能利之，与车前子相似，虽利小便而不走气。酒浸与光明朱砂同用，能秘真。"茯苓甘淡，可渗去脾肾湿邪，邪去补方得力，为佐药。上药共伍，橘红、半夏、生姜辛温督导痰涎祛利，和中止呕，即之以温胆；枳实破滞；茯苓淡渗；甘草和中；竹茹和胃。如是则不寒不燥而胆常温。

若肝肾阴虚兼见咽干红痛，干咳无痰，偏重肺阴虚的患者可加麦冬、五味子；兼见眼睛干涩、头晕目眩加重的患者，可以加当归、白芍；兼心悸怔忡，心烦少寐属于心肾阴虚者，可加柏子仁，酸枣仁；兼见头目胀痛，石决明，草决明；兼尿频急、灼热、疼痛，有下焦湿热者，则加滑石、通草；兼乏力纳差，腹胀便稀，属脾气虚损者，加党参、生黄芪；若血瘀明显者，则加丹参、牛膝、地龙之品。

诸药相伍，肝肾相补，清热养阴，扶正为主，祛邪为辅，体现了标本兼治之功。

## 验案举例

病案1：尹××，女，52岁。2012年9月8日首诊。腰酸、乏力2年。2年前腰酸、乏力，于我院化验肾功：肌酐172μmol/L，诊断为慢性肾衰、高血压3级，口服中药汤剂及金水宝胶囊、降压药，病情时轻时重。现症：腰酸，乏力，食少，腹胀，小腿浮肿，尿黄，便干。舌青紫，苔黄腻，脉滑弱。肾功：血肌酐226μmol/L，尿常规：蛋白（3+）。辨证为脾肾气虚、湿热内蕴，治以双补脾肾，清热化湿，处方：熟地黄15g，杜仲30g，补骨脂20g，仙灵脾20g，女贞子15g，红参（单煎）10g，黄芪30g，白术20g，黄连10g，清半夏15g，制大黄5g，丹参30g，白豆蔻10g，茯苓20g。6付。2012年9月16日二诊，患者腹胀减，饮食增加，尿黄略少，大便不干，舌紫，苔黄腻，脉滑弱。原方去白豆蔻，加车前子（包）30g，茵陈30g，6付。2012年9月26日三诊，浮肿不明显，时乏力，饮食正常，略腹胀，尿黄，大便正常，舌紫，苔黄腻，脉弱。处方：熟地黄15g，杜仲30g，补骨脂20g，仙灵脾20g，女贞子15g，红参（单煎）10g，黄芪30g，白术20g，黄连10g，清半夏15g，制大黄5g，丹参30g，车前子（包）30g，15付。2012年10月14日四诊，无浮肿，乏力，饮食少，腰酸，大便正常，舌淡红，苔薄黄腻，脉滑弱。复查肾功：肌酐204μmol/L，尿常规：蛋白（3+），血（+）。原方去大黄，15付。2012年11月6日五诊，略乏力，饮食正常，腰酸，大便干，原方加大黄3g，20付。2012年12月1日六诊，略乏力，腰酸，大便正常，舌紫，苔黄腻，脉滑。复查肾功肌酐174μmol/L，尿常规：蛋白（3+），血（+）。原方20付。

病案2：刘××，男，60岁。2014年2月10日就诊。患者乏力，腹胀6个月。6个月前因腹胀，乏力于多家医院就诊，化验肾功：血肌酐300～320μmol/L，诊断为慢性肾衰、高血压，口服肾衰宁、尼福达等药，效果不佳。现症：乏力，腹胀，畏寒，恶心，尿黄，便干，舌暗红，苔黄腻，脉滑缓无力。肾功：血肌酐325μmol/L，尿常规：潜血（3+），蛋白（2+）。辨证为脾肾阳虚，湿浊内蕴，治以温补脾肾，化湿降浊，处方：杜仲30g，补骨脂20g，仙灵脾20g，女贞子15g，红参10g，黄芪30g，白术20g，黄连10g，清半夏15g，制大黄10g，肉桂10g，丹参30g。6付。2014年2月18日，二诊，腹胀减轻，恶心减轻，便略溏，舌暗红，苔黄腻，脉滑无力，原方去大黄，加瓜蒌20g，藿香15g，薏米30g，6付。2014年2月26三诊，患者乏力减轻，未见恶心，饮食增加，大便干，舌淡红，苔黄腻，脉滑弱，复查肾功：肌酐272μmol/L，原方加川断30g，川椒15g，6付。2014年3月7日，四诊。偶恶心，饮食可，口干，大便干，舌淡红，苔薄黄腻，脉滑弱。处方：杜仲30g，补骨脂30g，仙灵脾20g，仙茅20g，女贞子15g，红参10g，黄芪30g，白术20g，黄连10g，清半夏15g，制大黄3g，丹参30g，15付。2014年3月26日五诊，口干舌燥，乏力，便干，尿黄，心烦，舌淡红，苔黄腻，脉滑。复查肾功：肌酐268μmol/L，尿常规：蛋白（2+）。原方大黄改成10g，加栀子10g，10付。2014年4月12日六诊，患者时乏力，口干舌燥减轻，大便正常，无心烦，舌淡红，苔薄白，脉滑弱。原方20付。

## 十二、知柏地黄丸

知柏地黄汤为李莹老师经验方之一，主要应用于阴虚内热导致的各种慢性肾脏疾病，阴虚内热的临床主要表现为头晕目眩，视物昏花，耳鸣，腰膝酸软，须发早白等症。方药组成：生地 20g，山药 15g，山萸肉 15g，泽泻 15g，茯苓 15g，丹皮 15g，知母 20g，黄柏 20g，旱莲草 30g，鳖甲 20g，女贞子 15g。

用法：每日 1 付，取汁 400ml，每次 200ml，早晚分服。

功效：滋阴补肾。

主治：肝肾不足、阴虚火旺的各种慢性肾脏病。

方解：慢性肾病肝肾阴虚的主要表现为面部烘热，头晕，目眩，视物昏花，耳鸣，腰膝酸软，须发早白，口干苦而燥，舌质红，脉细数或弦数。李莹老师认为肝肾阴虚是慢性肾脏病中早期的脏腑病变之一，阴虚火旺的内热表现，要比单纯阴虚的热象明显，因为久病内热会伤及阴液，使肝肾之火亢盛而导致阴虚表现更加突出。因此李莹老师选用知母、黄柏清利肾火，配合生地、鳖甲、旱莲草、山萸肉以补益肝肾，滋阴以制阴火；而山药、女贞子以补益肝肾，尤其补益肝阴，先贤提出肝肾同源，只有肝肾通补，互通有无更能增强效果。茯苓、泽泻淡渗利湿，以防止鳖甲、生地、旱莲草补阴之功过盛。诸药配合，补中有泄，泄中有补，寓泄于补，补阴为主，阴阳同补，能制虚火，则诸证自除。肾具有藏精、主生长发育和生殖、推动和调控脏腑气化、主水、主纳气等生理机能，这主要是肾精及其所化肾气的生理作用，肾气可分为肾阴和肾阳，肾阳为一身阳气之本，"五脏之阳气，非此不能发"，可推动和激发脏腑经络的各种机能，温煦全身脏腑形体官窍，进而促进精血津液的化生和运行输布，加速机体新陈代谢，激发精血津液化生为气或能量；肾阴为一身阴气之源，"五脏之阴气，非此不能滋"，能抑制和调控脏腑的各种机能，凉润全身脏腑形体官窍，进而抑制机体的新陈代谢，调控机体的气化过程，减缓精血津液的化生及输布运行，使气凝聚成形而为精血津液。各种慢性肾脏病的早期都有外在因素的制约和加重，而病情的逐渐发展和反复发作，都是加重其肝肾阴虚的重要因素，正如张景岳所说："善补阳者，必于阴中求阳，则阳得阴助而生化无穷；善补阴者，必于阳中求阴，则阴得阳生而泉源不竭。"滋补肾阴之方剂有六味地黄丸、知柏地黄丸、杞菊地黄丸、麦味地黄丸、二至丸、左归饮、左归丸、虎潜丸、大补饮丸等，临证时可根据患者的具体病情，合用滋补肾阴与温补肾阳之方剂，总以并补阴阳为原则，亦可收到满意的治疗效果。

生地，古书上常叫干地黄，甘微寒，色黑，入肝肾心经，滋阴请热，凉血安神，《本草经疏》云："干地黄，乃补肾家之要药，益阴血之上品。"《本经逢原》云："干地黄，内专凉血滋阴，外润皮肤荣泽，患者虚而有热者宜加用之。"戴元礼曰："阴微阳盛，相火炽强，来乘阴位，日渐煎熬，阴虚火旺之症，宜生地黄以滋阴退阳。"皆表明生地黄为滋肾阴之要药，故六味、八味皆重用此品。

山药甘平，入肺脾肾经，益气养阴，平补肺脾肾。《本草正义》曰："山药，能健脾补虚，滋精固肾，治诸虚百损，疗五劳七伤。"《本草经读》曰："山药，能补肾填精，精足则阴强、目明、耳聪。"《神农本草经》云："补中，益气力，长肌肉。"都说明了山药为补虚损之品。

山萸肉，酸涩微温，归肝肾经，补益肝肾。《药品化义》曰："山茱萸，滋阴益血，主治目昏耳鸣。"《医学衷中参西录》曰："山茱萸，大能收敛元气，振作精神。"

茯苓，甘淡平，入脾肺肾经，利水消肿，健脾渗湿，《用药心法》曰："茯苓，淡能利窍，甘以助阳，除湿之圣药也。味甘平补阳，益脾逐水，生津导气。"《汤液本草》曰："茯苓，伐肾邪，小便多能止之，小便涩能利之，与车前子相似，虽利小便而不走气。酒浸与光明朱砂同用，能秘真。"茯苓甘淡，可渗去脾肾湿邪，邪去补方得力，为佐药。

知母、黄柏，其配伍特点是知母下行入肾，滋阴降火，清实热，退虚火。黄柏坚阴清热，擅长清利肾经相火，泻下焦湿热与坚阴。知母善泻下焦无根之火，黄柏擅长清下焦有形湿热。两药相互作用，可以增强其清泄相火、退热除蒸之效，并坚阴与养阴并有，清不化燥，养阴不助湿热，相辅相成，共奏清湿热、养阴液、降相火之功。李时珍提出"知母之辛苦寒凉，下则润肾燥而滋阴，上则清肺金泄火，乃二经气分也；黄柏则肾经血分药，故二药必相须而行。"慢性肾脏病患者不仅多有阴虚内热而出现腰酸乏力等症，还伴有下焦湿热之尿频、急、痛症，而知母、黄柏同用滋阴降相火、清利湿热之邪甚为和拍。

旱莲草，味甘、酸、寒，归肝、肾经，滋补肝肾，凉血止血。主要应用于肝肾阴虚或阴虚内热所导致的腰膝酸软，头晕目眩，五心烦热，盗汗，须发早白等。本品主入肝肾而有生发凉血的作用，故《本草纲目》曰："乌须发，益肾阴。"旱莲草还可应用于阴虚内热迫血妄行导致的吐血、咯血、衄血、便血、血痢、崩、漏等血症，如《本草正义》曰："入肾补阴而生长毛发，又能入血，为凉血止血之品。"《分类草药性》曰："止血，补肾，退火，消肿。治淋、崩。"现代药理证明旱莲草保肝，促进肝细胞的再生，促进毛发生长，止血，抗菌，抗阿米巴原虫，抗癌等作用。还可提高机体非特异性免疫功能，增加冠状动脉流量，有镇静，镇痛等作用。

鳖甲为滋阴潜阳要药，其性味甘咸寒，入肝肾经，滋阴潜阳，除骨蒸，软坚散结。主要有两方面作用：滋阴潜阳，除骨蒸。这是鳖甲的主要功效，主要应用于肝肾阴虚，肝阳上亢引起的头晕目眩，耳鸣遗精，失眠多梦，五心烦热等症。《本草衍义补遗》云："补阴补气"。《本草衍义》曰："鳖甲，《经》中不言治劳，惟蜀本《药性论》云，治劳瘦，除骨热，后人遂用之。然甚有据，亦不可过剂。"《本草汇言》云："鳖甲，除阴虚热疟，解劳热骨蒸之药也。魏景山曰，鳖甲虫也，与龟同类而异种，亦禀至阴之性、入肝，统主厥阴血分为病，厥阴血闭邪结，渐至寒热，为症瘕、为痞胀、为疟疾、为淋沥、为骨蒸者，咸得主之。"以上论述都强调了鳖甲的滋阴作用。临床诸多肾病当中，日久伤及肝肾之阴，或脾肾阳虚日久及阴，出现上述肝肾阴虚现象，皆可加如鳖甲以滋阴潜阳，但本药毕竟寒凉，中虚者慎用或减量应用，以免寒凉败胃。故《本草汇言》又云鳖甲："倘阳虚胃弱，食饮不消，呕恶泄泻者，阴虚胃弱，吞咽不下，咳逆短气，升降不足息者，用此无益也。"软坚散结。鳖甲味咸，有软坚散结作用，应用于症瘕积聚。如鳖甲煎丸即应用此作用。《神农本草经》曰："主心腹症瘕积聚，寒热，去痞息肉。"《本草经疏》云："鳖甲主消散者以其味兼乎平，平亦辛也，咸能软坚，辛能走散。"《药性论》曰："主宿食、症块、痃癖气、冷瘕、劳瘦，下气，除骨热，骨节间劳热，结实壅塞。治妇人漏下五色羸瘦者"。《日华子本草》曰："去血气，破癥结、恶血，堕胎，消疮肿并扑损疼血，疟疾，肠痈"。《本草纲目》曰："除老疟疟母，阴毒腹痛"。都证明本药有软坚散结作用。

女贞子，甘苦凉，入肝肾经，补肝肾阴，明目。主要应用于头晕目眩，视物昏花，耳鸣，腰膝酸软，须发早白等症。本品善补肝肾之阴，《本草经疏》云："女贞子，气味俱阴，正入肾除热补精之要品，肾得补，则五脏自安，精神自足，百病去而身肥健矣。其主补中者，以其味甘，甘为主化，故能补中也。此药有变白明目之功，累试辄验。"《神农本草经》曰："主补中，安五脏，养精神，除百疾。久服肥健。"《本草纲目》曰："强阴，健腰膝，明目。"皆说明女贞子有滋阴补肾之效，阴复则虚热自除，故又有除虚热的作用。《本草正》曰："养阴气，平阴火，解烦热骨蒸，止虚汗，消渴，及淋浊，崩漏，便血，尿血，阴疮，痔漏疼痛。亦清肝火，可以明目止泪。"但本品药性相对温和，较熟地、阿胶等峻品不可同日而语，如《本草新编》曰："女贞实，近人多用之，然其力甚微，可入丸以补虚，不便入汤以滋益。"

若肝肾阴虚兼见咽干红痛，干咳无痰，偏重肺阴虚的患者可加麦冬、五味子；兼见眼睛干涩、头晕目眩加重的患者，可以加当归、白芍；兼心悸怔忡，心烦少寐属于心肾阴虚者，可加柏子仁，酸枣仁；兼见头目胀痛，石决明，草决明；兼尿频急、灼热、疼痛，有下焦湿热者，则加滑石、通草；兼乏力纳差，腹胀便稀，属脾气虚损者，加党参、生黄芪；若血瘀明显者，则加丹参、牛膝、地龙之品。

诸药相伍，肝肾相补，清热养阴，扶正为主，祛邪为辅，体现了标本兼治之功。

**验案举例**

病案 1：李××，男，69 岁。2012 年 9 月 4 日首诊。患者因间断性潮热、盗汗半月余。患者半月前无明显诱因下出现潮热、盗汗，伴有明显乏力，腰脊酸软，头晕耳鸣，盗汗，遗精，手足心热，牙痛，咽干口燥，舌红少苔，脉细数。血常规、尿常规未见明显异常。辨证为肝肾阴虚，治以滋阴降火，处方：知母 30g，黄柏 20g，生地 20g，山药 15g，山萸肉 15g，泽泻 15g，茯苓 15g，丹皮 15g，旱莲草 30g，鳖甲 20g，女贞子 15g。连服 5 付。2012 年 9 月 26 日二诊，患者潮热、盗汗症状改善，时有腰脊酸软，头晕耳鸣症状改善，盗汗、遗精改善，舌质红，脉细数。原方去旱莲草、女贞子，加枸杞子 20g，菟丝子 20g，5 付。2012 年 10 月 26 日三诊，浮肿不明显，时乏力，饮食正常，略腹胀，尿黄，大便正常，舌紫，苔黄腻，脉弱。处方：熟地黄 15g，杜仲 30g，补骨脂 20g，仙灵脾 20g，女贞子 15g，红参（单煎）10g，黄芪 30g，白术 20g，黄连 10g，清半夏 15g，制大黄 5g，丹参 30g，车前子（包）30g，15 付。2012 年 10 月 14 日四诊，无浮肿，乏力，饮食少，腰酸，大便正常，舌淡红，苔薄黄腻，脉滑弱。复查肾功：肌酐 204μmol/L，尿常规：蛋白（3+），潜血（+）。原方去大黄，15 付。2012 年 11 月 06 日五诊，略乏力，饮食正常，腰酸，大便干，原方加大黄 3g，20 付。2012 年 12 月 1 日六诊，略乏力，腰酸，大便正常，舌紫，苔黄腻，脉滑。复查肾功肌酐 174μmol/L，尿常规：蛋白（3+），潜血（+）。原方 20 付。

病案 2：刘××，男，60 岁。2014 年 2 月 10 日就诊。患者乏力，腹胀 6 个月。6 个月前因腹胀，乏力于多家医院就诊，化验肾功：血肌酐 300～320μmol/L，诊断为慢性肾衰、高血压，口服肾衰宁、尼福达等药，效果不佳。现症：乏力，腹胀，畏寒，恶心，尿黄，便干，舌暗红，苔黄腻，脉滑缓无力。肾功：血肌酐 325μmol/L，尿常规：潜血（3+），蛋白（2+）。辨证为脾肾阳虚，湿浊内蕴，治以温补脾肾，化湿降浊，处方：杜仲 30g，补骨脂 20g，仙灵脾 20g，女贞子 15g，红参 10g，黄芪 30g，白术 20g，黄连 10g，清半夏 15g，制大黄 10g，肉桂 10g，丹参 30g。6 付。2014 年 2 月 18 日，二诊，腹胀减轻，恶心减轻，便略溏，舌暗红，苔黄腻，脉滑无力，原方去大黄，加瓜蒌 20g，藿香 15g，薏米 30g，6 付。2014 年 2 月 26 三诊，患者乏力减轻，未见恶心，饮食增加，大便干，舌淡红，苔黄腻，脉滑弱，复查肾功：肌酐 272μmol/L，原方加川断 30g，川椒 15g，6 付。2014 年 3 月 7 日，四诊。偶恶心，饮食可，口干，大便干，舌淡红，苔薄黄腻，脉滑弱。处方：杜仲 30g，补骨脂 30g，仙灵脾 20g，仙茅 20g，女贞子 15g，红参 10g，黄芪 30g，白术 20g，黄连 10g，清半夏 15g，制大黄

3g，丹参30g，15付。2014年3月26日五诊，口干舌燥，乏力，便干，尿黄，心烦，舌淡红，苔黄腻，脉滑。复查肾功：肌酐268μmol/L，尿常规：蛋白（2+）。原方大黄改成10g，加栀子10g，10付。2014年4月12日六诊，患者时乏力，口干舌燥减轻，大便正常，无心烦，舌淡红，苔薄白，脉滑弱。原方20付。

病案3：董××，男，63岁。2014年9月1日就诊。间断倦怠乏力2年，恶心2天。2年前出现乏力倦怠，在吉大一院化验肾功：肌酐186μmol/L，诊断为慢性肾功不全，给予金水宝、尿毒清及对症处置，效果不佳，2天前出现恶心，乏力加重，于吉大四院化验肾功：血肌酐685μmol/L。现症：倦怠乏力，恶心，食少，腹胀，便干，尿黄。舌淡暗，苔白腻，脉沉细。辨证为脾肾气虚兼湿浊，治以健脾补肾，兼化湿浊，处方：熟地20g，杜仲20g，补骨脂20g，丹参20g，仙灵脾20g，女贞子15g，红参（单煎）10g，茯苓15g，黄芪30g，白术20g，黄连10g，半夏15g，6付。2014年9月12日就二诊。恶心消失，乏力减轻，腰酸，舌淡暗，苔白腻，脉沉细。原方加肉苁蓉30g，6付。2014年9月19日三诊。倦怠乏力，尿略少，夜尿3次，大便正常，舌淡红，苔薄白，脉细弱。复查肾功：肌酐：543μmol/L，原方加大腹皮10g，10付。2014年10月7日四诊，腰酸腿软，劳累后倦怠，二便正常，舌淡红苔薄白，脉弱。复查肾功：肌酐：531μmol/L。原方10付。2014年10月23日五诊，腰酸，乏力，微恶心，饮食正常，二便正常，原方加山药15g，肉苁蓉15g，20付。

［按语］以上3例皆为慢性肾衰，笔者根据长期临床经验，体会到本病为本虚标实之证，脾肾两虚证为本，表现为腰酸，乏力倦怠，食少纳呆，湿浊证为标，表现为腹胀，恶心呕吐，口干，口苦，尿黄，便干或溏等，并据此总结出健脾补肾汤，以双补脾肾为主，兼化湿降浊。具体应用时应分清脾虚、肾虚的轻重，脾虚重者补脾为主，肾虚重者益肾为主，脾虚、肾虚皆明显者，双补脾肾。方中可加入大黄降浊排毒，以利于清除毒素，但用量不可过大，防止伤正，正虚明显者不加大黄。总的治疗原则仍以扶正为主，祛邪为辅，不可本末倒置。另外慢性肾脏病多为久病，久病则入络，故瘀血证在各种慢性肾脏病中很常见，故方中常需要加活血药，但要注意脾肾两虚是根本，瘀血是气虚不能运血而导致的结果，因此用药时要分清主次，活血药不可乱用或无原则的多用，防止消导太过伤及正气。

## 第二节　本草心得

### 一、鳖甲

鳖甲为滋阴潜阳要药，其性味甘咸寒，入肝肾经，滋阴潜阳，除骨蒸，软坚散结。主要有两方面作用：

1. 滋阴潜阳　除骨蒸。这是鳖甲的主要功效，主要应用于肝肾阴虚，肝阳上亢引起的头晕目眩，耳鸣遗精，失眠多梦，五心烦热等症。《本草衍义补遗》云："补阴补气"。《本草衍义》曰："鳖甲，《经》中不言冶劳，惟蜀本《药性论》云，治劳瘦，除骨热，后人遂用之。然甚有据，亦不可过剂。"《本草汇言》云："鳖甲，除阴虚热疟，解劳热骨蒸之药也。魏景山曰，鳖甲虫也，与龟同类而异种，亦禀至阴之性、入肝，统主厥阴血分为病，厥阴血闭邪结，渐至寒热，为症瘕、为痞胀、为疟疾、为淋沥、为骨蒸者，咸得主之。"以上论述都强调了鳖甲的滋阴作用。临床诸多肾病当中，日久伤及肝肾之阴，或脾肾阳虚日久及阴，出现上述肝肾阴虚现象，皆可加如鳖甲以滋阴潜阳，但本药毕竟寒凉，中虚者慎用或减量应用，以免寒凉败胃。故《本草汇言》又云鳖甲："倘阳虚胃弱，食饮不消，呕恶泄泻者，阴虚胃弱，吞咽不下，咳逆短气，升降不足息者，用此无益也。"

2. 软坚散结　鳖甲味咸，有软坚散结作用，应用于症瘕积聚。如鳖甲煎丸即应用此作用。《神农本草经》曰："主心腹症瘕积聚，寒热，去痞息肉。"《本草经疏》云："鳖甲主消散者以其味兼乎平，平亦辛也，咸能软坚，辛能走散。"《药性论》曰："主宿食、症块、痃癖气、冷瘕、劳瘦，下气，除骨热，骨节间劳热，结实壅塞。治妇人漏下五色羸瘦者"。《日华子本草》曰："去血气，破感结、恶血，堕胎，消疮肿并扑损瘀血，疟疾，肠痈"。《本草纲目》曰："除老疟疟母，阴毒腹痛"。都证明本药有软坚散结作用。

现代药理表明鳖甲能提高淋巴母细胞转化率，延长抗体存在时间，增强免疫功能，能保护肾上腺皮质功能，促进造血功能，提高血红蛋白含量，抑制结缔组织增生，消除肿块，防止细胞突变，并有镇静作用。

### 二、龟甲

龟甲，甘寒，入肝肾心经，滋阴潜阳，益肾健骨，养血补心。具体有以下几方面作用：

1. 滋阴潜阳　为龟甲主要作用，用于阴虚风动或阴虚阳亢，表现为头晕目眩，骨蒸潮热，盗汗遗精，五心烦热，耳鸣心烦等症。《本草纲目》云："补心，补肾，补血，皆以养阴也，观龟甲所主诸病，皆属阴虚血弱。"《本草通玄》曰："大有补水制火之功，故能强筋骨，益心智，止新血。"皆说明了本药以滋阴为主要作用。大补阴丸及大定风珠皆重用本药。

2. 益肾强骨　本品滋肾阴，肾主骨，故又有补肾强骨作用，用于腰膝酸软，及小儿囟门不合、龟背骨软等症。

3. 养心安神　本品入心经，滋阴降火，用于心肾不交之失眠、健忘、心悸、心烦等症，这也是本品"补水制火"作用的体现。

现代药理表明本品能增强免疫功能，具有双向调节 DNA 合成率的效应，并有解热补血镇静作用，抗凝血，增加冠脉流量和提高耐缺氧能力等作用及有一定提升白细胞数的作用。

### 三、黄精

黄精，甘平，入肺脾肾精，益气养阴，健脾润肺，益肾。主要有以下几方面的作用：

1. 补气健脾作用　本品甘入脾，以补脾益气，应用于脾虚导致的食少纳呆，乏力倦怠，下利等症。《本经逢原》曰："黄精，宽中益气，使五藏调和，肌肉充盛，骨髓强坚，皆是补阴之功。"《日华子本草》云："补五劳七伤，助筋骨，生肌，耐寒暑，益脾胃，润心肺。"《本草纲目》曰："补诸虚，填精髓。"都强调了黄精的补益作用。但本品有滋阴助湿作用，故脾虚有湿不宜用。故《本草便读》云："黄精，为滋腻之品，久服令人不饥，若脾虚有湿者，不宜服之，恐其腻膈也。此药味甘如饴，性平质润，为补养脾阴之正品。"本品作用温和，药力弱，单用难以取效，常与党参、山药、黄芪、甘草等同用以发挥协同治疗作用。也正因为药性温和，所以对于体弱及老年人等脾胃不足者更为适宜。

2. 润肺止咳　本品甘平养肺气，滋肺阴，可治疗肺阴不足导致的咽痒、干咳，可配合沙参、玉竹、麦冬等滋阴润肺药以增强疗效。

3. 益肾　本品入肾经，又可补肾，用于肾气肾精不足导致腰膝酸软，头晕目眩，须发早白。

现代药理表明黄精能提高机体免疫力，促进淋巴细胞转化作用，有显著的抗结核杆菌作用。并可增加冠状动脉血流量，并降压降血脂，抑制肾上腺素引起的高血糖，抑制肾上腺皮质的作用和抗衰老作用。

## 四、熟地

熟地为补肾常用药，其性味甘微温，入肝肾经，养血滋阴，填精益髓。熟地临床上主要应用于两方面：

1. **用于血虚证** 血虚证主要表现为，面白无华，心悸，失眠，须发早白，经血虚少等。熟地的补血作用，《药品化义》云："熟地，藉酒蒸熟，味苦化甘，性凉变温，专人肝脏补血。因肝苦急，用甘缓之，兼主温胆"。《珍珠囊》曰："大补血虚不足，通血脉，益气力"。皆说明本品为养血要药。

2. **用于肾阴不足证** 肾阴不足表现为腰膝酸软，五心烦热，盗汗遗精，不育不孕，耳鸣耳聋，头目昏花，须发早白，便秘，喘促气短等。本品峻补真阴，填精益髓，《本草纲目》云："填骨髓，长肌肉，生精血，补五脏内伤不足，通血脉，利耳目，黑须发，男子五劳七伤，女子伤中胞漏，经候不调，胎产百病。"《本草从新》曰："滋肾水，封填骨髓，利血脉，补益真阴聪耳明目，黑发乌须。又能补肿阴，上久泻，治劳伤风痹，阴亏发热，千咳痰嗽，气短喘促，胃中空虚觉馁，痘证心虚无脓，病后胫股酸痛，产后脐腹急疼，感证阴亏，无汗使闭，诸种动权，一切肝肾阴亏，虚损百病，为壮水之主药。"《药品化义》谓之："能益心血，更补肾水。凡内伤不足，苦志劳神，忧患伤血，纵欲耗精，调经胎产，皆宜用此。安五脏，和血脉，润肌肤，养心冲，宁魂魄，滋补真阴，封填骨髓，为圣药也，取其气味浓厚，为浊中浊品，以补盯肾，故凡生熟地贪。天冬、麦冬、炙龟板、当归身、山茱萸、枸杞、牛膝皆黏腻儒润之剂，用滋阴血，所谓阴不足者，补之以味也。"诸家论述皆证明了熟地确为滋补肾阴要药。六味地黄丸、左归丸等名方皆以熟地为主。张景岳、高鼓峰皆为善用熟地的名家，张景岳甚至有"张熟地"之名。笔者的健脾补肾汤也用熟地，取其"阴中求阳"之理。

熟地在养血补肾方面虽有殊功，但应用不当弊端亦不小，最常见的就是滋腻滞气，又称"腻膈"，表现为患者服用后腹胀，纳呆，还有全身乏力的，故常用砂仁拌炒或配伍理气之品，使补而不滞。《本草汇言》云："熟地稍温，其功更溥。久病阴伤，新产血败，在所必需者也。但二地之性，凉而泥隔，凡产后恶食作泻，员见发热、恶露作庙，不可用，误用则泄不止。凡阴虚赅嗽，内热骨蒸，或吐血等候，一见脾胃薄弱，大便不实，或天明溏泄，产后泄泻，产后不食，多病不食，俱禁用地黄。凡胸膈多痰，气道不利，升降窒塞，药宜通而不宜滞，汤丸中亦禁入地黄。设有气证当用而不可无者，则以桂心少佐可也。痰证当用而不可少者，则以姜汁拌炒可也。"就较全面阐述了熟地的不良反应，临床应用不可不知。

## 五、巴戟天

辛、甘，微温。归肾经。具有补肾助阳，祛风除湿的功效。《神农本草经》："主大风邪气，阴痿不起，强筋骨，安五脏，补中，增志益气。"《本草纲目》："治脚气，去风疾，补血海。"《本草备要》："补肾益精，治五劳七伤，辛温散风湿，治风湿脚气水肿。"该药温而不燥，补而不峻，适用于肾阳虚证，主要用于阳痿、尿频、精虚不育、宫冷不孕、月经不调、少腹冷痛、腰膝疼痛或软弱无力等。

[李莹老师用药经验]

1. 阳痿、早泄　《素问·上古天真论》云："五八，肾气衰，发堕尺槁"。故阳痿早泄多发生在 40 岁以上的男子，多因肾气不足，封藏失职，精关不固所致，患者往往伴有疲惫倦怠，腰膝酸软、小便频数等症状。临床应用时常与覆盆子、菟丝子、蛇床子、淫羊藿等配伍以温肾助阳。但需要注意的是，30 岁以下的年轻男子出现阳痿、早泄，多因房劳过度，导致相火偏亢所致，并非肾气不足，使用巴戟天需谨慎。

2. 男子不育　巴戟天、熟地黄配伍，出自《景岳全书》赞育丹，治疗男子肾精亏虚，虚寒无子之证。巴戟天善走肾经血分，长于温肾壮阳，能走能守，其性偏燥；熟地黄质润滋腻，守而不走，功专滋阴养血，填精髓，为血中之要药。二者合用，润燥相宜，刚柔并济，共收益肾补虚，填精补髓，滋阴助阳之功，使"阳得阴助而生化无穷""阴得阳升而源泉不竭"。临证时，气虚者，加白术、山药、人参；阴虚者，加枸杞子；阳虚者，加山萸肉、仙茅、淫羊藿、菟丝子、炮附子、肉桂等。若能坚持服用，多能收效。

3. 痹症　根据古代本草记载，巴戟天另一个重要作用就是"去风疾"，适合于肾阳不足兼有风寒痹阻之证。对于肾虚之腰膝酸软、下肢疼痛者，常与杜仲、续断配伍；对于肝肾虚损者，常与狗脊、淫羊藿、当归配伍；对于肝肾不足、筋骨痿软、步行艰难者，用《张氏医通》金刚丸加减，即以本品与肉苁蓉、杜仲等组成。

现代药理研究本品具有以下作用：①可减轻肾炎和全身性红斑狼疮患者长期使用糖皮质激素的不良反应，并使激素易于停药；②对性腺的影响：使正常雌性大鼠的垂体前叶、卵巢和子宫的重量明显增加；能明显增加雄性大鼠附睾精子总数和活精子率，降低畸形精子率。

本品无毒，常用 10～15g，水煎服。但阴虚火旺或有湿热者均不宜服用。

## 六、菟丝子

辛甘平。归肝、肾经。具有补阳益阴，固精缩尿，明目止泻之功。《神农本草经》："主续绝伤，补不足，益气力，肥健。"《药性论》："治男女虚冷，填精益髓，去腰疼膝冷，又主消渴热中。"《日华子本草》："补五劳七伤，治泄精，尿血，润心肺。"《本草从新》："凝正阳之气，入足三阴。强阴益精，温而不燥。治五劳七伤，溺有余沥，寒精自出，口苦燥渴，寒血为积。祛风明目，止泻进食。补卫气，助筋脉，益气力，肥健人，为调元上品。"《药品化义》："取子主于降，用之入肾，善补而不峻，益阴而固阳……又因味甘，甘能助脾，疗脾虚久泻，饮食不化，四肢困倦，脾虚渐旺，则卫气自冲，肌肉得养矣。"本品为平补之品，温而不燥，既补肾阳，又补肾阴。用于腰膝酸痛、阳痿、滑精、小便频数、白带过多、目暗不明、便溏、泄泻、胎元不固、消渴等。

本品无毒，常用 10～15g，水煎服。阴虚火旺、大便燥结、小便短赤者不宜服。

[李莹老师用药经验]

1. 蛋白尿　尿蛋白常见于肾小球肾炎、肾病综合征等原发性肾小球损害性疾病，半定量在（+）～（4+），呈持续性，治疗效果常常不十分满意。李莹老师认为蛋白属体内精微物质，宜固不宜泄，"肾主蛰，乃封藏之本"，肾虚则封藏失职，不能固摄精微，致精微物质下渗而蛋白尿不断。《景岳全书·肿胀》中说："水肿证以精血皆化为水，多属虚败，治宜温脾补肾，此正法也。"故治疗蛋白尿应以补肾固精为要。菟丝子为补肝肾要药，益阴而固阳，益精血，固下元，秘精止血，尤为良品。李莹老师临床上喜用菟丝子饼入药，因为菟丝子经过酒浸、炒熟制饼后，可增加温补肾阳之力，辅以沙苑子、五味子，长期服用，多有效验。

2. 再生障碍性贫血　再生障碍性贫血是常见血液病，临床求治于中医者，多为西医治疗效果较差的顽固患者。李莹老师在行医过程中曾治疗过数十例慢性再生障碍性贫血患者，均有效地改善了症状，延缓病情恶化，积累了一定的临床经验。她认为慢性再障患者虚者为多，以气血两虚，脾肾阳虚为常见，"虚则补之"，故补法无疑为首要治则，但再障不宜峻补，宜使用平补之法，缓缓图之。故对于脾肾阳虚患者，李莹老师喜用菟丝子以补肝肾、益精血，因菟丝子有"强阴益精，温而不燥""补不足，益气力"的特性，长期应用不会助火伤阴，引起发热、出血等症状。

现代药理研究表明：菟丝子能增加 T 细胞比值，提高机体的细胞免疫水平；促进性激素分泌。改善心脏供血；促进造血，保护造血干细胞；有抗氧化、抗衰老作用；明目作用；抗菌作用；保肝作用。

### 七、肉苁蓉

甘咸温。归肾、大肠经。具有补肾助阳，润肠通便的功效。《神农本草经》："主五劳七伤，补中，除茎中寒热痛，养五脏，强阴，益精气，多子，妇人癥瘕。"《药性本草》："益髓，悦颜色，延年，治女人血崩，壮阳，大补益，主赤白下。"《日华子本草》："治男子绝阳不兴，女子绝阴不产，润五脏，长肌肉，暖腰膝，男子泄精，尿血，遗沥，带下阴痛。"《本草汇言》："养命门，滋肾气，补经血之药也。男子丹元虚冷而阳道久沉，妇女冲任失调而阴气不治，此乃平补之剂，温而不热，补而不峻，暖而不燥，滑而不泄，故有从容之名。"《本草从新》："入肾经血分。补命门相火，滋润五脏，益髓强筋。治五劳七伤，绝阳不兴，绝阴不产，腰膝冷痛。峻补精血。"临床上主要用于阳痿、不孕、腰膝冷痛或筋骨无力、便秘等症。

本品无毒，常用 10～20g，水煎服。因能助阳、滑肠，故阴虚火旺及大便溏泻者、肠胃有实热之大便秘结者忌服。

[李莹老师用药经验]

1. 老年便秘　年过半百，肾气渐亏，真阳不足，脾肾阳气虚弱，温煦无权，不能蒸化津液，温润肠道，导致肠道干涩则形成便秘，伴有腰膝酸痛、尺脉细、舌质淡等脉证。此证忌大黄苦寒攻下，凉润亦非所宜。肉苁蓉温阳补肾，益精养血，又能滋阴润燥，滑肠通便，对老年人肾阳血虚精亏之便秘尤为适宜。故李莹老师宗《景岳全书》济川煎之意，临床上喜用肉苁蓉配伍当归以温肾益精，养血和血，润肠通便。常用剂量肉苁蓉 15g，当归 10g。

2. 四末不温　即"手脚发凉"，临床女性多见。"气为阳""血为阴"，阳气不达四末，则阴血凝滞于四肢末梢，则不温，且遇冷加重。故治疗理应以温阳行气为主，李莹老师针对此病机，使用桂枝配伍肉苁蓉以温阳化气，破除寒凝。现代药理研究亦证实肉苁蓉中有效成分苯乙醇总苷有改善微循环，软化血管，增加心、脑及外四肢末梢血管循环，达到保护血脑血管和神经系统的作用。常用剂量：桂枝 15g，肉苁蓉 15g。

现代药理研究本品具有以下作用：①对性腺及性功能的作用：能提高小鼠的性能力和记忆力；能增加精囊、前列腺等副性器官的重量。②其他作用：增强免疫功能；抗氧化、抗衰老作用；通便作用；促进代谢及强壮作用；保肝作用。

### 八、生地黄

甘苦寒。归心、肝、肾经。具有清热凉血，养阴生津的功效。《神农本草经》："主腹中寒热积聚，女人产乳余疾，补肾气，令人目明。"《别录》："下水，止烦渴，散颈下核，痈肿。"《本草纲目》："滋阴降火，解斑毒，利咽喉，通小便血滞。"《本草从新》："泻丙（小肠）火。平诸血逆，消瘀通经。治吐衄崩中。热毒痢疾，肠胃如焚，伤寒瘟疫痘证。诸大热，大渴引饮，折跌绝筋。利大小便，又能杀虫。治心腹急痛。"本品苦寒清热，甘寒养阴，为滋阴养血之要药。凡阴不足、血不足、津不足诸证带有热象者，用之为最适宜。

本品无毒，常用 10 ～ 30g，水煎服。本品性寒而滞，脾虚湿滞，腹满便溏者不宜用。

[李莹老师用药经验]

1. 血尿　《金匮要略》有"热在下焦者则尿血"一语，此语非虚，临床上血尿患者仍以实证多见，治疗以清热凉血为常法。李莹老师临证遇见患者尿常规有红细胞或尿潜血时，如辨证属实热者，常加生地 30g 以清热凉血，每收良效。

2. 过敏性紫癜性肾炎　紫癜肾是常见的继发性肾小球肾炎之一，临床多以儿童多见。本病的发生主要是由于先天禀赋不足，风热湿毒之邪侵犯脉络，迫血妄行，血不循经，外溢肌肤，内迫肾络而致。李莹老师"血热、血瘀"贯穿整个病程，故喜用生地黄 30g 加入主方中以清热凉血，养阴活血。张锡纯在《医学衷中参西录·上册·医方》中描述"地黄生用，其凉血退热之功，诚优于玄参。"其凉血之功诚可见也。

现代药理研究本品具有以下作用：防止肾上腺皮质萎缩；改善甲亢症状；降低血糖；影响心、脑血管系统；调节免疫功能；抗肿瘤；抗衰老。

## 九、枸杞子

枸杞是茄目茄科枸杞属的植物，果实称枸杞子。性味：甘平；归经：肝、肾、肺；功效：养肝、滋肾、润肺《本草经疏》："枸杞子，润而滋补，兼能退热，而专于补肾、润肺、生津、益气，为肝肾真阴不足、劳乏内热补益之要药。老人阴虚者十之七八，故服食家为益精明目之上品。昔人多谓其能生精益气，除阴虚内热明目者，盖热退则阴生，阴生则精血自长，肝开窍于目，黑水神光属肾，二脏之阴气增益，则目自明矣。"枸杞虽为益阴除热之上药，若病脾胃薄弱，时时泄泻者勿入，须先治其脾胃，俟泄泻已止，乃可用之。即用，尚须同山药、莲肉、车前、茯苓相兼，则无润肠之患矣。《本草通玄》："枸杞子，补肾益精，水旺则骨强，而消渴、目昏、腰疼膝痛无不愈矣。按枸杞平而不热，有补水制火之能，与地黄同功。"《本草正》："枸杞，味重而纯，故能补阴，阴中有阳，故能补气。所以滋阴而不致阴衰，助阳而能使阳旺。虽谚云离家千里，勿食枸杞，不过谓其助阳耳，似亦未必然也。此物微助阳而无动性，故用之以助熟地最妙。其功则明耳目，添精固髓，健骨强筋，善补劳伤，尤止消渴，真阴虚而脐腹疼痛不止者，多用神效。"《重庆堂随笔》："枸杞子，《圣济总录》以一味治短气，余谓其专补以血，非他药所能及也。与元参、甘草同用名坎离丹，可以交通心肾。"《中药大辞典》记载："枸杞滋肾，润肺，补肝，明目。治肝肾阴亏，腰膝酸软，头晕，目眩，目昏多泪，虚劳咳嗽，消渴，遗精。"

主治疾病：滋补肝肾，益精明目。用于虚劳精亏，腰膝酸痛，眩晕耳鸣，内热消渴，血虚萎黄，目昏不明。

注意事项：外邪实热，脾虚有湿及泄泻者忌服。

（1）《本草经疏》：脾胃薄弱，时时泄泻者勿入。

（2）《本草汇言》：脾胃有寒痰冷癖者勿入。

（3）《本经逢原》：元阳气衰，阴虚精滑之人慎用。

（4）《本草撮要》：得熟地良。

现代药理：枸杞子有增强非特异性免疫作用。人体试验显示可明显抑制血清 LPo 生成，使血中 GSH-Px 活力增高，但红细胞 SOD 活力未见升高，提示：枸杞提取液具有延缓衰老作用。长期服用维生素 E-C 合剂或枸杞多糖均可在一定程度上起到对抗自由基的作用，使肾组织丙二醛水平下降，预防线粒体老化，使其功能有所改善。果实水溶性提取物 20mg/kg 静脉注射可使麻醉兔血压降低，呼吸兴奋；注射阿托品切断两侧迷走神经可以消除其降压作用；对离体兔心呈抑制作用，并使兔耳血管收缩，甲醇、丙酮等有机溶剂提取物也有轻微降压作用。此外，饲料中加入枸杞提取物甜菜碱（4～6g/kg 或 8g/kg），可增加雌、雄雏鸡的体重，增加产蛋量。小鼠灌胃参杞膏 1：10 的稀释液（0.2ml/d）14 天，可使体重明显增加，超过对照组 1 倍，且动物毛色光泽，肌肉丰满，血色鲜红。此外，枸杞子具有抗疲劳作用。

## 十、何首乌

何首乌，又名多花蓼、紫乌藤、夜交藤等。是蓼科蓼族何首乌属多年生缠绕藤本植物，其块根入药。性味：味苦、甘、涩，性微温。归经：肝、肾经。功效：补肝肾、益精血、强筋骨、乌发、安神、止汗等功效。《何首乌传》："主治五痔，腰膝之病，冷气心痛，积年劳瘦，痰癖，风虚败劣，长筋力，益精髓，壮气、驻颜、黑发、延年，妇人恶血萎黄，产后诸疾，赤白带下，毒气入腹，久痢不止。"《日华子本草》："久服令人有子，治腹脏宿疾，一切冷气及肠风。"《开宝本草》："主瘰疬，消痈肿，疗头面风疮，疗五痔，止心痛，益血气。"王好古："泻肝风。"（引自《本草纲目》）。

《滇南本草》:"涩精,坚肾气,止赤白便浊,缩小便,入血分,消痰毒。治赤白癜风,疮疥顽癣,皮肤瘙痒。截疟,治痰疟。"

主治疾病及用药特色:用于血虚,头昏目眩,体倦乏力,萎黄;肝肾精血亏虚,眩晕耳鸣,腰漆酸软,须发早白;高血脂症。

注意事项:大便清泄及有湿痰者不宜。恶萝卜,忌猪肉、血、无鳞鱼、铁器、葱、蒜。

现代药理:何首乌可以帮助延缓衰老,制止皱纹再生,并对流感病毒有一定抑制作用。何首乌水煎浓缩液长期给小鼠灌胃,可使小鼠肾上腺重量明显增加。何首乌还有类似肾上腺皮质功能的作用,对摘除双侧肾上腺的小鼠,可使其应激能力明显提高,减少冷冻引起的小鼠死亡率。制首乌对去甲肾上腺素饥饿小鼠肝糖原积累,有促进作用,使肝糖原明显增加。此外,何首乌还有减慢心率、扩张冠脉、抗心肌缺血等作用。

## 十一、山茱萸

山茱萸,山茱萸科落叶灌木或小乔木。取其成熟果实入药,

性味:酸、涩,微温。

归经:肝、肾经。

功效:补益肝肾,涩精固脱,生津止渴。

引经据典:山茱萸始载于东汉《神农本草经》,列为中品。《名医别录》载:"山茱萸微温,无毒。主治肠胃风邪,寒热疝瘕……耳聋,下气,出汗,益精,安五脏,通九窍,止小便利。"清代《本草新编》载:"补阴之药未有不偏胜者也,惟山萸大补肝肾专而不杂,既无寒热之偏,又无阴阳之背,实为诸补阴之冠。"《本草纲目》载:"山茱萸,主治心下邪气寒热,温中,逐寒温痹,去三虫,久服轻身;有强阴益精、安五脏、通九窍、止小便淋沥之功;久服明目、强力长年"。境内山茱萸,古自有之。

主治疾病及用药特色:腰膝酸痛,头晕耳鸣,健忘,遗精滑精,遗尿尿频,崩漏带下,月经不调,大汗虚脱,内热消渴。本品以其补力平和,壮阳而不助火,滋阴而不腻膈,收敛而不留邪等特殊功效被历代医学所喜用。山茱萸用于肝肾不足,头晕目眩,耳鸣,腰酸。与熟地、枸杞子、菟丝子、杜仲等配伍。用于遗精,遗尿,小便频数及虚汗不止。对肾阳不足引起的遗精、尿频均可应用,常配合熟地、菟丝子、沙苑蒺藜、补骨脂等同用。此外,本品又能固经止血,可用治妇女体虚、月经过多等症状,可与熟地、当归、白芍等配伍应用。

注意事项:

(1) 凡命门火炽,强阳不痿,素有湿热,小便淋涩者忌服。

(2)《本草经集注》:蓼实为之使。恶桔梗、防风、防己。

现代药理:研究表明山茱萸具有抗糖尿病的作用,山茱萸醇提取物对四氧嘧啶和肾上腺素性糖尿病大鼠有明显的降血糖作用,对链脲佐菌素(STZ)所形成的糖尿病大鼠亦有类似作用。实验表明:山茱萸粉剂、乙醚提取物及进一步分离的乌苏酸均能明显地降低血糖、尿糖、饮水量和排尿量,说明乌苏酸是山茱萸抗糖尿病的活性成分。有报告指出,用大鼠副睾脂肪组织实验发现山茱萸有胰岛素样作用,山茱萸鞣酸能抑制脂质过氧化,阻止脂肪分解,亦能抑制肾上腺素和肾上腺皮质激素促进脂肪分解的作用。

## 十二、薏苡仁

薏苡仁,别名米仁、六谷、川谷、菩提子。为禾本科植物薏苡的种仁。性味:性凉,味甘、淡。归经:脾、胃、肺经。功效:健脾渗湿,除痹止泻。《本草正》:“薏苡,味甘淡,气微凉,性微降而渗,故能去湿利水,以其志湿,故能利关节,除脚气,治痿弱拘挛湿痹,消水肿疼痛,利小便热淋,亦杀蛔虫。以其微降,故亦治咳嗽唾脓,利膈开胃。以其性凉,故能清热,止烦渴、上气。但其功力甚缓,用为佐使宜倍。”《药品化义》:“薏米,味甘气和,清中浊品,能健脾阴,大益肠胃。主治脾虚泻,致成水肿,风湿盘缓,致成手足无力,不能屈伸。盖因湿胜则土败,土胜则气复,肿自消而力自生。取其入肺,滋养化源,用治上焦消渴,肺痈肠痈。又取其味厚沉下,培植部,用治脚气肿痛,肠红崩漏。若咳血久而食少者,假以气和力缓,倍用无不效。”《本草述》:“薏苡仁,除湿而不如二术助燥,清热而不如芩、连辈损阴,益气而不如参、术辈犹滋湿热,诚为益中气要药。然其味淡,其力缓,如不合群以济,厚集以投,冀其奏的然之效也能乎哉?”《本草新编》:“薏仁最善利水,不至损耗真阴之气,凡湿盛在下身者,最宜用之,视病之轻重,准用药之多寡,则阴阳不伤,而湿病易去。故凡遇水湿之症,用薏仁一、二两为君,而佐之健脾去湿之味,未有不速于奏效者也,倘薄其气味之平和而轻用之,无益也。”

主治疾病及用药特色:

(1) 生薏苡仁性偏寒凉,长于利水渗湿,清热排脓,除痹止痛,常用于小便不利,水肿,脚气,肺痈,肠痈,风湿痹痛,筋脉挛急及湿温病在气分。

(2) 炒薏苡仁和麸炒薏苡仁:性偏平和,两者功用相似,长于健脾止泻,但炒薏苡仁除湿作用稍强，麸炒薏苡仁健脾作用略胜。常用于脾虚泄泻，纳少、脘腹作胀。

注意事项：本品力缓，宜多服久服。脾虚无湿，大便燥结、津液不足者及孕妇慎服，汗少、便秘者不宜食用。

现代药理：薏苡仁具有抗肿瘤、降血糖、镇静、镇痛及解热的作用，能抑制呼吸中枢，使末梢血管特别是肺血管扩张。抑制骨骼肌收缩，能减少肌肉之挛缩，缩短其疲劳曲线；能抑制横纹肌之收缩。此外，薏苡仁还可以降血钙、延缓衰老、提高机体的免疫能力。用于治疗水肿、脚气、小便淋沥、湿温病、泄泻带下、风湿痹痛等疾病。

## 十三、莱菔子

莱菔子又名萝卜子，为十字花幂植物萝卜的成熟种子。性味归经：辛、甘、平。归脾、胃、肺经。功效：消食除胀，降气化痰。《日华子本草》："水研服吐风痰，醋研消肿毒。"《本草纲目》："莱菔子之功，长于利气。生能升，熟能降，升则吐风痰，散风寒，发疮疹；降则定痰喘咳嗽，调下痢后重，止内痛，皆是利气之效。"《本草纲目》又云："下气定喘，治痰，消食，除胀，利大小便，下痢后重，发疮疹。"《本草新编》："除胀满亦奇，但宜少少用之。补气之药得之，而大过之忧；利湿之剂入之，而有善全之妙。多服则损气，久服则伤阴也。"

应用：食积气滞证；咳喘痰多、胸闷食少。

用法用量：煎服，常用 6～10g。生用吐风痰，炒用消食下气化痰。

配伍：凡食积气滞而见嗳腐吞酸，甚至腹胀疼痛者常配伍山楂、神曲、麦芽、陈皮等。莱菔子对肺气不降之咳喘尤为适宜，常配伍白芥子、紫苏子等。若及配伍白术则攻补兼施，可治疗食积气滞兼有脾虚。

使用注意：本品辛散耗气，故气虚及无食积、痰滞者慎用。不宜与人参同服。

现代药理：本品含少量挥发油。并含介子碱、介子碱硫酸氢盐、莱菔子素以及生物碱、黄酮等。本品水提取物对葡萄球菌及大肠、痢疾、伤寒等杆菌有一定的抑制作用。水浸剂对多种致病性皮肤真菌有抑制作用。其水提取物有一定抗感染作用。

## 十四、丹参

丹参取唇形科植物丹参的根入药。性味归经：苦，微寒。归心、肝经。功效：活血调经。凉血消痈，安神。《神农本草经》："主心腹邪气，肠鸣幽幽如走水，寒热积聚；破症除瘕，止烦满，益气。"《吴普本草》："治心腹痛"。《别录》："养血，去心腹痼疾结气，腰脊强，脚痹；除风邪留热，久服利人。"陶弘景："渍酒饮之，疗风痹。"《药性论》："治脚弱，疼痹，主中恶；治腹痛，气作声音呜吼。"《日华子本草》："养神定志，通利关脉。治冷热劳，骨节疼痛，四肢不遂，排脓止痛，生肌长肉；破宿血，补新生血；安生胎，落死胎；止血崩带下，调妇人经脉不匀，血邪心烦；恶疮疥癣，瘿赘肿毒，丹毒；头痛，赤眼，热温狂闷。"《重庆堂随笔》："丹参，降而行血，血热而滞者宜之，故为调经产后要药。"《本草新编》："脚痹软能键，眼赤肿可消。养正祛邪，治肠鸣亦效。仅可佐使，非君臣之药，用之补则补、用之攻则攻，药笼中所不可缺也。"

应用：月经不调，闭经痛经，产后瘀滞腹痛；血瘀心痛，脘腹疼痛，症瘕积聚，跌打损伤，风湿痹痛；疮痈肿毒，热病烦躁神昏，心烦失眠。

用法用量：煎服，常用 5～15g。活血化瘀宜酒炙用。

配伍：治疗肾病瘀血证时临床在辨证论治基础上配伍活血化瘀的川芎、当归、赤芍、莪术等；治疗慢性肾衰竭兼有瘀血证时常常配伍黄芪、川芎、红花、大黄、枸杞子等药物，以抗肾脏纤维化；临床常配伍川芎、当归、益母草等药物治疗月经不调、闭经、痛经及产后瘀滞腹痛；配伍吴茱萸、肉桂等，可治疗寒宁血滞者；配伍砂仁、檀香等可治疗血脉瘀阻之胸痹；治疗癥瘕积聚可配伍三棱、莪术、鳖甲等；治疗跌打损伤，肢体瘀血等常常与当归、乳香、没药等配伍；治疗风湿痹症可与防风、秦艽等药物合用；配伍金银花、连翘等可治疗乳痈初起；配伍生地、玄参、黄连、竹叶等可治疗热病邪入心营之烦躁不眠，神昏；亦可配伍生地、酸枣仁、柏子仁等治疗血不养心证的失眠、心悸等。

使用注意：反藜芦。孕妇慎用。

现代药理：本品含脂溶性非醌类成分，丹参酮 I、II A、II B，隐丹参酮，二氢丹参酮等；水溶成分原儿茶醛、原儿茶酸、丹参素、维生素 E 等。丹参能扩张冠状动脉，增加冠脉流量，改善心缺血，梗死和心脏功能，调整心律，并能扩张外周血管，改善微循环；抗凝，促进纤溶，抑制血小板聚集，抑制血栓形成的作用；能降血脂；可抑制或减轻肝细胞变性、坏死及炎症反应，促进肝细胞再生，并有抗纤维化作用；能提高机体的耐氧能力；能促进组织的媳妇，加速骨折愈合，能缩短红细胞及血色素恢复期，使网织红细胞增多；对多种细菌及结核杆菌有抑制作用；有抑制中枢神经的作用。还有增强免疫，降低血糖，抗肿瘤作用。

## 十五、川芎

性味归经：辛温。归肝、胆、心包经。功效：活血行气，祛风止痛。《神农本草经》："主中风入脑头痛、寒痹，筋脉缓急，金疮，妇人血闭无子。"《本草汇言》："芎芎，上行头目，下调经水，中开郁结，血中气药……尝为当归所使，非第治血有功，而治气亦神验也……味辛性阳，气善走窜而无阴凝黏滞之态，虽入血分，又能去一切风，调一切气。"《本草新编》："凡吐血、溺血、便血、崩血，俱能治之。血闭者能通，外感者能散，疗头风甚神……倘单用一味以补血，则血动，反有散失之忧；单用一味以止痛，则痛止，转有暴亡之虑。"

应用：血瘀气滞痛证；头痛，风湿痹痛。

用法用量：煎服，常用 3～9g。

配伍：治疗肾病气滞血瘀证，如水肿顽固不消、蛋白尿等，可配伍生地、桃仁、红花、赤芍等药物；治疗心脉瘀阻之胸痹心痛等常可配伍丹参、桂枝、檀香等；治疗肝气郁滞之胁痛可配伍柴胡、白芍、香附、郁金等；治疗肝血瘀阻，积聚痞块、胸胁疼痛等可配伍桃仁、红花，跌打损伤等可配伍三七、乳香、没药；治疗血瘀经闭、痛经、常与赤芍、桃仁等同用；治疗月经不调可配伍益母草、当归等；无论何种头痛均可应用川芎，风寒头痛可配伍羌活、细辛、白芷等；风热头痛可配伍菊花、僵蚕；风湿头痛可配伍羌活、独活、防风等药物；血虚头痛可配伍当归、白芍；治疗瘀血头痛可配伍赤芍、麝香等药物；还可治疗风湿痹痛，常常配伍秦艽、防风、桂枝等药物。

使用注意：阴虚火旺，多汗，热盛及无瘀之出血和孕妇均当慎用。

现代药理：本品含生物碱（川芎嗪），挥发油（蒿本内脂、香烩烯），酚类（阿魏酸），内脂素以及维生素 A、叶酸、蔗糖、甾醇、脂肪油等。川芎嗪能扩张冠状动脉，增加冠状动脉血流量，改善心肌的血氧供应，并降低心肌的耗氧量；川芎嗪能扩张脑血管，降低血管阻力，显著增加脑及肢体血流量，改善微循环；能降低血小板表面活性，抑制血小板凝集，预防血栓的形成，所含阿魏酸的中性成分小剂量促进、大剂量抑制子宫平滑肌；水煎剂对动物中枢神经系统有镇静作用，并有明显而持久的降压作用；可加速骨折局部血肿的吸收，促进骨痂形成；有抗维生素 E 缺乏作用；能抑制多种杆菌；有抗组织胺和利胆作用。

## 十六、金银花

性味归经：甘，寒。归肺、心、胃经。功效：清热解毒，疏散风热。《本草纲目》："一切风湿气，及诸肿毒、痈疽疥癣、杨梅诸恶疮。散热解毒。"《本草拾遗》："主热毒、血痢、水痢，浓煎服之。"《药性论》："治腹胀满，能止气下瘀。"《重庆堂随笔》："清络中风火湿热，解温疫秽恶浊邪，息肝胆浮越风阳，治痉癫痫诸旅。"

应用：痈肿疔毒；外感风热，温病初起；热毒血痢。

用法用量：煎服，常用 6～15g。疏散风热、清泄里热以生品为佳；炒炭宜用于热毒血痢；露剂多用于暑热烦渴。

配伍：本品在肾病患者合并感染是多有应用。如肾病患者合并上呼吸道感染时常用本品配伍连翘、黄芩、板蓝根、小蓟、赤小豆等，以清热解毒凉血；治疗尿路感染或肾结石合并尿路感染等常常配伍蒲公英、萹蓄、金钱草、土茯苓等；治疗痈疮初起，红肿热痛可单用本品，也可配伍皂角刺、穿山甲、白芷等；治疗肠痈腹痛可与当归、地榆、黄芩配伍；治疗肺痈咳吐脓血常与鱼腥草、芦根、桃仁同用；治疗外感风热或温病初起，可与牛蒡子、薄荷、连翘同用；治疗热毒痢疾，下痢脓血，可单用本品或配伍黄芩、黄连、白头翁。

使用注意：脾胃虚寒及气虚疮疡脓清者慎用。

现代药理：本品含有挥发油、木犀草素、肌醇、黄酮类、皂苷、鞣质等。分理处的绿原酸和异绿原酸是本品抗菌的主要成分。本品具有广谱抗菌作用，对金黄色葡萄球菌、痢疾杆菌等致病菌有较强的抑制作用，对钩端螺旋体、流感病毒及致病霉菌等多种病原微生物亦有抑制作用；金银花煎剂能促进白细胞的吞噬作用；有明显的抗炎及解热作用。本品有一定降低胆固醇作用。其水及酒浸液对肉瘤180及艾氏腹水癌有明显的细胞毒作用。此外大量口服对试验性胃溃疡有预防作用。对中枢神经有一定的兴奋作用。

## 十七、三七

性味归经：味甘、味苦，性温。归肝、胃经。功效：化瘀止血，活血定痛。《本草求真》："三七，世人仅知功能止血住痛，殊不知痛因血瘀则痛作，血因敷散则血止。三七气味苦温，能于血分化其血瘀。故凡金刃刀剪所伤，及跌扑杖疮血出不止，嚼烂涂之，或为末掺，其血即止。且以吐血、下血、血痢、崩漏、经血不止、产后恶露不下，俱宜自嚼，或为末，米饮送下即愈。"《本草新编》："三七根，止血之神药也，无论上中下之血，凡有外越者，一味独用亦效，加入补血补气药之中则更神。盖止药得补而无沸腾之患，补药得止而又安静之休也。"《本草纲目拾遗》中记载："人参补气第一，三七补血第一，味同而功亦等，故称人参三七，为中药中之最珍贵者。"《景岳全书》："味甘气温，乃阳明、厥阴血分之药，故善止血散血定痛。凡金刃刀箭所伤，及跌扑杖疮血出不止，嚼烂涂之，或为末掺之，其血即止。亦治吐血衄血、下血血痢、崩漏、经水不止、产后恶血不下，俱宜自嚼，或为末，米饮送下二三钱。若治虎咬蛇伤等证，俱可服可敷。叶之性用与根大同，凡折伤跌扑出血，敷之即止，青肿亦散。"

《医学衷中参西录》："三七，味苦微甘，性平（诸家多言性温，然单服其末数钱，未有觉温者）。善化瘀血，又善止血妄行，为吐衄要药。病愈后不至瘀血留于经络证变虚劳（凡用药强止其血者，恒至血瘀经络成血痹虚劳）。兼治二便下血，女子血崩，痢疾下血鲜红（宜与鸦胆子并用）久不愈，肠中腐烂，浸成溃疡，所下之痢色紫腥臭，杂以脂膜，此乃肠烂欲穿（三七能化腐生新，是以治之）。为其善化瘀血，故又善治女子症瘕，月事不通，化瘀血不伤新血，允为理血妙品。外用善治金疮，以其末敷伤口，立能血止疼愈。若跌打损伤，内连脏腑经络作疼痛者，外敷、内服奏效尤捷，疮疡初起肿疼者，敷之可消（当与大黄末等分，醋调敷）。三七之性，既善化血，又善止血，人多疑之，然有确实可征之处。如破伤流血者，用三七末擦之则其血立止，是能止血也；其破处已流出这血，着三七皆化为黄水，是能化血"。

应用：出血正，无论有无瘀滞，均可使用；跌打损伤，瘀血肿痛，为治疗瘀血诸证之佳品，为伤科之要药。

用法用量：多研末吞服，常用 1～1.5g；煎服，常用 3～10g，亦可入丸、散剂。

配伍：治疗肾病性血尿，可单用本品，研末冲服；肾性贫血，可配伍四物汤；治疗肾病性瘀血证可配伍丹参、当归、川芎等药物；治疗糖尿病性肾病可配伍生地、五味子、川芎、丹参等药物；治疗出血证，可单用本品内服、外用均有良效；治疗咳血、吐血、二便下血可配伍花蕊石、血余炭；治疗外伤出血可配伍龙骨、血竭、象皮等；治疗跌打损伤，或筋骨折伤，瘀血肿痛可配伍川芎、当归等；治疗痈疽破烂常与乳香、没药、儿茶等同用。

使用注意：孕妇慎用。

现代药理：本品主要含有皂苷、黄酮苷、氨基酸等。本品能够缩短出血和凝血时间，具有抗血小板聚集及溶栓作用；能够促进多功能造血干细胞的增殖，具有造血作用；能够降低血压，减慢心率，对各种药物诱发的心律失常均有保护作用；能够降低心肌耗氧量和氧利用率，扩张脑血管，增强脑血管流量；能够提高体液免疫功能，具有镇痛、抗感染、抗衰老等作用。能逆转腺上皮的不典型增生和肠上皮化生，具有预防肿瘤的作用。

## 十八、土茯苓

性味归经：味甘淡平。归肝、胃经。功效：解毒，除湿，通利关节。《本草纲目》："健脾胃，强筋骨，去风湿，利关节，止泄泻，治拘挛骨痛，恶疮痈肿，解汞粉、银朱毒。"《本草正义》："土茯苓，利湿去热，能入络，搜剔湿热之蕴毒。其解水银、轻粉毒者，彼以升提收毒上行，而此以渗利下导为务，故专治杨梅毒疮，深入百络，关节疼痛，甚至腐烂，又毒火上行，咽喉痛溃，一切恶症。"《本草汇编》："病杨梅毒疮，药用轻粉，愈而复发，久则肢体拘挛，变为痈漏，延绵岁月，竟致废笃。惟锉土草薢三两，或加皂荚、牵牛各一钱，水六碗，煎三碗，分三服，不数剂多瘥。盖此疾始由毒气干于阳明而发，加以轻粉燥烈，久而水衰，肝挟相火，来凌脾土，土属湿，主肌肉，湿热郁蓄于肌腠，故发为痈肿，甚则拘挛，《内经》所谓湿气害人皮肉筋骨是也。土草薢甘淡而平，能去脾湿，湿去则营卫从而筋脉柔，肌肉实而拘挛痈漏愈矣。初病服之不效者，火盛而湿未郁也。此药长于去湿，不能去热，病久则热衰气耗而湿郁为多故也。"《本草拾遗》："草禹余粮，根如盏连缀，半在土上，皮如茯苓，肉赤味涩，人取以当谷，不饥……调中止泄。"

应用：杨梅疮毒，肢体拘挛，为治梅毒的要药；淋浊带下，湿疹瘙痒（湿热引起的热淋、带下、湿疹湿疮）；痈肿疮毒。

用法用量：煎服，常用 15～60g。

配伍：治疗肾功能衰竭常配伍黄芪、当归、茯苓、枸杞子、蒲公英、大黄等药物，以利湿解毒；治疗高尿酸血症、痛风性肾病、痛风性关节炎常常配伍薏苡仁、泽泻、茯苓、金钱草、草薢、苍术、黄柏等药物，以清热利湿解毒；治疗热淋常与通草、萹蓄、蒲公英、车前子等同用；治疗带下阴痒单用本品水煎服；治疗湿热皮肤瘙痒可配伍生地、赤芍、地肤子、白鲜皮等药物。

使用注意：肝肾阴虚者慎服。服药时忌茶。

现代药理：本品含有落新妇苷、异黄杞苷、胡萝卜苷、表儿茶精、琥珀酸、谷甾醇、鞣质、黄酮、树脂类等，还含有挥发油、多糖、淀粉等。本品所含落新妇苷有明显的利尿、镇痛作用。增加尿酸盐排泄，具有抗痛风作用。对金黄色葡萄球菌、溶血性链球菌、大肠杆菌、绿脓杆菌、伤寒杆菌、福氏痢疾杆菌、白喉杆菌等均有抑制作用。本品可通过影响 T 淋巴细胞释放淋巴因子的炎症过程而选择性地抑制细胞免疫反应。

## 十九、茯苓

性味归经：味甘淡平。归心、脾、肾经。功效：利水渗湿，健脾，宁神。《神农本草经》："可治小便不利，水肿胀满，痰饮咳逆，呕逆，恶阻，泄泻，遗精，淋浊，惊悸，健忘等症。茯苓之利水，是通过健运脾肺功能而达到的，与其他直接利水的中药不同。"《世补斋医书》："茯苓一味，为治痰主药，痰之本，谁也，茯苓可以行水。痰之动，湿也，茯苓又可行湿。"《本草纲目》云："逐水缓脾，生津导气，平火止泄，除虚热，开腠理。泻膀胱，益脾胃，治肾积奔豚。利水渗湿，治疗小便不利，水肿及停饮等水湿症。"

应用：水肿；痰饮；脾虚泄泻；心悸，失眠。

用法用量：煎服，常用 9～15g。

配伍：治疗肾病性水肿常与其他药物配伍使用，阳虚气化不利，常用五苓散；脾肾阳虚，水湿内停，可配伍附子、白芍、生姜；邪热伤阴，湿热互结，可配伍猪苓、泽泻、滑石；皮水者可配伍防己、黄芪、甘草、猪苓等；治疗糖尿病性肾病有显性蛋白尿或肾功能不全时可配伍黄芪、桂枝、大黄等药物；治疗尿路感染症属湿热者可配伍赤芍、当归、栀子、金银花等药物；治疗痰饮之目眩心悸可配伍桂枝、甘草、白术；饮停于胃而呕吐者可配伍半夏、生姜；治疗脾虚湿盛泄泻者，常常配伍山药、白术、薏苡仁等药物；治疗失眠、心悸属心脾两虚、气血不足者常常配伍黄芪、当归、远志等药物；若心气虚，惊恐、不安卧者可配伍人参、龙骨、琥珀、远志等药物。

使用注意：虚寒精滑者忌服。

现代药理：本品含有多糖类茯苓聚糖，茯苓酸、茯苓素、蛋白质、脂肪、麦角甾醇、卵磷脂、胆碱及组氨酸等。本品具有明显利尿作用，其机制可能是拮抗醛固酮活性有关；还可抗肿瘤、降血糖、增强心肌收缩力的作用；茯苓多糖能增强免疫功能。茯苓还有护肝作用，能降低胃液分泌，对胃溃疡有抑制作用。

## 二十、小蓟

性味归经：味甘淡平。归心、脾、肾经。功效：利水渗湿，健脾，宁神。《神农本草经》："可治小便不利，水肿胀满，痰饮咳逆，呕逆，恶阻，泄泻，遗精，淋浊，惊悸，健忘等症。茯苓之利水，是通过健运脾肺功能而达到的，与其他直接利水的中药不同。"《世补斋医书》："茯苓一味，为治痰主药，痰之本，谁也，茯苓可以行水。痰之动，湿也，茯苓又可行湿。"《本草纲目》云："逐水缓脾，生津导气，平火止泄，除虚热，开腠理。泻膀胱，益脾胃，治肾积奔豚。利水渗湿，治疗小便不利，水肿及停饮等水湿症。"

应用：水肿；痰饮；脾虚泄泻；心悸，失眠。

用法用量：煎服，常用 9～15g。

配伍：本品可用于治疗各种原因血尿，无论是肾性血尿、尿路感染性血尿均可。常配伍生地、淡竹叶、白茅根、栀子、蒲黄、老节、甘草、当归等药物治疗；热毒痈疮初起可单用鲜品捣烂外敷，也可配伍乳香、没药。

使用注意：虚寒精滑者忌服。

现代药理：本品含有多糖类茯苓聚糖、茯苓酸、茯苓素、蛋白质、脂肪、麦角甾醇、卵磷脂、胆碱及组氨酸等。本品具有明显利尿作用，其机制可能是拮抗醛固酮活性有关；还可抗肿瘤、降血糖、增强心肌收缩力的作用；茯苓多糖能增强免疫功能。茯苓还有护肝作用，能降低胃液分泌，对胃溃疡有抑制作用。

## 二十一、牛膝

性味归经：味苦甘酸平。归肝、肾经。功效：活血通经，补肝肾，强筋骨，利尿通淋，引火（血）下行。《神农本草经》："主寒湿痿痹，四肢拘挛，膝痛不可屈伸，逐气血，伤热火烂，堕胎。"《本草纲目》云："治久疟寒热，五淋尿血，茎中通，下痢，喉痹，口疮，齿痛，痈肿恶疮，伤折。""牛膝乃足厥阴、少阴之药，大抵得酒则能补肝肾，生用则能去恶血。"陈日华《经验方》云："老人久苦淋疾，百药不效，偶见临汀《集要方》中用牛膝者，服之而愈。又叶朝议亲人患血淋，流下小便在盆内，凝如蒟蒻，百治不效，一村医用牛膝根煎浓汁，日饮五服，名地髓汤，虽未即愈，而血色渐淡，久乃复旧，后十年病又作，服之又瘥。《肘后方》治小便不利，茎中痛欲死，用牛膝并叶，以酒煮服之，今再拈出，表其神功。"又按杨士瀛《直指方》云："小便淋痛或尿血，或沙石胀痛，用川牛膝一两，水二盏，煎一盏，温服。一妇患此十年，服之得效。土牛膝亦可。或入麝香、乳香尤良。"

应用：血瘀诸证；淋证，水肿，小便不利；头痛，眩晕，齿痛，口舌生疮，吐血。

用法用量：煎服，常用 6～15g。活血通经，利尿通淋，引血下行宜生用；补肝肾，强筋骨宜酒炙。

配伍：治疗肾性高血压可用本品配伍代赭石、生龙骨、生龟甲、生牡蛎等药物；也可用于高血压性肾损害常配伍首乌、泽泻、大黄、当归、川芎等药物；治疗泌尿系结石常配伍金钱草、海金沙、车前子、滑石等药物；治疗痛风性关节炎常配伍苍术、黄柏、薏苡仁、黄连等药物；治疗慢性肾衰竭、减缓肾小球硬化常配伍大黄、丹参、当归、红花、桃仁等药物；治疗瘀阻经闭、痛经、月经不调、产后腹痛常配伍当归、桃仁、红花；治疗跌打损伤、腰膝瘀痛常与续断、乳香、没药、当归等药物合用；治疗肝阳上亢之头痛、眩晕常配伍代赭石、生牡蛎、生龟甲等药物；胃火上炎之齿龈肿痛、口舌生疮可配伍生地黄、生石膏、知母等药物。

使用注意：孕妇及月经过多者忌服。中气下陷，脾虚泄泻，下元不固，多梦遗精者慎用。

现代药理：本品含有三萜皂苷、蜕皮甾酮、牛膝甾酮、紫茎牛膝甾酮等甾体类成分和多糖类成分。此外还含有精氨酸等 12 种氨基酸及生物碱类、香豆素类等化合物和铁、铜等微量元素。牛膝总皂苷对子宫平滑肌有明显的兴奋作用，怀牛膝苯提取物有明显的抗生育、抗着床、抗早孕的作用。牛膝醇提取物对实验小动物心脏有抑制作用，煎剂对麻醉犬心肌亦有抑制作用。煎剂和醇提液有短暂的降压和轻度利尿作用，并伴有呼吸兴奋作用。怀牛膝能降低大鼠全血黏度、血细胞比容、红细胞聚集指数，并有抗凝作用。蜕皮甾酮有降脂作用，并能明显降低血糖。牛膝具有抗炎、镇痛作用，并能提高机体免疫功能，对体液免疫和非特异性免疫有较明显的增强作用。调节胃肠运动，抗溃疡。能抑制乙型肝炎病毒表面抗原和 E 抗原活性，对单纯性疱疹病毒有明显的抑制作用，还能延缓衰老。

## 二十二、五味子

性味归经：味酸甘温。归肺、心、肾经。功效：收敛固涩，益气生津，补肾宁心。《神农本草经》："主益气，咳逆上气，劳伤羸瘦，补不足，强阴，益男子精"。《本草衍义》："五味子，《本经》言温，今食之多致虚热，小儿益甚。《药性论》以谓除热气，《日华子》又谓暖水脏，又曰除烦热。后学至此多惑。今既用主治肺虚寒，则更不取除烦热之说。补下药亦用之。入药生曝不去子。"《注解伤寒论》："《黄帝内经》曰，肺欲收，急食酸以收之。芍药、五味子之酸，以收逆气而安肺。"《用药心法》："收肺气，补气不足，升也。酸以收逆气，肺寒气逆，则以此药与干姜同用治之。"《本草衍义补遗》："五味子，今谓五味，实所未晓，以其大能收肺气，宜其有补肾之功，收肺气非除热乎？补肾非暖水脏乎？食之多致虚热，盖收肾之骤也，何惑之有？火热嗽必用之。"《丹溪心法》："黄昏嗽者，是火气浮于肺，不宜用凉药，宜五味子、五倍子敛而降之。"《本草会编》："五味治喘嗽，须分南北。生津液止渴，润肺，补肾，劳嗽，宜用北者；风寒在肺，宜用南者。"《本草纲目》："五味子，入补药熟用，入嗽药生用。五味子酸咸入肝而补肾，辛苦入心而补肺，甘入中宫益脾胃。"《本草经疏》："五味子主益气者，肺主诸气，酸能收，正入肺补肺，故益气也。其主咳逆上气者，气虚则上壅而不归元，酸以收之，摄气归元，则咳逆上气自除矣。劳伤羸瘦，补不足，强阴，益男子精。"《本草别录》："养五脏，除热，生阴中肌者，五味子专补肾，兼补五脏，肾藏精，精盛则阴强，收摄则真气归元，而丹田暖，腐熟水谷，蒸糟粕而化精微，则精自生，精生则阴长，故主如上诸疾也。"《唐本草》："主收敛肺虚久嗽耗散之气。凡气虚喘急，咳逆劳损，精神不足，脉势空虚，或劳伤阳气，肢体羸瘦，或虚气上乘，自汗频来，或精元耗竭，阴虚火炎，或亡阴亡阳，神散脉脱，以五味子治之，咸用其酸敛生津，保固元气而无遗泄也。然在上入肺，在下入肾，入肺有生津济源之益，入肾有固精养髓之功。"《本草求原》："五味子，为咳嗽要药，凡风寒咳嗽，伤暑咳嗽，伤燥咳嗽，劳伤咳嗽，肾水虚嗽，肾火虚嗽，久嗽喘促，脉浮虚，按之弱如葱叶者，天水不交也，皆用之。"

应用：久咳虚喘；自汗，盗汗；遗精，滑精；久泻不止；津伤口渴，消渴；心悸，失眠，多梦。

用法用量：煎服，常用 3～6g；研末服 1～3g。

配伍：治疗慢性肾炎、肾病综合征以及其他慢性肾脏病症属肾气虚，精关不固，精微外泄，而见蛋白尿者，常用本品配伍熟地、山茱萸、山药、黄芪、泽泻、牡丹皮等药物；治疗久虚喘咳可与罂粟壳同用；治疗肺肾两虚咳喘常与山茱萸、熟地、山药同用；自汗、盗汗可配伍麻黄根、牡蛎、浮小麦等药物；遗精、滑精者可配伍桑螵蛸、附子、龙骨等药物；梦遗者可配伍麦门冬、山茱萸、熟地、山药等药物；久泻不止可配伍补骨脂、吴茱萸、肉豆蔻等；热病伤阴，汗多口渴者可配伍人参、麦门冬；阴虚内热，口渴多饮者可配伍山药、天花粉、知母、麦冬等药物；心肾不交之失眠多梦、心悸者常常配伍麦门冬、丹参、生地、酸枣仁等药物。

使用注意：凡表邪未解，内有实热，咳嗽初起，麻疹初期，均不宜用。

现代药理：北五味子还有挥发油、有机酸、鞣质、维生素、糖及树脂等。本品对神经系统各级中枢均有兴奋作用，对大脑皮质的兴奋和抑制过程均有影响，使之趋于平衡。对呼吸系统有兴奋作用，有镇咳、祛痰作用。能降低血压。能利胆，减低血清转氨酶，对肝细胞有保护作用。能增强机体对非特异性刺激的防御能力。能增加细胞免疫功能，使脑、肝、脾脏 SOD 活性明显增强，故具有提高免疫、抗氧化、抗衰老作用。

## 二十三、黄芪

黄芪，又名绵芪。味甘，性微温，归肺和脾经。具有补气升阳、固表止汗、利水消肿，托毒生肌之功。本品为补药之长，是人们熟知的补气药。《本草纲目》中提到"耆者，长也，黄芪色黄，为补药之长，故名之。"黄芪作为临床中重要的补气药，早在《神农本草经》中已被列为上品药材，其言"补虚，小儿百病。"李莹老师认为黄芪能增强机体免疫功能，同时有明显的利尿及减少尿蛋白的作用，但肝阳上亢证应慎用。以黄芪为君组成的方剂补中益气汤应在脾阳下陷而肾不虚的情况下服用。如果在肾不纳气，肾气上浮的情况下应用，可能出现牙齿松动情况。黄芪常用量为 10～30g，但认证准确的情况下，可用至 60g ～ 100g，甚至 120g。炙黄芪补中益气作用增强。

### 二十四、党参

党参为五加科多年生草本植物，因其故乡在上党而得名。党参味甘，性平。归脾经、肺经。党参具有补中，益气，生津，健脾益肺的功效。用于肾病患者表现为气虚者，主治脾胃虚弱，气血两亏，症见体倦无力，气短、心悸、口渴，食少便溏、久泻，虚喘咳嗽，内热消渴等。《本草从新》记载："补中益气，和脾胃，除烦渴。"《纲目拾遗》记载："治肺虚，益肺气。"常用量为 10 ～ 30g。

### 二十五、白术

白术别名桴蓟，于术，属于菊科、苍术属多年生草本植物。主要分布于四川、云南、贵州等山区湿地。白术味甘，性温，归脾、胃经，该药健脾益气，燥湿利水，止汗，安胎。适用于脾胃亏虚，运化失常所致的脘腹胀满，纳差食少，倦怠乏力，自汗盗汗，小便不利，大便溏薄等症状。用于肾病患者脾虚食少，腹胀泄泻，痰饮眩悸，水肿等。白术生用取其健脾而不燥，炒用则燥湿力量增加，炒焦则用在脾湿有寒，土炒则补脾止泻。常用量为 10 ～ 15g。

### 二十六、人参

人参是多年生草本植物，喜阴凉，主产于中国东北，人参的别名很多，包括有地精、神草。味甘、微苦，性温、平，归脾、肺、心经。具有补气固脱，生津，安神，益智的功效，主治：体虚欲脱，肢冷脉微，脾虚食少，肺虚喘咳，津伤口渴，内热消渴，久病虚羸，惊悸失眠，阳痿宫冷。常用于增强肾病患者机体的免疫功能，升高血浆蛋白和改善贫血等作用。注意：有冠心病、高血压、脑血管硬化、糖尿病、脉管炎者应慎服人参。春季慎用，可能出现鼻衄现象。常用量为 5 ～ 15g。

### 二十七、水蛭

性味归经：味咸、苦，平。有小毒。归肝经。功效：破血通经，逐瘀消癥。《神农本草经》："主逐恶血，瘀血，月闭，破血逐瘀，无子，利水道。"《本草衍义》："治折伤"。《本草纲目》云："逐水缓脾，生津导气，平火止泄，除虚热，开腠理。泻膀胱，益脾胃，治肾积奔豚。利水渗湿，治疗小便不利，水肿及停饮等水湿症。"名医张锡纯曾专门赞叹水蛭的功效，说它"存瘀血而不伤新血，纯系水之精华生成，于气分丝毫无损，而血瘀默然于无形，真良药也。"

应用：血瘀经闭，癥瘕积聚；跌打损伤，心腹疼痛。

用法用量：煎服，常用 1.5～3g；研末服 0.3～0.5g。

配伍：治疗肾病瘀血证，如水肿不消、持续蛋白尿、舌质紫暗等均可应用本品配伍三七粉、川芎等药物治疗，即可预防血栓形成，亦可延缓肾小球纤维化；治疗血滞经闭，癥瘕积聚常与虻虫相须为用，也可配伍三棱、莪术、桃仁、红花等药物；治疗跌打损伤可配伍苏木、自然铜等药物；治疗瘀血内阻之心腹疼痛，大便不通，可配伍大黄、牵牛子等药物。

使用注意：孕妇和月经过多者忌服。

现代药理：本品主要含有蛋白质。唾液中含有水蛭素，还含有肝素、抗血栓素及组胺样物质等。水蛭素是凝血酶特效抑制剂，有强大的抗凝作用，可明显抑制血小板聚集，抑制大鼠体内血栓形成，降低血液黏度；对弥漫性血管内凝血有很好的治疗作用。能扩张心脑血管，增加其血流量，改善微循环。水蛭煎剂能改善血液流变学，能降血脂，消退动脉粥样硬化斑块。能减少肾小球内纤维蛋白相关抗原沉积，减少肾小球系膜细胞增殖和对抗肾小球硬化，能减少尿蛋白。水蛭煎剂对缺血肾脏再灌注所致肾损伤有明显保护作用，能减低血清中尿素氮和肌酐水平。对血清中升高的肿瘤坏死因子有明显的降低租用。水蛭素对肿瘤细胞有抑制作用。水蛭煎剂能终止妊娠。

## 二十八、肉苁蓉

性味归经：味甘咸温。归肾、大肠经。功效：补肾助阳，润肠通便。《神农本草经》："主五劳七伤，不中，除茎中寒热痛，养五脏，强阴，益精气，妇人癥瘕。久服轻身。"《日华子本草》："治男绝阳不兴，女绝阴不产，润五脏，长肌肉，暖腰膝，男子泄精，尿血，遗沥，带下阴痛。"《玉楸药解》："苁蓉，暖腰膝，健骨肉，滋肾肝精血，润肠胃结燥。凡粪粒坚小，形如羊屎，此土湿木郁，下窍闭塞之故。谷滓在胃，不得顺下，零星传送，断落不联，历阳明大肠之燥，炼成颗粒，秘涩难通，总缘风木枯槁，疏泄不行也。一服地黄、龟胶，反益土湿，中气愈败矣。苁蓉滋木清风，养血润燥，善滑大肠，而下结粪，其性从容不迫，未至滋湿败脾，非诸润药可比。方书称其补精益髓，悦色延年，理男子绝阳不兴，女子绝阴不产，非溢美之词。"《本草求真》："苁蓉，诸书既言峻补精血，又言力能兴阳助火，是明因其气温，力专滋阴，得此阳随阴附，而阳自见兴耳。惟其力能滋补，故凡症瘕积块，得此而坚即消。惟其滋补而阳得助，故凡遗精茎痛，寒热时作，亦得因是而除。若谓火衰至极，用此甘润之品，同于桂、附，力能补阳，其失远矣。况此既言补阴，而补阴又以苁蓉为名，是明因其功力不骤，气专润燥，是亦宜于便闭，而不宜于胃虚之人也。谓之滋阴则可，谓之补火正未必然。"《本草正义》："苁蓉，《神农本草经》主治，皆以藏阴言之，主劳伤补中，养五脏，强阴，皆补阴之功也。茎中寒热痛，则肾脏虚寒之病，苁蓉厚重下降，直入肾家，温而能润，无燥烈之害，能温养精血而通阳气，故曰益精气。主症瘕者，咸能软坚，而入血分，且补益阴精，温养阳气，斯气血流利而否塞通矣。"

应用：肾阳亏虚，精血不足，阳痿早泄，宫冷不孕，腰膝酸痛，痿软无力；肠燥津枯便秘。

用法用量：煎服，常用 10 ～ 15g。

配伍：本品可用于治疗慢性肾脏病肾阳虚证，亦可用于早期慢性肾功能不全多尿及夜尿增多的辨证治疗，常常配伍菟丝子、牡蛎、附子、五味子、山药、益智仁等；治疗肾病综合征常常配伍巴戟天、茯苓、白术、黄芪、当归、川芎、陈皮、甘草等药物；常配伍菟丝子、续断、杜仲同用，治疗五劳七伤；亦可与杜仲、巴戟天、紫河车配伍治疗肾虚骨痿；治疗津液耗伤之便秘可配伍麻子仁、沉香等；配伍当归、牛膝、泽泻治疗肾气虚弱引起的大便不通，小便清长。

使用注意：阴虚火旺及大便溏泄者不宜服。肠胃实热、大便秘结者亦不宜服。

现代药理：本品脂溶性成分包括 6- 甲基吲哚，3- 甲基 -3 乙基己烷等。水溶性 N，N- 二甲基甘氨酸甲酯和甜菜碱，以及多种氨基酸和多糖类等。本品水提液小鼠灌胃，能显著增加脾脏和胸腺重量，增强腹腔巨噬细胞吞噬能力，提高淋巴细胞转化率和迟发性超敏反应指数。能激活肾上腺释放皮质激素，显著提高血液中皮质醇水平，可增强下丘脑 - 垂体 - 卵巢的促黄体功能，提高垂体对 LRH 的反应性及卵巢对 LH 的反应性，而不影响自然生殖周期内的内分泌平衡。能提高小肠推进速度，同时对大肠的水分吸收有显著的抑制作用。有保肝作用，能调整肝细胞超微结构，促进蛋白质合成。能促进排尿，降低血中尿素氮的含量。

## 二十九、苍术

性味归经：味辛苦，温。归胃、脾、肝经。功效：燥湿健脾，祛风散寒。《神农本草经》："主风寒湿痹，死肌痉疸。做煎饵久服，轻身延年不饥。"《名医别录》："主头痛，消痰水，逐皮间风水结肿，除心下急满及霍乱吐下不止，暖胃消谷嗜食"。《珍珠囊》曰："能健胃安脾，诸肿湿非此不能除。"《本草纲目》："治湿痰留饮，或挟瘀血成窠囊，及脾湿下流，浊沥带下，滑泻肠风。"《玉楸药解》："燥土利水，泄饮消痰，行瘀，开郁，去漏，化癖，除症，理吞酸去腐，辟山川瘴疠，回筋骨之痿软，清溲溺之混浊"。《本草求原》："止水泻飧泄，伤食暑泻，脾湿下血。"《医学启源》："苍术，主治与白术同，若除上湿发汗，功最大，若补中焦除湿，力少。"《主治秘要》云："苍术其用与白术同，但比之白术，气重而体沉。及胫足湿肿，加白术泔浸刮去皮用"。《仁斋直指方》："脾精不禁，小便漏浊淋不止，腰背酸痛，宜用苍术以敛脾精，精生于谷故也。"《本草通玄》："苍术，宽中发汗，其功胜于白术，补中除湿，其力不及白术。大抵卑监之土，宜与白术以培之，敦阜之土，宜与苍术以平之。"《本草正》："苍术，其性温散，故能发汗宽中，调胃进食，去心腹胀疼，霍乱呕吐，解诸郁结，逐山岚寒疫，散风眩头疼，消痰癖气块，水肿胀满。其性燥湿，故治冷痢冷泄滑泻，肠风，寒湿诸疮。与黄檗同煎，最逐下焦湿热痿痹。然惟茅山者其质坚小，其味甘醇，补益功多，大胜他术。"

应用：湿阻中焦证；风湿痹症；风寒挟湿表证。尚能明目，用于夜盲症及眼目昏涩。

用法用量：煎服，常用 5 ～ 10g。

配伍：治疗肾病性水肿常配伍厚朴、陈皮、泽泻、茯苓、猪苓、白术等药物；治疗痛风性关节炎常配伍薏苡仁、黄柏、牛膝、泽泻、土茯苓、草薢、青风藤等药物；治疗湿阻中焦之恶心、呕吐等常配伍厚朴、陈皮；脾虚湿聚，水饮内停的痰饮或水液外溢的水肿可配伍茯苓、猪苓、泽泻等药物；风湿痹症可配伍独活、薏苡仁、黄柏、牛膝等药物；风寒挟湿表证可配伍羌活、白芷、防风等药物。

使用注意：阴虚内热，气虚多汗者忌服。

现代药理：本品主要含有挥发油，油中含有苍术醇；尚含有少量苍术酮、维生素A 样物质、维生素 B 及菊糖等。其挥发油有明显的抗副交感神经介质乙酰胆碱引起的肠痉挛；能抗急性胃炎及胃溃疡。苍术醇有对胃肠运动功能起调节作用，对胃平滑肌有微弱收缩作用。苍术挥发油对中枢神经系统，小剂量是镇静作用，同时使脊髓反射亢进；大剂量呈抑制作用。苍术煎剂有降血糖作用，同时具有排钠、排钾作用。还有抗感染、抗菌、抗心律失常作用。

## 三十、杜仲

性味归经：甘，温。归肝、肾经。功效：补肝肾，强筋骨，安胎。《神农本草经》："主腰脊痛，补中，益精气，坚筋骨，强志，除阴下痒湿，小便余沥。"《名医别录》："主脚中酸痛，不欲践地。"《药性论》："治肾冷臀腰痛，腰病人虚而身强直，风也。腰不利加而用之。"《日华子本草》："治肾劳，腰脊挛。入药炙用。"《本草正》："止小水梦遗，暖子宫，安胎气。"《玉楸药解》："益肝肾，养筋骨，去关节湿淫，治腰膝酸痛，腿足拘挛。"《本草再新》："充筋力，强阳道"。《本草纲目》："杜仲，古方只知滋肾，惟王好古言是肝经气分药，润肝燥，补肝虚，发昔人所未发也。盖肝主筋，肾主骨，肾充则骨强，肝充则筋健，屈伸利用，皆属于筋。杜仲色紫而润，味甘微辛，其气温平，甘温能补，微辛能润，故能入肝而补肾，子能令母实也。"《本草求真》："杜仲，入肝而补肾，子能令母实也，且性辛温，能除阴痒，去囊湿，痿痹瘫软必需，脚气疼痛必用，胎滑梦遗切要。若使遗精有痛，用此益见精脱不已，以其气味辛温，能助肝肾旺气也。胎因气虚而血不固，用此益见血脱不止，以其气不上升，反引下降也。功与牛膝、地黄、续断相佐而成，但杜仲性补肝肾，直达下部筋骨气血，不似牛膝达下，走于经络血分之中，熟地滋补肝肾，竟入筋骨精髓之内，续断调补筋骨，在于曲节气血之间为异耳。独怪今世安胎，不审气有虚实，辄以杜仲、牛膝、续断等药，引血下行。在肾经虚寒者，固可用此温补以固胎元。若气陷不升，血随气脱而胎不固者，用此则气益陷不升，其血必致愈脱不已。"

用法用量：煎服，常用 10～15g。

配伍：本品对高血压有显著、持久的降压作用，凡属阴虚阳亢的肾病性高血压均可应用本品配伍天麻、钩藤、石决明、夜交藤等；治疗肾病患者而又肝肾阴虚或亏虚者本品可配伍山药、山茱萸、枸杞、甘草等药物；治疗肝肾不足，腰酸膝软或痿软无力，本品配伍补骨脂、胡桃肉等；治疗肝肾虚寒的阳痿、尿频等，配伍山茱萸、菟丝子、补骨脂等药物；胎动不安或习惯性堕胎可用本品配伍续断、山药等；肝阳上亢的头晕目眩，可配伍白芍、石决明、夏枯草、黄芩等药物。

使用注意：炒用能破坏其胶质，更利于有效成分煎出。本品为温补之品，阴虚火旺者慎用。

现代药理：本品含有杜仲胶、杜仲苷、松脂醇二葡萄糖苷、桃叶珊瑚苷、鞣质、黄酮类化合物等，还含有多种氨基酸和微量元素。能对抗氢化可的松的免疫抑制作用，对体液免疫和细胞免疫具有双向调节作用，能增强荷瘤小鼠肝糖原含量增加的作用，并能使血糖增高。杜仲的水煎剂对家兔和狗都有明显的降压作用。能对抗垂体后叶素对离体子宫的作用，显著抑制大白鼠离体子宫自主收缩的作用。有促进代谢和抗衰老作用，可以在一定程度上抑制肾脏纤维化。

### 三十一、鸡内金

性味归经：甘平。归脾、胃、小肠、膀胱经。功效：消食健胃，涩精止遗。《本草经疏》："肫是鸡之脾，乃消化水谷之所。其气通达大肠、膀胱二经。有热则泄痢遗溺，得微寒之气则热除，而泄痢遗溺自愈矣。烦因热而生，热去故烦自止也。今世又以之治诸疮疡多效。"《要药分剂》："小儿疳积病，乃肝脾二经受伤，以致积热为患。鸡肫皮能入肝而除肝热，入脾而消脾积，故后世以此治疳病也。"《医学衷中参西录》："鸡内金，鸡之脾胃也。中有瓷石、铜、铁皆能消化，其善化瘀积可知。居中焦以升降气化，若有瘀积，气化不能升降，是以易致胀满，用鸡内金为脏器疗法。若再与白术等分并用，为消化瘀积之要药，更为健补脾胃之妙品，脾胃健壮，益能运化药力以消积也。不但能消脾胃之积，无论脏腑何处有积，鸡内金皆能消之，是以男子疙癖，女子症瘕，久久服之，皆能治愈。又凡虚劳之证，其经络多瘀滞，加鸡内金于滋补药中，以化其经络之瘀滞，而病始可愈。至以治室女月信一次未见者，尤为要药。盖以能助当归、白芍以通经，又能助健补脾胃之药，多进饮食以生血也。"《神农本草经》："主泄利"。《名医别录》："主小便利，遗溺，除热止烦。"《日华子本草》："止泄精，并尿血、崩中、带下、肠风、泻痢。"《滇南本草》："宽中健脾，消食磨胃。治小儿乳食结滞，肚大筋青，痞积疳积。"《本草纲目》："治小儿食疟，疗大人(小便)淋漓、反胃，消酒积，主喉闭、乳蛾，一切口疮，牙疳诸疮。"《本草述》："治消瘅"。《本经逢原》："治眼目障翳"。《陆川本草》："生肌收口。治消化性溃疡。"

应用：饮食积滞，小儿疳积；肾虚遗精、遗尿；砂石淋证，胆结石。

用法用量：煎服，常用 3 ～ 10g。研末服 1.5g ～ 3g。

配伍：消化不良，食积不化，小儿疳积可用本品配伍山楂、白术、山药、茯苓等药物；遗尿、遗精等可配伍桑螵蛸、覆盆子等药物；治疗泌尿系结石可配伍海金沙、金钱草等药物。

使用注意：脾虚无积滞者慎用。

现代药理：鸡内金内含有胃激素、角蛋白、微量胃蛋白酶、淀粉酶、多种维生素、微量元素以及 18 种氨基酸等。口服粉剂后，胃液分泌量、酸度和消化力均见提高，胃运动机能明显增强。体外实验能增强胃蛋白酶、胰脂肪酶活性。动物实验可增强膀胱括约肌收缩，减少尿量，提高醒觉。

### 三十二、蝉蜕

性味归经：甘寒。归肺、肝经。功效：疏风散寒，利咽开音，透疹，明目退翳，息风止痉。《本草纲目》："治头风眩运，皮肤风热，痘疹作痒，破伤风及疗肿毒疮，大人失音，小儿噤风天吊，惊哭夜啼，阴肿。"《药性论》："治小儿浑身壮热惊痫"。《本草崇原》："主治小儿惊痫，妇人生子不下。"《本草新编》："蝉蜕，去目内翳膜、并侵睛努肉。小儿痘疮，用之以护目，断不可少之药也。"《本草衍义》："治目昏翳。又水煎壳汁，治小儿出疮疹不快。"

应用：风热感冒，瘟病初起，咽痛喑哑；麻疹不透，风疹瘙痒，目赤翳障；急慢惊风，破伤风证。

用法用量：煎服，常用 3 ～ 6g。或单味研末冲服。

配伍：治疗急性肾炎可单用本品 10 ～ 15g/ 次，2 次 / 日，水煎服；或用本品配伍麻黄、金银花、连翘、白茅根等药物，均可收到较好疗效；治疗肾病的持续蛋白尿可用本品配伍紫苏叶、防风、水蛭等药物；肾病患者伴有皮肤瘙痒可用本品配伍苦参、知母、苍术等药物；治疗外感风热及瘟病初起可用本品配伍菊花；如伴有咽痛、声音嘶哑可用本品配伍牛蒡子、桔梗等药物；麻疹初期，疹出不畅可用本品配伍葛根、牛蒡子等药物。

使用注意：孕妇慎用。

现代药理：本品含有大量甲壳质，并含有黄质蝶呤、蛋白质、氨基酸、有机酸、酚类化合物等成分。蝉蜕酒煎剂能使实验性破伤风家兔的平均存活期延长，可减轻家兔已形成的破伤风惊厥。蝉蜕能对抗士的宁、可卡因等中枢兴奋药引起的小鼠惊厥死亡，抗惊厥作用蝉蜕身较头足强。本品具有镇静作用，能显著减少正常小鼠的自发活动时间，延长戊巴比妥钠的睡眠时间，对抗咖啡因的兴奋作用。蝉蜕尚由有解热作用，头足较身部的解热作用强。尚能减少尿中蛋白。

## 三十三、连翘

连翘：苦，微寒。归归肺、心、小肠经。清热解毒，消肿散结，疏散风热。用于痈疽疮毒，痰核瘰疬，乳痈，丹毒，风热感冒，温病初起，温热入营，高热烦渴，神昏发斑，热淋涩痛。

清热解毒，消肿散结，疏散风热。主治痈肿疮毒，痰核瘰疬，外感风热，温病初起，热淋涩痛等。①解热作用。②抗感染作用。抗渗出作用及降低炎灶微血管壁脆性作用，连翘能促进炎性屏障的形成；亦能促进对小鼠炎细胞的吞噬作用。③对心血管系统的作用。轻微的强心作用，动物实验证明：连翘有降压作用，其降压特点为迅速、显著、持续时间较短，对毛细血管破裂出血、皮下溢血有止血作用。④抗病原微生物作用。连翘对多种革兰阳性及阴性细菌均有抑制作用、其浓缩煎剂在体外可抑制伤寒杆菌、副伤寒杆菌、大肠杆菌、痢疾杆菌、白喉杆菌及霍乱弧菌、葡萄球菌、链球菌等、连翘在体外的抑菌作用与金银花大体相似，为银翘散中抗菌的主要成分、金银花对沙门菌属，特别是伤寒杆菌以及溶血性链球菌的抑制作用似超过连翘，而对痢疾杆菌、金黄色葡萄球菌之抑制则以连翘似较好。⑤保肝作用。连翘水煎液可明显减轻四氯化碳所致大鼠的肝脏变性和坏死，并使肝细胞内蓄积的肝糖原、核糖核酸大部分恢复和接近正常，降低实验性肝损伤动物的血清谷丙转氨酶、⑥治疗急性肾炎。消除蛋白颗粒管型及红白细胞等，缓解浮肿。⑦治疗紫癜病。具有保持毛细血管正常抵抗力，减少毛细血管的脆性和通透性有关；此外连翘似乎尚有脱敏作用。⑧治疗肺脓肿。⑨治疗视网膜出血。⑩镇吐、利尿作用。

用法用量：煎服，6～15g。

使用注意：脾胃虚寒及气虚脓清者不宜用。

李莹老师常将连翘用于泌尿系感染和慢性肾脏病患者合并风热感冒，苦寒通降，清心利尿，多与车前子、白茅根、竹叶、木通等配伍，治疗湿热壅滞所致之小便不利或淋沥涩痛。

现代药理：连翘有广谱抗菌作用，对金黄色葡萄球菌、贺氏痢疾杆菌有很强的抑制作用，对其他致病菌、流感病毒、真菌都有一定抑制作用。有抗感染作用。本品所含齐墩果酸有强心、利尿及降血压作用，维生素P可降低血管通透性及脆性，防止溶血。煎剂有镇吐作用、抗肝损伤作用。

## 三十四、防风

防风辛、甘，性微温。归膀胱、肝、脾经。本品辛温，甘缓不峻、散风胜湿，为风药之润剂，治风之通用药。

功效：祛风解表，胜湿止痛，止痉定搐。主治：外感表证，风疹瘙痒，风湿痹痛，破伤风。

双向作用：防风，古代名"屏风"（见《名医别录》），喻御风如屏障也。其味辛甘，性微温而润，为"风药中之润剂"。临床随症配伍，具有不同的双向作用。能发汗，又能止汗。"用防风必兼荆芥者，以其能入肌肤宣散故耳"（见《本草求真》），"若属外感证，用麻桂嫌热、嫌猛；用银翘嫌寒时，荆防用之最宜"（见《施今墨对药临床经验集》），可见荆芥与防风相配有达腠理、发汗散邪之效，二者相辅相成。张元素治四时外感，表实无汗用防风配羌活等（九味羌活汤）；刘河间治三焦实热用防风配荆芥、硝、黄等（防风通圣散）。前者乃解表兼除湿热之剂，后者乃表里双解之剂。防风配黄芪、白术，即玉屏风散。方中黄芪实卫，得防风则使邪去而外无所扰，得白术以培中固里，使脾健内有所据。所谓"发在芪防收在术"，内外兼顾，诚固表止汗之良方也。用本方加麻黄根、龙骨、牡蛎、浮小麦、乌梅，治自汗、盗汗，均获佳效。能止泻，又能通便。防风配柴胡、羌独活等，能散风胜湿，升清止泻。即《黄帝内经》云"清气在下，则生飧泄""湿胜则濡泻"是也。吴鞠通取补中益气汤加防风，升清阳以止泻。孙一奎治泻取苍术防风汤，亦以防风能升脾阳而止泻。临床常见有因脾胃之虚，怠惰嗜卧，肢体酸疼，大便溏泄，小溲频数者，用升阳益胃汤（《脾胃论》），每奏捷效。若因外伤风邪，肝木乘脾，完谷不化，而泄泻者，用痛泻要方（《医方集解》引刘草窗方），取防风能舒脾泻肝胜湿，为引经之要药。防风配枳实（壳）能通便。方如《太平圣惠方》搜风顺气丸用防风升脾之清气，配枳壳、大黄以宽肠顺气，治中风而引起的风秘、气秘，使清阳升而浊阴降。王好古用防风合苍术、甘草为末（神术散），加生姜、葱白煎服，治内伤冷饮，外感寒邪而无汗者。笔者临床取本方加枳壳（实）、麦芽治心下虚痞，以行气除满，消食去滞。能止血，又能通经。"防风，去芦头，炙赤、为末，治崩中"（《经验后方》）。正因防风能升脾之清阳，炒黑，则入血分增强止血之效。槐角丸（《和剂局方》）方中用防风配槐角、地榆、枳壳等，治诸痔、脱肛及肠风下血。笔者临床治痔血等用槐花散（《本事方》）：槐花、侧柏叶、荆芥、枳壳、加防风、升麻、大黄各等分，同炒黑、存性，共碾极细末，每日早晚空腹取5～6g，米饮汤调服。不仅能入血分而止血，又能引邪外出于气分，一举两得。但对胃十二指肠溃疡出血，以及气虚、阴虚者非宜。

文献研究：

《本草汇言》："防风，辛温轻散，润泽不燥。发邪从毛窍出，故外科肿疮肿毒、疮瘘风癞诸证，亦必需也。"

《神农本草经》："主大风头眩痛，恶风，风邪，目盲无所见，风行周身，骨节疼痹，烦满。"

《日华子本草》："治三十六般风，男子一切劳劣，补中益神，风赤眼，止泪及瘫缓，通利五脏关脉，五劳七伤，赢损盗汗，心烦体重，能安神定志，匀气脉。"

《珍珠囊》："身：去上风，梢：去下风。"

《药类法象》："治风通用。泻肺实，散头目中滞气，除上焦风邪。"

《长沙药解》："行经络，逐湿淫，通关节，止疼痛，舒筋脉，伸急挛，活肢节，起瘫痪，敛自汗、盗汗，断漏下、崩中。"

应用：①主要用于感冒风寒所致的头痛、身疼、恶寒等。常与荆芥相须为用，或与紫苏配伍，均可增强祛散风寒的作用。若属风热壅盛，目赤肿痛之证，亦可用本品与荆芥、薄荷、黄芩等配伍，以祛风清热。②风疹瘙痒。多配伍苦参、荆芥、当归等，祛风止痒。③用于风湿痹痛。常与羌活、独活、川芎等配伍，以增强祛风除湿和止痛的功效，如羌活胜湿汤。适用于风寒湿痹，肢节疼痛、筋脉挛急者，常配合羌活、桂枝、姜黄。

用法用量：内服煎汤，常用 4.5 ～ 9g；或入丸、散。

现代药理：①解热作用，煎剂的作用较浸剂好。②镇痛作用，小鼠灌服防风 50% 乙醇浸出液，能明显提高痛阈，皮下注射同样有效。③抗菌作用，对绿脓杆菌、溶血性链球菌、痢疾杆菌及金黄色葡萄球菌有一定抗菌作用。④有解热、镇痛、镇静和抗惊厥、抗感染、抗病原微生物等作用。

## 三十五、白茅根

白茅根，性味甘，寒。归肺、胃、膀胱经。功效：凉血止血，清热利尿，清肺胃热。功能主治：①善清肺、胃之热，用于热病烦渴，胃热呕哕，肺热咳嗽。白茅根能清肺胃之热，故适用于上述诸症，常作辅助药应用。又在麻疹出疹期与恢复期，均可用茅根煎汤作饮料，取它清热生津的功效。与芦根等分同用，水煎服（茅芦根煎《药物与方剂》）。②利水作用，能导热下行。用于血热妄行、吐血、衄血、尿血等症。本品有凉血止血作用，治血热妄行之症，可以单用，也可配小蓟、藕节等同用。《外台秘要》茅根饮子：茅根 32g，茯苓 10g，人参、干地黄各 6g。水煎，分 2 次服。此外，本品尚有利尿作用，可用于水肿尿少，热淋涩痛，黄疸等症。白茅根特点：性寒而不碍胃，利水而不伤阴，尤以热症而有阴津不足现象者，最为适用。

用法用量：内服煎汤，常用 15 ～ 30g，以鲜品为佳，鲜者加倍，可用 30 ～ 60g；可捣汁。多生用。止血可炒炭。体虚者用量宜适当。

使用注意：茅根性寒，脾胃虚寒，溲多不渴者忌服。腹泻便溏者忌食。①《本草经疏》："因寒发哕，中寒呕吐，湿痰停饮发热，并不得服。"②《本草从新》："吐血因于虚寒者，非所宜也。"③《神农本草经》：主劳伤虚羸，补中益气，除淤血、血闭寒热、利小便。"

临床应用：治疗急性肾炎有较好效果，可以缩短病程。服药后通常在 1 ～ 5 天小便即显著增多，每日可达 1500 ～ 3000 毫升。随之水肿即渐消失，高血压及尿检变化亦渐好转而趋正常。用于慢性肾炎亦有利尿消肿及一定的降压作用。但对肝脏病引起的腹水及心力衰竭所致的水肿，则无利尿消肿作用或作用不显著。白茅根的作用可能主要在于缓解肾小球血管痉挛，从而使肾血流量及肾滤过率增加而产生利尿效果；同时肾缺血改善，肾素产生减少，使血压恢复正常。故对急性肾炎疗效良好，慢性肾炎疗效较差，而对肝病性及心病性的水肿几不奏效。服药期间除个别有轻微头晕或恶心外，未见不良反应。此外，白茅根曾用于治疗高血压病，配合仙鹤草治疗上消化道出血，均有一定效果。

李莹老师常将本品用于治疗肾衰伴血尿和水肿患者。有凉血，止血，清热，利尿作用。治淋病，小便不利，水肿。本品可以大量单用，也可配小蓟、藕节等同用。白茅根的作用主要在于缓解肾小球血管痉挛，从而使肾血流量及肾滤过率增加而产生利尿效果；同时因肾缺血改善，肾素产生减少，可使血压恢复正常，故对急性肾炎疗效良好。常用量为 15～30g。

现代药理：①止血作用：白茅根粉能明显缩短兔血浆的复钙时间。但白茅根含钙较多，可能干扰实验结果。白茅根粉撒于犬或兔的股动脉出血处，压迫 1～2 分钟，有止血作用。临床用白茅根治疗血尿、鼻衄。②利尿作用：白茅根煎剂和水浸剂灌服，对正常家兔有利尿作用，给药 5～10 天，利尿作用最为明显，20 天左右即不明显。也有人认为白茅根的利尿作用与其所含的丰富钾盐有关。③抗菌作用：白茅根煎剂在试管内对福氏及宋内氏痢疾杆菌有明显的抑制作用，但对志贺氏及舒氏痢疾杆菌却无作用。

## 三十六、金钱草

金钱草性味：甘、咸、微寒。归经：肝、胆、肾、膀胱经。功效：利尿通淋；利湿退黄；解毒消肿。主治：泌尿系及肝胆结石，热淋，肾炎水肿，湿热黄疸，疮毒痈肿等。治疗石淋，可单用大剂量煎汤代茶饮，或与海金沙、鸡内金、郁金、滑石同用；治疗热淋，金钱草常与车前子、萹蓄同用。

用法用量：内服煎汤，常用 15～60g，鲜品加倍。外用：适量，鲜品捣敷。

李莹老师常将本品用于泌尿系结石症或水肿。具有清利湿热，通淋，消肿的作用。用于热淋，尤善治疗石淋病症，可单味浓煎代茶饮服，或与海金沙、鸡内金、石苇等同用，以增强清下焦湿热、通淋排石之功；石淋兼有肾虚见症者，可与补肾之桑寄生、胡桃仁等配伍应用。

现代药理：①排石作用：金钱草有利尿排石和利胆排石的功效。试验表明，金钱草煎汁对于预防和治疗蝌蚪实验性肾结石是有效的。实验表明，金钱草可引起麻醉狗输尿管上段腔内压力增高，输尿管蠕动增强，尿量增加，对输尿管结石有挤压和冲击作用，促使输尿管结石排出。②抗感染作用：对组胺引起的小鼠血管通透性增加有显著的抑制作用，对巴豆油所致的小鼠耳部炎症具有非常显著的抑制作用，对注射蛋清引起的大鼠踝关节肿胀和大鼠棉球肉芽肿均有显著的抑制作用。③对免疫系统作用：金钱草对细胞免疫有抑制作用。金钱草与环磷酰胺并用，作用尤为显著。金钱草能增强小鼠巨噬细胞的吞噬功能。④对血管平滑肌及人血小板的作用：金钱草对血管平滑肌有松弛作用，对试管内ADP及花生四烯酸诱导的人血小板聚集也有一定的抑制作用。

### 三十七、蒲公英

蒲公英取干燥全草入药，味苦、甘，性寒，归肝、胃经，具有清热解毒，消肿散结，利湿通淋，清肝明目的功效。《本草述》："蒲公英，甘而微余苦，是甘平而兼有微寒者也。希雍有曰：甘平之剂点朗肝肾。昧此一语，则知其入胃而兼入肝肾矣，不然，安能凉血、乌须发，以合于冲任之血脏乎？即是思之，则东垣所谓肾经必用者，尤当推而广之，不当止以前所主治尽之也。"《本草正义》："蒲公英，其性清凉，治一切疔疮、痈疡、红肿热毒诸证，可服可敷，颇有应验，而治乳痈乳疗，红肿坚块，尤为捷效。鲜者捣汁温服，干者煎服，一味亦可治之，而煎药方中必不可缺此。"《滇南本草》："敷诸疮肿毒，疥颓癣疮；祛风，消诸疮毒，散瘰疬结核；止小便血，治五淋癃闭，利膀胱。"本品既可用于痈肿疔毒、乳痈肿痛、内痈、肠痈腹痛、咽喉肿痛等病证的治疗，且为乳痈之要药，又可治疗热淋涩痛、湿热黄疸、目赤肿痛等症。

蒲公英既可口服，又可鲜品外敷或熏洗，亦可肠道给药。

口服时用量为10～20g，多用于慢性肾功能不全、肾病综合征、肾炎等辨证属湿热内蕴者，本品无毒，寒热偏性不大，故可以长时间使用，但使用时注意酌加白术、茯苓等健脾益气之品，以防伤正或伤及脾胃。

肠道给药时应适当增加剂量，如30g，用于慢性肾功能不全，血肌酐、尿素氮升高者，大剂量蒲公英有较好的致泻作用，故可使邪毒等有出路，促进血肌酐、尿素氮等毒素排出体外。

配伍：用于热淋涩痛者，可配伍金钱草、白茅根、车前子等；用于肠道给药时，配伍陈皮、大黄、忍冬藤等；咽喉肿痛者配伍玄参、板蓝根、金荞麦等。

注意事项：由于大量本品具有致泻作用，故而阳虚体质者、大便稀溏者应忌用。

现代药理：研究显示本品含有蒲公英固醇、蒲公英素、蒲公英苦素、蒲公英赛醇、咖啡酸及树脂等多种药理成分，具有较强的抑菌作用，如金黄色葡萄球菌、溶血性链球菌、卡他球菌、肺炎双球菌、福氏痢疾杆菌、绿脓杆菌、钩端螺旋体等，此外，蒲公英有一定的保肝、利胆、抗内毒素、抗肿瘤、利尿、激发机体免疫功能等药理作用。

## 三十八、大黄

大黄取干燥根及根茎入药，味苦，性寒，归脾、胃、大肠、肝、心经，具有泻下攻积，清热泻火，凉血解毒，逐瘀通经的功效。《神农本草经》："大黄气味苦寒，无毒，主下瘀血，血闭寒热，破癥瘕积聚，留饮宿食，荡涤肠胃，推陈致新，通利水谷，调中化食，安和五脏。"《本草纲目》："下痢赤白，里急腹痛，小便淋沥，实热燥结，潮热谵语，黄疸，诸火疮。"《本草新编》："其性甚速，走而不守，善荡涤积滞，调中化食，通利水谷，推陈致新，导瘀血，滚痰涎，破癥积，散坚聚，止疼痛，败痈疽热毒，消肿胀，俱各如神欲其上升，须加酒制；欲其下行，须入芒硝；欲其速驰，生用为佳；欲其平调，熟煎尤妙；欲其少留，用甘草能缓也。"本品有将军、黄良等别名，其药力峻猛，其用途较多。既可用于积滞便秘、血热吐衄、目赤咽肿、热毒疮疡、烧伤烫伤等病证的治疗，又可治疗瘀血诸证，如产后瘀阻腹痛、恶露不尽、瘀血经闭、瘀血肿痛等。再者，大黄可用于湿热蕴结之痢疾、黄疸、淋证的治疗。

蒲公英既可水煎口服，又可肠道给药。口服时用量为 5～15g，多用于慢性肾功能不全患者血肌酐、尿素氮升高者，多为后下。此外，本品可用于前列腺增生、尿潴留及尿路感染的治疗。用于慢性肾功能不全，血肌酐、尿素氮升高者，可采取大黄肠道给药，给药时剂量为 10～15g，取其荡涤肠胃、推陈致新、泻下攻积之效。

配伍：用于热淋涩痛者，可配伍栀子、萹蓄、车前子、滑石等，如八正散；用于肠道给药时，配伍陈皮、蒲公英、忍冬藤等；前列腺增生、尿潴留者配伍芒硝，以利小便、消水肿。

注意事项：生大黄泻下力强，故攻下者多生用；入汤剂时宜后下，久煎则泻下力减弱；酒大黄活血作用增强；大黄炭则多用于出血症。由于大黄为苦寒、峻烈攻下之品，故非实证者、脾胃虚弱者、孕妇、哺乳期妇女均忌用或慎用。

现代药理：研究显示本品含有蒽醌苷、双蒽醌苷、大黄酸、大黄素、大黄酚、有机酸及雌激素样物质等多种药理成分，具有增强肠蠕动，抑制肠道内水分吸收，促进排便、抗感染、抑菌、抗病毒（如葡萄球菌、链球菌、伤寒杆菌、痢疾杆菌、流感病毒等），保肝利胆健胃，止血，降压，降胆固醇等药理作用。

## 三十九、附子

附子取子根加工品入药，味辛、甘，性大热，归心、肾、脾经，具有回阳救逆，补火助阳，散寒止痛的功效。《本草汇言》："附子，回阳气，散阴寒，逐冷痰，通关节之猛药也。诸病真阳不足，虚火上升，咽喉不利，饮食不入，服寒药愈甚者，附子乃命门主药，能入其窟穴而招之，引火归原，则浮游之火自熄矣。凡属阳虚阴极之候，肺肾无热证者，服之有起死之殊功。"《本草新编》："附子，阳中之阳，去四肢厥逆，祛五脏阴寒，暖脚膝而健筋骨，温脾胃而通腰肾，真夺命之灵丹，回春之仙药也。"《本草正义》："附子，本是辛温大热，其性善走，故为通十二经纯阳之要药，外则达皮毛而除表寒，里则达下元而温痼冷，彻内彻外，凡三焦经络，诸脏诸腑，果真有寒，无不可治。"附子上助心阳，中温脾阳，下补肾阳，为"回阳救逆第一品药"，故可治疗阳气衰微、阴寒内盛，或汗吐下后之四肢拘急、手足逆冷、冷汗自出、脉微欲绝等亡阳证，有可治脾肾阳虚、寒湿内盛之脘腹冷痛、大便溏泻、小便不利、肢体浮肿等症；对于肾阳不足、命门火衰之阳痿滑精、宫寒不孕、腰膝冷痛、夜尿频多者，以及心阳虚衰之心悸气短、胸痹心痛者亦可使用；对于经络内蕴风寒湿邪引起的痹证亦有显著的治疗效果。

附子可入煎剂口服，亦可肠道给药。口服时用量为 3 ～ 15g，多用于男性肾阳亏虚之阳痿、滑精遗泄、腰膝冷痛、尿频急、不育等；又可用于慢性肾衰竭终末期肾阳虚衰之重症，见水湿内停、下肢浮肿明显、心悸气短、小便短少等症；另外，阳主动，阳气充足有利于推动结石从体内排出，因此，针对肾结石、膀胱结石、输尿管结石见寒邪内留者，适当加入附子有利于结石的排出。肠道给药时剂量为 10g，用于慢性肾衰竭患者血肌酐、尿素氮升高的治疗，可防苦寒药物太过伤正，亦具温阳行气、促进肠蠕动之意。

配伍：用于肾阳不足、命门火衰者，可配伍菟丝子、肉桂、杜仲、鹿角胶等；用于肠道给药时，配伍蒲公英、大黄、忍冬藤等；风寒湿痹者配伍桂枝、白术、甘草等；治疗脾肾阳虚之水湿内停、下肢浮肿者，配伍茯苓、生姜、白术等。

注意事项：附子反半夏、瓜蒌、贝母、白及、白蔹，生品只宜外用，内服时应炮制，且须先煎 0.5 ～ 1 小时，对于孕妇及阴虚阳亢者应忌用。

现代药理：研究显示本品含有乌头碱、中乌头碱、次乌头碱、新乌宁碱、乌胺及尿嘧啶等多种药理成分，具有较强的强心作用，同时具有较好的抗感染、镇痛、抗氧化、抗衰老等药理作用。

### 四十、半夏

半夏取块茎入药，味辛，性温，有毒，归脾、胃、肺经，具有燥湿化痰，降逆止呕，消痞散结，消肿止痛的功效。《医学启源》："治寒痰及形寒冷饮伤肺而咳，大和胃气，除胃寒，进饮食，治太阴痰厥头痛，非此不能除。《主治秘要》云：燥胃湿，化痰，益脾胃气，消肿散结，除胸中痰涎。"《名医别录》："消心腹胸膈痰热满结，咳嗽上气，心下急痛，坚痞，时气呕逆，消痈肿，堕胎。"《本草新编》："片则力峻，曲则力柔，统治痰涎甚验，无论火痰、寒痰、湿痰、老痰与痰饮、痰核、痰涎、痰结、痰迷，俱可用，但不可治阴火之痰……吐血家亦不可用，恐性愈动火也。"本品为燥湿化痰、温化寒痰之要药，善治脏腑湿痰，治痰湿壅滞之咳喘声重、痰白质稀、痰饮内盛及胃气失和而夜寐不安者，亦可治各种原因所致的呕吐。此外半夏亦可用于心下痞、结胸、梅核气、瘿瘤、痰核、痈疽肿毒、毒蛇咬伤等病证的治疗。

半夏可入煎剂口服，亦可外用。半夏有毒，故多制后入煎剂，如姜半夏、清半夏、法半夏等，口服时用量为3～10g，多用于慢性肾衰竭、肾病综合征、肾炎等辨证属痰湿内蕴者，症见恶心、呕吐、呕吐痰涎、胃脘部不适、失眠等。多囊肾、肾囊肿等疾病，中医多从痰、从瘀论治，故均可用半夏以化痰散结。外用时取其消肿止痛之效，研末调敷或取鲜品捣敷。

配伍：用于多囊肾、肾囊肿者，可配伍贝母、海藻、昆布等；用于梅核气时，配伍厚朴、紫苏子、茯苓等；失眠者配伍茯苓、黄连、枳实等。

注意事项：半夏反乌头；阴虚燥咳、血证、热痰、燥痰慎用。

现代药理：研究显示本品含有丁基乙烯基醚、茴香脑、苯甲醛、左旋麻黄碱、胆碱、多种氨基酸、多糖及葡萄糖苷等多种药理成分，具有较强的抑制呕吐中枢、止呕作用，还有明显的止咳作用，抗肿瘤、抑制胃酸分泌、预防和治疗胃溃疡等药理作用。

### 四十一、龙骨

龙骨取动物骨骼化石入药，味苦、涩，性平，归心、肝、肾经，具有镇惊安神，平肝潜阳，收敛固涩的功效。《神农本草经》："气味甘平，无毒，主……咳逆，泄痢脓血，女子漏下，癥瘕坚结，小儿热气惊痫。齿主小儿大人惊痫癫疾狂走。"《本草纲目》："益肾镇惊，止阴疟，收湿气，脱肛，生肌敛疮。"《本草新编》："闭塞滑泻之大肠，收敛浮越之正气，止肠风下血，及妇人带下崩中，塞梦寐泄精，并小儿惊痫风热，除肠痈内疽，固虚汗，缩小便，散坚结，消癥瘕。"龙骨质地沉重，黏涩，可生用或煅用，生用时可专以镇惊安神、平肝潜阳，用于治疗心神不宁、心悸失眠、多梦健忘、惊痫、癫狂等，又可治疗肝肾阴虚、肝阳上亢所引起的头晕、头胀、头痛、目眩、耳鸣、烦躁易怒等症。龙骨煅后入药，其收敛固涩之力增强，用于治疗滑精、遗精、遗尿、尿频、久泻脱肛、崩漏、带下、自汗、盗汗等症。另外，龙骨外用具有收湿、敛疮、生肌之效，可用于治疗湿疮流水，阴汗瘙痒，疮疡溃久不敛等症。

龙骨既可口服，又可外用，亦可肠道给药。口服时用量为 15 ～ 30g，多用于男子遗精、滑精，女子崩漏、带下等疾病，又可用于治疗遗尿、尿频、自汗、盗汗等病证，同时又可降低肾性高血压、高血压性肾病患者的血压。外用时取适量，研为细粉，外敷于患处即可。肠道给药时剂量为 30g，用于慢性肾衰竭患者血肌酐、尿素氮升高者，可防大黄、蒲公英、忍冬藤等药物泻下太过而伤正，又可吸附毒素，促进毒素排出体外，进而发挥降低血肌酐、尿素氮水平的作用。

配伍：用于遗精、滑精、崩漏、带下、遗尿、尿频、自汗、盗汗者，可配伍山茱萸、牡蛎、沙苑子、桑螵蛸、乌贼骨等；用于肠道给药时，配伍大黄、蒲公英、牡蛎、忍冬藤等，且为煅用；血压升高者配伍牡蛎、白芍、代赭石等。

注意事项：湿热积滞者不宜使用。

现代药理：研究显示本品含有碳酸钙、磷酸钙及铁、钾、钠、氯、铜及锰等无机离子成分，具有较强的抑制小鼠自主活动作用及抗惊厥作用，此外本品具有促进血液凝固、降低血管壁通透性、减轻骨骼肌兴奋性等药理作用。

## 四十二、牡蛎

牡蛎取动物贝壳入药，味咸，性微寒，归肝、胆、肾经，具有重镇安神，平肝潜阳，软坚散结，收敛固涩的功效。《海药本草》："主男子遗精，虚劳乏损，补肾正气，止盗汗，去烦热，治伤寒热痰，能补养安神，治孩子惊痫。"《本草备要》："咸以软坚化痰，消瘰疬痰核，老血疝瘕；涩以收脱，治遗精崩带，止嗽敛汗，固大小肠。"《本草新编》："软积癖，消结核，去胁下硬，泻热掀肿，益精，遗尿可禁，敛阴汗如神，摩宿血，消老痰，绝鬼交，收气滞；但止可为佐使，佐之补则补，佐之攻则攻，随药转移，不能自主也。"本品为牡蛎之贝壳，质体重坠，生用时既可重镇安神，治疗心神不安、惊悸失眠、怔忡、多梦等症，又可平肝潜阳、益阴，用于治疗肝阳上亢之头晕目眩、烦躁不安、耳鸣及虚风内动之四肢抽搐等症；此外，生品还有软坚散结之效，可用于痰火郁结之瘰疬、痰核、瘿瘤、癥瘕积聚、肝脾肿大等症。牡蛎煅后有较好的收敛固脱、涩精止带、制酸止痛的作用，可用于治疗遗精、滑精、尿频、遗尿、自汗、盗汗、崩漏、带下等滑脱之证，又可治疗胃酸过多、泛酸、胃痛、胃溃疡等诸症。

牡蛎既可口服，又可肠道给药。口服时用量为 10～30g，多用于男子遗精、滑精、女子崩漏、带下等疾病，又可用于治疗尿频、遗尿、自汗、盗汗等病证，同时又可治疗肾性高血压、高血压性肾病等。肠道给药时剂量为 30g，用于慢性肾功能衰竭患者血肌酐、尿素氮升高者，可防蒲公英、大黄、忍冬藤等药物泻下太过而伤正，又可吸附毒素，促进毒素排出体外，进而发挥降低血肌酐、尿素氮水平的作用。

配伍：用于遗精、滑精、崩漏、带下、遗尿、尿频、自汗、盗汗者，可配伍山茱萸、龙骨、麻黄根、芡实、金樱子、益智仁等；用于肠道给药时，配伍大黄、蒲公英、龙骨、忍冬藤等，且为煅用；血压升高者配伍龙骨、龟甲、鳖甲、生地黄等；制酸止痛时与海螵蛸、浙贝母共用。

注意事项：结石症患者应合理使用。

现代药理研究显示本品含有碳酸钙、磷酸钙、硫酸钙等成分，亦含有铁、锌、铜、锰、锶、铬等微量元素及多种氨基酸，具有镇静、抗惊厥、镇痛、抗胃溃疡、降血脂、抗血栓形成、抗凝血等药理作用。

# 第三节　对药经验

## 一、黄连、半夏

黄连，苦寒，入心脾胃胆大肠经，清热燥湿，泻火解毒。《珍珠囊》"去中焦湿热"。《神农本草经》："肠癖腹痛下利"。

半夏，辛温，入脾胃肺经，燥湿化痰，降逆止呕。《药性论》曰："消痰涎，开胃健脾，止呕吐，去胸中痰满，下肺气，主咳结……气虚而有痰气，加而用之。"《日华子本草》曰："治吐食反胃，霍乱转筋，肠腹冷，痰疟。"《本草图经》："主胃冷，呕哕"。《本草纲目》："治腹胀，目不得瞑，白浊，梦遗，带下。"

黄连与半夏相伍，辛开苦降，共化湿浊，适用于湿热或痰热之证，尤其湿浊中阻导致的恶心呕吐，加入黄连半夏正相宜。热重者重用黄连，痰湿盛者重用半夏，但黄连毕竟大苦大寒，中焦虚寒者虽有痰湿也要慎用或不用，或加干姜温中，如半夏泻心汤等。

## 二、藿香、佩兰

藿香与佩兰为常用芳香化湿药，二者常配伍应用，现简要介绍其功效用法。

藿香，味辛，性微温，归脾胃肺经，有芳香化湿，止呕，解暑的作用。主要用于湿浊中阻，困阻脾胃之证，此类证候主要表现为脘腹胀满，食少纳呆，恶心呕吐，或泄泻等。本品芳香醒脾，最善化中焦湿浊。《药品化义》云："藿香，其气芳香，善行胃气，以此调中，治呕吐霍乱，以此快气，除秽恶痞闷。且香能和合五脏，若脾胃不和，用之肋胃而进饮食，有醒脾开胃之功。辛能通利九窍，若岚瘴时疫用之，不使外邪内侵，有主持正气之力。"《本草正义》曰："藿香，清分微温，善理中州湿浊痰涎，为醒脾快胃，振动消阳妙品。《别录》治风水毒肿者，祛除湿浊，自能清理水道也。去恶气者，湿漫中宫之浊气业、霍乱心腹痛者，湿浊阻滞，伤及脾土清阳之气，则猝然撩乱，而吐泻绞痛，芳香能助中州清气，胜湿辟秽，故为暑湿时令要药……藿香芳香而不嫌其猛烈，温煦而不偏于燥热，能祛除阴霾湿邪，而助脾胃正气，为湿困脾阳，怠倦无力，饮食不甘，舌苔浊垢者最捷之药。" 这两条论述对藿香功效论述地很清晰，表明藿香为运化中焦湿浊要药。藿香还可以治疗呕吐，这种呕吐实际也是湿浊中阻，胃失和降所导致，藿香体现的仍然是芳香化湿的作用，湿浊化则呕吐自止，故《本草图经》云本药："治脾胃吐逆，为最要之药"。本品还有解暑湿作用，本药芳香化浊，对寒湿导致的阴暑，及暑湿热证皆有良好治疗作用。《本草述》认为本品："散寒湿、暑湿、郁热、湿热。洽外感寒那，内伤饮食，或饮食伤冷湿滞，山风瘴气，不伏水士，寒热作疟等症。或暑湿导致的发热周身困重；胸闷恶心泄泻等。"实际上也是化湿作用的体现。现代药理证明本品能促进胃液分泌，增强消化力，对胃肠有解痉作用。并有良好的抗菌活性，能抑制金黄色葡萄球菌、白色葡萄球菌及枯旱杆菌的生长。

佩兰，辛平，归脾胃肺经，化湿解暑。主要用于湿浊中阻证，这一点与藿香同功。《本草经疏》曰："肺主气，肺气郁结，则上窍闭而下窍不通，胃主纳水谷，胃气郁滞，则水谷不以时化而为痰癖，兰草辛平能散结滞，芬芳能除秽恶，则上来诸证自瘳，大都开胃除恶，清肺消痰，散郁结之圣药也。" 其中的兰草就是佩兰。佩兰也有祛暑湿作用。佩兰性平，不寒不热，对寒湿、暑湿温皆有较好疗效。另外佩兰还用于治疗消渴，《黄帝内经》记载本药善治消渴。《本草纲目》："按《素问》云，五味入口，藏于脾胃；以行其精气，津液在脾，令人口甘，此肥美所发也，其气上溢，转为消渴，治之以兰，除陈气也。"其兰也即佩兰。现代药理证明佩兰对白喉杆菌、金黄色葡萄球菌、八叠球菌、变形杆菌、伤寒杆菌有抑制作用。其佩兰挥发油对流行性感冒病毒有直接抑制作用。

藿香、佩兰同为芳香化湿药，功效相似，二者相伍，相须为用，可大大增强化湿和胃止呕作用，对于湿浊中阻之证有良好疗效。在各种肾病尤其肾衰当中，湿浊中阻经常可以见到，如肾衰患者常表现为恶心呕吐，食少纳呆，乏力倦怠，便干或便溏，苔黄腻或白腻，此时在方中加藿香、佩兰化湿止呕，可起到良好治疗作用。

### 三、白术、山药

白术别名桴蓟，于术，属于菊科、苍术属多年生草本植物。主要分布于四川、云南、贵州等山区湿地。白术味甘，性温，归脾、胃经，有补气健脾，燥湿利水，固表止汗，益气安胎之功，适用于脾胃亏虚，运化失常所致的脘腹胀满，纳差食少，倦怠乏力，自汗盗汗，小便不利，大便溏薄等症状。

山药为薯蓣科多年生蔓生植物薯蓣的块根，以产于河南新乡地区者为道地药材，称怀山药。山药味甘，性平，归脾、肺、肾经，有补益脾胃，益肺补肾功效，适用于脾胃虚弱，食少便溏，腹泻带下，肺虚久咳，肾虚遗精等。

李莹老师根据自己的临床经验将两药作为益气健脾的对药，适用于多种因素导致的脾虚，山药补而不滞，不热不燥，能补脾气而益胃阴，是培固脾胃的性质平和之品。而白术除了具有除湿益气之外，还可以和中补阳，消痰逐水，生津止渴，配合山药可以更加有效的改善气虚症状，有效地增进健脾益气的功效。

古代文献中关于两者功能介绍的记载，《神农本草经》中提到"白术主风寒湿痹，死肌，痉，疸，止汗，除热消食。"《药性论》中提到"白术主大风顽痹，多年气痢，心腹胀痛，破消宿食，开胃，去痰诞，除寒热，止下泄，主面光悦，驻颜去皯，治水肿胀满，止呕逆，腹内冷痛，吐泻不住，及胃气虚冷痢。"李杲提出"白术去诸经中湿而理脾胃。"

现代药理研究发现，白术可以促进胃肠消化液的分泌，并有明显而持久的利尿作用，可以有效地保护肝脏，防止肝糖原减少。而山药含有的皂苷、胆碱更能促进蛋白质和淀粉的分解，使食物易于消化吸收，能防止脾肾等脏器结缔组织萎缩，预防衰老，对人体具有特殊的保护作用。

### 四、丹参、川芎

丹参又名赤参、紫丹参、红根等，是唇形科鼠尾草属植物，其根是一种中药。本药出自《神农本草经》。春、秋两季采挖，除去茎叶，洗净，润透，切成厚片，晒干。

生用或酒炙用。性味苦，微寒，归心、肝经。功效为活血祛瘀，痛经止痛，清心除烦，凉血消痈之功效。临床中用于治疗胸肋胁痛，风湿痹痛，症瘕结块，疮疡肿痛，跌仆伤痛，月经不调，经闭痛经，产后瘀痛等。治疗胸肋疼痛、症瘕结块以及月经不调、经闭经痛具有良效，常与川芎配伍应用。

川芎又名大川芎，为伞形科多年生草本植物川芎的根茎，为四川特产药材。本品味辛性温，归肝、胆、心包经，有活血行气，祛风止痛之功，适用于气滞血瘀所致的各种疼痛。特点是走而不守，既能行散，上行可达巅顶；又入血分，下行可达血海。先贤们称川芎是血中之气药，殆言其寓辛散、解郁、通达、止痛等功能。

两药均为治疗血瘀证的要药，也是临床中常常使用的对药，两药相互依赖、相互制约，可以增加疗效。由于两种药物的性味、功效基本相同，可以明显地增加治疗作用，这是很理想的配合方式。两药同用，活血化瘀作用增强，川芎又具备行气之功效，印证了气行则血行的作用机制，同时两药同用可以有效增强通络而不守功的弊端，更加有效地改善血瘀之证。

同时根据现代药理研究发现，丹参还具有抗血小板凝聚、降低血液黏度及调节内外凝血系统的功能，是一种安全又可靠的治疗心脏血管疾病的天然中药，也是一种可以有效改善肾脏微循环的中药材。特别注意的是，丹参反藜芦。孕妇慎用，无瘀血者慎服。而川芎中主要含有生物碱（川芎嗪）等，能扩张冠状动脉，增加冠状动脉血流量，改善肾脏微循环，抑制血小板聚集。通过两种药物的微观生物功能，说明两种药物可以互相作用，同时可以增强其作用效果。而李莹老师根据自己多年的临床经验，将两种药物同时使用，作用于久病体瘀之证，取得了较佳的临床效果。

古代文献中关于两种药物的描述有，《神农本草经》中记载"丹参主心腹邪气，肠鸣幽幽如走水，寒热积聚；破症除瘕，止烦满，益气。"《名医别录》中记载"丹参养血，去心腹痼疾结气，腰脊强，脚痹；除风邪留热，久服利人。"明代《本草纲目》载："活血，通心包络。治疝痛。"《明理论》以丹参一物，而有四物之功。补血生血，功过归、地，调血敛血，力堪芍药，逐瘀生新，性倍芎劳，妇人诸病，不论胎前产后，皆可常用。即使功同四物，则四物汤原治血分受病之药，并非补血之方，石顽先生已辨之矣。至补心之说，亦非如枸杞、龙眼，真能补心之虚者，以心藏神而主血，心火太动则神不安，丹参清血中之火，故能安神定志；神志安，则心得其益矣。凡温热之邪，传入营分者则用之，亦此义也。若邪在气分而误用，则反引邪入营，不可不慎。《神农本草经》中味辛，温。《吴普本草》中辛，无毒，香。《唐本草》记载味苦辛。《本草正》中提到味辛微甘，气温。入肝、胆经。主治行气开郁，法风燥湿，活血止痛。

治风冷头痛眩晕，胁痛腹疼，寒痹筋挛，经闭，难产，产后瘀阻块痛，痈疽疮疡。用于月经不调，经闭痛经，癥腹痛，胸胁刺痛，跌扑肿痛，头痛，风湿痹痛。

《神农本草经》提到川芎主中风入脑头痛，寒痹，筋挛缓急，金创，妇人血闭无子。《别录》中记载川芎除脑中冷动，面上游风去来，目泪出，多涕唾，忽忽如醉，诸寒冷气，心腹坚痛，中恶，卒急肿痛，胁风痛，温中内寒。陶弘景提出川芎齿根出血者，含之多瘥。《药性论》中提到治腰脚软弱，半身不遂，主胞衣不出，治腹内冷痛。《日华子本草》中提出治一切风，一切气，一切劳损，一切血，补五劳，壮筋骨，调众脉，破症结宿血，养新血，长肉，鼻洪，吐血及溺血，痔瘘，脑痈发背，瘰疬瘿赘，疮疥，及排脓消瘀血。《医学启源》中提出补血，治血虚头痛。王好古认为川芎搜肝气，补肝血，润肝燥，补风虚。《本草纲目》中提出川芎燥湿，止泻痢，行气开郁。

### 五、黄芪、党参

党参为五加科多年生草本植物，因其故乡在上党而得名。党参，在古代也称之为人参。别名黄参，味甘，性平。归脾经、肺经。党参具有补中益气，健脾益肺的功效。用于脾肺虚弱、气短、心悸、食少便溏、虚喘咳嗽，内热消渴等。黄芪，又名绵芪。味甘，温。归肺、脾经。具有补气升阳、固表止汗、利水消肿，托毒生肌之功。本品为补药之长，是人们熟知的补气药。《本草纲目》中提道："耆者，长也，黄芪色黄，为补药之长，故名之。"黄芪作为临床中重要的补气药，早在《神农本草经》已被列为上品药材，其言"补虚，小儿百病。"两种药物具有共同的功效，补中益气，二药合用，有补脾益气之功，相互配合更能增强补气之消，故可治疗诸虚不足，李莹老师认为，慢性肾脏病的中后期，尤以脾肾两虚为主，而黄芪、党参共舞，可以有效改善中焦脾气不足，对于慢性病的恢复，起到较佳的作用。

现代药理研究黄芪的药用迄今已有2000多年的历史，其有增强机体免疫功能、保肝、利尿、抗衰老、抗应激、降压和较广泛的抗菌作用。而其健脾补气的作用适用于像脾气虚弱，倦怠乏力，食少便溏者，可单用熬膏服，或与党参药配伍。因其能升阳举陷，故长于治疗脾虚中气下陷之久泻脱肛，内脏下垂。其中最常见的是与人参、升麻、柴胡等品同用，如补中益气汤。补中益气汤在肾病科作为一种常用的健脾补气之成方、成药，是每位医生根据临床辨证中，对于那些脾肾亏虚的人使用效果较佳的方剂之一。而黄芪中主要含苷类、多糖、黄酮、氨基酸、微量元素等。黄芪能促进机体代谢、抗疲劳、促进血清和肝脏蛋白质的更新；有明显的利尿作用，能消除实验性肾炎尿蛋白；能改善贫血动物现象；能升高低血糖，降低高血糖；能兴奋呼吸；能增强和调节机体免疫功能，对干扰素系统有促进作用，可提高机体的抗病力；对流感病毒等多种病毒所致细胞病变有轻度抑制作用，对流感病毒感染小鼠有保护作用；有较广泛的抗菌作用；黄芪在细胞培养中，可使细胞数明显增多，细胞生长旺盛，寿命延长；能增强心肌收缩力，保护心血管系统，抗心律失常，扩张冠状动脉和外周血管，降低血压，能降低血小板黏附力，减少血栓形成；还有降血脂、抗衰老、抗缺氧、抗辐射、保肝等作用。党参具有补中益气，健脾益肺的功效。用于脾肺虚弱，气短心悸，食少便溏，虚喘咳嗽，内热消渴等。党参具有改善血液流变学；党参液可抑制 ADP 诱导的家兔血小板聚集，并可降低高脂血症家兔血清的低密度脂蛋白、三酰甘油和胆固醇的含量。

综上所述，黄芪与党参共为对药，可以有效增强健脾补气的功效，对于久病气虚，劳累所致，气虚为患的症状，尤其是以脾肾二脏功能减退为主的症状，最适用于脾肾两虚，先贤提到肾为先天之本，脾为后天之源，故脾肾气虚可以表现为四肢无力，易于倦怠等症状，因此，为从根本上解决患者的症状，应从基本根源入手，即健脾补气，使气虚得补，诸证可消。

### 六、藕节、白茅根

藕节性平、味甘涩，药用可以缩短出血时间，有止血散瘀之效，治咳血、吐血、尿血、便血、子宫出血等。藕节的入药部位为睡莲科植物莲 Nelumbo nucifera G. 的肥大根茎。

白茅根为禾本科植物白茅的干燥根茎，又名兰根等。广泛分布于全国各地，为中医传统常用中药。白茅根始载于《神农本草经》，列为中品，味甘，性寒，具有凉血止血，清热利尿等功效。用于治疗热病烦渴、吐血、衄血、肺热喘急、小便不利、水肿、黄疸等症。花（茅花或茅针）有止血作用。

现代研究发现藕节中含鞣质、天门冬酰胺等。藕含大量淀粉，并含有棉子糖、水苏糖、葡萄糖、果糖、蔗糖及多酚化合物。而古代文献中关于藕节的记载，《医林纂要》中记载藕节止吐、舰、淋、痢诸血证。甘能补氏咸能软坚去疯，涩能敛散固精，又取其通而有节也。《本草纲目》中提到藕节能止咳血，唾血，血淋，溺血，下血，血痢，血崩。《神农本草经》中记载白茅根可以劳伤虚羸，补中益气，除瘀血、血闭寒热，利小便。《名医别录》中记载白茅根下五淋，除客热在肠胃，止渴坚筋，妇人崩中。久服利人。《本草纲目》中提到白茅根具有止吐衄诸血，伤寒哕逆，肺热喘急，水肿黄胆，解酒毒。

李莹老师根据自己的临床经验将两药作为对药使用，主要是取气止血，通利的功效，可以在止的过程中有通，做到收敛而不收邪，通络而不伤正的中心思想，同时二药合用，可以有效地凉血止血、清热利尿，相得益彰，对于肾性血尿，或单纯血尿及其他慢性肾脏病中具有尿血症状的患者，均适用，效果颇佳。

### 七、萹蓄、瞿麦

萹蓄为一年生草本，高 10 ～ 40cm，又名：萹竹。萹蓄为蓼科植物萹蓄的嫩茎叶。萹蓄味苦，微寒。归膀胱经。本品苦降下行，通利膀胱，苦燥又能杀虫除湿止痒，主要用于淋痛及湿疹。利水通淋——用于湿热淋证，可治疗泌尿系感染、结石、血尿等。杀虫止痒——可治疗蛲虫等寄生虫病。亦可煎汤外洗治疗皮肤疮疹、瘙痒。热黄疸疾。

瞿麦为石竹科植物瞿麦或石竹的干燥地上部分。夏、秋二季花果期采割，除去杂质，干燥。植物的干燥地上部分。性味苦，性寒。归心、小肠经。功能有利尿通淋，活血通经的功效。用于热淋，血淋，石淋，小便不通，淋沥涩痛，经闭瘀阻。

两药都是苦寒之品，具有利尿通淋的共同功效，适用于治疗膀胱湿热下注导致的尿路症状。李莹老师根据自己的临床经验，总结出小便不利，腹中疼痛，少腹拘禁，为膀胱湿热，气滞血瘀所致，因此应用萹蓄可以清热利湿，利水通淋，瞿麦可以活血通经，利尿通淋。两药合用可以增强清热利湿，活血通淋之功，配合以酒服，更可增强活血止痛之功，故可用于治疗小便不利，腹中疼痛。

古代文献中关于两药的记载包括有，《外台秘要》中提到"瞿麦子捣为末，酒服方寸匕，日三服，三日当下石。用于小便石淋，宜破血。"《金匮方》中提出瞿麦："小便不利有水气，栝蒌瞿麦丸主之。瞿麦二钱半，栝蒌根二两，大附子一个，茯苓、山芋各三两，为末，蜜和丸梧子大。一服三丸，日三。未知，益至七、八丸。以小便利、腹中温为知也。"《千金方》："瞿麦煮浓汁服之。用于子死腹中或产经数日不下。"《圣济总录》："瞿麦拇指大一把，山栀子仁三十个，生姜一块，甘草（炙）半两，灯草一小把，大枣五枚。水煎服。用于九窍出血，服药不止者。"《圣惠方》："瞿麦炒黄为末，以鹅涎调涂头即开。或捣汁涂之。用于目赤肿痛浸淫等疮。"《神农本草经》："关格诸癃结，小便不通，出刺，决痈肿，明目去翳，破胎堕子，下闭血。"《本草正义》："其性阴寒，泄降利水，除导湿退热外，无他用。"

### 八、大黄、桃仁

经方泄热逐瘀的常用配伍方法。大黄：苦、寒；归脾、胃、大肠、肝、心包经；

其性重浊沉降，善能泄热，力猛善行，荡涤肠胃实热积滞，推陈致新，为泻火攻积之要药；并能入血分，活血逐瘀通经；具有泻下通便，导湿热外出之功。桃仁：苦、甘，平。有小毒。归心、肝、大肠经。味苦，入心肝血分，善泻血滞，祛瘀力强；甘缓质润，苦泄，如《珍珠囊》："治血结、血秘、血燥，通润大便，破蓄血。"《本草经疏》："桃仁，性善破血，散而不收，泻而不补。过用之及用之不得当，能使血下行不止，损伤真阴。"二药合用，泄热破瘀，散结消肿。

### 九、黄芪、生地

黄芪，甘，微温。归肺、脾、肝、肾经。《本草经疏》："功能实表，有表邪者勿用；能助气，气实者勿用；能内塞，补不足，胸膈气闭问，肠胃有积滞者勿用；能补阳，阳盛阴虚者忌之；上焦热盛，下焦虚寒者忌之；患者多怒，肝气不和者勿服；痘疮血分热甚者禁用。"生地，甘，寒。归心、肝、肾经。《本草衍义》："凉血补血，补益肾水真阴不足。此药大寒，宜斟酌用之，多服恐伤人胃气。"《药性赋》："味甘、苦，性寒，无毒。沉也，阴也。其用有四：凉心火之血热，泻脾土之湿热，止鼻中之衄热，除五心之烦热。"黄芪、生地合用可益气养阴。

### 十、菟丝子、枸杞子

菟丝子，性辛，甘，平，归肝、肾、脾经。具有补肾益精，养肝明目的功效。《本草汇言》："菟丝子，补肾养肝，温脾助胃之药也。但补而不峻，温而不燥，故入肾经，虚可以补，实可以利，寒可以温，热可以凉，湿可以燥，燥可以润。如《神农本草》称为续绝伤，益气力，明目精，皆由补肾养肝，温理脾胃之征验也。"《本草新编》："菟丝子，可以重用，亦可一味专用……同人参、熟地、白术、山萸之类，用之多建奇功。"《本经逢原》："菟丝子，祛风明目，肝肾气分也。其性味辛温质粘，与杜仲之壮筋暖腰膝无异。其功专于益精髓，坚筋骨，止遗泄，主茎寒精出，溺有余沥，去膝胫酸软，老人肝肾气虚，腰痛膝冷，合补骨脂、杜仲用之，诸筋膜皆属于肝也。气虚瞳子无神者，以麦门冬佐之，蜜丸服，效。凡阳强不痿，大便燥结，小水赤涩者勿用，以其性偏助阳也。"

枸杞子，性甘，平，归肝、肾、肺经，具有养肝、滋肾、润肺的功效。《本草经疏》："枸杞子，润而滋补，兼能退热，而专于补肾、润肺、生津、益气，为肝肾真阴不足、劳乏内热补益之要药。"《本草汇言》："俗云枸杞善能治目，非治目也，能壮精益神，神满精足，故治目有效。又言治风，非治风也，能补血生营，血足风灭，故治风有验也。世俗但知补气必用参、芪，补血必用归、地，补阳必用桂、附，补阴必用知、柏，降火必用芩、连，散湿必用苍、朴，祛风必用羌、独、防风，殊不知枸杞能使气可充，血可补，阳可生，阴可长，火可降，风湿可去，有十全之妙用焉。"《本草正》："枸杞，味重而纯，故能补阴，阴中有阳，故能补气。所以滋阴而不致阴衰，助阳而能使阳旺……此物微助阳而无动性，故用之以助熟地最妙。其功则明耳目，添精固髓，健骨强筋，善补劳伤，尤止消渴，真阴虚而脐腹疼痛不止者，多用神效。"

菟丝子与枸杞子配伍，均入肝肾经，能增强滋肾养肝，填精补肾，固精止遗作用，用于治肾精不足，肝血亏损之二目昏花，视瞻昏渺，遗精早泄，头昏耳鸣，腰痛。现代药理证明菟丝子与枸杞子配伍具有提高果蝇性活力的作用，使其交配率明显增加，其作用强弱与给药浓度成正相关。对因氢化可的松所致的小鼠"阳虚"模型，用药后能使其阳虚症状有一定的恢复作用，但未能使动物恢复至正常对照组水平。实验表明：将药物水煎液给"阳虚"小鼠灌胃，可使其体重、肾重、胸腺重、白细胞数、红细胞数、血红蛋白以及超氧化物歧化酶的活力显著增加；给雄性小鼠灌胃，可显著延长小鼠的游泳时间和在缺氧条件下的存活时间，对小鼠的非特异性抵抗力亦有增强作用。

## 十一、女贞子、旱莲草

女贞子，甘，苦，凉，入肝肾经，补肝肾阴，明目。主要应用于头晕目眩，视物昏花，耳鸣，腰膝酸软，须发早白等症。本品善补肝肾之阴，《本草经疏》云："女贞子，气味俱阴，正入肾除热补精之要品，肾得补，则五脏自安，精神自足，百病去而身肥健矣。其主补中者，以其味甘，甘为主化，故能补中也。此药有变白明目之功，累试辄验。"《神农本草经》曰："主补中，安五脏，养精神，除百疾。久服肥健。"《本草纲目》曰："强阴，健腰膝，明目。"皆说明女贞子有滋阴补肾之效，阴复则虚热自除，故又有除虚热的作用。《本草正》曰："养阴气，平阴火，解烦热骨蒸，止虚汗，消渴，及淋浊，崩漏，便血，尿血，阴疮，痔漏疼痛。亦清肝火，可以明目止泪。"但本品药性相对温和，较熟地、阿胶等峻品不可同日而语，如《本草新编》曰："女贞实，近人多用之，然其力甚微，可入丸以补虚，不便入汤以滋益。与熟地、枸杞、南烛、麦冬、首乌、旱莲草、乌芝麻、山药、桑椹、茄花、杜仲、白术同用，真变白之神丹也，然亦为丸则验，不可责其近功。女贞子缓则有功，而速则寡效，故用之速，实不能取胜于一时，而用之缓，实能延生于永久，亦在人之用之得宜耳。"然而正因药性较温和，故不易滋腻滞气。另外本品性凉，对脾胃不无影响，如《本草述》云："女贞同固本健阳丸服之，尚有腹疼，则信兹味性果寒也，时珍云温，亦不察之甚矣。"《本经逢原》曰："女贞，性禀纯阴，味偏寒滑，脾胃虚人服之，往往减食作泻。《本经》以枸骨主治，误列此味之下，后世谬认女贞有补中安五脏之功，多致误用，滋患特甚，因表而出之。"都说明女贞子应用不当可导致寒凉伤胃。

现代药理证明本品可增强机体非特异性免疫功能，对化疗和放疗的白细胞减少有升高作用，可预防和减轻动脉粥样硬化斑块和减轻斑块厚度的作用减少冠状动脉粥样硬化病变数纪减轻阻塞程度，有抗衰老，强心利尿、降血糖及保肝作用。并有止咳，抗菌、抗肿瘤作用。

旱莲草，味甘，酸，寒，归肝，肾经，滋补肝肾，凉血止血。主要应用于肝肾阴虚或阴虚内热所导致的腰膝酸软，头晕目眩；五心烦热，盗汗，须发早白等。本品主入肝肾而有生发凉血的作用，故《本草纲目》曰："乌须发，益肾阴。"旱莲草还可应用于阴虚内热迫血妄行导致的吐血、咯血、衄血、便血、血痢、崩、漏等血症，如《本草正义》曰："入肾补阴而生长毛发，又能入血，为凉血止血之品。"《分类草药性》曰："止血，补肾，退火，消肿。治淋、崩。"现代药理证明旱莲草保肝，促进肝细胞的再生，促进毛发生长，止血，抗菌，抗阿米巴原虫，抗癌等作用。还可提高机体非特异性免疫功能，增加冠状动脉流量，有镇静，镇痛等作用。

女贞子、旱莲草皆性寒凉，皆入肝肾经，二者相伍可增强滋补真阴的作用，古人命为二至丸，对于肝肾阴虚的视物不明、须发早白皆有良效。在肾病科此二药酌情加入滋补肝肾方中，如六味地黄汤合二至汤，知柏地黄汤合二至汤等，用于肾炎、尿血属肝肾阴虚者，或肾衰或其他肾病属肝肾阴虚证者，皆有一定疗效。

## 十二、黄精、当归

黄精取根茎入药，味甘、性平，归脾、肺、肾经，具有补气养阴，健脾，润肺，益肾的功效。《日华子本草》："补五劳七伤，助筋骨，生肌，耐寒暑，益脾胃，润心肺。"《本草纲目》："补诸虚……填精髓。"《本经逢原》："黄精，宽中益气，使五藏调和，肌肉充盛，骨髓强坚，皆是补阴之功。"本品既可用于阴虚肺燥、干咳少痰、劳嗽久咳的治疗，又可治疗脾胃气虚、倦怠乏力、食欲不振、腰膝酸软、须发早白等脾肾不足之证。

当归取根入药，味甘、辛，性温，归肝、心、脾经，具有补血调经，活血止痛，润肠通便的功效。《神农本草经》："主咳逆上气，温疟寒热洗洗在皮肤中；妇人漏下绝子，诸恶疮疡，金疮。"《本草纲目》："治头痛，心腹诸痛，润肠胃、筋骨、皮肤，治痈疽，排脓止痛，和血补血。"《医学启源》："当归，气温味甘，能和血补血，尾破血，身和血。"本品长于补血，为补血之"圣药"，故可用于血虚诸证，如气血两虚、血虚萎黄、阴血不足、失眠心悸等；同时可用于血瘀诸证，如经闭、痛经、月经不调、血瘀腹痛、瘀血作痛等症，另外，当归有较好的润肠通便作用。

黄精与当归配伍，益肾滋阴，活血补血之力强，又兼健脾润肺、润肠通便之功，药理研究显示，二者有较好的降低血脂、降血糖、提高机体免疫功能、改善心肌缺血、抑制血小板凝集、抗血栓形成、促进造血等作用，故可用于慢性肾功能不全、糖尿病肾病、肾性贫血之阴血不足者，证见倦怠乏力，腰膝酸软，腰痛，下肢无力，大便秘结等；同时对肾病之合并疾病，如高脂血症、2型糖尿病、冠心病等有较好的治疗作用。

黄精用量为 10～15g，鲜品最大量可用至 50g，当归用量为 10～15g。可取黄精、当归各等分，加适量蜂蜜，水煎取浓汁或膏滋，每日服用 1～3 匙，用于慢性肾功能不全患者，可改善贫血、提高患者免疫力、保护肾功能、保持大便通畅。在使用此药对时注意，对于湿盛中满、大便溏泻者应忌用。

### 十三、仙茅、仙灵脾

二仙汤中相须为用的代表。仙茅：味辛，性热，有毒。归肾经。功能：温肾壮阳、壮筋骨、祛寒除湿；本品辛热性猛，能壮肾阳，祛寒湿。《海药本草》："主风，补暖腰脚强筋骨""益阳"。《开宝本草》："主心腹冷气不能食，腰脚风冷挛痹不能行，丈夫虚劳，老人失溺。男子益阳道。"《本草纲目》："仙茅性热，补三焦命门之药也，惟阳弱精寒，禀赋素怯者宜之。"仙灵脾又名淫羊藿：性温，味辛、甘。归肝、肾经。功能：补肾壮阳，祛风除湿。如《神农本草经》："主阴痿绝伤，茎中痛，利小便，益力气，强志。"《本草备药》："补命门，益精气，坚筋骨，利小便。"《别录》："坚筋骨"。仙茅辛热性猛，为温补肾阳竣剂，功能温肾壮阳而兴阳道、祛寒湿而暖腰膝；仙灵脾辛甘而温，补肾壮阳、祛风除湿、强筋骨。二者合用，共奏温肾壮阳、祛风散寒除湿、强筋健骨之功效，用于治疗肾阳虚衰之阳痿、男女不育、四肢不温、腰膝冷痛，或风寒湿痹痛以及更年期综合征、更年期高血压、闭经等症。也可用于肾病患者脾肾阳虚或肾阳衰微之证。

### 十四、杜仲、延胡索

杜仲，性甘微辛，温，平。归肝、肾经。具有补肝肾，强筋骨功效。《神农本草经》谓其"主治腰膝痛，补中，益精气，坚筋骨，除阴下痒湿，小便余沥。久服，轻身耐老。"《本草汇言》："方氏《直指》云：凡下焦之虚，非杜仲不补；下焦之湿，非杜仲不利；足胫之酸，非杜仲不去；腰膝之疼，非杜仲不除。"《药品化义》："杜仲，沉下入肾，盖肾欲坚，以苦坚之，用此坚肾气，强壮筋骨，主治腰脊酸疼，脚膝行痛，阴下湿痒，小便余沥。"东垣云："功效如神应，良不爽也。牛膝主下血分，杜仲主下部气分，相须而用。五脏苦欲补泻云：肾苦燥，急食辛以润之，肝苦急，急食甘以缓之。杜仲辛甘具足，正能解肝肾之所苦，而补其不足者也。强志者，肾藏志，益肾故也。除阴下痒湿，小便余沥者，祛肾家之湿热也。益肾补肝，则精血自足，其主补中者，肝肾在下，脏中之阴也，阴足则中亦补矣。"

延胡索，性辛；苦；温；无毒。归肝；胃；心；肺；脾经。具有活血；散瘀；理气；止痛的功效。《海药本草》："延胡索，主肾气，破产后恶露及儿枕，与三棱、鳖甲、大黄为散，能散气，通经络。蛀蚛成末者，使之惟良，偏生产后病也。"《本草求真》："延胡索，不论是血是气，积而不散者，服此力能通达，以其性温，则于气血能行能畅，味辛则于气血能润能散，所以理一身上下诸痛，往往独行功多。然此既无益气之情，复少养营之义，徒仗辛温攻凝逐滞，虚人当兼补药同用，否则徒损无益。"《本草经疏》："延胡索，温则能和畅，和畅则气行；辛则能润而走散，走散则血活。血活气行，故能主破血及产后诸病因血所为者。妇人月经之所以不调者，无他，气血不和，因而凝滞，则不能以时至，而多后期之证也。腹中结块，产后血晕，暴血冲上，因损下血等证，皆须气血和而后愈，故悉主之也。崩中淋露，利守不利走，此则非与补气血药同用，未见其可。"

杜仲，具有补肝肾，强筋骨功效，是治疗肾虚腰酸、腰痛的常用方药。许多慢性腰部疾病，包括腰部软组织、腰椎、后腹膜脏器、盆腔等的慢性病，如腰肌劳损、腰椎骨质增生、慢性肾病、慢性尿路感染、慢性盆腔炎、慢性强直性脊柱炎、慢性腰椎间盘突出症等，都有慢性腰酸、腰痛的症状。延胡索，功善活血、散瘀、理气、止痛，二者合用，具有补肾强腰之功，可以增加补肾之力，温补肾阳力增，兼补肝，既涩下元，又固冲任，可用于肾阳不足，下元虚冷之阳痿，腰膝冷痛及下元不固之滑精遗尿，亦可用于肝肾不足之腰膝酸软，胎动不安及脾肾阳虚泄泻等症。现代药理实验证明：杜仲与延胡索等药同用，短期内可改善腰酸腰痛，长期服用可减少蛋白尿。其机制可能与杜仲能促进肾上腺皮质功能，提高体内激素水平，改善肾小球血流等有关。它对肾性高血压也有协助降低的作用。

### 十五、乌药、益智仁

乌药，辛，温。归肺、脾、肾、膀胱经。长于温通行气，功能温肾气，散冷气，助气化，固膀胱。《本草求真》："凡一切病之属于气逆，而见胸腹不快者，皆宜用此。功与木香、香附同为一类。但木香苦温，入脾爽滞，每于食积则宜；香附辛苦入肝胆二经，开郁散结，每于忧郁则妙。此则逆邪横胸，无处不达，故用以为胸腹逆邪要药耳。"

益智仁，辛，温。归脾、肾经。善于温肾助阳，补益命门，固精缩尿。《本草拾遗》："治遗精虚漏，小便余沥……夜多小便者，取二十四枚，碎，入盐同煎服，有奇验。"《本草备药》："能涩精固气，温中进食，摄涎唾，缩小便，治呕吐泄泻，客寒犯胃，冷气腹痛，崩带泄精。"《本草正义》："……温补脾肾，而尤以固涩为主。"

二药合用，常用于治疗肾阳虚衰、膀胱虚冷导致的小便频数，或尿后余沥、遗尿不止。

[参考用量] 乌药 5 ～ 15g，益智仁 5 ～ 10g。

[按语] 乌药、益智仁伍用，见于《校注妇人良方》缩泉丸，以治下元虚寒、小便频数及小儿遗尿。二药性味相同，归经一致，"相使"为用，使温肾缩泉之力明显增强，单一应用则温肾缩泉之力明显降低。故李莹老师在临床上遇见夜尿频数，畏寒肢冷，腰膝酸软等肾阳虚衰患者时，均在处方中加入乌药、益智仁，常收桴鼓之效。同时，也可以根据病情与下列药物相配伍以增强疗效，如桑螵蛸、山萸肉、五味子、覆盆子、煅龙骨、菟丝子、补骨脂、怀山药、炮附子、熟地、金樱子、炒白术、茯苓等，摘一两味即可，共收温补脾肾，缩泉止遗之功。

### 十六、砂仁、莱菔子

砂仁味辛，性温。归经：归脾经、胃经、肾经。功效：化湿开胃，温脾止泻，理气安胎。《药性论》："主冷气腹痛，止休息气痢，劳损，消化水谷，温暖脾胃。"《开宝本草》："治虚劳冷痢，宿食不消，赤白泻痢，腹中虚痛，下气。"《本草从新》："血虚火焚者勿用。胎妇多服耗气，必致难产。"《得配本草》："孕妇气虚，血热胎动，肺热咳嗽，气虚肿满，四者禁用。"《本草经疏》："凡腹痛属火，泄泻得之暑热，胎动由于血热，咽痛由于火炎，小儿脱肛由于气虚，肿满由于湿热，上气咳嗽由于火冲迫肺而不由于寒气所伤，皆须详察鉴别，难以概用。"《药品化义》："肺有伏火忌之。"主治：

用于湿浊中阻，脾胃虚寒，呕吐泄泻。①行气健胃。用于湿困脾土及脾胃气滞证引起的脘腹胀痛、不思饮食。其化湿醒脾，行气温中均佳，故湿阻或气滞所致脾胃不和诸证常用，尤寒湿气滞者多宜。常与厚朴、陈皮、枳实、木香等同用。若脾虚气滞，多配党参、白术、茯苓等药，如香砂六君子汤。②化湿止呕。用于脾胃湿滞引起的脘闷呕恶诸证。用于脾胃虚寒吐泻。其能化湿行气而调中止呕，温脾止泻，可单用研末吞服，或与干姜、附子等药同用。砂仁用法用量：3～6g，入煎剂宜后下。对慢性肾脏病合并浅表性胃炎、十二指肠溃疡、胃胀胃痛有特效。平素经常食用则有养胃健脾、养肺暖肾的保健作用。阴虚血燥者慎用。

莱菔子性味归经：辛、甘、平。归经：归肺经、脾经、胃经。《本草纲目》："下气定喘，治痰，消食，除胀，利大小便，止气痛，下痢后重，发疮疹。"功效：①消食除胀，用于食积气滞证。本品消食和中化积，尤善行气消胀。多用于食积不化，中焦气滞，脘腹胀满、嗳腐吞酸、腹痛等症，常与山楂、神曲、陈皮等消食药同用，如保和丸。兼脾虚者，可于前方中加白术，即大安丸。本品亦可与木香、厚朴等行气药配伍使用。②降气化痰，用于咳喘本品能入肺经，祛痰降气，以用于痰涎壅盛之喘咳多，胸闷食少之证，并常与其他祛痰药同用。如《韩氏医通》三子养亲汤，以之与白芥子、苏子同用。亦有单用本品者。药理研究：本品含芥子碱及其盐类。能增强兔离体回肠节律性收缩，抑制小白鼠胃排空，提高豚鼠离体胃幽门部环行肌紧张性和降低胃底部纵行肌紧张性。水提物抑制大肠杆菌、痢疾杆菌、伤寒杆菌、葡萄球菌及致病性皮肤真菌，尚有止咳、化痰、平喘、抗感染、排尿及缓和而持续的降压作用。降低胆固醇，防止动脉硬化作用。

李莹老师认为：一般的饮食积滞都会有气机阻滞，脘腹胀满，故用之正好。但本品耗气较明显，过用则耗正气，耗伤脾胃之气，故主要用于饮食积滞的实证，慢性肾脏病多脾虚，故需配伍人参、党参、白术之类的补脾即可。用法用量：煎服，6～10g。生品长于祛痰，炒后药性缓和，有香气，可避免生品服后恶心的不良反应，且长于消食除胀。

使用注意：本品小毒。辛散耗气，气虚证患者慎用；气虚及无食积、痰滞者慎用。通常认为本品亦不宜与人参等补气药同用，因其会降低人参的补气效力。但实验研究表明，二者同用，对人参功效未见影响。服参引起脘腹胀满时，服莱菔子可使缓解。

现代药理研究认为砂仁煎剂可增强胃的功能，促进消化液胃液的分泌，增进肠道运动，排除消化道积气的作用。本品帮助消化，消除肠胀气。莱菔子，入脾、胃、肺经，性平，消食导滞、降气祛痰。两药相配，理气导滞功效增强，共奏消食化滞，健脾和胃之功。二者合用，成为消胀散。肾衰证常见纳呆、恶呕、厌食、食积不化等症。二者配伍，开胃运脾，消食化积。砂仁性温，行气消胀，调中醒脾，开胃。

### 十七、半夏、陈皮

半夏，辛、温，有毒。归脾、胃、肺经。燥湿化痰，降逆止呕，消痞散结。体滑性燥，能走能散，入肺燥湿化痰以止咳，入脾胃燥湿健脾、和胃降逆以止呕。《珍珠囊》："治寒痰及形寒饮冷伤肺而咳，消胸中痞，膈上痰，除胸寒，和胃气，燥脾湿，治痰厥头痛，消肿散结。"《名医别录》："消心腹胸膈痰热满结，咳嗽上气，心下急痛坚痞，时气呕逆，消痈肿，堕胎。"《药性论》："消痰涎，开胃健脾，止呕吐，去胸中痰满，下肺气，主咳。"《本草新编》："片则力峻，曲则力柔，统治痰涎甚验，无论火痰、寒痰、湿痰、老痰与痰饮、痰核、痰涎、痰结、痰迷，俱可用，但不可治阴火之痰……吐血家亦不可用，恐性愈动火也。"

陈皮，辛、苦、温。归脾、肺经。行气止呕，燥湿化痰。苦能燥湿，温能散寒，辛能行气，芳香醒脾，入脾胃气分，调理脾胃气机，使气顺痰自消。《神农本草经》："主胸中瘕热，逆气，利水谷，久服去臭，下气。"《名医别录》："下气，止呕咳""主脾不能消谷，气冲胸中，吐逆霍乱，止泄。"《本草纲目》："橘皮，苦能泻能燥，辛能散，温能和，其治百病，总是取其理气燥湿之功。同补药则补，同泻药则泻，同升药则升，同降药则降。"

人体气机贵乎升降出入，脾升胃降，升降平和，则为既济。半夏降气，陈皮行气，二药合用，调畅气机，气行而痰化。如燥湿化痰的名方"二陈汤（《太平惠民和剂局方》）"以半夏为君、陈皮为臣，君臣相配，增强燥湿化痰之力，体现了治痰先理气，气顺则痰消之意。《方剂学》（新世纪第二版）也称二药为"燥湿化痰的基本结构"。李莹老师发现，慢性肾脏病长期血尿、蛋白尿不消退的患者，多伴有痰湿之症，如恶心、呕吐、胸脘痞闷、肢体困重、舌苔白滑或腻、脉滑等。故临床上，李莹老师每见到此类患者，均要加入法半夏10g，陈皮10g以燥湿化痰。但使用的时候需要注意两个方面，其一：辨证一定要准确，牢牢抓住"痰、湿"二字，无痰湿则不建议应用，因二药辛燥，用之不当则易耗气伤阴，对肾病患者起到不利的影响。其二：要辨寒、热，若患者口干而渴，舌苔黄或黄厚腻，脉象滑数而有力，为痰热之象，则需减小用量，或酌加黄芩、黄连等清热燥湿之药。此药对剂量，法半夏以 10～20g 为宜，陈皮以 10～20g 为宜。

**验案举例**

杨×，女，58岁，某大学教师。1998年06月20日初诊。症见：颜面、下肢略浮肿，气短乏力，腰酸，恶心，胃脘胀满，食少纳呆，小便短少，时有大便溏泄，舌淡胖有齿痕，苔白腻略黄，脉沉滑。既往：慢性肾小球肾炎20年。体检尿常规示：尿蛋白（3+）。白蛋白32g/L，肌酐196μmol/L。诊为慢性肾小球肾炎，肾功能不全失代偿期。证属脾气亏虚、痰湿内蕴，治宜补气健脾，燥湿化痰。处方：补中益气汤合二陈汤加减。方药：生黄芪30g，人参10g，白术20g，当归10g，升麻5g，柴胡5g，半夏15g，陈皮15g，茯苓20g，草果仁10g，黄连5g。十付，水煎服。二诊：上药服完后来诊。颜面无浮肿，下肢略浮肿，气短乏力明显好转，腰酸，无恶心，胃脘胀满减轻，食欲略增，小便增多，大便调，舌淡胖略有齿痕，苔白微腻，脉沉滑。查尿蛋白（2+），肌酐188μmol/L。上方去黄连，加木香10g。继服十付。三诊：颜面、下肢无浮肿，无明显气短乏力，时劳累后可出现，腰酸明显缓解，无恶心，胃脘胀满明显好转，纳食可，小便可，大便调，舌淡略有齿痕，苔白微腻，脉沉。继以补中益气汤合二陈汤、鳖甲胶、龟板胶熬膏调理。

[按语] 慢性肾炎、肾功能不全水肿，一般责之于肾，治疗多给予补肾温阳利水法。本例患者就诊时无明显肾阳虚衰表现，而以气短、乏力、恶心、胃脘胀满、浮肿、便溏为主症，乃脾胃气虚，痰湿内蕴之象，故给予补中益气汤以补中益气，二陈汤以燥湿化痰，气虚得补，痰湿得化，则诸症减轻。

**十八、山楂、神曲、麦芽**

山楂取成熟果实入药，味酸、甘，性微温，归脾、胃、肝经，具有消食化积，行气散瘀的功效。《本草纲目》："化饮食，消肉积，癥瘕，痰饮痞满吞酸，滞血胀痛。"《日用本草》："化食积，行结气，健胃宽膈，消血痞气块。"《本草再新》："治脾虚湿热，消食磨积，利大小便。"本品善于消食化积，治疗各种饮食积滞，尤为消化油腻肉食积滞之要药，故多用于食滞不化、肉积不消所引起的脘腹胀满、嗳气吞酸、腹痛便溏者；另外山楂具有行气散瘀之效，故可用于泻痢腹痛、疝气痛、瘀血阻滞之胸腹痛、痛经等，现代研究单用山楂治疗冠心病、高血压病、高脂血症等均有较好的效果。

神曲为面粉与中药混合后的发酵加工品，一般以杏仁泥、赤小豆粉、鲜青蒿、鲜苍耳、鲜辣蓼自然汁与面粉或麸皮经保温发酵后制成，故又称"六神曲"（亦有"建神曲"一味，是在六神曲的基础上再加数十味中药制成），本品味甘、辛，性温，归脾、胃经，具有消食和胃的功效。《本草纲目》："化水谷宿食，癥结积滞，健脾暖胃。"《本草纲目》："消食下气，除痰逆霍乱泄痢胀满诸气。"《本草新编》："下气调中，止泻，开胃，化水谷，消宿食，破癥结，逐积痰，疗妇人胎动不安，治小儿胸腹坚满，行而不损，与健脾胃之药同用，多寡勿忌。"本品主要用于行散消食，治疗食滞、脘腹胀满、食少纳呆、肠鸣腹泻等症；再者，凡方中有金石、贝壳类中药时，加入神曲，可助消化。

麦芽为成熟果实经发芽干燥后入药，味甘，性平，归脾、胃、肝经，具有消食健胃，回乳消胀，疏肝解郁的功效。《药性论》："消化宿食，破冷气，去心腹胀满。"《本草经疏》："麦芽消化之力更紧，其发生之气，又能助胃气上升，行阳道而资健运，故主开胃补脾，消化水谷及一切结积冷气胀满。"《滇南本草》："宽中，下气，止呕吐，消宿食，止吞酸吐酸，止泻，消胃宽膈，并治妇人奶乳不收，乳汁不止。"麦芽可促进淀粉性食物的消化，主治米面薯蓣类积滞不化，或小儿乳食停滞，或脾虚食少、食后饱胀；麦芽又可断乳、治疗乳汁郁积、乳房胀痛、胁痛、脘腹痛等。

山楂、神曲与麦芽配伍，属相虚为用，消食化积、健运脾胃之力增强。慢性肾衰竭患者多存在脾胃虚弱、食积食滞者，加入三味药物可有效消食化积，健运中州，脾胃功能得复。再者，三味药物亦有利于改善慢性肾脏病之合并症，如冠心病、高脂血症、高血压病，改善慢性肾脏病患者的高凝状态。

在使用此药对时注意，无积滞者、胃酸分泌过多者、哺乳期妇女等不宜使用。

### 十九、合欢皮、夜交藤

合欢皮为豆科植物合欢的干燥树皮，多于夏秋季节剥取，晒干而成，出自《本草纲目拾遗》。崔豹《古今注》："合欢树似梧桐，枝叶繁，互相交结，每风来辄自相解了，不相牵缀。"《唐本草》："此树生叶似皂荚、槐等，极细，五月花发红白色，所在山涧中有之。今东西京第宅山池间亦有种者，名曰合欢，或曰合昏。秋实作荚，子极薄细。"《本草图经》："合欢，夜合也。生益州山谷，今近京雍、洛间皆有之。人家多植于庭除间。五月花发红白色，瓣上若丝茸然。至秋而实作荚，子极薄细，采皮及叶用，不拘时月。"《神农本草经》："合欢，味甘平。主安五脏，利心志，令人欢乐无忧……生山谷。"梁代《名医别录》："生益州山谷。"陶弘景曰："俗间少识，当以其非疗病之功也。"唐代苏恭曰："此树叶似皂荚及槐，极细，五月花发，红白色，上有丝茸，秋实作荚，子极薄细，所在山谷有之，今东西京第宅山池间亦有种者，名曰合昏。"陈藏器曰："其叶至暮即合，故云合昏。"宋代苏颂曰："今汴洛间皆有之，人家多植于庭除间，木似梧桐，枝甚柔弱。叶似皂角，极细而繁密，互相交接。每一风来，辄自相解了，不相牵缀。采皮及叶用，不拘时月。"寇宗奭曰："合欢花，其色如今之醮晕线上半白，下半肉红，散垂如丝，为花之异。其绿叶至夜则合也。"明代《本草蒙筌》："合欢产雍洛，每植庭除。叶如槐叶甚繁密，木似梧桐但枝软。其枝互相交合，风来辄自解开，故因名曰合欢，俗又呼为交枝树也。采皮及叶，不拘日时。"清代《本草求真》："合欢皮。合欢因何命名，其服之脏腑安养，令人欢欣怡悦，故以欢名……植于庭除，干似梧桐，枝甚柔弱。叶似皂角，极细繁密，叶则夜合者是。"本品味甘，性平。归心经、肝经。本品可安神解郁，活血消痈。主治心神不安、忧郁不眠、内外痈疡、跌打损伤。

夜交藤为双子叶植物药蓼科植物何首乌的藤茎或带叶藤茎，出自《本经逢原》。《本草正义》："夜交藤，濒湖止称茎叶治风疮疥癣，作浴汤甚效，今以治夜少安寐，盖取其能引阳入阴耳。然不寐之源，亦非一端，苟不知从病源上着想，而惟以此为普通用品，则亦无效。但止堪供佐使之助，因是调和阴阳者，故亦有利无害。"本品味甘微苦，性平，归心、脾、肾、肝经。本品具有养心、安神、通络、祛风之效。主治失眠症、劳伤、多汗、血虚身痛、痈疽、瘰疬、风疮疥癣。

合欢皮、夜交藤对药用于治疗肾病日久失眠不寐属于心脾两虚及心神失养者。症见：梦多易醒，心悸健忘，头晕目眩，肢倦神疲，纳食无味，面色少华。舌淡，苔薄，脉细弱。

## 二十、大黄、附子

大黄有"将军"之称，峻下作用，性味苦寒。归脾、胃、大肠、肝、心包经。具有泻下攻积，凉血解毒，清热泻火，逐瘀通经的功效。可荡涤肠胃，推陈致新。可通脏腑，降湿浊。主治胃肠积滞，大便秘结，痈肿疔毒，瘀血诸证。生大黄泻下力强，故欲攻下者宜生用，入汤剂，应后下，或用温开水泡服，久煎则泻下力减弱。酒制大黄泻下力较弱，活血作用较好，宜用于瘀血证。大黄炭则多用于出血证。根据方剂配伍不同，大黄可起到温下、润下、寒下、攻补兼施等不同作用。临床常用温阳攻下法，配合温阳之药同用，配伍附子，如温脾汤、大黄附子汤等。也可加用温润通便的肉苁蓉收功。养阴攻下法，用于阴液亏虚而致便秘者，若单用大黄泻下，虽可使大便暂通，但津亏肠燥，阴液不复则水浅舟停，停药后便秘复发，故以增水行舟之法才能取得佳效。该药具有降低慢性肾衰患者血肌酐、尿素氮的功效，用于治疗慢性肾衰时，应根据患者病情不同决定用量和生用或炙用，常用量 5～15g。但本品苦寒，峻烈攻下，易伤胃气，脾胃虚弱者慎用。临床曾遇到过用、久用大黄导致腹泻不止现象，甚至出现缺血性肠坏死。

附子常用于肾阳虚患者。性味归经：辛、甘，大热；有毒。归心、肾、脾经。功能主治：回阳救逆，补火助阳，散寒止痛。"回阳救逆第一品药"，用于阴盛格阳，大汗亡阳，吐泻厥逆，肢冷脉微，心腹冷痛，冷痢，脚气水肿，风寒湿痹，阳痿，宫冷，虚寒吐泻，阴寒水肿，阳虚外感，阴疽疮疡以及一切沉寒痼冷之疾。常用量为5～15g，应先煎0.5～1小时。

大黄降浊升清、推陈致新。生大黄苦寒沉降力猛善走，可荡涤肠胃积滞，能清血分实热，泻热通便，有清热泻火、凉血解毒及活血祛瘀之效，能降低血中尿素氮、肌酐含量，显著排出尿素氮。合用附子，寒温并投，攻补兼施，降浊升清，补而不留邪，攻而不伤正，可补其不足，攻其有余。可用于内服剂和结肠透析方中。

## 二十一、大蓟、小蓟

大蓟为菊科植物蓟的干燥地上部分。本品味苦、甘，性凉。归心、肝、脾经。本品苦泻凉清，其性下行，入心肝血分，既能清血热而凉血，又能散瘀滞而消肿，且能利尿，故有凉血止血，祛瘀消肿，清热利尿的功能。适用于血热妄行所致吐血、尿血、血淋、血崩等多种出血证及火热毒邪蕴结而致肠风、肠痈、痈肿疮疡、疔疮等症。小蓟菊科植物刺儿菜的地上部分。本品味微苦、甘，性凉。归肝、脾、膀胱经。功能凉血止血，祛瘀。适用于吐血、鼻衄、尿血、血淋、血崩、便血、创伤出血等诸般出血症及急性传染性肝炎、疔疮、痈毒等。《本草述》："大、小蓟类以为血药，固然。第如桃仁、红花，皆言其行血破滞，而此味则曰止吐血、鼻衄，并女子崩中血下，似乎功在止血也。夫小蓟退热固以止血，而大蓟下气更是止血妙理，盖气之不下者，多由于阴之不降，以致阳亢而不下也，气下则血归经矣，此非气为血先之义欤。夫凉血者多滞，而此乃能行之，又不以降火为行，是从下气以为行也。即小蓟根，在《食疗本草》亦谓其养气，但力劣于大蓟耳。以故行血者无补，而此乃能保之，特大蓟健养之力胜于保血者耳，是所谓不就血以为止者也。"《本草求真》："大、小蓟，虽书载属甘温，可以养精保血，然究其精之养，血之保，则又赖于血荣一身，周流无滞。若使血瘀不消，而致见有吐衄唾咯崩漏之证，与血积不行，而致见有痈疼肿痛之病，则精血先不治，安有保养之说乎。用此气味温和，温不致燥，行不过散，瘀滞得温则消，瘀块得行斯活。恶露既净，自有生新之能，痈肿潜消，自有固益之妙，保养之说，义由此起，岂真具有补益之力哉。"《本草正义》："二蓟主治，皆以下行导瘀为主，《别录》以大蓟根止吐血鼻衄者，正以下行为顺，而上行之吐衄可止。又谓安胎，则破瘀导滞之性适得其反，恐不可从。甄权谓主下血，亦殊未允。"

大蓟、小蓟对药用于治疗泌尿系统血尿属于下焦蕴热者。症见：尿血，尿频，尿急，尿道灼痛，腰痛，少腹胀满。舌质红，舌苔黄腻，脉滑数。

## 二十二、金钱草、海金沙

金钱草取干燥全草入药，味甘、咸，性微寒，归肝、胆、肾、膀胱经，具有利尿通淋，利湿退黄，解毒消肿的功效。《采药志》："发散头风风邪。治脑漏，白浊热淋，玉茎肿痛，捣汁冲酒吃。"《本草纲目拾遗》："去风散毒，煎汤洗一切疮疖。"《现代实用中药》："解热，镇咳，止渴，止血，利尿，治小儿疳热，疳病，瘰疬；研汁点暴赤眼；以盐揉贴肿毒并风癣。"本品可用于石淋、热淋等疾病的治疗，尤善消结石，如肾结石、肝胆结石等，另外金钱草可用于湿热型黄疸、痈肿疔疮、毒蛇咬伤等病证。

海金沙取干燥的成熟孢子入药，味甘、咸，性寒，归膀胱、小肠经，具有利尿通淋，止痛的功效。《本草正义》："利水通淋。治男子淫浊，女子带下。"《本草纲目》："治湿热肿满，小便热淋、膏淋、血淋、石淋，茎痛，解热毒气。"《本草品汇精要》："主通关窍，利水道。"本品之性沉降，故而善清下焦湿热，如膀胱湿热、小肠湿热等，且有较好的止尿道疼痛的作用，为治诸淋涩痛之"要药"，故可用于热淋急证，亦可治血淋、石淋、膏淋属湿热内蕴者；海金沙还有利水消肿作用，故可用于水肿的治疗。

金钱草与海金沙配伍，属相虚为用，可相互促进，故而二者配伍后清热通淋、利尿排石之力明显增强，多用于肾结石、输尿管结石、膀胱结石、肝胆内结石的治疗，药理研究显示，二者可使尿液性质转变为酸性，故可使存在于碱性条件下的结石溶解，使大石化小，小石化无；另外，二者具有较好的抑菌作用，如金黄色葡萄球菌、绿脓杆菌、伤寒杆菌、福氏痢疾杆菌、大肠杆菌等，故可用于急慢性尿路感染属湿热内蕴者。

金钱草用量较大，为 15～60g，鲜品可加倍，海金沙用量偏小，为 6～15g，应包煎。在使用此药对时注意，对于肾阴亏虚者应慎用。

## 二十三、龙骨、牡蛎

龙骨，性甘涩，平，无毒。归心、肝、肾、大肠经。具有镇惊安神，平肝潜阳，固涩收敛的功效。《本草经疏》："龙骨味涩而主收敛，凡泄痢肠澼及女子漏下崩中，溺血等症，皆血热积滞为患，法当通利疏泄，不可使用止涩之剂，恐积滞瘀血在内反能为害也。惟久病虚脱者，不在所忌。"《本草述》："龙骨可以疗阴阳乖离之病。如阴之不能守其阳，或为惊悸，为狂痫，为谵妄，为自汗盗汗。如阳之不能固其阴，或为久泄，为淋，为便数，为齿衄、溺血，便血，为赤白浊，为女子崩中带下，为脱肛。或阴不为阳守，阳亦不为阴固，为多梦泄精，为中风危笃，种种所患，如斯类者，咸得借此以为关揵子，而治以应证之剂。"《本草经百种录》："龙骨最粘涩，能收敛正气，凡心神耗散，肠胃滑脱之疾，皆能已之。且敛正气而不敛邪气，所以仲景于伤寒之邪气未尽者亦用之。"《本草求真》："龙骨功与牡蛎相同，但牡蛎咸涩入肾，有软坚化痰清热之功，此属甘涩入肝，有收敛止脱镇惊安魄之妙，如徐之才所谓涩可止脱，龙骨牡蛎之属。白地锦纹，舐之粘舌者佳。"

牡蛎，性咸，微寒。归肝、胆、肾经。具有平肝息风药，养阴的功效。清代《本草从新》多言功用主治，未及形态。仅言"肉名蛎黄，味美且益人，为海上品。"《神农本草经》："牡蛎味咸平。一名蛎蛤，生池泽。"梁代《名医别录》曰："牡蛎生东海池泽，采无时。" 陶弘景曰："今出东海，永嘉、晋安……十一月采，以大者为好。其生着石，皆以口向上。举以腹向南视之，口斜向东，则是左顾。出广州南海者亦同，但多右顾。"

龙骨、牡蛎伍用，出自《伤寒论》桂枝甘草龙骨牡蛎汤。治火逆证下后，又加烧针，心阳内伤，烦躁不安，以及心悸怔忡等症。

龙骨、牡蛎合用，治神经衰弱诸症，确有镇静安眠之功。其治疗机制，正如张锡纯云："人身阳之精为魂，阴之精为魄。龙骨能安魂，牡蛎能强魄。魂魄安强，精神自足，虚弱自愈也。是龙骨，牡蛎，故为补魂魄精神之妙药也。"又谓："龙骨入肝以安魂，牡蛎入肺以定魄。魂魄者心神之左辅右弼也。"

张锡纯取生龙骨30g，生牡蛎30g，山萸肉30g，三七6g，名曰补络补管汤，治咯血吐血，久不育者。至于治疗机制，张氏谓："龙骨、牡蛎能收敛上溢之热，使之下行，而上溢之血，亦随之下行归经。"盖气升血亦升，气降血亦降，故用重镇降逆之品，可降气止血是也。

二药伍用，何以能治胁下胀痛？张锡纯云："胁为肝之部位，胁下胀痛者，肝气之横恣也，原当用泻肝之药，又恐与大气下陷者不宜。用龙骨、牡蛎，以敛肝火，肝气自不至横恣，此敛之即以泻之，古人之治肝之妙术也。"又云："盖龙骨、牡蛎，性虽收涩，而实有开通之力，《神农本草经》谓龙骨消癥瘕，而又有牡蛎之咸能软坚者以辅之，所以有捷效也。"笔者治胁下胀痛，兼见肝脾肿大者，可与青橘叶、郁金、白蒺藜、合欢皮参合，疗效更捷。

　　药理研究：龙骨镇静安神与牡蛎配伍，可增强镇静作用，用于治疗胸腹动悸、心悸、失眠怔忡等神经精神症状。验之临床，确有良效。

# 参考文献

[1] 周仲英.中医内科学.第2版.北京：中国中医药出版社，2007.

[2] 高学敏.中药学.第2版.北京：中国中医药出版社，2007.

[3] 孙广仁，郑洪新.中医基础理论.北京：中国中医药出版社，2012.

[4] 朱文锋.中医诊断学.第2版.北京：中国中医药出版社，2007.

[5] 汪庆安.用药杂谈.第2版.北京：中国中医药出版社，2013.

[6] 何绍奇.读书析疑与临证得失.增订版.北京：人民卫生出版社，2006.

[7] 董振华，季元，范爱平.祝谌予经验集.北京：人民卫生出版社，2012.

[8] 吕景山.施今墨对药.第3版.北京：人民军医出版社，2005.

[9] 郑法雷，章友康，陈香美，等.肾脏病临床与进展.北京：人民军医出版社，2005.

[10] 陆再英，钟南山.内科学.第7版.北京：人民卫生出版社，2012.

[11] 国家中医药管理局科教司.中医经典必读.北京：中国中医药出版社，2005.

[12] 孙世澜，周朝阳.肾脏病理论与实践.北京：人民军医出版社，2005.

[13] 陈士铎.本草新编.北京：中国中医药出版社，2008.

[14] 张志聪.本草崇原.北京：中国中医药出版社，2008.

[15] 丁甘仁.孟河丁甘仁医案.福州：福建科学技术出版社，2004.

[16] 李东垣.脾胃论.北京：人民卫生出版社，2005.

[17] 傅文录.肾脏病.北京：人民卫生出版社，2005.

[18] 江海身，杨君.肾脏病手册.北京：人民卫生出版社，2004.

[19] 陈以平.肾病的辨证与辨病治疗.北京：人民卫生出版社，2003.

[20] 戴京璋.实用中医肾病学.北京：人民卫生出版社，2002.

[21] 魏连波，叶仁高，曾其毅.近现代名中医肾病精华.沈阳：辽宁科学技术出版社，2014.

[22] 周仲英，蔡淦.中医内科学.第2版.北京：人民卫生出版社，2008.

[23] 王永炎，陶广正.中国现代名中医医案精粹.北京：人民卫生出版社，2010.

[24] 黄成汉，胡献国．常见病对药妙治．北京：人民军医出版社，2007.

[25] 李士懋，田淑霄．中医临证一得集．北京：人民卫生出版社，2008.

[26] 张吉．张吉辨治疑难病经验集．北京：人民卫生出版社，2010.

[27] 马继松，江厚万，储成志等．国医大师学术经验研读录．北京：人民军医出版社，2010.

[28] 强刚，陈更新．中医临床备要．北京：人民军医出版社，2008.

[29] 孙彪，孙伟．慢性肾病中医特色疗法．北京：人民军医出版社，2014.

[30] 刘旭生，毛炜．慢性肾功能衰竭．北京：中国中医药出版社，2013.

[31] 刘建和．现代名医临证心得．太原：山西科学技术出版社，2013.

[32] 高鹏翔．中医学．北京：人民卫生出版社，2013.

[33] 孙伟．难治性肾病与血液病辨治与验案．北京：科学技术文献出版社，2011.

[34] 王耀献．糖尿病肾病中医基础与临床．北京：北京科学技术出版社，2014.

[35] 白习明．中医临证求索集．北京：人民卫生出版社，2012.

[36] 刘善锁．中医临证家珍集要．北京：人民卫生出版社，2009.

[37] 马有度．重庆名医证治心悟．北京：人民卫生出版社，2009.

[38] 喇万英，白素芬，喇孝瑾．汉英对照中医古方治疗糖尿病精粹．北京：人民卫生出版社，2011.

[39] 焦树德．从病例谈辨证论治．北京：人民卫生出版社，2006.

[40] 庄泽澄，庄欣．中医诊断学疑难解读．北京：人民卫生出版社，2005.

[41] 王国强．全国中草药汇编．第3版．北京：人民卫生出版社，2014.

[42] 宋立人．中华本草．上海：上海科学技术出版社，1999.

[43] 国家中医药管理局医政司．24个专业105个病种中医诊疗方案（合订本）．北京：国家中医药管理局．2011.

# 附录 1 肾炎舒片临床研究总结资料

吉林省中医中药研究院　肾病室　李莹

慢性肾炎，是一种常见病、多发病、目前尚缺乏有效的治疗方法，在植化、药理研究的基础上，我们肾病研究组的同志于 1986 年 8 月至 1987 年 12 月对肾炎舒片进行了临床观察，收到满意的效果，现将我们用肾炎舒片治疗 302 例慢性肾炎患者的临床观察结果报告如下：

## 一、临床资料

根据 1986 年全国中医肾病专题学术讨论会制定的慢性原发性肾小球疾病中医辨证分型试行方案，将患者分为肺肾气虚、脾肾阳虚、肝肾阴虚、气阴两虚等四型。

1. 病例来源　按上述标准选择 402 例患者，其中 302 例患者服用肾炎舒，100 例患者服用肾炎四味片作对照，在 302 例中，包括上海第二军医大学长海医院 32 例，北京中医院东直门医院 26 例，长春中医学院附属医院 32 例，长春市医院中医科 40 例，长春市中医院 60 例，吉林省中医中药研究所 97 例，舒兰县中医院 15 例，共计住院患者 159 例，门诊患者 143 例，男性 148 人，女性 154 人，年龄最小的为 6 岁，最大为 71 岁，平均年龄 37.3 岁。

2. 病程　最短为 12 个月，最长为 240 个月，平均为 48.8 个月。

3. 疗效判定标准　根据 1977 年北戴河全国肾脏病座谈会提出的肾小球疾病临床诊断方案诊断为慢性肾小球肾炎（简称慢性肾炎）。

## 二、治疗方法

1. 分组　在年龄，病情，自然条件一致的情况下，随机分为两组：①治疗组；②对照组。

2. 使用药物

治疗组：服用肾炎舒，每日三次，每次 6 片。

对照组：服用肾炎四味片，每日三次，每次 6 片。

3. 疗程　一个月为一个疗程，连续服用两个疗程，观察期间停用其他一切药物。

4. 药物来源

肾炎舒：处方由我组拟定，由植化室研制，工艺标准，经吉林省龙潭山制药厂加工制成糖衣片剂（每片相当于原生药 1.025g）。

肾炎四味片：湖北医药工业研究所研制，沙市药厂生产。

## 三、观察方法

临床观察：门诊与住院患者在治疗前及治疗过程中每月全面检查一次（其中尿常规每周检查一次），详细记载症状，体征，血尿常规，血三脂，血浆蛋白，$CO_2$-CP，BUN，胸透，心电图。

## 四、观察结果

1. 总疗效

表1　总疗效（例）

| 组别 | 总例数 | 治愈 | 显效 | 有效 | 无效 | 总有效率 | 组间差异检验 |
|---|---|---|---|---|---|---|---|
| 治疗组 | 302 | 77 | 84 | 125 | 16 | 94.7% | $t=2.8177$ |
| 对照组 | 100 | 9 | 21 | 46 | 24 | 76.0% | $P < 0.01$ |

由表1可见，肾炎舒片的总有效率和治愈率，显效率均明显高于对照组肾炎四味片。

2. 治疗后主要临床症状的改变

表2　治疗后主要临床症状的改变（例）

| 项目 | 总例数 | 消失 | 减轻 | 不变 |
|---|---|---|---|---|
| 五心烦热 | 69 | 33 | 32 | 4 |
| 畏寒肢冷 | 172 | 95 | 68 | 9 |
| 腰痛 | 293 | 167 | 109 | 17 |
| 浮肿 | 246 | 173 | 59 | 14 |
| 神疲 | 297 | 156 | 123 | 18 |
| 纳呆 | 177 | 96 | 69 | 12 |

由表 2 可见，经肾炎舒片治疗后的患者上述症状明显减轻。

3. 尿常规显著性检验

**表 3　尿常规显著性检验**

| 项目 | 组别 | 例数 | $t$ 值 | $P$ 值 |
|------|------|------|--------|--------|
| 红细胞 | 治疗组 | 302 | 3.47 | $< 0.01$ |
|  | 对照组 | 100 | 1.47 | $> 0.05$ |
| 白细胞 | 治疗组 | 302 | 1.98 | $< 0.05$ |
|  | 对照组 | 100 | 0.96 | $> 0.05$ |
| 管型 | 治疗组 | 302 | 4.38 | $< 0.01$ |
|  | 对照组 | 100 | 1.47 | $> 0.05$ |
| 尿蛋白 | 治疗组 | 302 | 4.12 | $< 0.01$ |
|  | 对照组 | 100 | 1.33 | $> 0.05$ |

表 3 是用 Wilcoxon 法对 302 例治疗组和 100 例对照组患者治疗前后的尿常规的总体分析，由表 3 可见，治疗组的 RBC，WBC，管型，尿蛋白治疗前后差异显著（$P < 0.01$）

4. 血三脂显著性检验　治疗组见表 4，对照组见表 5。

**表 4　血三脂显著性检验（治疗组）**

| 项目 | 时间 | 例数 | 均值 ± 标准差（$\bar{x} \pm s$） | $t$ 值 | $P$ 值 |
|------|------|------|--------------------------------|--------|--------|
| 胆固醇 | 治疗前 | 235 | $210.83 \pm 75.76$ | 4.987 | $< 0.001$ |
|  | 治疗后 | 235 | $190.67 \pm 69.65$ |  |  |
| 三酰甘油 | 治疗前 | 234 | $167.01 \pm 161.41$ | 2.834 | $< 0.001$ |
|  | 治疗后 | 234 | $139.79 \pm 102.86$ |  |  |
| B 脂蛋白 | 治疗前 | 231 | $460.45 \pm 224.28$ | 3.161 | $< 0.001$ |
|  | 治疗后 | 231 | $415.26 \pm 235.53$ |  |  |

**表 5　血三脂显著性检验（对照组）**

| 项目 | 时间 | 例数 | 均值 ± 标准差（$\bar{x} \pm s$） | $t$ 值 | $P$ 值 |
|------|------|------|--------------------------------|--------|--------|
| 胆固醇 | 治疗前 | 41 | $222.56 \pm 94.18$ | 1.611 | $> 0.05$ |
|  | 治疗后 | 41 | $198.98 \pm 124.58$ |  |  |
| 三酰甘油 | 治疗前 | 40 | $199.4 \pm 111.49$ | 2.495 | $< 0.05$ |
|  | 治疗后 | 40 | $278.08 \pm 197.92$ |  |  |

| 项目 | 时间 | 例数 | 均值 ± 标准差（$\bar{x} \pm s$） | $t$ 值 | $P$ 值 |
|------|------|------|------|------|------|
| B 脂蛋白 | 治疗前 | 41 | 373.71 ± 305.38 | 2.394 | < 0.05 |
| | 治疗后 | 41 | 560.83 ± 550.23 | | |

由表4和表5可见，服用肾炎舒片患者，治疗后血三脂明显下降，而对照组（肾炎四味片）虽然下降，但不如治疗组显著。

5. *血浆蛋白显著性检验* 治疗组见表6，对照组见表7。

**表 6 血浆蛋白显著性检验（治疗组）**

| 项目 | 时间 | 例数 | 均值 ± 标准差（$\bar{x} \pm S$） | $t$ 值 | $P$ 值 |
|------|------|------|------|------|------|
| 总蛋白 | 治疗前 | 250 | 6.25 ± 0.93 | 4.702 | < 0.001 |
| | 治疗后 | 250 | 6.56 ± 0.97 | | |
| 白蛋白 | 治疗前 | 288 | 3.64 ± 0.81 | 8.342 | < 0.01 |
| | 治疗后 | 288 | 3.97 ± 0.74 | | |
| 球蛋白 | 治疗前 | 277 | 2.53 ± 0.61 | 2.240 | < 0.05 |
| | 治疗后 | 277 | 2.63 ± 0.70 | | |

**表 7 血浆蛋白显著性检验（对照组）**

| 项目 | 时间 | 例数 | 均值 ± 标准差（$\bar{x} \pm S$） | $t$ 值 | $P$ 值 |
|------|------|------|------|------|------|
| 总蛋白 | 治疗前 | 46 | 6.01 ± 1.34 | 2.65 | < 0.05 |
| | 治疗后 | 46 | 6.39 ± 0.96 | | |
| 白蛋白 | 治疗前 | 46 | 3.58 ± 0.87 | 1.76 | > 0.05 |
| | 治疗后 | 46 | 3.75 ± 0.79 | | |
| 球蛋白 | 治疗前 | 46 | 2.46 ± 0.67 | 2.24 | < 0.05 |
| | 治疗后 | 46 | 2.67 ± 0.61 | | |

由表6和表7可见，经肾炎舒治疗的患者血浆蛋白明显升高，而服用肾炎四味片组不如肾炎舒组。

6. *病型与疗效* 对302例服用肾炎舒患者分型，统计结果列入表8。

表 8　证型与疗效

| 证型 | 总例数（例） | 治愈（例） | 显效（例） | 有效（例） | 无效（例） | 有效率（%） |
|---|---|---|---|---|---|---|
| 脾肾阳虚 | 177 | 50 | 49 | 69 | 9 | 94.91 |
| 肺肾气虚 | 19 | 5 | 5 | 8 | 1 | 94.74 |
| 气阴两虚 | 37 | 9 | 10 | 16 | 2 | 94.59 |
| 肝肾阴虚 | 69 | 13 | 20 | 32 | 4 | 94.21 |

由表 8 可见，对于脾肾阳虚型肾炎治愈率、显效率和有效率均明显，对其他型肾炎也有一定疗效。

## 验案举例

病案 1：李 ××，男，46 岁，干部，吉林省石油化工物资公司，于 1986 年 12 月 15 日来我院就诊，该患者患肾炎一年多，易感冒、气短、乏力、面部及双下肢均浮肿、尿少、腰膝酸痛、面色萎黄、脉细、舌苔白润、舌质淡红、血压 140/100mmHg，尿蛋白（2+），红细胞满视野，扁平上皮 8～10，诊断为水肿（肺肾气虚型，相当于慢性肾炎普通型），服用肾炎舒一个疗程后，自觉症状逐渐好转，尿蛋白减至（+），红细胞 2～3 个 /μl，上皮细胞 2～3 个 /μl，连服两个月后，化验结果，尿蛋白（－），红细胞消失，自觉症状消失，浮肿消退，血压恢复至 120/90mmHg，3 个月后来院复查，尿蛋白（－），红细胞 0～1 个 /μl，扁平细胞 0～1 个 /μl，该患者已上班工作，至今仍未复发。

病案 2：李 ××，男，15 岁，学生，辽源市燃料公司家属，于 1986 年 7 月 26 日来我院就诊，自述患肾炎已 2 年余，双下肢明显浮肿、尿少、面色㿠白、畏寒肢冷、腰膝酸痛、腿软、神疲、舌嫩淡胖，左脉沉细、右脉沉迟无力，尿常规检查：尿蛋白（3+），红细胞 2～6 个 /μl，扁平上皮 2～4 个 /μl，G- 管型 2～3 个 /μl，血总胆固醇 228mg，三酰甘油 120mg，血常规：红细胞 500 万 /mm$^2$，血蛋白 14.5g，白细胞 10500/mm$^2$，分叶 65，淋巴 35，肝功，GPT，澳抗均正常，诊断为水肿（脾肾阳虚型，相当于慢性肾炎肾病型），服用肾炎舒一个疗程后浮肿逐渐消退，腰痛神疲减轻，食欲增加，大便正常，尿常规检查，尿蛋白（+），连服两个疗程后，尿蛋白、红细胞均为阴性，扁平上皮 2～4 个 /μl，总胆固醇 130mg，血常规：白细胞 9800/mm$^2$，血浆总蛋白 6.4g，白蛋白 3.7g，球蛋白 2.7g，肝功，澳抗复查仍正常，现已上学，随访至今未复发。

[按语] 1.本病的产生是由肺、脾、肾三脏功能失调所致，而在这水液代谢失调的过程中，脾、肾阳衰则为重要因素，因为该病程迁延，邪气久羁而导致脾、肾阳虚，阳虚不能利水，使水液溢于肌肤，而成水肿，所以在治疗时用健脾利湿及益气扶正固本的药物收到满意的效果，此点可以从服用肾炎舒患者血浆蛋白升高（表6）和尿蛋白降低（表7）以及动物实验获得同样效果得到证明。

2.临床上很多肾炎患者的发病或加重都与感染有关，而慢性肾炎由于上呼吸道或其他部位感染反复发作，使本来属于阳虚或阴虚的证候转化为热证，热毒与水湿结合又表现为湿热蕴结，因此，邪热内蕴已成为慢性肾炎发病过程中的一个严重的干扰因素，所以，我们用清热解毒药效果很好。

## 五、小结

用肾炎舒治疗慢性肾炎302例，另用肾炎四味片观察100例患者作对照，肾炎舒的总有效率为94.7%，治愈率为25.5%，显效率为27.81%，均较肾炎四味片高（有效率76%，显效率30%），肾炎舒能提高血浆蛋白，消除蛋白尿，能使主要症状明显好转，病程短者，疗效更佳，本品服用方便，剂量准确，服用期间无毒，无不良反应，保管，携带方便，且价格低廉，是目前治疗慢性肾炎较好的成药。

# 附录 2 李莹教授年谱及个人简历

1936 年 12 月 1 日，生于吉林省舒兰县。

1946 年，在自家开设的中医馆"福盛堂"学徒抓药，辨识中草药，熟悉药性。

1955 年，舒兰县朝阳卫生院工作，拜师当地老中医李显庭先生学医。

1958 年，考入长春中医学院，系统学习中医。

1963 年，长春中医学院首届本科毕业生。

1985 年，晋升为副主任医师，为长春中医学院兼职副教授。

1991 年，创建吉林省中医中药研究院肾病科，任该科室第一任主任。

1992 年，晋升为主任医师。

1992 年 10 月，"中药肾炎舒治疗慢性肾炎的研究"荣获吉林省科技进步二等奖，获奖证书号码：922092。还荣获吉林省中医局科技进步一等奖、吉林省优秀新产品一等奖等八项奖励。"肾炎舒"为国家级新药，因疗效显著，已被《中华人民共和国药典》2010 年版、2015 年版（一部）收藏。

1993 年，享受国务院政府特殊津贴。

1994 年，被吉林省人事厅授予吉林省名中医称号。

1995 年 10 月，"粘委陵菜根鞣质化学成分的研究"，获吉林省科技进步二等奖，证书号码：952114。

1995 年，"中药材粘委陵菜质量标准研究"获长春市科委一等奖。

1997 年，被评为全国名老中医药专家学术经验继承工作指导教师。

1998 年，应邀去美国拉斯维加斯参加第九届国际东洋医学大会，在大会发言题为《肾炎舒片治疗慢性肾炎 302 例临床观察》的报告，被大会评为优秀论文奖。

1999 年，"尿路通"获国家中医药管理局三等奖。

2001 年，"清肝祛黄胶囊"被评为吉林省科技进步三等奖。

2008 年，被聘为黑龙江中医药大学博士研究生导师。

2015 年，被吉林省中医药科学院聘为终身成就教授。

## 学会任职：

曾任吉林省中医中药研究院农工民主党主任委员、吉林省农工民主党常委、省直工委主任委员；中华全国肾病学术委员会委员、东北三省肾病委员会委员、吉林省肾病委员会副主任委员。

## 科研工作：

主持或参加各级科研课题 13 项，其中省科委课题 2 项、省卫生厅课题 3 项、省中医局课题 1 项、院级课题 7 项。

## 获奖情况：

1. 中药"肾炎舒治疗慢性肾炎的研究"，1992 年 10 月，被评为吉林省科技进步二等奖。另外还荣获吉林省中医局科技进步一等奖、吉林省优秀新产品一等奖等八项奖励。

2.1995 年 10 月，"粘委陵菜根鞣质化学成分的研究"被评为吉林省科技进步二等奖。1995 年"中药材粘委陵菜质量研究"被长春市科委评为一等奖。

3.1999 年，"尿路通"被评为国家中医药管理局三等奖。

4.2001 年 11 月，"清肝祛黄胶囊"被评为吉林省科技进步三等奖。

5. 参加治疗癫痫病新药"治痫灵"的研究，负责临床观察工作，1984 年由卫生厅批准生产。

6. 治疗气管炎新药"痰喘净"的研究，由卫生厅批准公主岭红光制药厂生产。

## 发表论文：

多年来，先后在国际国内各级杂志上发表论文六十余篇，均为第一作者，参加编写的著作 4 部，均已出版。

## 主要研究方向：

从事五十余年内科治疗工作，运用传统中医药理论和现代科学技术研究治疗疑难病症，尤其擅长治疗肾病、男科疾病：如急、慢性肾小球肾炎、肾功不全、肾盂肾炎、尿路结石、尿路感染、夜尿症、肾病综合征、糖尿病肾病、尿毒症、肾虚阳痿、早泄等疾病。对其他内科常见病的中医治疗也有一定经验和见解。

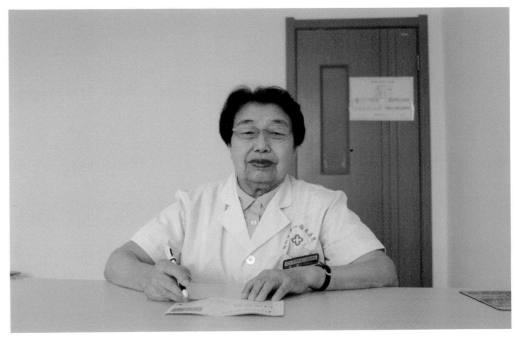

李莹教授

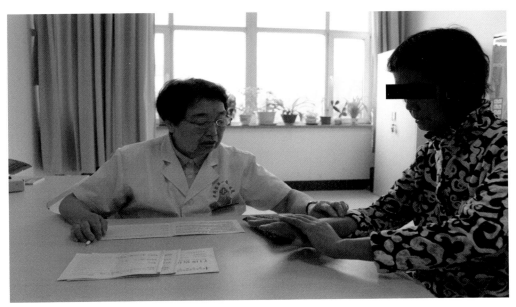

工作中的李莹教授

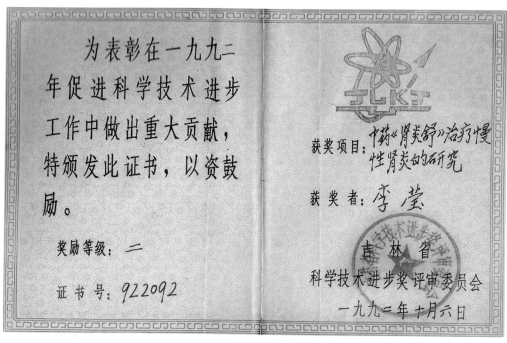

为表彰在一九九二年促进科学技术进步工作中做出重大贡献，特颁发此证书，以资鼓励。

奖励等级：二

证书号：922092

获奖项目：中药《肾炎舒》治疗慢性肾炎的研究

获奖者：李莹

吉林省
科学技术进步奖评审委员会
一九九二年十月六日

荣誉证书

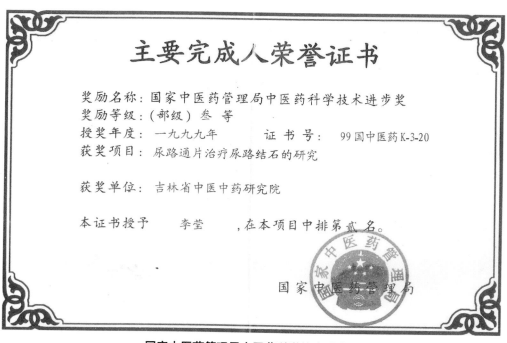

## 主要完成人荣誉证书

奖励名称：国家中医药管理局中医药科学技术进步奖
奖励等级：（部级）叁 等
授奖年度：一九九九年　　　证书号：99国中医药K-3-20
获奖项目：尿路通片治疗尿路结石的研究

获奖单位：吉林省中医中药研究院

本证书授予　李莹　，在本项目中排第贰名。

国家中医药管理局

国家中医药管理局中医药科学技术进步奖